U0337316

辑 录

田晓青　黄旭东　郭　华
殷世鹏　黎斌宁　谈慧媛

编 校

邱　浩

覆瓿集

fu

bu

ji

张绍重——著

上册

中医古籍出版社

Publishing House of Ancient Chinese Medical Books

图书在版编目（CIP）数据

覆瓿集：上、下册/张绍重著.—北京：中医古籍出版社，2024.3

ISBN 978-7-5152-2342-1

Ⅰ.①覆⋯ Ⅱ.①张⋯ Ⅲ.①中医临床—经验—中国—现代 ②诗集—中国—当代 ③序跋—作品集—中国—当代 Ⅳ.① R249.7 ② I217.2

中国国家版本馆 CIP 数据核字（2024）第 056193 号

覆瓿集（上、下册）

张绍重　著

出 版 人	李　淳
责任编辑	吴　顿
封面设计	王　磊
出版发行	中医古籍出版社
社　　址	北京市东城区东直门内南小街 16 号（100700）
电　　话	010-64089446（总编室）010-64002949（发行部）
网　　址	www.zhongyiguji.com.cn
印　　刷	北京市泰锐印刷有限责任公司
开　　本	880mm×1230mm　1/32
印　　张	24.25　彩插 48 面
字　　数	388 千字
版　　次	2024 年 3 月第 1 版　2024 年 3 月第 1 次印刷
书　　号	ISBN 978-7-5152-2342-1
定　　价	98.00 元（上、下册）

霞韻集

增峰

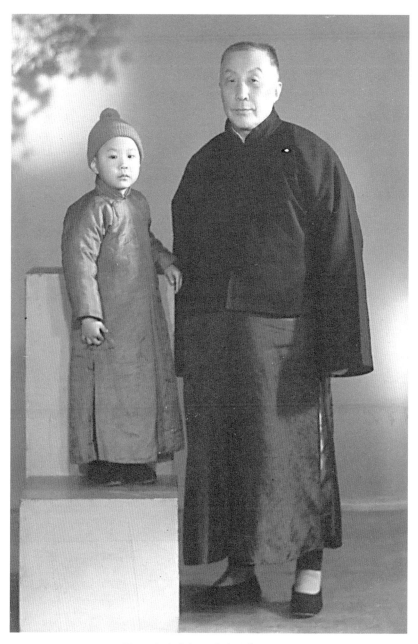

图1　与父亲摄于北京（约1934）

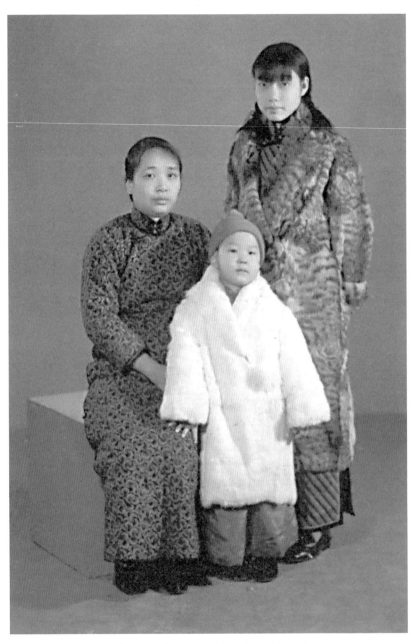

图 2　与母亲、姐姐摄于北京（约 1935 ）

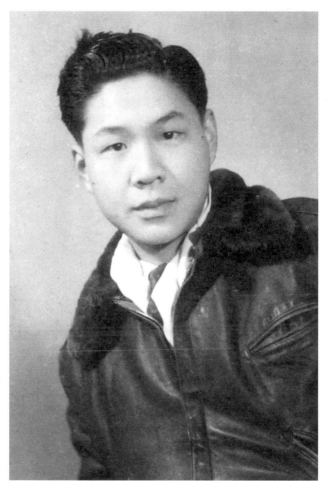

图3　22岁摄于北京（1951）

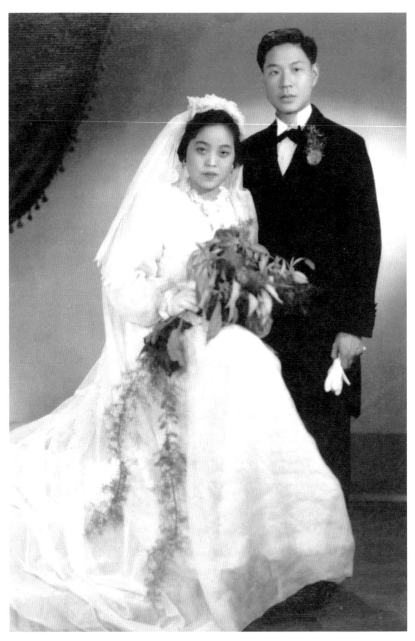

图 4　与杜佩荣女士结婚纪念（1955）

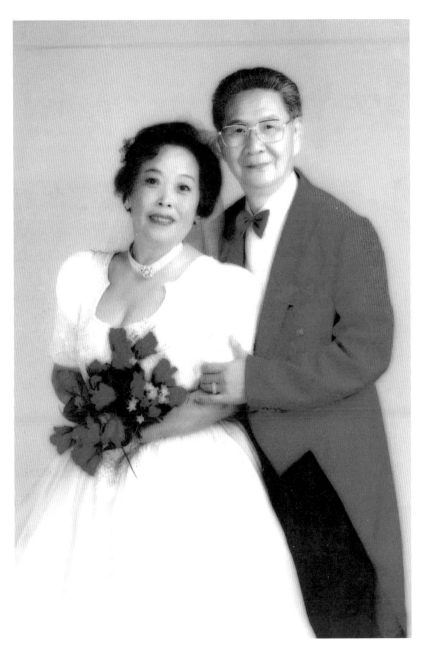

图 5　金婚纪念（2005）

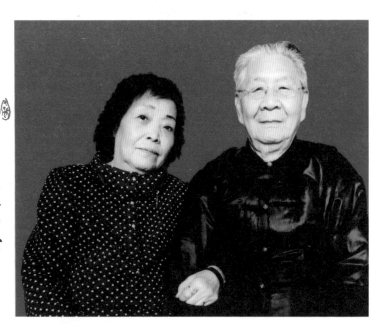

夕陽正好 不黄昏

共和第二甲午歲月廿日

鑽石婚紀念

图6　钻石婚纪念（2015）

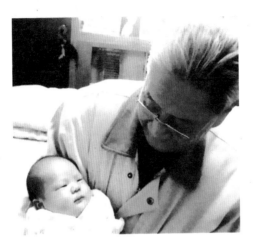

图 7　与曾外孙苏千益满月（2011）

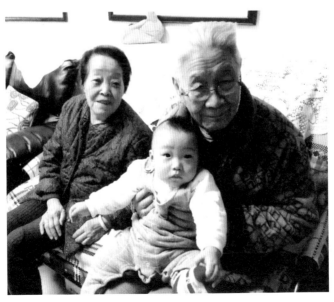

图 8　与曾外孙曹致宸（2017）

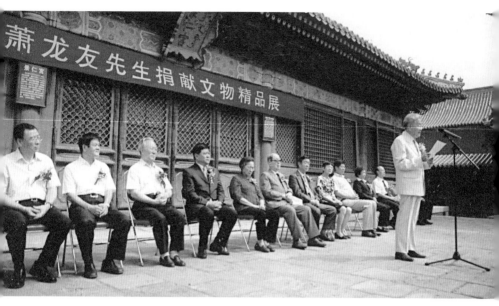

图 9　摄于故宫景仁宫（2010）

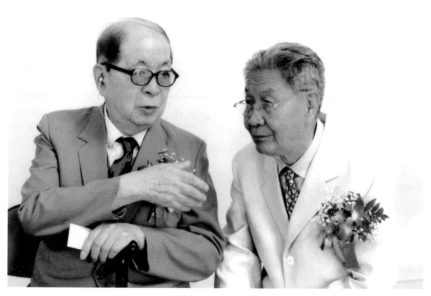

图 10　与孙孚凌摄于故宫景仁宫（2010）

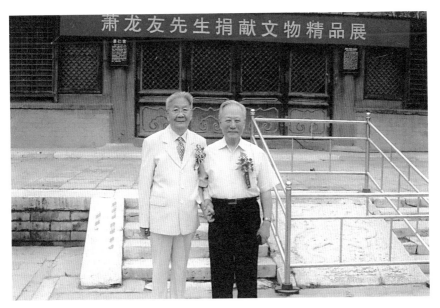

图 11　与张镜源摄于故宫景仁宫（2010）

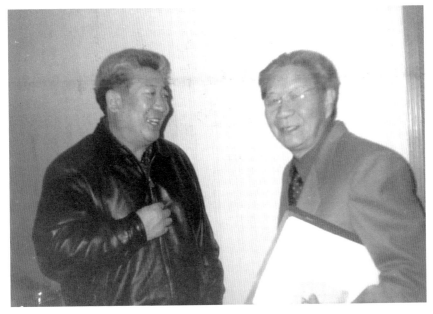

图 12　与洛桑灵智多杰摄于甘肃宁卧庄宾馆

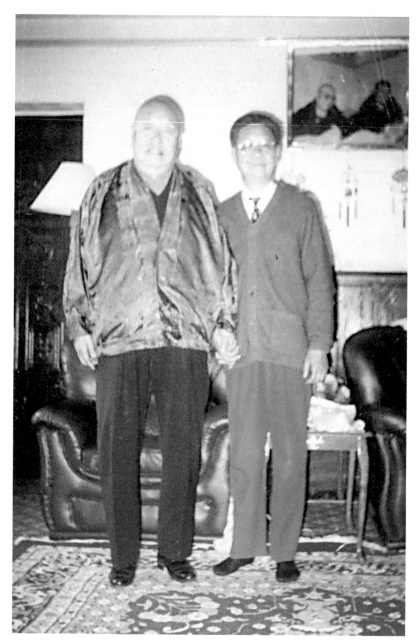

图 13　与贡唐仓活佛摄于敦支尕察

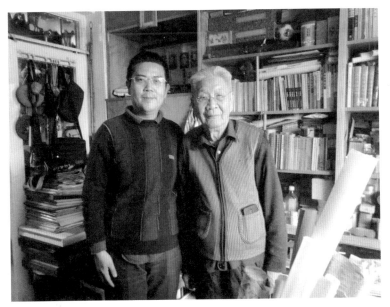

图 14　与门人邱浩摄于洴澼绕斋（2014）

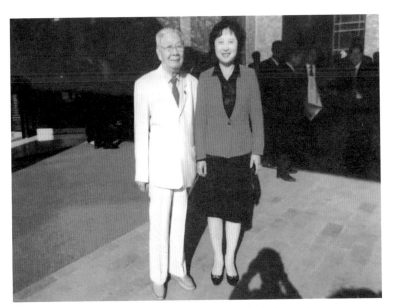

图 15　与王海燕摄于甘肃宁卧庄宾馆（2015）

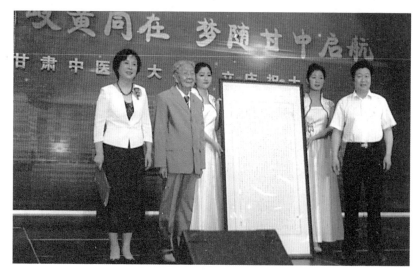

图 16　在甘肃中医药大学更名大会上（2015）

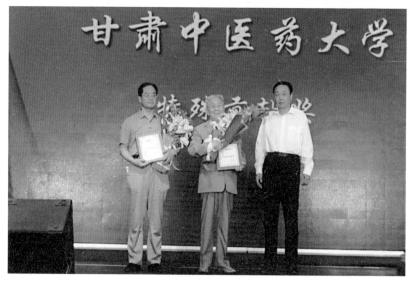

图 17　在甘肃中医药大学更名大会上（2015）

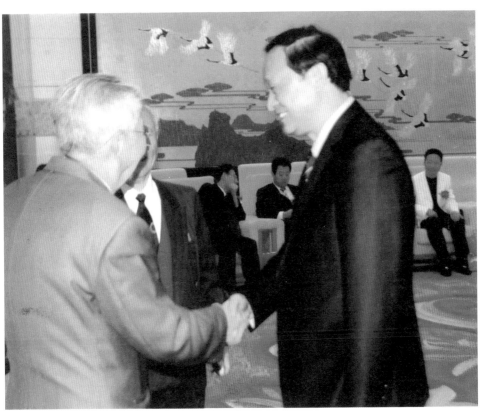

图 18 与王国强摄于人民大会堂（2011）

王 序

增荨老人张绍重先生长期致力于我国中医古籍发掘、整理、研究和保护，成就斐然，素有"中医古籍活字典"之美誉。先生幼承庭训，家学深厚；师出名门，医儒并修，于经史辞赋、诗文书法多有涉猎，虽耄耋之年仍笔耕不辍，今文丛《覆瓿集》付梓，可敬可贺。

增荨老先生1930年生于北京阀阅之家，幼随父读经史辞赋，兼习诗文，先后师从"京城四大名医"之汪逢春和萧龙友两先生研习岐黄之术，兼攻医史文献。1970年来甘肃，在会宁县开设"新医疗法门诊"，悬壶治病，造福一方。1984年，先生履新至甘肃中医药大学（原甘肃中医学院），从事医学古籍分类整理，并教书育人，嘉惠后学。先后与同道编录出版《兰州地区医疗卫生单位中医古籍联合目录》《敦煌中医药学集锦》等书籍，舍大半生，给中医药学传承发展及人才培养，是名副其实的"特殊贡献者"。

"莫道桑榆晚，为霞尚满天"。老先生已九旬开外，仍皓首穷经、钟情诸艺。文丛《覆瓿集》，概中医药学术、古籍文物、教书育人、诗文序跋为一体，或辨识古籍、阐发幽微，或列叙良方、惠及后人，或吟咏题跋、感怀抒情，诚先生寝馈功深、甘苦有得怡然也。

一腔爱，从青春到白发；一文丛，从源头到活水。其旨高远，其心也至诚，令人观叹、感人至深。应时趁芒种，欣得寄所托。弁于简端，谨做献芹。

王海燕

2021 年 6 月 5 日（农历芒种日）

李 序

辛丑仲夏，经北京中医药大学图书馆邱浩同道引荐，结识老前辈增荑老人张绍重先生。

增荑先生1930年生于北京，幼承庭训，四岁识字五岁练书法，曾在"古籍版本泰斗"傅增湘先生家翻阅宋元古籍，后师从"北京四大名医"汪逢春和萧龙友先生学医。中华人民共和国成立后，先后在中国中医研究院（现中国中医科学院）、会宁县人民医院、甘肃中医药大学工作。其一生与"医""书"结下不解之缘，一直致力于中医古籍的整理研究，在中医古籍发掘应用、版本鉴定、修复等方面造诣深厚。

1980—1982年，中国中医研究院特从甘肃省会宁县人民医院借调增荑先生到京参与中医古籍出版社筹建工作，并担任编辑，负责选题，以影印珍稀古籍医书为主，兼及时贤医学著作。1984年，出版社再次发出邀请，聘先生为"特约编辑"，任期两年。增荑先生为中医古籍出版社的创建、成立做了大量工作，筚路蓝缕，贡献颇多。

此次，增荑先生及门弟子邱浩送上其师自选文丛《覆瓿集》文稿，希望在北京先生工作过的中医古籍出版社出版。我作为本社社长，愿为先生文丛付梓助一臂之力，与先生再续前缘。

增荮先生云："此等文字，只堪覆瓿。"遂为文丛命名《覆瓿集》，实乃先生过谦之辞也！文丛内容既囊括了先生对中医中药、古医籍文献研究毕生成果之一斑，又包含了读书治学、教书育人的心得与领悟，更有诗文序跋及与汪、萧二位先生相处之往事回忆，实乃包罗万象、妙语横生，兼具知识性、学术性、史料性与趣味性。

增荮先生鲐背之年，笔耕不辍、传承医脉，实乃吾辈后学之楷模榜样。值先生文丛出版之际，拜手谨撰弁言如上，以表敬意！

李　淳

辛丑季夏于中医古籍出版社

自　序

日居月诸，忽焉老至。予自毁齿而后，束发就傅，从桐城汪子云（吟龙）、四明吴闻诗（允曾）二先生读，一授经史，一授策算。汪公督课甚严，每月必有窗课三五篇，文字之外，兼及诗词。丙午、丁未间，祝融肆虐，旧时窗课稿及家藏金石书画，尽为所噬。庚戌春，执行"六·二六"指示，至甘肃会宁县，执医师业。十年后檄调金城，披览旧籍，摩挲版本之外，兼代美育课程。苦无"讲义"，遂自编讲稿，日积月累，居然成篇。又历年间所有命笔，辄漫不收拾，不知篇章凡几。今年春，及门诸子搜集见存文字若干，都勒成一编，拟付手民。予徐披览之，不忍负其美意也，遂由二三子董理校雠之，复将与师友吟咏酬答之作尚复记忆者补入，以志平生之谊也。遂交门人邱浩，命其类编校注之。编成约百篇，门人殷世鹏等请命名，予曰："此等文字，只堪覆瓿，名之曰《覆瓿集》可也。"既而思之，是编虽未涉乎鸿雅，而于数十年间社会历史风貌之一角，亦稍有著笔，即如画工之残山剩水，其中自有真宰之意在焉。不知后来者，有所以见于行间乎？

己亥孟夏月增荓老人于洴澼絖斋南窗下记

目　录

第三章　德育美育　345

增荟自订年谱　621

附　录　667

跋　746

第一章

中医中药

萧龙友先生学术思想和临床经验

一、生平事略

　　萧龙友先生，名方骏，字龙友，五十岁以后以字行。北京四大名医之一，四川省三台县人。生于清同治九年庚午（1870），其时适当太平天国之后，帝国主义竞相入侵之时。先生少即聪慧过人，力学不倦，老辈许为大器。时科举尚未废除，弱冠应试，屡列前茅。自入庠后，声华籍籍，问字之车，络绎于途。成都尊经书院勤学数载，旋登清光绪丁酉科（1897）四川省拔贡。时井研廖季平先生任尊经书院襄校，以详考今文、古文经学异同鸣于世，对先生尤加器重，其著作屡邀先生题尚。吴郡陆晋笙先生，以医学蜚声于东南半壁，有《孵溪医述》十余种行世，每书脱稿，必就正于先生。良由先生积年究心医药，盖自幼年而然，族中有设药肆者，得暇即往肆中访问，对每一药之品种、形态、气味、真伪、炮炙、修合等，无不详加研询。先世藏书甚富，尤多医籍，于枕经籍史之余，辄加涉猎，继因母病，本"为人子者当知医"之义，遂发愤读医书，遇有疑难之处，乃就地访问老辈，必得其解而后已。又以古代医经，文字古奥，其用词造句，多与周秦诸子有触类旁通之处，乃采以经解经之法，旁搜博采，参酌诸子书，遇有会意处即作札记。积稿盈尺，惜光绪庚子年（1900）毁于兵燹，然其医学固已卓然成家矣。先生从事临床之始，疗效即甚高，如光绪十八年（1892），川中疫疠流行，成都一地，日死数千人，街巷谈虎色变，甚至有闭门不敢外出者。先生目击心伤，乃与陈君蕴生相约，提囊行药，治病救人，所活甚众，经验因以益丰。先生以医药服务于人民，此为嚆矢焉。

自光绪二十三年丁酉（1897）四川省会考以第一名入贡后，先生文章书法，益加声誉鹊起。后派充京师正蓝旗官学教习，仍一面教学，一面研医，又得亲炙都中诸名医，其时虽未以医问世，而求诊者盖已接踵于门。教习期满，依例分发山东，先后主嘉祥、济阳、淄川县政。三地皆鲁中名郡，文风颇盛，经其励精图治，一时向化。先生中年之后，笃好老庄之学，淡于仕途。会逢鼎革，乃奉调返京任职。后京中诸当事，屡约其担任重职，均推辞不就，有不容脱却者，亦仅允咨询。斯时盖已决心以医为专业，而以活人愈多，名乃愈重。先生尝语诸当事曰："愿为良医，不为良相。方今欧风东渐，时流崇尚西学，中国医学将有日趋湮没之势，龙友不揣，愿为此坠绪而努力。"而后，益加笃志于医学，虽耗力折资，弗顾也。

民国戊辰（1928），先生睹国事之日非，乃于北京西城，拓数弓之地，为诊病之所，授徒传习，谆谆善诱。莳花种菜，亲自劳作；暇则染翰临池，赋诗作画，并喜搜访金石书画（如北宋拓遂初堂本《兰亭》，为海内环宝，已捐献故宫博物院），加以考订。榜其斋曰"息园"，尝与友朋曰："息者，息于茫茫浊世之政治活动耳。至为医、至授徒、至莳花种菜，则方兴未艾，不在所息范围之内也。"

民国己巳（1929），汪精卫主持之南京政府召开卫生会议，当局提出废弃中医中药。先生万分愤慨，乃与孔伯华、杨浩如、张菊人、瞿文楼、金书田、左季云、安幹青诸先生相约，创办北平国医学院，以示抗议。而阻力横生，教育部门不予立案，卫生部门不予承认，崇洋之辈，加以讥笑，舆论方面亦乏支持。先生筚路褴褛，披荆斩棘，倾囊维持，后期年迈，仍鼎力协助，北平国医学院乃得延续十五年之久。其间虽备受反动势力之种种掣肘，仍勇往直前，未尝少懈，造就中医人才颇众，为中医之继承工作，打下良好基础。中华人民共和国成立后，卫生部中医司副司长赵树屏，乃先生早年高足，为吾门中之最长者。数十年来，在北京医疗或研究机构中，担任临床或学术研究工作者，不乏北平国医学院之历届莘莘学子也，可见先生培育功深。

先生与先君为光绪丁酉科拔贡同年，绍重髫龄，即在先生处牙牙学语，后兼习岐黄。虽蒙先生耳提面命，视同犹子，孜孜不倦，悉心训诲，但顽钝无知，愧未能置身医界，承其衣钵，虽箧藏先生之诗文医案，碌碌至今，未着手整理，此乃时时内疚于心者。唯有加速进行，一以报先生之训诲，一以餍同道之渴望耳[1]。

民国丁丑（1937）"七七"事变，中日战起，故都沦陷，先生除诊务外，不问外事，取别号曰"蛰蛰公"，又号"息翁"。民国己卯（1939）七十初度，于答谢友人诗中有"年华虽暮心犹壮，世事无关耳自聋"句，观此二语，既可括其八年蛰处之基本思想，又寓有老骥伏枥、志在千里之意，为"不息翁"预下注脚也。

中华人民共和国成立之初，先生深喜日月重新，即命其侄婿左君次修，为治一印，文曰"息翁今改不息翁"，以示其思想转变。先生关心国家经济建设，于人民保健事业加倍努力。当土改及工商业改造之后，吟咏曾有"阶级分明无剥削，人民今是主人翁"句；西藏和平解放之后，又有"八方携手同前进，东至昆仑西海滨"及"腰鼓口琴声不断，八方儿女奏和平"句。

先生于医学方面，推崇发皇古义，融会新知，主张通俗而不神秘，易致而不难求，并有"病客随缘自往来，老夫医病主公开。望闻问切须精细，医案医方不用猜"之山歌。对于整理中医学术方面，主张去粗取精；对于中西医之间，则从无门户之见。尝曰："中医已历数千年，其中先圣先贤之学说，有应发明而未发明者，有已发明而又晦盲者，去其糟粕，存其精华，以示国人，以昭来者，我辈之责也。""学问公器也，讲学公理也，何中

---

1 邱浩注：增蓁恩师退休后，孜孜不倦，整理息园太夫子诗稿，名曰《不息翁诗存》，2017年5月于语文出版社正式出版；整理息园太夫子医案医话医论，名曰《萧龙友医集》，2018年2月于中国中医药出版社正式出版。

西之有哉！"1955年，国务院颁布新的中医政策，继承发扬祖国医学，成立中央卫生部中医研究院（现中国中医科学院），先生被聘为学术委员会委员。为便利同道医学研究，乃以所藏朝鲜刻本《医方类聚》捐赠中医研究院。据载此书国内仅存二部[1]，其公而忘私，护益中医学术之精神，于此可见一斑。中医研究院成立大会，先生虽在病中，仍冒病前往参加，归语绍重曰："关于中医研究院之成立，益见共产党之英明伟大，汝辈应积极学习政策，努力钻研业务，方不负党的培养与期待。吾老矣，犹不甘颓放，愿尔曹益勉之。"

1954年，先生被选为第一届全国人民代表大会代表，即提请设立中医大学。每次中央政府与会，均津津乐道。1956年，北京、上海、广州、成都四地成立中医学院。时先生卧病医院，闻此消息，兴奋异常，乃曰："余生平素志，终于得偿。由此充分说明人民政府一切措施，莫不符合人民的利益与人民的愿望。"并对如何办好中医学院，提出很多重要建议：如课程当循序渐进也，教学当质量并重也，培养当注重实践也，讲义应系统编排也，学医之应识药也，古文书法应重视也……伟论宏言，均足为今日中医教学之取法。是年秋，绍重调入北京市中医学会工作，每往请益，先生必孜孜以学院之情况见询；并嘱其孙女承惊，于高中毕

1　邱浩注：据中医研究院、北京图书馆编《中医图书联合目录》1961年第一版，"国外方书"中"2375《医方类聚》二六六卷"，仅北京大学与中医研究院图书馆有藏。

业后，报考北京中医学院，可见其对于继承祖国医学及培养后学之重视。

会树屏师兄病逝，家人未敢以告，恐影响其健康。先生素极警悟，以其久未晤对，即隐忧不豫，居隐叹曰："方今继承发扬祖国医学，正渠辈奋发有为之时，冀其早日康复，多所建树耳。"言下不胜唏嘘。

1959 年，第二届全国人民代表大会召开，先生被联选为代表。时仍住院疗养，未能出席，但于大会文件，必命家人逐一诵读，其关心国事之忱，老而弥笃。先生以八九高龄，不幸有丧明之痛。冢嗣元献之物故也，家人秘不以闻，先生虽微觉之，亦避而不言。方树屏之故也，如仲尼之隐泣颜渊；及长君之殁也，又颜路之痛哭颜渊，唯哭法不同耳。一日，命绍重取《霜红龛集》，翻至傅青主哭寿毛诗，朗吟其"父哭子常事，奈兹八十身。吾犹迟浸假，尔遂反其真"（《哭子诗》）句，吟毕，泪涔涔下曰："非寿毛之夭，乃青主晚死耳。"使绍重侍立，亦不知何言以对。其内心之沉痛可知，然亦终未明言，可见先生修养之深。盖元献亦知医，乃借哭古人，而一发泄耳。越日，又语侍者曰："余于二十年前有七十自嘲诗，中有'心医愿学公之佗[1]'句，恐成语谶矣。"正以其抱恨于中，未加发泄。由是体力益不支。

1960 年 10 月 19 日，先生临危前夕，语环侍诸人曰："余亲

---

1 邱浩注：傅山（1605—1684），字青主，号公之佗。其子傅眉，字寿毛。

见国家解放，亲见人民翻身，亲历新中国十年，亲见祖国医学得以继承发扬，亲见莘莘学子得以弦歌不辍，死亦瞑目！愿及门诸子与家人努力学习，努力向上。"语毕不久，溘然长逝，时1960年10月20日（农历九月初一），享寿九十一岁。

噩耗传出，医林震动，各方纷赐挽诗挽联，一时目不暇接，不遑备录。时扬州耿君鉴庭方于役于酒泉，次嘉峪关下，邮来挽诗数首，一则曰："噩耗到边疆，医林折栋梁。"再则曰："燕京殒耆老，鲁殿失灵光。"即此数语，亦可见吾师在医林之地位与声望矣。当时中共中央统战部与中医研究院，拟葬先生于八宝山革命公墓，但虑及先生伉俪情深，预谋同穴，故遵其遗愿，与饶琼蕊夫人合葬于北京香山万安公墓。

先生毕生事业，可传者甚多，绍重不文，未克尽其万一，谨述其事之略如上。

二、医理造诣

先生中医基础理论造诣宏深。

（一）对于四诊之见解

其一，说四诊。医家自来以望闻问切为四诊，历代歌诀不可胜数。《难经》所谓"望而知之谓之神，闻而知之谓之圣，问而知之谓之工，切脉而知之谓之巧"，古医之擅长者多矣，观《史记·扁鹊仓公列传》中所载，可以知其大概。余读历代名医之案，亦可究其详矣，兹复推其义而演绎之。

望：气在人面，或显或晦，或明或暗，皆由内之充实与否，而发现于外者也。故医之对于病人，当于一望定之。所谓望者，即系以医之眼光对病人之眼光而云然也，为相对无差，则病当减；如一见而诧，则病深矣。再由眼而推看面部之属于脏腑各部位之气色，则病乃无遁形。更于问时辨明之，以期无误，然后方能主方下药，自少错误。倘有疑处，则应多望，盖色在皮里肉外，五色之分，关于脏腑之衰旺，望之无疑，乃定治法，不可汲汲也。

闻：声发于丹田，自喉中出，或大或小，或长或短，或清或浊，或哑或明。医之对于病人，当于一开口时细听之，即以医之双耳，纳病人之声于听中以辨之也。如听有不明处，即须查问是医之耳闭，或是病人之耳聋。并问其是旧有、是新得，然后辨病之属外感、属内伤而分治之。倘有疑处，当再三辨细询明，乃为主方，不可鲁莽从事也。

问：既望其色，闻其声，略知梗概矣。或有望不定闻不准者，必须临时细问其如何变动，而病情乃能尽得。倘遇病人为聋者哑者，临诊时有亲友可以代述，则详问其亲友；倘无人在侧，病者能识字知文理，则以笔谈代喉舌；如并此而不能，则当耐烦而审查之，必得无余蕴而后止。如所问与所望、所闻相符，自易为治；倘不相符，更当切脉证明而辨别之，庶不致有误也。

切：切者，合也。既望矣，既闻矣，又详细问明矣，于病已得八九，似可无疑矣；然不切脉，仍不能确定也。盖脉有阴阳之殊，而浮沉迟数，大小不同，男左女右之情形亦不同，如脉与症合，按症疏方，自无错误；倘脉与症异，或弃脉从症，或舍症从脉，则当临时细细斟酌，断不可含糊将事也。

其二，平脉与病脉。先生授徒，屡以必先知平脉而后知病脉作息简识。先生曾语同门曰："脉以和缓为平，病中如见此脉，即是退病之象，平人更无论矣；否则，皆病脉也。故梦觉道人周先生于《脉诀》二十七字中，独取'缓'字为平；而以二十六字配合阴阳以定寒热虚实。而名其书曰《三指禅》，即《内经》以平人定病脉之要旨，而贯通以究其极者也。夫禅者，玄机也，凡事皆有机，而病机尤甚，察脉能得其机，则心中了了，指下未有不了了者。自无以寒为热、以虚为实，而阴阳不分之弊矣。然此非三折肱者，不能悟也。"

先生谆谆告诫："欲知平脉，必先切己脉，且于可能范围之内，于平旦切家人之脉，积之既久，自能有所领悟。欲知病脉，必于师诊之后，依其医案再诊患脉，久久自能明辨，待经验稍丰，下指即有所标准。"先生亦曾解释平人脉与病人脉并非一律，亦因人而异，有脉跳素快者，亦有脉跳素慢者，临证必须详加追问，考虑其素禀体质；否则，如遇脉跳素快之人，再加热病之脉数，未有不大惊小怪者。所以病人往往固定请某一医生诊治，在某些方面，有其优点，可少走弯路。其素沉、素浮、素弦、素长、素短等，均须于临证时，加以通盘考虑。然亦非神秘之事，若结合病人之体格、性情、籍贯、职业、平素生活习惯等等，自不难得其奥秘。

其三，脉象与卦象。先生序重刻《三指禅》有曰："此编以男女异尺而别阴阳，显合《周易》乾坤咸恒之义，所以古人有以卦喻脉者。所喻如何？纯阳脉则为乾之象，纯阴脉则为坤之象；他如芤脉中空，有离中虚之象焉；革脉浮大，中候、沉候皆不见，有艮覆碗之象焉；牢脉沉大，浮候、中候皆不见，有震仰盂之象焉；又中候独见，浮候、沉候皆不见者，其象若坎中满，则抟土之象，为败脉矣；又有浮候不见，而中候、沉候并见者，其象若兑上缺，则鱼游虾戏之形，亦败脉也；又有中候、浮候皆见，而沉候不见者，其象若巽下断，则阴阳两尽，为绝脉矣。"即此数语，可征先生指下辨别之微，超出一般三部九候之外。

对于坎、兑、巽三脉，屡属及门，必须钻研，尝反十全为上之意而言曰："能识死脉，即是上工。谚有云：'未知生，焉能知死。'切脉则不然，未知死，焉可知生。雀啄、屋漏、鱼翔、虾游，若不详加辨识，未有不偾事者。"

又尝语同门云："精于斯道之士，往往别有会心，又非笔墨所能形容。若食古不化，不能融会贯通，心领神会，则不足与言脉。甚矣！脉理之不易讲也。"

综观以上三则，可见先生于脉理之深入浅出，已入化境矣。

其四，望闻问切之辩证关系。先生于新刻《三指禅》序中云："中医治病，以望闻问切为四要诀。望者，察病人之色也；

闻者，听病人之声也；问者，究病人致病之因也；三者既得，然后以脉定之，故曰切。切者，合也。诊其脉之浮沉迟数，合于所望、所闻、所问之病情否？如其合也，则从脉从症两无疑义，以之主方选药，未有不丝丝入扣者；否则舍脉从症，或舍症从脉，临时斟酌，煞费匠心矣。"

先生尝谓：切脉乃诊断方法之一，若舍其他方法而不顾，一凭于脉，或仗切脉为欺人之计，皆为识者所不取。彼御医之所以斤斤于脉者，亦有不得已之苦衷，乃仗脉以立定足跟，避免病情万一发生变化时之获罪耳。御医之窘难，至慈禧垂帘听政时，则更变本加厉，盖彼对于光绪，不但不欲其健康，更不欲其生，于己则唯恐人之谋害。据传言：故御医前后请脉者，每于出入相遇之际做出暗记，以指掐纽扣或朝珠，如何掐法、掐第几个，以示所号为何脉，即可前后相符。此乃当时政潮所造成，而影响于今日北京之医界甚深，是急需矫正者。然如此说法并非否定切脉，脉理自有其参考价值，以上所论，乃针对过神其说者而言耳。

忆绍重初立雪于先生之门时，先生尝出手书《说四诊》一篇，并检抄本《脉诀汇编说统》一册，加跋赐余，为余启蒙。今墨沈犹新，临文检视，不知涕泣之何从。现将跋语，照录于下："脉理精微，极难领悟，此非可以言传者，故医家四诊，切在最末。盖望气闻声，专属医之耳目，而问则询病之情，两方参考，方得真谛。至于切脉，乃以脉情证病象。古今谈脉者又多不相同，此《汇编说统》尚明晰切要，初学读此，尚能领悟，故余表而出之。"先生屡戒同门曰："临证时遇脉与症异者，或弃脉从症，或舍症从脉，则当临证时细细斟酌，不可含糊将事。缘人之脉，有千变万化，如反关及歇至等类，皆宜深究。《脉经》所载固已明晰，但其变态有出乎《脉经》之外者，不可不从按脉切理之'理'字上注意也。"

（二）对于药学之见解

其一，医药不可分家。先生主张医与药不能分割，医者不但应识药，而且须能亲自采药，于二十世纪三十年代尝论云："古之医士，药由自选，深山穷谷，日事搜寻。阳年采阳药，阴年采阴药，以备囊中之用。其有道远不能得者，率皆互易，以求其备，临证则自为㕮咀配合，故万无一失。李唐以后，医与药分，野品绝少，往往以伪品相混，医者立方之后，不知药之真赝，治病鲜效。职此之由，相沿至今，能识药者尤少，不幸为人口实，而舶来品之洋药，遂夺我利权而去……抑余尤有说者，医士之不识药，自赵宋开设药局始，其时医士处于无用武之地，而所持以为研究者，仅在《图经》。而《图经》无善本，纵欲深考，亦无由而得，所以药之应如何改良，迄今尚无善法也。"

其二，采药与制药。杨君叔澄（育曾），曾著《中国制药学》一书，问《序》于先生，先生复于《序言》中畅论采药与制药之关系，谓："昔之良医，未有不以储药为先务者，其大要则阳年采阳药，阴年采阴药，会合五行之气，以备一时之用。盖上古以司岁备物，谓得天地之精，如君相二火司岁，则收取姜、桂、附之热类；如太阳寒水司岁，则收取黄芩、大黄之寒类；如太阴土气司岁，则收取芪、术、参、苓之土类；如厥阴风木司岁，则收取羌活、防风之风类；如阳明燥金司岁，则收取苍术、半夏之燥类。以取得之主时之气为助。中古以后，不能司岁备物，乃用炮炙以代天地之气，如制附子曰炮，助其热也；制苍术曰炒，助其燥也；制大黄以黄连浸，助其寒也。反是，则附子以盐制，减其热也；苍术以米泔制，减其燥也；大黄以酒制，黄连以姜制，减其寒也……以此类推，其制法皆有精意存乎其间，岂偶然哉！"

继曰："夫采药既有阴阳之别，用药亦有生熟之分。古法所存，有如上述，所以然者，凡药之性多有毒，治病者多系以毒攻毒，不过单用则力专而厚，分用则力杂而薄。以其杂而薄也，故不能不有所宜忌，则后世之制药，已较司岁备物为慎矣。然药之所宜，尤贵单用，自偶方而药乃讲配合也。观《神农本草》一书，其经文虽未明言炮炙，而地黄则谓'生者良'，禹馀粮则谓'宜炼饵'，似在古已有制法，但不如（刘）宋雷敩之私心自用耳。"

尝谓："医与药本不能分者也，医之处方，妙在用药，虽有君臣佐使之名，而各人配合不同，则各方之收效迥异。譬之绘画，同一用五色也，而妃黄鹅白、深浅浓淡之不同，则各是一精彩焉；譬之乐律，同一用五音也，而有移宫调徵、高下疾徐之不同，则各为一节奏焉。于药何独不然？所以非自采自制，不能表异而见长也，彰彰明矣。乃自宋设局处方，以至今日，药归公卖，医不自储，而丸散膏丹之炮炙，皆不能各自为法，杂而不纯，博而寡要，美其名曰秘方、局方，其实皆不经之方也。即使真有良方，而配合之法不传，既无专书，何由辨识？有心人忧之久矣。"

其三，药以野生为贵。先生每语及门，盛赞野生药物之力大，曾曰："古之药悉野产，得天地之气厚，日月星辰之精华多，风霜雨雪蕴泽厚，故其力专而功大；医用之又有法，故称为特效。今之药多出于种植，生者气力已薄，及制为膏丹丸散，药水药片，其效虽专，其气力更薄，盖不得天地山川阴阳之真气也。"

其四，关注民间草药，提倡《本草》补遗。先生见于医道沦丧，有贩卖日人旧说，自诩为经方大家，而毫无临床经验者，尝云："经方固可贵，而单方亦可贵。"曾于《中国药学大辞典》（世界书局版）序文中论及单方问题："余于药学，虽少心得，亦不无考证。尝恨中国之药，能治人之要证，而为医家所忽，《本草》不收者不知凡几。姑举一二品以为印证，如马宝一物，最能开痰降逆，第一能治虚呃，而于癫狂痫各病，尤为要药，《纲目》不收；又如水茄秧一种，北方随处产生，本如豆梗，嫩茎四出，叶厚而长，春夏间开小白花，结子如茄形，大如豆蔻蕊，其梗煮水，能治崩漏，《纲目》亦未收……如此之类，指不胜屈。余拟作《补遗》，尚未有成也，因思天地之间，讲药者自大有人在。"

又曾为文论述草药之可贵云："按药名自《神农本经》起，历代增加，至《本草纲目》，并《纲目拾遗》，可谓详备极矣。余见川中卖草药者，其药名多为《纲目》所不载，而治病奇效，有出官药之上者，似亦当采取及之。但自民国以后，一般新人物迷信西药，斥此种草药为有毒，一概禁止售卖，至今已绝，未知尚能觅得否？"

其五，本草煎汤，慎言提纯。吾师对用药之法，亦谆谆加以论及："他如用药之法，群谓宜仿西医——化验而用，不用天然质，此则非废汤液不可。如化验之药真比汤液有效，而价又廉，则径废之可也；况膏丹丸散，各种精露，吾国本有，精益求精，当能收效。如欲试验，不妨择汤液方中药味少而著效多者，先行化验，参合用之，看其成效如何。如化者比原料功用较大，则一切汤方，皆用化验法行之可也；如其不然，则仍遵古，不必议变。"

（三）学医、业医需明道体术用

民国年间，先生观世风之日下，尝奋笔作《医范十条》，为后学之针砭，现摘其两则于下。其一曰："以学稽古，以才御今，医者之务也。不明乎此，何以见长沙之所述耶！苟徇俗之所习，囿己之所见，不遵古法，此谓之不学无术；不学则失师，无术则非技，以之治病，岂非盲于心者哉！何能稽古？何能御今？吾见其误人而已矣，奚可哉！"其二曰："夫医者，意也。意生于心，必心正而后意诚，意诚而后能辨证，而后能处方。《大学》所谓'诚其意'者，'毋自欺'也，即学医之要诀也。今之医能不自欺者有几人哉？自不能信而欲信于人，难矣！徒以糊口而已，诚意云乎哉？"

于《肝病论》序中，曾论及道与术之关系，如："不观《玉函经》之言乎：'医者，意也。'既曰意，则非徒恃机械之法所能行者矣。况医之原出于至道，而谓手术能尽道之蕴奥者，有是理乎？虽然，手术亦不可不明也，设遇病有不能攻、不能挞、不能药者，仍非用瀹割之术，无以济其穷。神而明之，存乎其人，又未可执一以求耳。"

又曾于《整理中国医药学意见书》中论及医道与医术云："中国之医，有道有术。黄帝岐伯之问答，合道与术而并论者也，其书有《内经》《外经》之别（《外经》名见《汉书·艺文志》）。《内经》多论道之言，为气化之学所从出；《外经》多言术之用，为解剖之学所由明（说见《永乐大典》外字、术字编下）。故汉以前之医大都皆能由术入道，即《庄子》所谓'技而进乎道'（《庄子·养生主》）者也。如扁鹊、仓公、华佗传中，所称治病之法，胥本乎此。魏晋以后，《外经》失传，而所传之《内经》又多掺杂秦汉人之论说，黄岐之真学不明，学医者无所适从；乃群尊仲景为医圣，奉其《伤寒》《金匮》之书为不二法门，专以伊尹汤液之法治病，而所谓剖解之术，几无人能道。宋以后医家，虽名为笃守《内经》，其实皆以五行生克，附会穿凿，空而不实，精而不当，遂成为今日之医。而于古之所谓医道、医术，相悖不可以道理计。"谆谆告诫，苦口婆心，可见其对于业医道体术用之重视。

（四）对于医史之见解

先生虽非医史专家，但由于文史精通，故对于医学史亦有精辟之见解。且赵树屏师兄曾有《中国医学史纲要》之著，由此亦可间接窥见先生学说之一斑。书成，先生亲为作序云：

史以言记事也，凡史所记皆易征信，独医史难于征信。何也？孔子删《书》，断自唐、虞，而医学则肇端于神农、黄帝，黄帝以前之书，太史公谓其"不雅驯，缙绅先生难言之"……秦燔之际，医卜书册，尚存劫余，《太易》《太素》之名，得以并传于世。然以今之《内经》而论，似非《太素》原文，即以为真，亦只得谓之医学，不得谓之医史也。厥后虽有史传诸作，均与史例不合，唯明代李川父《医史》十卷，中有张机、王冰等补传，饶具史裁；而《四库提要》斥其冗杂特甚，盖以所收不尽可信故也。他如王宏翰之《古今医史》、程云鹏之《医人传》等，虽有其书，更与史例无关，不足取矣。窃谓医通于道，而道非学不明，独惜医学之传，或托之上古，或托之神仙，系统不明，无从考信，为之史者，倘不明其传授渊源，何以知人论世？例如黄帝时代，六相皆以医兼史，凡百政教悉统于医，故医之历史，此际最为光荣，而典章无可考。自医与史分之后，政教并为史家所专，而医则降为方技矣。虽然，降自降，而历代设官论政，亦未尝不以医为要也。故欲治医学史，必先将历代典章学术，搜讨无遗，然后可以言史，否则医自医、学自学、史自史耳，何益之有哉？

曩余有志于此，因方之史例，多有未合，深惧言之不文，行之不远，未敢冒昧。拟仿《汉学师承记》、仿《传经表》，作《传医表》，期于医学之统系，有所折衷而征信焉。人事纷纷，迄未有成，至今耿耿。顷树屏仁弟，持所作《中国医学史纲要》见示曰：此为教课计也。余浏览一过，见其所采之书，上自皇古，下及近世，于历代医制之变迁，医学之授受，皆有至当之论列，与鄙意隐相合。较李川父、王宏翰诸人之书，博而能约，信而有征，洵佳作也。学医者，如能人手一编，则于建制之源流、医学之授受、医籍之流传，皆得有所参考，如冥行得烛，散简有串，其有助于医林，岂浅鲜哉？

于其将付剞劂也，特识数语，以弁其端，至其作书之意，《绪论》中以详言之，兹不复赘。

据此序言，则先生对于医史之见解，已可一览无遗。

又曾为文，以释"医"字云：

诸生有志学医，读书必先识字，兹将医字意义解释于后。"医"，医之本字。从匚，读若于计，矢筐也；从殳，兵器也。《说文》："医，恶姿也。"如病人之姿也，既病，其姿自恶，故以为训。又作"毉"，治人之病，始于先巫，故医字又从巫。巫者，工也，以人治人之工也。又作"醫"，古人以药治病，多用酒和，故医字又从酉。酉者，酒也，《内经》有鸡矢醴一方，即为用酒和药之征。《金匮玉函经》曰："医者，意也。"言以己之意揣度病人之意，而为之治疗也。此又后起之解说，非本意也。

上古之人，茹毛饮血，穴居野处，无宫室栖身，无衣服被体，睢睢盱盱，浑浑噩噩，禀赋既厚，嗜欲亦无，日作夜息，自生自养。虽有风寒暑湿，不能侵；既由少壮至老死，亦不觉。伏羲氏作，画卦以明天地之阴阳，始知有风寒暑湿之淫气。神农氏作，教民谷禾稼穑（神农教稼，所尝者谷禾也，因尝谷禾而知毒草，故曰尝草），以明人身之阴阳，始知有疾病疴痒之症情。黄帝氏作，乃与岐伯等研究摄生治人之良法，而医学乃大备。又黄帝之先，愈疾虽知有六淫之病，而无明治理；厥后见矢之中人、殳伤人，有中于皮肉者，有伤于脏腑者，因治兵器之伤，而悟六淫之伤人亦如此。于此乃精研治法，分别三阴三阳，配合五行，以救人之疾苦，传之至今而不变（此说出自《扁鹊外经》，唯此卷不传，无从考究）。又说人病痛苦，其状不能述，故借矢之中人、殳之伤人以形容之。所以人之患病曰中风、中寒、中暑、伤风、伤寒、伤暑，此造字之大意也。

以上虽系一字之解释，已可见先生于此道造诣之深，似非自称医史学家而著作纰漏屡见者可比。

当《中国药学大辞典》编成之时，编者乞先生作序，序之前半则本草史也，谓：

中国药学，创自神农，夫人而知之矣。然自三代以来，所传之书，仅《神农本草》三卷，识者以为战国时人所辑，非神农时口授之原也。秦汉以后，发明本草之家，不下数百，但可取者，亦甚寥寥。以余眼而论，蔡邕、陶弘景两书外，最古之《本草》，莫如唐卷子钞本，其书朱墨并行，持编最精，湘潭王壬秋先生曾论定之。惜其书仅有说而无图，后以苏恭《图经本草》为有据；下此则苏颂《嘉祐图经》，及曹孝忠校正之《（政和新修）经史证类（备用）本草》、陈承《（重广）补注（神农本草并）图经》而已。明代李时珍《本草纲目》，虽较诸本加多，而图亦备，第多以意为之，与药物本质不合，且无颜色分别，读者憾焉。清内府有写本《新本草》[1]，与《纲目》相似，最动目者，为《药物图考》，皆依类傅色，灿然可观。此书为厂肆一古董商所得，江安傅沅叔先生见之，曾劝其影印，以供医林研究，卒未果。此最为余所心仪者也。

于此可见先生虽从事于临床，但具儒者史家素养，其平时对于古籍之关注，版本之收集，亦不遗余力焉。

（五）对于中西医汇通之见解

先生对于汇通中西医的主张，曾屡发议论，某些论点竟能与今日之中医政策有所契合。在《医范十条》中曾论及医学今与古

1　邱浩注：据本书增葺恩师与高晓山合作《明抄彩绘〈本草品汇精要〉残卷研究初报》一文，息园太夫子所见清内府彩图写绘本《新本草》，其底本似当为明孝宗弘治朝太医院刘文泰等奉敕编，清内府再精抄彩绘本《本草品汇精要》。

的辩证关系云："以今眼视古术，犹登塔楼而望泰岱，其高难跻；以古眼视今术，犹对明镜而察妍媸，其蔽立见。故泥于古不可言医，囿于今亦不可言医，必也斟酌损益，以求合乎今人之所宜，而后可以愈病。然非困于学、竭于术者，不能至斯境也。彼夸寸长、炫小慧而扬扬得意者，知所反己。"

彼时主张废置中医者，咸谓中医不科学，先生独辟其谬云："盖彼有彼之科学，我有我之科学，非必如彼而后可以言科学也。况古之医本从科学来者乎？"至于如何对待二者关系，亦曾具体论及："总之，医药为救人而设，本无中西之分。研此道者，不可为古人愚，不可为今人欺。或道或术，当求其本，以定一是，万不可舍己耘人，亦不可非人是我。如此办理，中医或有昌明之日；否则，径学西医可也，何必谓整理国医也哉？"对于勉强沟通，亦大不谓然，《肝病论》序尝云："要之，中西医术，皆有特长，胥能治病，但使国人有医学常识，自能择而用之，正不必强而沟通，亦不必显为区别。如能捐除门户之见，取彼之长、补我之短，可也；舍我之长、攻彼之短，不可也。"

中医愈病快而用钱少，外人已注意及之，吾师尝郑重转述其事，以昭告国人，《整理中国医药学意见书》谓："昔德国著名大医学博士贝斯多（译音）曾在柏林医校演说，谓医家需有两要素：一愈病要快，一用钱要少。究以何法为善？众不能答。贝君曰：'除中国特效汤液药不能如此。'西人尚以汤液为善，吾人转欲改之，亦太瞋矣！"

当中医几于议废之时，先生蛰居息园，以诗酒自娱，吟咏颇多。十年浩劫中，大部化为灰烬矣。偶于箧中得诗三首，其第三首先生自注云："医无中西，同一救人，不过方法不同耳。即以针而论，西医用药针，便则便矣，但与经穴毫无关系；如能按穴道使用，则奏效当更速也。中医用针灸，按穴道调理气血，万病皆宜，且获奇效，不过精者少耳……如提倡中西并用，或有振兴之日——谓余不信，请以十年为期，国家如有意兴学育材，十年之后，中医如不能有成，鄙人愿受妄言之罪，即时废止，决无异言。倘听其自生自灭，不之闻问，吾恐不出十年，中医绝迹矣！到中国之中医绝迹，而西人必将中法拾去研究，一旦发扬，华人又必转于西人求中法矣。"言念及此，声泪俱下。不知同道中人，作何感想也？今日中央反复提倡"中西医并重"，彼时先生早有此提法及论述矣。

（六）论读书

祖国医籍，汗牛充栋，先生独辟蚕丛，主张以《伤寒论》为鉴，曾云："以镜鉴人，不如以人鉴人。盖镜中影只自知无可比，而不如书中影则使万世之人皆知也。《伤寒》诸书，仲景之影也，以之作鉴，则治病必有一定之法，如影之不变也；反是，则离神而取影，鉴中之影，皆非真影矣。学医者其鉴诸。"又曾谓《伤寒》《金匮》为临证切要可读之书："医书虽汗牛充栋，究其可读者，唯《伤寒》《金匮》《本草》等等而已。然《伤寒》虽分六经而多脱简，《金匮》亦非完全之本，特古医之精义皆在，故汉以来，皆奉为金科玉律。"

一日，吾师与及门诸子论读书之法，酒酣兴豪，谓仲景书如英雄之迹，烈士之行，并奋笔直书云："人有观英雄之迹，闻烈士之行，中心慷慨而响慕之者。无他，忠愤之感，万古一气，不可止也。况举古之术以疗今之病，吐下寒热苟中窍，则知古贤之不欺，自可与之晤言于一堂，交欢于万里，梦寐之间，如相语也。岂非神乎技也哉！"

三、临证举隅

先生临证经验丰富，现着重介绍以下几点。

（一）老少治法因人而异

先生常语余云："三春草旱，得雨即荣；残腊枯枝，虽灌而弗泽。故对象不同，即须做不同之措施，然又须顾及同中有异，异中有同。"兹举老少医案二则，以窥见其中之奥妙。治疗老者，典型如逾百高龄之虚云和尚（时年一百一十三岁）案。

初诊：脉弦而微数，舌苔中厚黄垢，主有内热为患。据述头昏眼干耳闭，右胁气窜作痛，眠后更甚，中脘胀闷，食物不甘。曾患肋膜炎之症，其根未除，又患伤寒，气血两伤。当从本治。方用：南沙参四钱，知、贝母各三钱，真郁金三钱，焦鸡金三钱，生百合四钱，粉丹皮三钱，炒栀子三钱，沉香曲三钱，茯苓皮四钱，炒稻芽三钱，制乳、没各三钱，粉甘草二钱，生藕节五枚。

二诊：药后病无出入。良由久居水湿之地，水气深入脏腑，肺叶作胀，肝气不疏，因之中气亦短，说话吃力。非多服数剂，不易霍然也。疏方照服，得效再议。方用：生箭芪四钱，台党参四钱，焦冬术三钱，真郁金三钱，制乳、没各二钱，苦葶苈三钱，茯苓皮四钱，霍石斛（先煎）四钱，川贝母三钱，炒扁豆四钱，盐砂仁二钱，炙甘草三钱，大红枣三枚，生藕节五枚。

三诊：服前方中气稍舒，但说话过多仍觉短促，肺仍作胀。仍当以导水理气为治。方用：生箭芪五钱，台党参四钱，佛手片三钱，茯苓皮五钱，制乳、没各三钱，桑寄生五钱，苦葶苈三钱，霍石斛（先煎）五钱，宣木瓜四钱，于潜术（泔浸）三钱，冬瓜仁五钱，真郁金三钱，甘草梢三钱，大红枣三枚，生藕节五枚。

四诊：脉见弦洪，口舌发干少津液，胸次沉闷不舒，肺部偏右仍胀，胃纳不佳，眠亦不酣。此由昨日劳乏太过，劳则生火，致有此候。兼有外感，法当标本兼治。方用：北沙参四钱，天花粉四钱，桑寄生四钱，首乌藤八钱，天、麦冬各三钱，苦葶苈二钱，真郁金三钱，白蒺藜（去刺）三钱，冬桑叶三钱，抱木茯神四钱，知、贝母各三钱，蔓荆子二钱，大红枣三枚，生藕节五枚。

五诊：脉仍见弦洪，身发寒热，手足心热更甚，乃肝邪为患。胸闷不舒，中气亦短，眠仍不熟，二便尚调。内热甚重，外袭寒邪，又因前数日过于劳乏，未能安养之故，致成此候。肺仍觉胀。仍当标本兼治。方用：台党参三钱，生老箭芪三钱，薄荷梗三钱，真郁金三钱，川贝母三钱，炒栀子三钱，盐砂仁三钱，抱木茯神四钱，冬瓜皮五钱，西秦艽二钱，佛手片三钱，焦鸡金三钱，苦葶苈二钱，粉丹皮三钱，大红枣五枚，生藕节五枚。

六诊：药后寒热已止，脉仍弦洪，肝邪尚甚，有木侮土之势。故胸次仍闷，中气不舒，口舌发干，食物消化力薄，二便尚调，唯肋间尚有微痛。法当以和肝调气为治。方用：生黄芪四钱，台党参三钱，朱茯神四钱，川贝母三钱，制乳、没各三钱，真郁金三钱，霍石斛（先煎）四钱，佛手片三钱，大生地（砂仁二钱研拌）四钱，大麦冬三钱，冬瓜仁、皮各四钱，甘草梢二钱，带心莲子十五粒。

七诊：脉仍弦洪，内热尚甚，肝郁火旺，克制脾胃，故口中干渴，不甘饮食。连日劳乏太过，宜静摄休养，不可会客谈话，致伤中气也。方用：生黄芪五钱，台党参四钱，真郁金三钱，朱茯神三钱，佛手片三钱，焦鸡金三钱，盐砂仁二钱，制乳、没二钱，冬瓜仁六钱，丝瓜络三钱，天、麦冬各三钱，天花粉四钱，生甘草二钱，生梨皮一具。

八诊：脉较昨日洪象略减，但仍弦耳，肝热尚重，故夜眠不安。胃纳尚钝，气郁不舒。仍当从本治。北沙参四钱，天、麦冬各三钱，真郁金二钱，朱茯神三钱，冬瓜仁、皮各四钱，炒栀子三钱，制乳、没各三钱，盐砂仁三钱，鸡内金三钱，生、熟稻芽各三钱，首乌藤八钱，生杭芍四钱，生藕节五枚，生梨皮一具。

九诊：服前方郁气略开，但肝火太甚，克制脾土，致胃纳极钝，口干少津液。气坠而大便不易下，小溲尚清。当以扶脾和肝为治。南沙参四钱，霍石斛（先煎）四钱，首乌藤五钱，淡苁蓉四钱，火麻仁四钱，杭白芍三钱，玄参心（盐炒）三钱，天花粉三钱，朱茯神三钱，沉香曲三钱，胆草炭五分，真郁金三钱，盐砂仁三钱，生甘草二钱。

十诊：服一剂又诊，大便已调，他无变化。原方减火麻仁，加细生地四钱、炒枳壳一钱、焦冬术二钱、甘枸杞三钱，再进。

十一诊：诸恙向愈，脉息渐调，夜眠尚安，二便亦调。唯肝郁尚甚，故两胁有时尚作微痛；口干舌黄，胃纳未复，中气仍不接。法当以清肝养胃为治。生箭芪四钱，台党参三钱，焦冬术三钱，真郁金三钱，抱木茯神四钱，鲜石斛五钱，杭白芍五钱，天、麦冬各三钱，沉香曲三钱，炒稻芽四钱，焦鸡金三钱，冬瓜仁七钱，生地黄（砂仁二钱研拌）五钱，制乳、没各三钱，生甘草二钱。

十二诊：前方服一剂后，胃部略舒，夜眠亦安。唯肝邪尚甚，两胁有时仍作微痛。原方减焦鸡金、沉香曲、炒稻芽，加田三七三钱，当归须四钱，广陈皮三钱，再进。

十三诊：脉息见调，胃纳渐开，胁痛已减，但稍作胀。仍当以和肝养肺为治。台党参四钱，土炒于术三钱，炙箭芪六钱，甜葶苈三钱，抱木茯神四钱，炒枳壳二钱，田三七三钱，制乳、没各三钱，丝瓜络三钱，真郁金三钱，鲜石斛（先煎）四钱，生藕节五枚，大红枣三枚。

十四诊：心气尚弱，不时微喘，劳火太甚，法当清养。拟以参麦饮代茶常服可也。西洋参一钱，连心麦冬七分，五味子三分，三味隔水蒸服。

十五诊：服参脉饮数日，诸恙均减，劳乏则气短胁痛。乃以丸剂投之，常服调理。吉林野山参一两，于潜术（土炒）七钱，炙箭芪一两，制乳、没各五钱，田三七六钱，大生地（砂仁二钱研拌）一两，甜葶苈五钱，抱木茯神一两，真郁金七钱，南枣肉八钱，真血竭五钱，炒栀子七钱，山萸肉七钱，生、熟稻芽各一两，桂圆肉八钱，粉丹皮六钱，生甘草五钱。

上药选配地道，如法炮炙，共研细末，炼蜜为丸，如梧桐子大。每日早晚各服四十粒，淡盐水送下，如遇感冒暂停。

先生治老人病尝做比喻云："衣料之质地原坚，惜用之太久，虽用者加倍爱护，终以久经风日，饱历霜雪，其脆朽也必然。若仅见其表面之污垢，而忘其穿着之太久，乃以碱水浸之，木板搓之，未有不立时破碎者。若仔细周密，以清水小掇轻浣，宿垢虽不必尽去，但晾干之后，能使人有出新之感，由此可更使其寿命增长，其质地非惟无损，且益加坚。"观先生用药，俱从此旨出发，不加攻伐，避免汗吐下，而以调理清养。立法处方，且往往使用一二鲜品，盖取其有生发之气耳。

上案举出，再读其语录，易使人产生青年人罹疾必须汗吐下之感觉。先生唯恐及门有所误会，乃另述一案，以示诸子：

饶××，女，二十九岁。脉见沉弱，舌苔薄黄。据述背脊痛已多日，近日略感外邪，温度略高，午后尤甚。防成春温，法当清化。生桑枝四钱，金银花四钱，净连翘三钱，炒栀子三钱，粉丹皮三钱，香青蒿二钱，生鳖甲（先煎）三钱，杏仁泥三钱，首乌藤八钱，知、贝母各三钱，浮小麦五钱，生甘草三钱，生藕节五枚。

二诊：服昨方尚安，脉仍弱而虚，咳嗽痰中带血，背脊作痛。乃肺经有热，肺叶有损。法当清养。北沙参五钱，紫菀茸三钱，香青蒿三钱，生鳖甲（先煎）三钱，首乌藤八钱，浮小麦五钱，茯神、苓各三钱，知、贝母各三钱，莲子心二钱，天、麦冬各三钱，鲜茅根五钱，生甘草二钱，生藕节五枚。

三诊：上方服三剂后复诊，脉仍有弱象，仍作咳嗽，痰血已减，背痛已轻，精神稍振。内热渐清之象。原方加桑寄生六钱，生百合五钱，空沙参改用潞党参，生鳖甲用至四钱，浮小麦用至八钱，再进。又三剂后四诊。

四诊：服前方尚安。据述背脊牵及右胁下尚微痛，咳嗽未尽，痰血已无，脉稍有力。仍当和养。前方加制乳、没各一钱，真郁金三钱，嫩白前三钱，北五味一钱。减紫菀茸、天冬、麦冬、鲜茅根，再进。

五诊：服本方三剂后，各病皆轻，唯中气太虚，阴分已亏，周身倦怠思卧。仍当清养，乃以丸方投之，使其常服调理。潞党参四钱，天、麦冬各三钱，肥知母三钱，川贝母三钱，桑寄生五钱，首乌藤八钱，全当归五钱，小川芎三钱，炒白芍五钱，大生地八钱，真阿胶四钱，甘枸杞四钱，地骨皮三钱，甘菊花三钱，野百合四钱，杭巴戟四钱，土炒白术三钱，炙百部六钱，生甘草三钱，带心莲子十五粒。

上药选配地道，如法炮炙，共研细末，炼蜜为丸，如梧桐子大。每日早晚各服四十粒，白开水送下。

此人肺肾素虚，肝木偏旺，先天不足，后天又有所凿丧，故着重于育阴培本，并加生发之品。尝云："此证若着眼于外邪，而忘其固本，其不夭折者几稀。"故此病之来势，虽欲成温，竟投数帖而全解，更以丸剂调之。其常用甘枸杞、首乌藤、巴戟肉等品，均颇耐人寻味。服完一料之后，患者尚觉不太强健，先生乃令其停药，改用食疗方法，使其自力更生，勿令有所依赖。并语及门云："若此证攻伐太过，即成脱证。设患者体力强壮，又患实证，不加攻伐，则其后果，非闭即陷，此诊查时病所应知。必须详问其既往，并加四诊以测其体质如何，及受病程度如何，临证方不致偾事。昔贤每谓医者责在司命，其责任之巨，有非笔墨所能形容者，初学者尤宜慎之！"

（二）虚损证当育阴培本

先生调理虚证，多采育阴培本之法，然亦择其可育可培者施之。尝诫及门诸人曰："若投药失宜，治之失所，以致滋腻不化，又能得相反之效果。"故每语余曰："欲投育阴培本之剂，必先观其条件如何，设病宜投，而有一二征象不便投，又必须先除其障碍，或为其创造条件。若果时不我与，则于育阴培本之中，酌加香化运中之药，如陈皮、郁金、枳壳、沉香、焦曲、鸡内金之类。"先生每用地黄，多遵古法以砂仁拌之，使其阴中有阳，静中有动，补而不着，行而不滞。现举案可窥一斑：

唐××，女，三十一岁，未婚。脾肾两虚，故腰痛如折，背脊发木，两眼发眯，面部浮肿，两腿亦胀，中气觉短。此劳累太过之故，非长期休养恐不易健全也。经水逾期不至，此血不足之征，小心将护，不可大意。方用：台党参四钱，抱木茯神四钱，焦冬术三钱，酒杜仲三钱，生地黄（砂仁二钱研拌）五钱，甘枸杞四钱，金毛狗脊（去毛）四钱，全当归四钱，冬瓜仁、皮各四钱，佛手片三钱，桂圆（去壳）二枚，炙甘草二钱，大红枣三枚。

二诊：服上方后尚安，腰仍作痛，胃部亦不适。原方加制乳、没各三钱，桑寄生四钱，芡实米四钱。

三诊：药后甚安，面浮见消。唯左臂腕抬举觉吃力，腹微胀，眠食渐安。仍宜休养，当依法再进，小心将护。方用：生芪皮四钱，台党参三钱，生首乌一两，西秦艽三钱，全当归四钱，白芍四钱，海风藤八钱，制乳、没各三钱，生桑枝四钱，大腹皮二钱，续断五钱，生甘草二钱，生藕节五枚，生姜二钱。

药后症除，遂停药。注意休息而安。

（三）迁延难愈重形志并调

先生调理慢性病证，特别注意病者之五志七情，故处方中多加入合欢花及橘子、络等，调其情志，舒其郁结；其忧思过甚者，则投香附；其善恐易惊者，则又使用安镇定悸之品，如灵磁石（先煎）、茯苓、茯神等。如治：

左××，女，二十九岁。脑眩心慌，周身疲乏无力，手足心发热。纯属血虚为患，神经失养。方用：潞党参四钱，抱木茯神四钱，柏子仁四钱，何首乌（土炒）四钱，干生地六钱，灵磁石（先煎）五钱，焦栀子四钱，真阿胶（烊化后入）四钱，西当归头四钱，朱枣仁四钱，合欢花四钱，桑寄生五钱。

又如治：

张××，女，五十四岁。脉见虚弦，心时悸动，手足发冷而胸部畏寒，左半身有时抽搐，时轻时重，得大便或矢气则止。此乃忧思太过，肝脾两伤之候，故胃纳极钝，纳食不多。非减思虑，不易收效。方用：生芪皮五钱，米炒台党四钱，真郁金三钱，合欢花五钱，焦冬术三钱，佛手片三钱，朱茯神五钱，焦鸡金三钱，桑寄生五钱，生赤芍四钱，盐炒砂仁三钱，炙甘草三钱，桂圆（去壳）三枚，荔枝（去壳）三枚。

二诊：服前方尚安。唯思虑伤肝，心血亦亏，为日太久，故四肢无力而作麻木。气血两伤，当依昨法加减再进。方用：炙黄芪五钱，台党参四钱，焦冬术三钱，朱茯神四钱，朱枣仁四钱，远志肉三钱，柏子仁三钱，灵磁石（先煎）四钱，合欢花五钱，当归头三钱，真郁金三钱，佛手片三钱，带心莲子十五粒，生杭芍五钱。

以后，又诊数次，仍以上法出入为方，服药十余剂而愈。

（四）治虚损应防其过中

虚怯之证，过中者不治，古有明训。先生于此点，特三致意，故治损证，每多收满意之效果。时贤治痨，多着眼于肺肾，先生则于肺肾之外尤重于脾，尝云："得谷者昌，若致土败，虽卢扁复生，亦难为力矣。"故补脾则党参、山药、白术、莲肉；运中则扁豆、薏苡仁；纳谷不甘则谷、麦芽；其有须投酸甘益胃者，则投石斛、麦冬、金樱子等。如治：

鲁××，男，四十三岁。据述服药尚安。唯病经二十年，主在脾肾两经，往往大便坠逼，时有败精少许外出，出后反觉舒适。此乃膀胱有热为患。仍当从本治，疏方随时酌服可也。方用：生箭芪五钱，潞党参四钱，骨碎补四钱，知母三钱，土炒苍、白术各二钱，干地黄五钱，盐炒黄芩、柏各二钱，朱茯神四钱，金狗脊（去毛）四钱，枸杞子三钱，杭菊花三钱，芡实米五钱，怀山药五钱，炙甘草三钱，生藕节五枚。

又如治：

李××，女，四十七岁。据述七日前曾吐血数口，痰中带乌丝，近又全无。唯头部发昏，腰部麻胀，入夜更甚，带下极多，经水逾期未行。内热甚重，当从本治。方用：北沙参四钱，桑寄生五钱，银花藤四钱，连翘三钱，炒栀子三钱，川牛膝三钱，盐杜仲三钱，粉丹皮三钱，茯神四钱，芡实米四钱，怀山药四钱，白果肉八钱，生甘草二钱，生藕节五枚。

凡此虚怯劳损证情之病，延及脾气衰败时，先从健脾入手，以防过中不治。

先生临证方案，存稿甚多，上述诸案，不足以尽其万一。其所遗方案，除诸法皆备、发人深思外，用词雅致精准，灵活丰富，造句尤觉流利，每能使人成诵。诸案虽无定式，然仔细观之，数语之中，理法方药，无不悉备，足为后学之楷式。

本文承耿鉴庭兄于百忙中予以审阅，谨致衷心感谢！

原于《新中医》1981 年 1-2 期连载（小门人邱浩调整篇次）

萧龙友先生医案选
——摘自《现代医案选集》

萧龙友老先生为北京著名中医之一，自 1904 年开始诊病，积有五十多年的经验。过去医案很少留底，后又因年高限制，应诊不多。这里选录的七案，处方似很平淡，但大都屡治不瘥而获效者，特选出以供同道临床参考。

一、肺痨肝脾不和

刘××，女，二十三岁，一九五三年十二月六日初诊。

据述西医检查，有肺结核为患。但自身不觉疲乏，亦无欬嗽，只上高楼气有作喘之势，系肺有病征。经水以前尚充，近半年来量日见少，色亦不正，唯工作不感困倦，仅腹中作痛。此乃肝脾不调所致。法当从此消息，宁肺调肝肾为治。小心将护，不宜过劳，以期服药有效。

北沙参四钱　南白前二钱　大百合四钱　净百部三钱

全当归四钱　川芎片三钱　干生地五钱　赤芍药四钱

真阿胶三钱（研、后下）　甘枸杞三钱　陈艾叶二钱（酒炒）

元胡索三钱　灵磁石五钱（先煎）　生甘草二钱

二诊：十二月十三日。

服前方三帖，唯觉肺部发胀，他无所苦。仍当宁肺舒气为治。小心将护，勿过劳累为要。

空沙参四钱　苦桔梗三钱　苦杏仁三钱　佛手片三钱

黄郁金二钱　大百合四钱　净百部二钱　制乳、没各二钱

当归身四钱　生白芍五钱　延胡索三钱　蕲艾梗二钱

真阿胶二钱（研、后下）　干藕节五枚

按： 服七剂后三诊，于前方内加嫩白前二钱，生芪皮四钱，川芎片二钱，陈艾梗并增至三钱。再七剂后四诊，肺已不胀，前方加天花粉四钱。

二、风热喘欬

齐××，男，六十岁，一九五二年八月三十日初诊。

近日因感风热化痰，成为喘欬，或不能起行，亦不安卧，耳内时鸣，喉际汩汩有声。法当从事清降。

空沙参三钱　薄荷梗二钱　西防风二钱　天花粉三钱

苦杏仁三钱　苦桔梗三钱　知、贝母各三钱　半夏曲二钱

灵磁石四钱（先煎）　云苓块四钱　真郁金三钱　甘草三钱

鲜荷梗一尺　生姜二钱

二诊：九月十日。

服前方多帖，病去八九。但痰尚未尽，耳鸣未减。肝胃有热，肺气尚虚。法当从本治。

南沙参四钱　苦杏仁三钱　苦桔梗三钱　天花粉四钱

嫩白前二钱　平贝母三钱　肥知母二钱　云茯苓四钱

灵磁石四钱（先煎）甘枸杞三钱　干生地三钱

生甘草一钱　生藕节五枚　甘菊花二钱

三、胃痛呃逆

邵××，男，六十三岁，一九五二年七月十一日初诊。

食物下胃不化，呃逆时作，滞而作痛，入腹之后，其痛更剧。此乃肝脾不和，气食两滞为患。业经月余，亟当和化，勿使成为膈证。

空沙参四钱　焦冬术三钱　炒枳壳三钱　连水炒川朴一钱

黄郁金三钱　制乳、没各三钱　沉香曲三钱　甘草梢二钱

佛手片三钱　焦鸡金三钱　白蔻仁三钱　生、熟稻芽各三钱

鲜荷梗一尺　生荸荠三枚（捣）

二诊：七月十三日。

腹痛已愈，唯尚作呃逆，咽物下胃，尚微作痛。肝胃未和。当依法再进。

南沙参四钱　五味槟榔三钱　郁金三钱　炒枳壳三钱

焦鸡金三钱　　佛手片三钱　　蔻仁二钱　　六神曲三钱

炒稻芽三钱　　土炒杭芍三钱　　甘草一钱　　鲜荷梗一尺

三诊：七月十八日。

据述服药尚安，唯不能平睡，睡下则胃部发梗而气不通。气食两滞，均尚未化。当依法再进。

空沙参四钱　　姜川朴一钱　　六神曲三钱　　山楂炭三钱

五味槟榔三钱　　盐砂仁二钱　　青木香二钱　　炒稻芽三钱

黄郁金二钱　　藿香梗二钱　　焦鸡金三钱　　佛手片三钱

鲜荷梗一尺

四诊：七月二十二日。

药后病已轻，因劳乏忽又反复，胃部作梗而更痛。仍当从本治。

空沙参三钱　　苦桔梗三钱　　沉香曲三钱　　真郁金三钱

广木香二钱　　盐砂仁二钱　　川牛膝三钱　　蔻仁一钱

花槟榔三钱　　首乌藤四钱　　炒稻芽三钱　　甘草梢一钱

鲜荷梗一尺

五诊：八月一日。

食物下胃，仍上泛作吐，腹痛不减，入夜睡后更甚。肠脾不和，故时发时止。仍当从本治。

南沙参四钱　　连水炒川朴一钱　　六神曲三钱　　焦鸡金三钱

佛手片三钱　　生、熟稻芽各三钱　　川黄连、木香各五分

制乳、没各二钱　　盐砂仁二钱　　五味槟榔三钱

灵磁石四钱（先煎）　赤芍药三钱　生荷梗一尺

六诊：八月四日。

各病皆轻，唯胃钝不开，宿滞不化，食物下咽，往往停蓄脘间，作胀且痛。法当从本治。

空沙参四钱　黄郁金三钱　沉香曲三钱　盐砂仁三钱

麸炒枳实二钱　焦鸡金三钱　炒稻芽四钱　腹皮三钱

盐炒槟榔三钱　苦杏仁三钱　广木香三钱　茯苓皮四钱

佛手片三钱　干藕节五枚

七诊：八月七日。

各病皆愈，唯尚吐痰涎，不吐则呃逆上冲难受。胃热脾湿。当从本治。

南沙参四钱　焦冬术三钱　炒枳壳三钱　白蔻仁三钱

黄郁金三钱　连水炒川朴一钱　酒黄芩三钱　六神曲三钱

五味槟榔三钱　青竹茹三钱　盐砂仁二钱　甘草梢二钱

生荷叶一角、带梗五寸

四、胃痛肝旺

纪××，男，三十七岁，一九五二年六月二十五日初诊。

患有胃病，肝气亦旺。往往胸膈偏右作痛，牵及胁肋及后背作痛。业经年余，时发时止，或重或轻。食物消化力薄，肝脾不和。为日太久，法当从本治。

米炒台党参三钱　土炒冬术三钱　麸炒枳壳三钱

真郁金三钱　制乳、没各三钱　佛手片四钱　焦鸡金三钱

大腹皮三钱　沉香曲三钱　生、熟稻芽各三钱　生甘草二钱

干藕节五枚　鲜苇根一尺

二诊：六月二十七日。

服前方各病皆轻，胃痛虽未减，然气已不四窜。食物消化力仍薄。当依昨法，加减再进。

台党参三钱　炒枳壳二钱　盐砂仁二钱　黄郁金二钱

生、熟稻芽各三钱　焦鸡金三钱　佛手片三钱　大腹皮二钱

沉香曲三钱　广木香二钱　生甘草三钱　生荸荠五枚（捣）

按：服此方三剂后，胃不痛，食渐能消化。原方去郁金、木香，加槟榔三钱，泽泻三钱，云茯苓四钱。

五、关节痛

韩××，女，二十七岁，一九五三年一月二十九日初诊。

素体阴虚，故易动肝气而脾肾两亏。两手关骨作痛，两膝盖亦疼，周身无力，而喉际发痒，直达胸次，人字骨下均难受。月经如期，但块尚多，腰腹有时亦疼。法当从本治。小心将护，不易收效，因病沉久故也。

台党参三钱　全当归四钱　小川芎三钱　桑寄生四钱

制乳、没各三钱　补骨脂三钱　黄郁金二钱　骨碎补三钱

川牛膝三钱　赤、白苓各三钱　赤、白芍各三钱

川贝母三钱　苦杏仁三钱　干地黄四钱　砂仁一钱半

生甘草一钱　干藕节三枚

按：二月一日复诊，各病皆轻。原方加透骨草四钱，真松节四钱，广木香二钱。

六、腹泻

陆××，男，五十二岁，一九五二年八月二日初诊。

溏泻已月余，色先黑后黄，腹鸣一痛则泻，日夜行五六次不等，并无红白，但有不消化之物。此乃脾湿肾虚之故。为日已久，当从本治。

台党参三钱　焦冬术二钱　炒枳壳钱半　赤、白苓各三钱

赤、白芍各三钱　大腹皮三钱　焦鸡金三钱　佛手片三钱

金毛狗脊三钱　生、熟苡仁各四钱　芡实四钱　怀山药四钱

炙甘草二钱　生藕节二钱　大枣三枚　陈仓米一勺（微炒）

二诊：八月四日。

服昨方，腹泻次数已减，肢体亦和，仅腹部尚疼耳。当依法加减。

米炒党参三钱　土炒白术二钱　炒枳壳二钱　桑寄生四钱

生、熟稻芽各三钱　焦鸡金三钱　佛手片三钱　盐杜仲三钱

赤、白苓各三钱　盐泽泻三钱　生甘草二钱　生藕节五枚

三诊：八月十二日。

素体肝阳太旺，脾肾两虚，故头时发眩而作声，溏泄日行二三次不等，粪色黑多黄少。当属内热为患。仍从本治。

台党参四钱　珍珠母一两（先煎）　真龙齿六钱（先煎）

沉香曲三钱　生、熟苡仁各三钱　芡实米四钱

生、熟稻芽各三钱　炒扁豆四钱　灵磁石五钱（先煎）

大腹皮三钱　川牛膝二钱　甘草二钱　生白芍四钱

炒陈仓米三钱

四诊：八月十四日。

头昏大减，大便已变黄，唯作溏恭日行一二次。内热已轻，肝脾未和。当从本治。

台党参三钱　炒冬术二钱　炒枳壳三钱　灵磁石四钱（先煎）

生、熟苡仁各三钱　芡实米四钱　怀山药四钱　扁豆衣四钱

盐炒砂仁二钱　大腹皮二钱　茯苓块三钱

甘草二钱　陈仓米三钱

五诊：八月十六日。

服方尚安，唯腹中仍作坠痛，日夜尚泻二三次，中有不消化之物。中气略虚。当调理肠脾，兼和肺胃以为治。

生黄芪三钱　米炒党参三钱　土炒白术三钱　炒枳壳二钱

生、熟稻芽各三钱　焦鸡金三钱　佛手片三钱　大腹皮二钱

炒白扁豆四钱　芡实米四钱　赤、白芍各三钱

赤、白苓各三钱　甘草二钱　陈仓米三钱　烧枣三枚

六诊：八月十九日。

腹泻虽止，脉见弦虚，血压极高。乃湿热上攻为患，热极恐成风。亟当从事清降。

生芪尖三钱　生珍珠母一两（先煎）　生左牡蛎八钱（先煎）

真龙齿七钱（先煎）　灵磁石五钱（先煎）　炒栀子三钱

首乌藤四钱　粉丹皮三钱　川牛膝三钱　赤、白苓各三钱

赤、白芍各三钱　盐泽泻三钱　甘草梢三钱　陈仓米二钱

鲜荷叶一角、带梗五寸

七诊：八月二十一日。

头部偏右间尚作痛，心烦而躁。内热太重。法当凉降。

九孔石决明一两（生，先煎）　忍冬藤四钱　生栀子三钱

粉丹皮三钱　生石膏五钱（先煎）　苦杏仁三钱

灵磁石四钱（先煎）　空连翘三钱　盐黄芩、柏各二钱

知、贝母各三钱　赤芍药四钱　生甘草二钱　鲜茅根八钱

鲜荷梗一尺

八诊：八月二十三日。

后脑偏右仍发沉，间亦作抽，此乃热邪上攻，有化风之象。心烦虽止，而腹仍作痛作溏，内有不消化之物。法当标本兼治。

首乌藤一两　香白芷三钱　白蒺藜三钱　西防风二钱

忍冬藤五钱　杜牛膝三钱　生栀子三钱　粉丹皮三钱

炒稻芽四钱　炒扁豆四钱　六曲块三钱　酒黄芩二钱

甘草梢二钱　鲜藕节五枚

九诊：八月二十五日。

服药后各病皆轻，唯头额阵阵发昏。内热未尽，仍有上攻之象。法当从事清养。

空沙参四钱　蔓荆子二钱　西秦艽二钱　川牛膝三钱

炒栀子三钱　粉丹皮三钱　酒黄芩三钱　首乌藤八钱

赤苓、芍各三钱　细生地四钱　炒稻芽三钱　甘草梢二钱

生荷梗一尺

十诊：八月二十八日。

病愈八九，唯余邪未尽，尚攻头部发昏。法当善后。

南沙参四钱　香白芷三钱　首乌藤八钱　黄郁金三钱

川牛膝三钱　桑寄生四钱　忍冬藤四钱　赤苓、芍各三钱

炒栀子三钱　酒黄芩二钱　大腹皮三钱　生甘草二钱

生藕节五枚

七、痞块

刘××，男，四十岁，一九五二年七月三十一日初诊。

小腹内有块已多年，并不为害。近因动气、食物不合，致大小便不畅。曾经医治，大便虽通而不畅，反觉心悸发热，小溲更觉不畅。此气食两滞，寒热溷杂之病。新旧并发，当标本兼治。

空沙参四钱　霍梗二钱　黄郁金二钱　大腹皮三钱

连水炒川朴二钱　沉香曲二钱　焦鸡金一钱　茯苓皮四钱

车前子三钱　炒扁豆衣三钱　焦冬术二钱　甘草梢三钱

鲜荷叶一角、带梗五寸

二诊：八月二十二日。

素有胃病，而肝旺肾虚，故动气则绕腹右转向下，小腹胀痛。食物下胃，停滞不消，呃逆大作。病根已深，宜小心将护。

台党参四钱　黄郁金三钱　沉香曲二钱　葶苈子三钱

大腹皮三钱　金狗脊四钱（去毛）　茯苓皮四钱

广木香二钱　焦鸡金三钱　佛手片三钱　生、熟稻芽各三钱

甘草梢三钱　生藕节五枚　大枣三枚

三诊：八月二十四日。

胃纳略能消化，但食后往往上泛，腹中仍汩汩有声。按脐下痛处则思小便。脾肾两虚，寒湿未化。仍当从本治。

台党参四钱　焦冬术二钱　朱茯神三钱　黄郁金三钱

大桂枝三钱　炒白芍四钱　厚附片三钱　广木香二钱

制香附二钱　金狗脊三钱（去毛）　佛手片三钱

焦鸡金三钱　冬瓜皮五钱　苦葶苈二钱　大枣二枚

四诊：八月二十六日。

服药尚安，痞块有化解之势，唯腹尚作痛，痛时遗溺少许则安。此乃湿热内挟为患，恐系寒邪所化。仍当从本治（据述日来头昏流清涕，温度加高，当属感冒）。

台党参三钱　藿梗三钱　苦杏仁三钱　黄郁金三钱

厚附片三钱　狗脊三钱（去毛）　车前子四钱（包）

冬瓜皮五钱　沉香曲三钱　酒芩、柏各二钱　茯苓块四钱

甘草梢三钱　苦葶苈三钱　大枣三枚

五诊：无日期。

近日因感风化热，咳嗽吐黄痰，两胁仍胀痛，腹中亦难受，得虚恭始安。法当标本兼治。

北沙参四钱　薄荷梗三钱　苦杏仁三钱　知、贝母各三钱

制乳、没各二钱　茯苓皮四钱　冬瓜皮五钱　大腹皮三钱

苦葶苈三钱　苦桔梗三钱　真郁金三钱　甘草三钱

生藕节五枚　大枣三枚

六诊：八月三十一日。

据述服药后胸次胀闷，小腹发凉，包块作跳，小溲因腹痛，其量甚少。肾部虚寒，心经有热，寒热相搏，故心跳而肾空疼。当从本治。

台党参四钱　甘枸杞四钱　瞿麦三钱　扁蓄三钱

厚附片三钱　大桂枝四钱　生杭芍三钱　朱枣仁三钱

抱木茯神四钱　真郁金三钱　灵磁石四钱（先煎）

甘草梢三钱　带心莲子十五枚

七诊：九月六日。

服前方，病已痊愈。近因动气停食，胸次连腹又觉胀痛，包块跳动不安，两胁肋亦形膨胀。先治标病，再议固本。

空沙参三钱　黄郁金三钱　焦鸡金三钱　佛手片三钱

老苏梗二钱　苦杏仁三钱　制乳、没各三钱　沉香曲三钱
丝瓜络三钱　云茯苓四钱　炒稻芽三钱　冬瓜皮、仁各五钱
生荷梗一尺　甘草梢二钱

原载《中医杂志》1958年第2期，页码：115-117

萧龙友先生年谱

◦ 清同治九年（1870）庚午　　一岁

正月十四日卯时，先生生于四川省雅州府雅安县学署。时先生曾祖韵镵公任雅安县教谕，先生为长孙，生当三代具庆之时，四世同堂，一时传为佳话。

◦ 清同治十二年（1873）癸酉　　四岁

韵镵公亲授方名，庭训颇严。

◦ 清同治十三年（1874）甲戌　　五岁

是年开始习练大字。

◦ 清光绪二年（1876）丙子　　七岁

入家塾读书。诵习群经，即能通其大义。

◦ 清光绪三年（1877）丁丑　　八岁

尤喜词章训诂之学，经世致用之文。自创《音字经》一篇，自谓便于记诵，深为重堂嘉许。

先生之母戴太夫人曾患血崩，久治不愈，先生常去三台县城族人所开药铺，为母取药。本"为人子者知医为孝"之意，于药铺识药认药。先生习医，当自此始。

◦ 清光绪六年（1880）庚辰　　十一岁

入塾读书后，每日黎明即起，习大楷篆隶，黄昏不辍，直至指螺下陷。本年为里中榜书匾额，为长者所称赞。

攻读举业余暇，颇喜医药之学，逐步泛览唐宋以来各家方书名著。

◦ 清光绪十五年（1889）己丑　　二十岁

进窥《内》《难》诸经。

原配安夫人来归。

◦ 清光绪十六年（1890）庚寅　　二十一岁

入邑庠（即入县学），食廪气（即获秀才之廪膳生资格）。

◦ 清光绪十七年（1891）辛卯　　二十二岁

秋，四川乡试，荐而不售。

尊父命入成都尊经书院，就读词章科。窗课中有《拟白香山新乐府》十八首。研经读史之余，博览群书，于老庄之学、摄生之术，颇为喜好，有暇则览方书、研医籍。

◦ 清光绪十八年（1892）壬辰　　二十三岁

川中疫疠流行，成都一地日死数千人，街巷为之一空，人皆闭门不敢出。先生与陈君蕴生相约，提囊施药，所活甚众。是为先生以医药服务人民之始。

◦ 清光绪十九年（1893）癸巳　　二十四岁

长子世琛（元献）生。

◦ 清光绪二十年（1894）甲午　　二十五岁

秋，四川乡试，再次荐而未售。

原配安夫人病故。

◦ 清光绪二十三年（1897）丁酉　　二十八岁

登拔萃科，会考以四川省第一名入贡。

◦ 清光绪二十四年（1898）戊戌　　二十九岁

保和殿朝考，因戊戌变法，"制科初改经义"，未能中式。入国子监深造。

◦ 清光绪二十五年（1899）己亥　　三十岁

派充正蓝旗官学教习。一面教学，一面研医，同仁有疾，多求诊于先生。

◦ 清光绪二十六年（1900）庚子　　三十一岁

国子监功课录叙优等，试艺亦辄冠其曹，肄业成均。

八国联军攻破北京，慈禧太后、光绪帝仓皇出逃。先生在京，曾被迫为洋人背粮，兼在琉璃厂卖字，以维持生计。

◦ 清光绪二十七年（1901）辛丑　　三十二岁

应载克臣（昌）学使之聘，赴湖南长沙任某书院襄校。

和议事成，订立《辛丑条约》。两宫返跸。

◦ 清光绪二十八年（1902）壬寅　　三十三岁

先生返京，适值教习期满，依例分发山东。到省后，时山东省会济南设立高等学堂，先生被派汉文教习，管理学堂图书馆。

山东为官期间，一直关注所钟爱之医药，遍访医学世家，求教名医郎中，积累验方效方，时常应邀为人诊治，医道医术，日益长进。

◦ 清光绪三十年（1904）甲辰 三十五岁

二月，继配饶琼蕊夫人由长沙来济南完婚。

"课吏馆"培训期满，考核荣膺"第一等"，补用试署山东嘉祥县知县。

长女世珠生（大约此年）。

◦ 清光绪三十一年（1905）乙巳 三十六岁

农历四月，重修嘉祥县龙王庙，并亲自撰文书丹，请人摩勒上石。

于嘉祥任内，创建"蒙养院""女子小学堂""阅报所""工艺厅""巡警保甲局"等。

◦ 清光绪三十四年（1908）戊申 三十九岁

次子萧瑾（伯瑜）生。

◦ 清宣统元年（1909）己酉 四十岁

署任山东济阳县知县。

三子萧璋（仲圭）生。

◦ 清宣统二年（1910）庚戌 四十一岁

署任山东淄川县知县。

◦ 清宣统三年（1911）辛亥 四十二岁

三任知县，久著声闻，当道表荐知府，旨下俟补知县缺后升用。革命军兴，未果。

移居济南大明湖畔，以书画自娱。

◎ 中华民国二年（1913）癸丑　　四十四岁

任山东省抚署秘书、观察使、关监督等职，图治维殷。

次女秾华生。

◎ 中华民国三年（1914）甲寅　　四十五岁

奉调入京，简任交通、财政各部与大总统府、执政府、国务院秘书、参事，及经济调查局参议等职。简派农商部有奖债券局总办，集款巨万，涓滴不染。当政纡尊降贵，遇事多资以规划。

◎ 中华民国五年（1916）丙辰　　四十七岁

袁项城（世凯）邀诊。先生尤善望气、号脉，四诊判断"不治"。不久，袁即毙命。

三女萧琼（重华）生。

◎ 中华民国六年（1917）丁巳　　四十八岁

被聘为内务部中医顾问。求诊者日多，医名日盛。

四女农华生。

◎ 中华民国十年（1921）辛酉　　五十二岁

北洋政府授予二等嘉禾章。

大约此时，于西城北兵马司胡同，购得数弓之地，自筑"息园"。多与京中御医、医界耆宿请益往还。

素著廉能，中央屡欲畀予省长、运使、关都、厅道等官，辞而不就，诗书自娱。

◇ 中华民国十四年（1925）乙丑　　　五十六岁

3 月 12 日，孙中山先生逝世。逝前曾延先生往诊，先生断为肝绝，未予处方。

◇ 中华民国十七年（1928）戊辰　　　五十九岁

国民政府南迁，先生遂辞去一切职务。自号"息园医隐"，于"息园"正式悬壶应诊。

◇ 中华民国十九年（1930）庚午　　　六十一岁

与曲阜孔伯华、萧山施今墨合作创办北平国医学院。任北平国医学院院长、董事会董事长[1]。

◇ 中华民国二十年（1931）辛未　　　六十二岁

年底，北平国医学院因故分而为两。施今墨先生主持华北国医学院，于次年（1932 年）独立招生办学。先生与孔伯华先生仍主持北平国医学院，共筹资金、同邀业内耆宿授课带诊，筚路蓝缕，披肝沥胆。

撰著印行《整理中国医药学意见书》。

大约此后，屡任北平市中医考试委员会委员。

◇ 中华民国二十六年（1937）丁丑　　　六十八岁

七七事变，北平沦陷。先生除诊务外，闭门谢客。闲暇与诸老友以诗酒自娱，自称"蛰蛰公"。

1　邱浩注：参见《北平国医学院一览》，中华民国二十二（1933）北平国医学院铅印本。

◦ 中华民国二十八年（1939）己卯　　　七十岁

农历正月十四，先生七十大寿，寿庆从简。四方应家人之邀，奉赠贺寿书画四百余幅。

以年迈正式告退北平国医学院。

◦ 中华民国三十年（1941）辛巳　　　七十二岁

侄婿左君次修，在山东济南设立同康药房，聘先生为顾问。乃提供验方多则，供制成成药。

◦ 1949年 己丑　　　八十岁

1月，北平和平解放。

8月，参加北平市各界人民代表会议，当选医界代表。

10月，中华人民共和国成立，定都北京。先生深喜日月重光，乃命侄婿左君次修为治一印，文曰"息翁今改不息翁"，以示其自强不息之意。

汪逢春先生去世后，先生收余为徒，传授中医。余每日上午侍诊，下午整理医案，兼为先生董理历年诗文稿。此后跟诊脉案（约至1954年），均由余存录，先生曾题名曰《时方存真》。

◦ 1950年 庚寅　　　八十一岁

8月7—19日，中央卫生部第一次全国卫生工作会议在北京召开，先生以华北区特邀代表出席。此次会上制定了"预防为主，面向工农兵，团结中西医"三大方针。

北京市公共卫生局聘先生为北京市中医师考试委员会委员。

◎ 1951 年 辛卯　　八十二岁

7 月底，被聘为中央人民政府政务院（国务院）文史研究馆首批馆员。

◎ 1952 年 壬辰　　八十三岁

10 月，"亚洲及太平洋区域和平会议"在京召开，印度、缅甸、锡兰、日本等国代表均为僧人，李任潮（济深）副主席从国际平等友好往来考虑，礼请其皈依师父云门山（广东省韶关市乳源县）云门寺虚云老和尚（时暂驻武昌三佛寺养伤）来京参会，并参加"中国佛教协会发起人会议"。

是年虚老一百一十三岁高龄，去岁"云门事变"遭受毒打，加之长途跋涉，偶感风寒，任公延先生往诊。细心诊治，投药数剂，症即豁然，又予善后调养。余全程侍诊，录有完整病案[1]。

虚老邀请先生于广济寺参观祈祷世界和平法会盛典，先生欣允，携余前往，会后合影留念。先生口占二律呈虚老；得虚老手书，又成四偈，再叩佛安[2]。

1　邱浩注：参见增荟恩师主编《萧龙友医集》，中国中医药出版社 2018 年 2 月第一版。

2　邱浩注：参见《净慧和尚法汇续编》，净慧和尚（虚云老和尚亲授禅门五宗法统，曾任中国佛教协会副会长）编，河北省佛教协会 1990 年印刷。息园太夫子"二律"中有"如此真真成佛国，中华种族结团时""我厕（音 cì，《广韵》：'厕，初吏切。'《广雅·释言》：'厕，间也。'）其中希福果，香薰戒定悟前因"之句；复虚云老和尚函中有"吾师有恙，万不宜用心。感荷隆情，五衷铭泐"之句；"四偈"中有"阐明列祖传心法，笃守然（同燃）灯一点光""道貌威严复和蔼，生成佛相寿而康""消尽万缘惟念佛，教人同振海潮音""时从萧寺谈衷曲，默鉴人心只敬天"之句。

◎ 1954 年　甲午　　八十五岁

当选为第一届全国人民代表大会代表。在第一次会议上积极发言，并提请设立中医大学、中医医院并行案。后议案获采纳。

出席全国高等医学教育会议。

12 月 2 日（农历十一月初八），饶琼蕊夫人逝世。饶师母生于清光绪七年辛巳（1881）四月三十日，享年七十四岁。

◎ 1955 年　乙未　　八十六岁

中央人民医院聘先生为中医顾问，经常与该院钟惠澜院长探讨学术。是年，《人民画报》五月号登载先生与钟惠澜院长切磋医术的合影。

6 月 3 日，被聘为中国科学院生物学地学部学部委员（院士）。

秋，受聘担任中华医学会副会长、北京市中医学会耆宿顾问。

年末，中央卫生部中医研究院（今中国中医科学院）成立，被聘为顾问、学术委员会委员。

◎ 1956 年　丙申　　八十七岁

3 月，中央人民政府国务院批文：成立北京、上海、广州、成都四所高等中医学院。

6 月 8 日，《健康报》登载先生《中医学院成立感言》。

9 月，北京、上海、广州、成都新成立之四所中医学院开学。

被聘为中央卫生部中医研究院名誉院长。将旧藏珍本医籍日本文久元年辛酉（1861）江户学训堂印本《医方类聚》（当时全国仅知有此一部，旋发现北京大学还有藏）等古医籍捐赠该院图书馆。

◎ 1957 年 丁酉　　八十八岁

因年老体弱，入中央人民医院疗养。

秋，堂侄萧世瑀来京看望先生[1]。

◎ 1958 年 戊戌　　八十九岁

长子世琛（元献）逝世，享年 66 岁。

◎ 1959 年 己亥　　九十岁

联选为第二届全国人民代表大会代表。

9 月，孙女萧承惊（萧璋之女）考入北京中医学院。

◎ 1960 年 庚子　　九十一岁

10 月 20 日（农历九月初一）凌晨五时三十分，逝于北京中央人民医院。治丧委员会由下列人员组成：李德全、徐运北、钱信忠、傅连暲、郭子化、徐冰、连贯、童第周、章士钊、黄家驷、闫毅、钟惠澜、黄开云、车敏瞧、鲁之俊、李挺、王文鼎、蒲辅周、于道济、蒋兆和。

10 月 27 日，与夫人饶琼蕊女士合葬于北京香山万安公墓。

（小门人邱浩校补）

1　邱浩注：四川省三台市萧世瑀（祖父萧端洁，字德卿；父萧方驷，字子良）公后人提供息园太夫子于丁酉年（1957）手书八行信笺一叶，太夫子谓："瑀侄来京，小住数日，家事略知底蕴。一二年间，如身体强健，一定回潼扫墓，与亲友聚谈。"并作诗"以为后征"，其诗曰："年华九秩时光过，老病侵寻日见磨。寄语亲朋知近状，眠餐无恙事多多。出门整整六十年，未得还家扫墓田。中国地区脚迹半，何时归里总由天。"

汪逢春先生小传

　　汪逢春先生，原名凤椿，又名朝甲，悬壶北平时改用"逢春"。清光绪十年甲申五月二十日（1884年6月13日）生于江苏省苏州府元和县（今苏州市），中华人民共和国成立前数日己丑年闰七月二十七日（1949年9月19日）辞世，享年六十六岁。

　　先世皆以儒为业，先生行六，自幼随诸兄习举子业，兼从吴中名医艾步蟾先生读医书[1]。先生聪颖异常，力学不倦，举凡《内》《难》《伤寒》，一经指点，即能通晓其意，颇为艾老所喜。光绪三十一年（1905），清廷废除科举制度，代之以"新学"。时值庚子之乱之后，清廷力行新政，派出以辅国公载泽为首的五大臣出国考察，"分赴东西洋各国，考求一切政治，以期择善而从"。次年，中央机关做了较大改动，改刑部为法部、户部为度

1　邱浩注：本人两度亲赴苏州"艾步蟾故居"，后一次于"诒德堂"亲晤艾老曾孙艾仁先生（1937年生），多次电话请教，据先生口述："我父亲艾南屏，生于1905年正月二十四，卒于1960年12月9日，1920年左右跟祖父抄方学医。民国后期、中华人民共和成立初期，我父亲在苏州中医界还是颇有名气的。汪逢春先生侍诊我曾祖父艾步蟾就在这间'诒德堂'祖宅，那时我父亲艾南屏还没有出生，我祖父艾静澜应当见过汪先生。"

支部，成立邮传部等。光绪三十四年（1908），清廷法部招考人才，先生随求学之七弟凤岗一同晋京，参加考试，被录为甲案，乃述职法曹。

时古闽力轩举（钧）先生，于光绪二十九年（1903）入都，任商部保惠司主事。轩老在闽，曾从刘幼轩、林亦莱两先生问业[1]，两公均儒而通医，轩老于读经治史之余，兼攻岐黄之术，经常为乡人义诊，应手辄效。后读译本《全体阐微》，遂涉猎西学，取中西医说之异同，纂《内经难经今释》。曾游南洋诸岛，以该地缺中药，遂开始用西药，功效甚佳，辑有《槟城医话》等。后又游日本，考察明治维新后之医学发展，并广购东瀛医籍，归来辑有《乙代医籍存佚考》。入都后，屡为王公大臣诊病，辑有《王公大臣治验录》。光绪三十二年（1906），由军机大臣共同推荐，奉旨与工部尚书陆润庠同入宫为慈禧太后及光绪帝诊病，连续数月，效果颇佳。因轩老兼用西法及食疗，故与内监意见相左，难于应付；且光绪帝日渐康复，慈禧太后恐其亲政，年富力强，难于控制，流露不满。故不得不佯病辞去，闭门养疴。大约宣统末民国初年，先生时往请益轩老，常侍左右，经验因以益丰，常为同僚诊病，应手辄效。

辛亥革命后，先生辞去职务，在北京前门外大耳胡同悬壶，

---

1 邱浩注：据轩老之子力俶南（嘉禾）先生为《崇陵病案》稿本所撰之序可知，轩老还从张熙皋、陈德明、郭秋泉、林宇竹等先生习儒问医。

后迁至西河沿五斗斋巷内，赁屋三楹，以医为业。因疗效卓著，求诊者几于户限为穿，甚至有午夜携行李来等候挂号者。先生鉴于西南城隅，为劳动人民密集之地，为使无钱就医者能够得到治疗，规定每日门诊前五名患者不收诊费；实在贫困者，还酌赠药资。后以患者日多，原赁五斗斋诊所已不敷应用，遂与苏太谊园协商，将位于西河沿正乙祠旁的一处附属闲置院落（旧门牌191号），出资修缮，迁往新址。门旁钉一三寸宽尺许长小木牌，上书"汪逢春医寓"五字。

先生淡泊名利，不尚虚荣，对当时医生以患者赠匾数多为荣，颇为反感。凡有赠送匾额者，皆婉言谢绝；不容推却者，亦从不悬挂。尝谓："医者以治病救人为目的，唯有恪遵仲景之言，勤求古训，博采众方，以充实自身，始能济世活人。联匾等踵事增华之物，不过一宣传品耳，于学问何补哉？"故在平行医垂四十年，西河沿191号门前，虽患者车马盈门，而门旁仅一小木牌而已。

先生生活规律性强，每日黎明即起，亲笔书写先一日日记及所诊疑难病情况，数十年如一日，积稿近百册。先生逝世后，门人天各一方，各谋生计，无暇整理。大部医案由岳龙璞师兄携去整理，十年浩劫，龙璞因其令祖为清末四川总督锡良，乃蒙"封建余孽"之冤而死，先生医案尽为祝融氏吞噬。一代名医，毕生心血，付之一炬，惜哉！继则入佛堂坐禅诵经，盖先生为虔诚之佛教徒也。七时即至诊室应诊。在门诊中，经常备有药品，如通关散、妙香丸等，视患者需要，免费赠之。

先生自奉俭约，青鞋布袜，夏则竹布长衫，冬则棉袍一袭而已，向不御裘。每餐亦仅蔬菜数盂，喜饮绍酒，亦从不过量。每星期日晚，辄携弟子在前门外肉市正阳楼小聚。次日（星期一）停诊，于常规功课之后，即与诸弟子研讨一周来有重病几人，如何处理。亲自主持，循循善诱，使同学各抒己见，先生再加以总结。1936 年，复命弟子组织"同砚小集"，诸生受课侍诊之余，互相研讨病案，互相切磋医典，获益良多。1938 年春，先生更于例假日，携诸弟子，登北海琼岛，假揽翠轩，杯酒言欢，讲授诸书；或共载一舟，荡舟太液池中，诗歌唱和，师生同游，其乐融融。先生在学术上，从无门户之见，平时应诊，凡遇疑难之证，亦请中西同道会诊，妇科则林巧稚、田凤鸾等，外科则哈锐川、赵炳南等。先生尝谓：为医者如囿于一家之言，则孤陋寡闻矣。学问以互相切磋为要义。

先生与西鹤年堂主人刘一峰，复泰参茸庄主人刘镜秋，交谊甚笃，得暇即带领学生前往识药。尝谓："自古医药不分，医生必须识药，必须明了炮制。何谓酒炒当归？何谓米炒党参？吴萸为何用黄连炙？麻黄为何用水炙？明乎此，则用药可得心应手。用药如用兵，即此意也。"

先生藏书甚富，有书斋名二，一曰"玄珠青简之斋"，一曰"泊庐"。泊庐者，盖取淡泊明志不求闻达利禄之意，尝曰："学医以细心为第一，不惮烦劳为第二。不如此，不可以言医。""医家之技术如何,病家自有公论,何用自我吹嘘?"故凡先生弟子,亦从无大肆宣传,自我吹嘘者。先生对及门诸子,要求颇严,虽已考取行医执照,不经先生许可,仍不许挂牌行医。一旦许其挂牌,则授以尺许小牌,上书"某某某医寓"。

1929年,国民党汪精卫政府提出废止中医中药,先生万分愤慨,常与诸同道诗酒小聚,共谋挽救中医之道。嗣后,北平凡有中医考试,先生均担任考试委员,与萧龙友、孔伯华、施今墨齐名,人称"北平四大名医"。

1938年,北京成立国医职业分会,先生被选为会长。积极筹备《北京医药月刊》(《北京中医》的前身),于1939年创刊,先生自筹经费,自任主编,后因经费不继,仅出八期即被迫停刊。

1939年,获准在天安门内午门外西朝房创办"北京市医学讲习会",先生担任会长。1940年,北京市国产药品业同业公会改组"北京中药讲习所",聘任先生担任所长。以上办学,先生除自己担任一部分课程外,并聘请瞿文楼、安干青、仉即吾、杨叔澄、赵树屏等任教,造就人才颇众。当日在医学讲习会、中药讲习所听课者,不乏今日之名医,如赵绍琴、郭士魁、金世元等。

先生临证,注重整体观念,全局统筹,强调辨证论治,法于古而不泥于古。治内伤宗奉"脾胃为后天之本"原则,主张着重调理脾胃;治外感遵循"肺主皮毛、风寒首先犯肺"机理,着力于由皮毛宣达，使外邪早出，免内传为患，且尤擅长于治湿温。先生善用曲类药，如沉香曲、范志曲、半夏曲，霞天曲等。治肠胃病，应用曲类自不待言；对一切杂病善后调理加入曲类，则意在振奋胃气，健脾开胃以增强体质。

先生并善用鲜品，如鲜佩兰、鲜藿香等。盖轻宣疏解药物，鲜品则芳香之气较浓，化浊之力较强，且鲜品植物精汁丰富，先生认为暑湿及温病，尤以鲜品为佳。同时还主张以成药入煎剂，既可起到协同或佐使的作用，又可弥补单纯汤剂的某些不足而避免药味过多。饮片为主，成药为辅，有主有从，并行不悖。并喜将一些贵重药及具刺激性药物如琥珀、辰砂、犀角、吴萸、干姜等装入小胶囊，以汤剂送服。

先生德配顾坤仪女士，与先生同里。生子二，长绍楗，字孟涵，精于文史；次绍奎，字辰叔，供职于银行界。女一，德贞，字允怡，自幼习国画，工山水、人物，擅诗词。

1949 年 9 月 19 日（己丑年闰七月二十七日），正值周一休沐日。晨七时，绍重趋谒，先生正在记录先一日日记，记毕与绍重娓娓谈家常琐事至八时，谓绍重曰：余入佛堂诵经，彼等（谓诸同学）来时，可呼我！遂入书房套间佛堂。至九时，诸同学陆续至，而先生尚在佛堂内，门内锁，不得开。遂呼挂号员任君桂华至，谢君子衡等破后窗而入，则已逝于打坐之小凳上，享年六十六岁。一周后，9 月 27 日（八月初六），卜葬于北京西郊福缘门内东北义园。1996 年，东北义园进行改建，地下设骨灰堂，地上则施以绿化，使之成为园林化公墓，故所有墓葬均须将尸骨火化。遂于当年6月中旬，约请中国中医研究院研究员刘晖桢棣（私淑先生，故称"棣"）同往，为先生夫妇及余先君、先慈检骨。盖先生子女，均已物故，亦无子嗣，绍重谊属螟蛉，自然责无旁贷。

先母吴太夫人，与先生为吴县同乡，且有戚谊，绍重髫龄，即在先生处牙牙学语。五龄病痢几殆，先生投药数帖，霍然而愈。先君谓先生曰："此子体弱，先天不足，请君为我抚之。"遂拜先生为义父。稍长，先生授以医籍，为余启蒙，愧当时混沌无知，致未能得先生之万一。今当先生逝世七十周年之际，曷敢以不文辞，谨述其生平如上，挂一漏万，在所难免，尚望同道贤达，有以教我。

（小门人邱浩校补）

汪逢春先生年谱

◦ 清光绪十年（1884）甲申　　一岁

农历五月二十日（6 月 13 日），生于江苏省元和县（今苏州市）。

◦ 清光绪十六年（1890）庚寅　　七岁

随诸兄入私塾，读四子书。

◦ 清光绪十九年（1893）癸巳　　十岁

继读五经，兼习书法及诗词。

[是年大事]

英法成立协约，许暹罗独立。

◦ 清光绪二十年（1894）甲午　　十一岁

文章、书法、诗词均卓有成就，为老辈所赞许。

[是年大事]

农历七月初一日，中日宣战，甲午战争正式爆发。

11 月 24 日，孙中山先生在美国夏威夷檀香山组织兴中会。

◦ 清光绪二十一年（1895）乙未　　十二岁

读儒书之余，随当地名医艾步蟾先生习岐黄，是为先生习医之始。

[是年大事]

二月，中国因战败，命李鸿章为头等全权大臣，赴日本议和。被迫签订《马关条约》。

七月，康有为等在北京创办《万国公报》。十月，成立强学会。

◎ 清光绪二十三年（1897）丁酉　　十四岁

儒书及医籍同修，除《内经》《难经》外，读《伤寒论》《金匮要略》等。

[是年大事]

十月，德国强占胶州湾。十一月，俄国强占旅顺、大连。

◎ 清光绪二十四年（1898）戊戌　　十五岁

初应童子试，不售。

[是年大事]

四月，光绪宣布变法维新。八月，慈禧训政，取消维新，杀谭嗣同等。

俄强租旅顺、大连，英强租九龙半岛、威海卫。

◎ 清光绪二十五年（1899）己亥　　十六岁

除攻读《内》《难》《伤寒》等医经外，进而涉诸各家学说。学习刻苦，焚膏继晷，三更不辍。

[是年大事]

六月，康有为在加拿大组织保皇会。

法租广州湾。

◎ 清光绪二十六年（1900）庚子　　十七岁

随艾步蟾先生侍诊。

［是年大事］

义和团举事，焚教堂，攻使馆。

七月，八国联军攻占北京，慈禧挟光绪奔西安。侵略军在北京大肆抢掠。

◎ 清光绪三十年（1904）甲辰　　二十一岁

屡试不售，无意科举。大约此时为人义务诊断、处方。

［是年大事］

英军侵西藏，强迫西藏地方部分官吏签订《拉萨条约》，政府不予承认，英军撤出拉萨。冬，设立户部银行。日本侵占旅顺口。

◎ 清光绪三十二年（1906）丙午　　二十三岁

于故里参加"苏州拒烟会"。

是年，适逢慈禧太后及光绪帝染病，闽中名医时任农工商部工务司郎中力轩举（钧），由军机大臣共同推荐，奉旨与工部尚书陆润庠同入宫为慈禧及光绪诊病，连续数月，效果颇佳。

［是年大事］

七月，清廷宣布预备立宪。

◎ 清光绪三十四年（1908）戊申　　二十五岁

清廷法部招考人才，先生随七弟凤岗入京求学之便，一同晋京。考核通过，录为甲案，乃述职法曹。

同里顾坤仪女士由其母携至北京就亲。先生奉父命与之完婚。

[是年大事]

十月，光绪、慈禧相继病故。以醇亲王之子溥仪继帝位。袁世凯开缺回籍。

◇清宣统元年（1909）己酉　　二十六岁

时往请教力轩举（钧）先生医道，医术大长进。后又拜在轩老门下。

长子孟涵（绍楹）生。

◇清宣统三年（1911）辛亥　　二十八岁

先生辞去职务，于北京前门外大耳胡同赁屋，悬壶为业。

女允怡（德贞）生。

[是年大事]

农历八月十九日（10月10日）武昌起义。

九月，起复袁世凯为内阁总理大臣。

十一月，十七省代表会议，在南京选举孙中山为中华民国临时大总统。

◇中华民国元年（1912）壬子　　二十九岁

每日黎明即起，记录先一日所诊之疑难病历。七时，即入诊室应诊。

次子辰叔（绍奎）生。

[是年大事]

1月1日，中华民国临时政府成立。

2月（农历辛亥年十二月），隆裕太后颁布《宣统帝退位诏书》，清朝灭亡。

旋，孙中山提出辞呈。选举袁世凯为中华民国临时大总统，3月，袁在北京就任。

◎ 中华民国五年（1916）丙辰　　　三十三岁

在京悬壶。每有奇变百出之病，他医束手，先生处之自若，目送手挥，立方下药，药到病除。

[是年大事]

袁世凯死。黎元洪代理大总统。

◎ 中华民国七年（1918）戊午　　　三十五岁

每日除应诊外（上午门诊，下午出诊），时与京城名流如斌孟博（循）、刘千里（若曾）、冯公度（恕）等诗酒往还。

◎ 中华民国八年（1919）己未　　　三十六岁

在京应诊，由大耳胡同一号迁居西河沿五斗斋巷六号，赁屋三楹，以应患者日益增多之需。由于先生医术精湛，疗效卓著，求诊者日益增多，甚至有午夜前来排队挂号者。先生鉴于患者中以劳动人民为多，特规定每日前五名患者均不收诊费，甚至酌赠药资。

前清旧臣许宝蘅等亦常请其诊治。偶尔应邀赴津出诊。

［是年大事］

5月4日，北京学生三千余人，举行爱国示威游行。"新文化"登上历史舞台，是为"五四运动"。

◎ 中华民国十四年（1925）乙丑　　　四十二岁

在京应诊。恩师力轩举先生在京辞世。

大约二十年代中期，汪母辞世[1]。后先生不负母托，资助幼弟完成学业，引荐其谋生职业，补助生活开支。

◎ 中华民国十八年（1929）己巳　　　四十六岁

国民党汪精卫政府提出废止中医中药，先生万分愤慨，曾著文驳斥，惜原稿已失。大约此后，北平凡中医考试，先生均被聘为考试委员。

◎ 中华民国二十三年（1934）甲戌　　　五十一岁

患者日多，五斗斋诊所已不敷应用。与苏太谊园协商，将位于西河沿正乙祠旁的一座附属闲置院落（旧门牌191号）出资修

1　邱浩注：据靳肇檠（汪凤石先生次女汪云贞女士长子）先生转述其母汪云贞（生于1920年农历五月初六，卒于2013年农历正月初九）老太回忆：大约二十世纪二十年代中期，祖母（汪凤石、汪凤椿等弟兄母亲）辞世，我那时刚刚记事不久，丧礼隆重，当时苏州大小官员、商界名流接踵至汪府吊唁，谢衙前从善耕桥到皮市街整条弄堂都铺了红地毯（老人喜丧）。晚清曾任苏州知府某还为祖母灵牌"点朱"。我与姐姐素贞（生于1916年农历八月二十八，卒于1995年农历十一月初十），她长我四岁，一同乘轿参加祖母出殡。邰峰（汪凤石先生长女汪素贞女士长外孙）先生在《苏州杂志》2010年第2期发表《名医汪逢春家中的点滴往事》，亦曾提及其姨婆此段回忆。

缮，迁往新址，门旁钉一小木牌，上书"汪逢春医寓"五字。每日黎明即起，先记录先一日所诊之疑难病历，随即入佛堂礼佛、诵经、打坐。七时，准点入诊室应诊。

大约此时，谢子衡、李建昌、吴子祯、张百塘、赵绍琴、秦厚生、于傅岩等先后拜师并侍诊。

◎ 中华民国二十五年（1936）丙子　　五十三岁

是年冬，命诸及门弟子，组织"同砚小集"，定期聚会，互相研讨，互相切磋。

［是年大事］

12 月 12 日，爆发"西安事变"。

◎ 中华民国二十六年（1937）丁丑　　五十四岁

大约此时，岳中谦、刘明言等相继拜师并侍诊。

［是年大事］

7 月 7 日，日军偷袭卢沟桥，中日战起。7 月 29 日北平沦陷。10 月，北平改称北京。

◎ 中华民国二十七年（1938）戊寅　　五十五岁

是年，北京成立国医职业分会，先生被选为会长。为保存中医火种，先生临危受命，利用会长身份，积极筹备《北京医药月刊》。

大约此时，王录坤、吴拱贤、李君楚、李鼎铭等拜师并侍诊。

◦ 中华民国二十八年（1939）己卯　　五十六岁

1月，《北京医药月刊》创刊。先生自筹经费，自任主编。先后出版十期，后因经费不继，被迫停刊。

10月，获准在天安门内西侧朝房，正式开办"北京市医学讲习会"，除亲自任课外，聘请京城中医耆宿，如瞿文楼、张菊人、安干青、仇即吾、王石清等授课，培养中医人才颇众。

大约此时，冯仰曾、刘琪等拜师并侍诊。先生授绍重以《汤头歌诀》令背诵。

［是年大事］

第二次世界大战爆发。

◦ 中华民国二十九年（1940）庚辰　　五十七岁

先生在天安门内西侧朝房，应聘担任北京市国药业公会中药讲习所所长，除上述瞿文楼、安干青、仇即吾等耆宿外，尚请赵树屏、杨叔澄等任教。造就医药兼通人才颇众，如李茂如、张茂业、郭士魁、金世元、高殿荣等。

◦ 中华民国三十年（1941）辛巳　　五十八岁

诸弟子整理先生《泊庐医案》出版。

［是年大事］

12月7日清晨（当地时间），珍珠港事件爆发。

◎ 中华民国三十一年（1942 年）壬午　　　五十九岁

五兄凤石病故，先生回苏探望亲友时，主动出资料理后事。且不断提供寡嫂生活及侄辈教育资助[1]。

◎ 中华民国三十四年（1945）乙酉　　　六十二岁

在京应诊，授课带徒。

为力轩举先生《崇陵病案》写序（赵树屏代誊抄，置于整理稿之首）。

[是年大事]

8 月 15 日，日本无条件投降。

国民政府宣布北京恢复称北平。

◎ 中华民国三十六年（1947）丁亥　　　六十四岁

是年，岳龙璞拜师并侍诊。

◎ 中华民国三十七年（1948）戊子　　　六十五岁

是年，绍重随先生侍诊[2]。

1　邱浩注：据靳肇樑先生转述其母汪云贞老太回忆：你外公（汪凤石先生，排行老五）丧葬费原由你父亲出资。你六外公（汪逢春先生，排行老六）回乡得知，说道："五哥的丧事费用，不能让小辈出钱。我来花。"遂将丧事全部花销汇转你父亲。

2　邱浩注：增莘恩师保存有当年北京复泰参茸庄主人刘镜秋之子刘明言师伯、清末四川总督锡良（字清弼，巴岳特氏，蒙古镶蓝旗人）之孙、斌循（字孟博）之子岳龙璞师伯，二人交替手抄泊庐太夫子《丸散膏方底簿：四·戊子年度，一·己丑年度》稿本一册。今此稿本，已赠予刘晖桢（女）师叔。另珍藏有当年因跟诊不辍，精勤学医，泊庐太夫子褒奖零用钱、勉励数语之便笺数叶。

◎ 1949 年 己丑　　六十六岁

北平和平解放。9 月 19 日（农历闰七月二十七日），上午八时许，于坐禅时逝于家中佛堂。

一周后，卜葬于北京西苑福缘门内东北义园。

［是年大事］

1 月，北平和平解放。10 月，中华人民共和国成立。

（小门人邱浩校补）

皇甫谧传

皇甫谧（215—282），幼名静，字士安，号玄晏先生，魏晋之际安定郡朝那（今甘肃平凉市灵台县，一说今宁夏彭阳县）人。是我国三国西晋时期著名的学者、针灸学家。

皇甫谧是东汉灵帝时太尉、征西将军皇甫嵩的曾孙，其祖叔献，任霸陵令，其父叔侯，仅举孝廉。皇甫谧自幼出嗣叔父，随叔父迁居弘农郡新安（今河南省义马市，明清属渑池县）。

皇甫谧年二十岁，终日游荡，不好学习，叔母任氏对他说："昔孟母三徙以成仁，曾父烹豕以存教。岂我居不卜邻，教有所阙，何尔鲁钝之甚也？修身笃学，自汝得之，于我何有！"（《晋书·皇甫谧传》，下同）皇甫谧听后深受触动，遂从乡贤席坦受书，发愤苦读。家贫，"躬自稼穑，带经而农""勤力不息"，达到"耽玩典籍，忘寝与食"的地步，于是学业大进。有人劝他出去做官，他说："居田里之中，亦可以乐尧舜之道，何必崇接世利，事官鞅掌，然后为名乎？"遂不仕，以读书著作为务。四十岁时因叔母病故，又以其叔父之子亦冠，遂回到故乡，还其本宗，一面著书立说，一面潜心向道，致力于老庄之学。

　　皇甫谧因"沉静寡欲"，专心治学，他在医、文、史等方面卓然成家，名噪一时。曹魏元帝景元初年（260），四十六岁时，相国晋王司马昭召选皇甫谧等三十七人，其后"同命之士莫不毕至"，拜爵赐侯不一，唯皇甫谧托病不出。西晋武帝即位，改元泰始（265）之后，皇甫谧约五十一二岁时，"武帝频下诏，敦逼不已"，上书辞曰："小人无良，致灾速祸，久婴笃疾，躯半不仁，右脚偏小，十有九载……"武帝嘉其诚，准其所请。一年多后，"又举贤良方正"，也未去。却向晋武帝上表借书，武帝遂"送一车书与之"。晋武帝咸宁元年（275），六十一岁，下诏封谧为太子中庶子，仍以病笃为由，固辞不受。尔后，又"诏征为议郎""召补著作郎"，均未应诏。皇甫谧晚年撰《笃终论》一文，以作遗嘱，主张矫俗薄葬，不设棺椁，幅巾故衣，用遽篨（竹席）裹尸，择不毛之地，挖一深十尺、长一丈五尺、宽六尺的土坑埋之，坟地周围不种树木，"使生迹无处，自求不知""朝死夕葬，夕死朝葬……殡含之物，一皆绝之。吾本欲露形入坑，以身亲土"。晋太康三年（282）病逝。享年六十八岁。

　　皇甫谧一生笃志于著作。撰有诗、赋、诔、颂、论、难甚多，著名的有《帝王世纪》《高士传》《逸士传》《烈女传》《玄晏春秋》《玄守论》《释劝论》《笃终论》《针灸甲乙经》等。其中影响较大的有《高士传》《帝王世纪》和医学名著《黄帝三部针灸甲乙经》。

皇甫谧在《高士论》自序里说:"然则,高让之士,王政所先,厉浊激贪之务也。史、班之载,多所阙略。梁鸿颂逸民,苏顺科高士,或录屈节,杂而不纯。又近取秦汉,不及远古……"因此,他"思其人犹爱其树,况称其德而赞其事""采古今八代之士,身不屈于王公,名不耗于终始,自尧至魏,凡九十余人。虽执节若夷齐,去就若两龚,皆不录也"。书中所收高士,皆为啸傲林泉,带经而农的隐逸者。有敢于在皇帝面前说"陛下能贵人,臣能不受陛下之官;陛下能富人,臣能不受陛下之禄;陛下能杀人,臣能不犯陛下之法"的成公,还有"一杆垂钓,不挂古今愁"的严子陵。无一不是道德渊深,学问宏博且又不屑于做官的,这和他淡泊荣华、终身不仕的思想是吻合的。

《帝王世纪》是一部专述从三皇到汉魏帝王世系、年代及事迹的史书,一直为历代史学家所重视。《史记三家注》中就大量引用此书,以补《史记》之阙。郭沫若在《十批判书》中说:"《帝王世纪》等书所传的殷代王统得到了物证。"这说明它的史学价值不仅为唐以前学者重视,近代学者亦有公允评价。此书宋以后散佚,今存明清多家辑本。

曹魏高贵乡公曹髦甘露年间(256—260),皇甫谧因长年患风痹症,半身不遂,右脚萎缩,其时"病风加苦聋,百日方治",遂潜心于医学。在《黄帝三部针灸甲乙经》序中写道:"夫受先人之体,有八尺之躯,而不知医事,此所谓游魂耳。若不精通于医道，虽有忠孝之心，仁慈之性，君父危困，赤子涂地，无以济之。此固圣贤所以精思极论，尽其理也。"《释劝论》中又写道："若黄帝创制于九经，岐伯剖腹以蠲肠，扁鹊造虢而尸起，文挚徇命于齐王，医和显术于秦晋，仓公发秘于汉皇，华佗存精于独识，仲景垂妙于定方……求绝编于天录，亮我躬之辛苦。"虽羸弱痼疾，仍坚持写作，终于撰集成我国最早的一部针灸学经典著作《黄帝三部针灸甲乙经》十二卷一百二十八篇。此书约成书于皇甫谧逝世前夕，距今已有一千七百余年。全书引用《素问》《九卷》及《明堂孔穴针灸治要》，以针道刺法、经脉孔穴、针灸治疗病证为主旨，按论述内容将文字归类，删重就简，取其精要编辑而成。既有精神五脏、营卫血气、经络理论，明确了穴位名称和位置，详述针灸取穴法及各穴主治证候，又论述了针道终始、针灸禁忌、六经受病、五脏传病及内、妇、儿各科杂证，系统总结了西晋以前中医针灸学的根本理论与实践经验。在穴位方面，书中共介绍了三百四十九个穴名，比《内经》上的一百六十穴名增加了一百八十九个。在取穴方面，既介绍了传统的十二经脉循经路线，又提出了按头、面、肩、背、胸腹分部的取穴法。该书保存了上古至西晋以前针灸疗法的宝贵理论与治疗经验，为今日针灸学的临床、教学、科研奠定了基础。此书刊行后，不仅为历代医家所重视，而且对后世官方医疗学习、考核也起到了重要作用，如《新唐书·百官志·太医署》："医博士一人，正八品上；助教一人，从九品上。掌教授诸生以《本草》《甲乙》《脉经》，分而为业。"

《针灸甲乙经》是我国针灸学的宝贵遗产。自南北朝到隋唐，随着中外文化交流日益频繁，《甲乙经》也传到了日本和朝鲜。在公元7世纪初，日本采用我国唐制，规定医学生必修《甲乙经》《素问》《本草》等书，尤其在针灸治疗方面，以《甲乙经》为专业书。朝鲜的医事制度，也是以我国隋唐时代的制度为范本，医学生的学习内容，也是以《内经》《难经》《本草经》等为主，而针灸教材同样以《甲乙经》为主。目前，《针灸甲乙经》已广传世界欧美等地，一些欧洲国家开设针灸培训，也将《甲乙经》列为临床医学的必修课。

皇甫谧是一位博学多才、文医兼通的学者，在文学、史学、医学等各方面都有很深的造诣，在他的大量著作中，《针灸甲乙经》可以说是用生命体悟医道的结晶。此书在针灸学的发展史上起到了承先启后的作用，直到今天对国内外的影响仍是巨大的。皇甫谧不仅学富五车，而且人格高尚。他潜心治学，素甘淡泊，终身隐居不仕，不为高官厚禄所动，魏晋朝廷屡召拜封，皆托辞不就。这种高风亮节，值得后人敬佩。

原载甘肃省文史馆编《甘肃历史名人画传》

傅青主先生简介

　　傅山，初名鼎臣，字青竹，后更名山，改字青主；一字仁仲，别署公之佗、公佗，又有啬庐、侨黄老人、石道人、老蘖禅、大笑下士等七十多别号。山西省太原府阳曲县人，生于明万历三十五年（1607）丁未闰六月十九日，卒于清康熙二十三年（1684）甲子六月十二日。

　　出生累代书香门第，祖父傅霖为明嘉靖四十一年（1562）壬戌科进士，父傅之谟，万历岁贡，好善乐施。青主少有异禀，过目成诵，弱冠为廪生。性任侠，不避权贵。崇祯初，复社袁继咸成立"三立书院"，拔傅山、薛宗周、王如金、白孕彩、戴廷栻等传学其中。这些士林学子后来成为山西反清复明活动的骨干力量。后袁继咸被诬下狱，青主与薜宗周等发动山西诸生徒步赴京，"伏阙讼冤"，散发揭帖，袁案乃得平反昭雪。

　　甲申（1644）明亡后，青主脱下儒服，改着道装，受道法于龙池还阳真人郭静中，得赐道名"真山"，成为道教全真道龙门派丘处机祖师法嗣"真"字辈传人。别号"朱衣道人"或"朱衣道士"，以示其反清复明之志。不与仕进，医术济人，得以糊口。并利用行医，广泛网罗志士，建立秘密反清团体，太原有"南社"、洪洞有"必社"、离石有"朱楼社"、晋东南有"谁白社"，同时和民间"善友会"等取得联系。结交反清复明人物主要有山西祁县戴枫仲（廷栻）、陕西富平李天生（因笃）、直隶永年申孚孟（涵光）、直隶容城孙夏峰（奇逢）及江苏昆山顾亭林（炎武）等。

顺治五年戊子腊月（1649 年 1 月），前明总兵姜瓖在大同起义，掀起了山西反清大旗，青主等积极响应。太原一役，其好友薛文伯（宗周）、王子坚（如金）牺牲，青主作《汾二子传》纪其事，颂其名。起义终告失败，但其反清意志并未消沉，仍旧积极活动。顺治十一年（1654）甲午，南明宋谦在晋豫冀交界的涉县组织起义，失败被捕，牵连青主及其子傅眉，父子以"叛逆钦犯"被捕，下太原狱。青主受刑逼供，坚贞不屈，绝食以示抗议。终因宋谦被杀，死无对证，青主供词始终如一，加之门生好友等奔走营救，遂于次年被释。至此，"朱衣道人"一案不了了之，出狱后遂有"病还山寺可，生出狱门羞。有头朝老母，无颜对神州"之诗。

康熙十七年（1678）戊子，青主已年逾七旬，清廷诏开"博学鸿词"科，青主被荐。屡辞不就，督抚遣吏迫行，乃"舁其床"以至京。青主以死拒，不入城。称疾，卧病于崇文门外某佛寺内，不与试。康熙诏免试，特授内阁中书舍人。京中官员强其谢恩，使人舁以入，望见午门，泪涔涔下。强掖，则仆于地，乃得免。终得以老病放归。友人魏象枢挽诗句"勉报征书未受官，篮舆归去病将残"，为此行真实写照。

康熙二十三年（1684）甲子二月，其子傅眉辞世。当年六月，青主亦溘然长逝。顾亭林（炎武）评其为"苍龙日暮还行雨，老树春深更著花"。

青主于经、史、子、集，无书不读，旁及老、释二教，无学不精，被誉为"学海"。生平最喜读《老子》《庄子》，有手稿曰："《老》《庄》二书，是我生平得力所在。"精于医，尤长于妇科，人称其诗、书、画三绝，又有"字不如诗，诗不如画，画不如医，医不如人"之说。相传医著有《傅青主女科》二卷，《仙方合编》六卷，《傅青主男科》二卷，《太原妇科》二卷，《女科仙方》四卷，《丹亭问答》等，又有明赵府居敬堂刻本《补注释文黄帝内经素问》批注、《黄帝内经灵枢经》批注等。文集称《霜红龛集》，今人辑有《傅山全书》。

按：青主别号甚多，除上见外，尚有石老人、石头、石道人、傅道人、傅道士、随厉、六持、丹崖子、丹崖翁、浊堂老人、青羊庵主、不夜庵老人、傅侨山、松侨老人、侨公、太原侨、酒道人、酒肉道人、岐道人、岐真人、岐天师、居士、傅子、侨黄真山、五峰道人、龙池道人、龙池闻道下士、观化翁、观花翁、橘翁、西北之西北老人等。这些"字号"体现了他的思想、个性、情趣与经历。

传统文化中的祖国医学
2008 年

我国素有文明之邦、科技文化古国之称，在传世与出土古籍文献中，涉及祖国医学的内容颇多，在儒家早期的经典著作《周礼》中，即载有医学分科和测定临床医生技术水平优劣的标准[1]。此外，在先秦诸子及以后的文史著作中，亦屡见有关医学之内容。

一、中医药的起源

对于中医药起源这个问题，一直存在着唯物论和唯心论、辩证法和形而上学两种世界观的分歧和争论。争论的焦点：一说医学产生于人类的生产和生活实践，具体说产生于人类和疾病做斗争的实践；一说医学产生当归功于某几个圣人或巫师；亦有人说，医学源于动物的本能。第一说不容质疑；最后一说，不能成

1　邱浩注：《周礼·天官冢宰》："医师掌医之政令，聚毒药以共医事。凡邦之有疾病者、疕疡者，造焉，则使医分而治之。岁终，则稽其医事，以制其食。十全为上，十失一次之，十失二次之，十失三次之，十失四为下。"

立；就第二说而言，不可简单贴上唯心主义、形而上学标签，全盘否定，也就是说自古以来在人民群众中、在知识界具有代表性的，而且在中医界颇有影响的两种说法，应当实事求是考查其产生原委。以下做一简评。

（一）"医源于圣人"说

持这种观点的人认为祖国医学的产生是由某些"圣人"所创造，归功于传说中神话了的伏羲、神农和黄帝，例如在西汉刘向《淮南子》、西晋皇甫谧《帝王世纪》、唐司马贞《史记·三皇本纪》、北宋刘恕《资治通鉴外纪》等书中就有伏羲制九针、神农尝百草、黄帝岐伯问答医道等记述。虽然这些是难以确证的历史，但这些说法的影响非常深远。历史上古代医药著作明明是总结各历史时期、各学派医家与疾病做斗争的经验，却托名于传说中的"黄帝"——《黄帝内经》、"神农"——《神农本草经》，或其他历史人物，如伊尹——《汤液经法》，等等。其实，传说中的"伏羲""神农""黄帝"等人，只不过是原始社会一定历史阶段文明活动的集中代表，他们的贡献反映了人类早期医药活动的一些历史——当作古人代代相传的我国上古医药史梗概看则可，当作绝对可靠的信史看则不可。

（二）"医源于巫"说

我国是多民族的国家，就医学来说就有中医以及苗医、壮医、蒙医、藏医、维医等等。少数民族的医学，传说多出于巫，或者说出于原始宗教，有人联想到汉字医的繁写异体字——"毉"，下面是"巫"字，这说明上古中医与巫有关。

上古时期医与巫不分，医疗与巫术是密切结合在一起的。药物、砭针、艾熨等治疗与巫术、禁咒、祝祷等治疗并存，求医和求巫都属于医疗的范畴，巫医结合，药巫并用，信医药之中含有信巫的成分，信巫术之中也有求医药的需求。在《山海经·南山经》中，即有柢山之鱼"冬死而复生，食之无肿疾"；《山海经·西山经》中，即有即翼泽中之赤鱬"食之不疥"、昆仑之丘有蒡草"食之已劳"等记载。再有，用佩物的方法防治疾病，多带有巫术色彩，如《山海经·南山经》中，载有杻阳之山有兽名鹿蜀"佩之宜子孙"，宪翼之水中的旋龟"佩之不聋"，基山有兽如羊名猼訑"佩之不畏"等。

在少数民族地区，今天仍可见医疗活动往往是医巫结合的，尤其是偏远地方则巫术的成分就更浓了。巫师也是医师，巫师为人治病，所使用的的药物经过向神灵祷告"施术"后，被说成是经"神灵"加持的药物，这样，巫术和医药便结合成一体了。

古代典籍记载，《论语·子路》中有："南人有言曰：人而无恒，不可以作巫医。"《管子·权修》："好用巫医。"可证春秋以前医巫不分。《山海经》中的"六巫""十巫"，皆为古之"神医"[1]。祖国医学中有"祝由"一科，如《素问·移经变气论》记

---

1 邱浩注：六巫，《山海经·海内西经》载："开明东有巫彭、巫抵、巫阳、巫履、巫凡、巫相，夹窫窳之尸，皆操不死之药以距。"窫窳者，蛇身人面，贰负臣所杀也。"十巫，《山海经·大荒西经》载："大荒之中有山名曰丰沮玉门，日月所入，有灵山，巫咸、巫即、巫盼、巫彭、巫姑、巫真、巫礼、巫抵、巫谢、巫罗，十巫从此升降，百药爰在。"

载："余闻古之治病，惟其移精变气，可祝由而已。"下文中唐代王冰注："无假毒药，祝说病由，不劳针石而已。"祝由是用祝祷、咒语为人治病，即属于"巫术"的范畴。大约战国之际，则巫与医有了明显的区别，《史记·扁鹊仓公列传》载扁鹊有"六不治"之说，其中第六条："信巫不信医六不治也。"这时，巫和医已然明确区别开来了。

事实上，从有人类以来，就有了医疗活动，医字的另一繁体写法"醫"，下面是"酉"字，这说明人类早期医疗还与酒有关。而巫术的出现和活动应当是原始社会进入氏族公社时期的事。早期的原始人，由于生产力发展水平的限制，只能自发地适应自然，没有产生祈求神灵减轻自然条件对人类生存压迫的思想，因此也就没有产生原始宗教。当生产力发展到一定阶段，到了氏族社会形成时期，人们在各方面（如生产水平、思维能力）都有了一定的提高，通过进一步生产斗争，逐渐认识到自然现象和人们生产生活密不可分的联系，从而对许多自然现象抱有神秘想象和意愿要求，就逐步产生了原始宗教观念。此外，由于当时人们的生产水平和思维能力低下，对很多自然现象和人体的生理现象（日月、山川、雷电、风雨、生育、疾病、做梦、死亡……）无法理解，因而把这些现象加以神化解释，产生了对自然、对祖先的崇拜，继而出现了各式各样的"图腾崇拜"。由此，巫师往往兼医师之责，是为巫医，后世就有了"医源于巫"说。

基于上述，顺带评述一下"医源于动物本能"说。

持这种观点的人认为，人生了病就要寻求医治是原始的本能，也就是说人像动物一样，猫狗受了伤会用舌头舐伤口，人有了病就要寻找草药，完全是出于动物的本能反应。但是，人与动物区别的主要标志，就在于人类能够制造和使用工具，有意识、有目的地进行生产劳动。诚然，动物的自我医疗，如猴子会捉虱、拔刺，一些笔记书中也曾记载老虎中毒箭后会觅食清泥以解毒[1]，等等，这些现象确与人类原始医疗有着某些相似之处，然而这些动物本能活动永远不能发展成医学。医源于动物本能这一说法，无视人与动物的根本区别，人有思想意识，可以主动思考，不同于动物简单的条件反射形成的记忆；人与动物均有求生与养护生命的本能，但原始人的医药活动，是伴随着劳动生产，在原始思维下有意识产生的。他们把观察到的、实践了的原始医药经验逐步积累，归纳思考，举一反三，形成自觉的、可用语言表达的原始医药知识，因此，医学离不开人的本能，但融入有意识的实践与思考，高出了动物的本能。否定了人有意识的观察与思考，否定了有目的的医疗实践，因而"医源于动物本能"是错误的。

我们认为：早在远古时代，我们的祖先已经在生产劳动的同时，在长期同自然灾害、猛兽、疾病做斗争中，形成了医疗保

1　邱浩注：唐代张鷟撰《朝野佥载》记载了："医书言：虎中药箭，食清泥；野猪中药箭，厤荠苨而食；雉被鹰伤，以地黄叶帖之。又礜石可以害鼠，张鷟曾试之，鼠中毒如醉，亦不识人，犹知取泥汁饮之，须臾平复。鸟兽虫物，犹知解毒，何况人乎？"

健活动与认识。以后，随着生产力和生产工具的不断提高和改造，人类逐渐发现了一些可以治病的药物，积累了医药经验，如《淮南子·修务训》："神农乃始教民……尝百草之滋味，水泉之甘苦，令民知所避就，当此之时，一日而遇七十毒。"《格致镜原·饮食类·茶》记载有"《本草》：神农尝百草，日遇七十毒，得茶而解之"。并使用了最早的医疗工具——砭石，通过不断积累和总结经验，逐渐发展而形成了医学体系。

二、中医药的早期发展

在距今三千多年的殷商"甲骨文"中，发现了现今已知最早疾病记载，有二十几种病名，如疾首（头病）、疾目（眼病）、疾耳（耳病）、疾自（鼻病）、疾齿（牙病）、疾腹（腹病）、疾止（足病）、疾子（小儿病）、疾育（产）等，大部分是按人体不同部位来区分的。如"甲骨文"的"🦷"（龋）字，即形象描绘了牙齿上的蛀虫蚀牙、人痛得直流眼泪的情形。这比《史记·扁鹊仓公列传》中所述的龋齿记录早一千多年，比古代埃及、印度、希腊等文明古国类似记载，也早七百至一千年。再如"甲骨文"的"蛊"（蛊）字，像虫在皿中，即表示腹中有寄生虫。《说文解字》："蛊，腹中虫也。"值得注意的是"疾年"的记载，所谓疾年，即指多疾之年，这可以说是流行病的最早记录。

时间无声地向前演进，人们经过反复实践、观察、总结，对疾病的认识日益提高。大约西周时期，在《易经》《书经》《诗经》等古代文献中，对一些病证已有了进一步了解，如热病、昏迷、顺产、逆产，等等。《山海经》中有了固定病名记载，如痈、痤、风、疟、疥、痹、痔等二十多种，直接记载症状的有腹痛、呕、聋等七十余种，这就比甲骨文中的疾首、疾目等又近了一步。该书中还记载了药物一百多种，有补益药、种子药、避孕药、预防药、毒药、解毒药、杀虫药等，也有治牲畜病的药物。在使用方法上，有饮服、服食、食用，外用有佩戴、沐浴、涂抹等。那时对气候与疾病的关系，也有了明确的认识，如《周礼·天官》："春时有痟首（头颈酸痛）疾，夏时有痒疥疾，秋时有疟寒疾，冬时有嗽上气疾。"这说明当时已经知道了四季多发病和气候不正常所引起的疾病流行。《左传》昭公元年中有东周周景王四年（公元前 541），秦国名医医和给晋侯诊病时提出"六气（阴、阳、风、雨、晦、明）致病说"来解释疾病产生的原因，这说明以气候变化作为主要病因的观念已经形成。后世"阳盛则热，阴盛则寒"的病理学说，盖由于此。这时，"鬼神致病"的说法，已开始动摇。

在生产发展与医疗实践过程中，逐渐充实与发展起来的是人们对药物的认识。随着药物品种的不断增加，用药的经验日益丰富，用药的理论逐步完善，如《周礼·天官》："以五味、五谷、五药养其病，以五气（臊、焦、香、腥、腐）、五声、五色视其死生。"对药物的性能及副作用也有了更多了解，《尚书·说命》：

"若药弗瞑眩，厥疾弗瘳。"观察到如果用药不到使人昏闷的程度，是不能收到覆杯立愈的效果的。当时对于采药的季节，也有明确的规定，如《礼记·月令》："孟夏之月……是月也，聚畜百药。"

伴随时间的推移，医学也不断进步。到了两汉，医学理论已初步形成，从湖南长沙马王堆汉墓出土的帛书、河北满城汉墓中出土的医用金针、甘肃武威出土的汉代医学简牍等，都说明从战国到两汉时期，我国的医药学发展到了一定的水平。

三、《黄帝内经》和阴阳五行学说

据东汉班固《汉书·艺文志》记载，西汉末年汉成帝时刘向校书，当时有医经七家——《黄帝内经》十八卷、《黄帝外经》三十七卷、《扁鹊内经》九卷、《扁鹊外经》十二卷、《白氏内经》三十八卷、《白氏外经》三十六卷、《旁篇》二十五卷，共计一百七十五卷。目前仅存《黄帝内经》（《灵枢》《素问》各九卷）十八卷，其他均已失传。

阴阳五行学说，本是古代的一种哲学思想，它既为古代科学、术数所运用，也为古代医家所运用。阴阳和五行，早期时独立自成学说，战国后期，邹衍首先把阴阳和五行联系起来，当时称为"阴阳主运""五德终始"。

阴阳学说源于天地、日月、山河、水火、男女等自然现象，最早见于《易经》中八卦——乾、坎、艮、震、巽、离、坤、兑的卦爻象论述。八卦中又以乾、坤二卦为基础，乾为天，坤为地，乾为阳，坤为阴，《周易·系辞上》："一阴一阳之谓道。"《国语·周语上》记载西周末年伯阳父对地震的解释："阳伏而不能出，阴迫而不能烝，于是有地震。"阴阳观念，是古人认识事物的一种方法，古人把复杂的万事万物，概括地分为相互对立而又相互统一的阴阳两个方面，如天地、日月、昼夜、男女、雌雄，等等，皆可用阴阳来认识其特点；再如燥湿、内外、刚柔、吉凶、美丑、善恶等，均可以阴阳来阐释其属性。《黄帝内经·素问·阴阳别论》上说："谨熟阴阳，无与众谋。"就医学术语来说，人体背为阳、腹为阴，体表属阳、内脏属阴；同是内脏也有阴阳之别，六腑——胆、胃、大肠、小肠、三焦、膀胱属阳，五脏——心、肝、脾、肺、肾属阴。同时，阴中有阳，阳中有阴；阴极阳生，阳竭阴长；某些事物在一种情况下属阳，而在某种情况下，又可能属阴了。因此，阴阳归类事物，绝非一成不变的定性。

至于五行学说，《尚书·洪范》中记载有"五行：一曰水，二曰火，三曰木，四曰金，五曰土。水曰润下，火曰炎上，木曰曲直，金曰从革，土爰稼穑。润下作咸，炎上作苦，曲直作酸，从革作辛，稼穑作甘"。原始意义上是人们日常生活中不可缺少的五种物质，并不神秘。这五种物质，又是相互依存和彼此制约的，例如，水生木——水能滋润草木生长；木生火——木头能燃烧出火焰；火生土——物品燃烧后的灰可化为泥土；土生金——土中蕴藏着金属矿物；金生水——金属高温下能熔化为液体。这种相互依存的关系，叫相生。又如，水能灭火——水克火；火能使金属熔化——火克金；金能制成工具来伐木——金克木；树木的根茎能钻入泥土之中，并能消耗土中的营养物质——木克土；土能筑堤堵水——土克水。事物之间这种相互制约的关系，叫相克。把五行学说引入医学，不是引入水、火、木、金、土五种物质的概念，而是它们的不同属性、功能、运动状态的特性归类和相生相克的关系。《黄帝内经》认为：世间各种事物，都可以按五行属性归类或相配。以自然界四季而论，为了和五行相配，从夏季中分出一个"长夏"来（农历六月、七月），对应春为木，夏为火，长夏为土，秋为金，冬为水；以人体五脏而论，肝属木，心属火，脾属土，肺属金，肾属水；以药物食物五味而论，木味酸，火味苦，土味甘，金味辛，水味咸；以世间万物五色而论，木色青，火色赤，土色黄，金色白，水色黑……如此种种，还有很多，不赘述。

　　《黄帝内经》将阴阳与五行学说完美统一，系统阐述了"人与天地相参"（《灵枢·岁露》）的中医学理论。

四、儒医与历代典籍医药内容

（一）儒医

谈到《黄帝内经》，去科举时代，学子攻读《四书》《五经》之外，行有余力或科考不第，往往喜读《内经》。读儒家经典出身而兼通医者，如张仲景（汉长沙太守）、王冰（唐太仆令）、王肯堂（明福建参政）等，都有研读《内经》的经历。故习儒而通医者，世谓之为儒医。不以医为业而明于医道者，如初唐四杰之一的王勃，幼承庭训："人子不知医，古人以为不孝。"（《文苑英华·卷七三五·杂序类第一》引王勃撰《黄帝八十一难经序》）曾随良医曹元（字真道）学习《黄帝素问》《难经》等，是文医并举的文人代表。

同时，政府层面也鼓励读书人学医，在宋徽宗时还设立了特有的医学教育机构——"医学"，它仿照太学之例立法，规定"今欲试补考察充上舍生，赐医学出身"（《宋会要辑稿·崇儒》）。宋徽宗崇宁二年（1103）专门下诏，为"教养上医"，将医学脱离专管宗庙礼乐的太常寺而隶属于国子监（国家级最高学府），从而使医学依照儒学教育体系得以规范化。并且按等级任命医官：上等，从事郎，除（授予）医学博士、正、录；中等，登士郎，除医学正、录，或外州大藩医学教授；下等，将仕郎，除诸州军医学教授。这就使儒医的地位得到确立与推重，实质上是起到了以儒学帮助医学、促进医学规范学术、优化人才、提升地位的作用。宋仁宋嘉祐年间（1056—1063）成立了校正医书局，校正了《嘉祐补注本草》《本草图经》《伤寒论》《金匮玉函经》《金匮要略方论》《备急千金要方》《千金翼方》《重广补注黄帝内经素问》《脉经》《黄帝针灸甲乙经》《外台秘要方》等，以光禄卿直秘阁掌禹锡、林亿及国子博士高保衡等士大夫主持其事。在宋代，儒士中往往以不知医为羞，不少士大夫亲自搜集整理单方、秘方、验方，如苏轼和沈括的《苏沈良方》、医官通直郎寇宗奭的《本草衍义》、陆游的《集验方》、杨倓的《杨氏家藏方》等。

以儒学功底研治医学的风尚，宋朝影响了当时的辽、金、元、明、清一路传承下来，例如清代嘉庆二十二年（1817）丁丑科状元，署理湖广、云贵总督，实授湖南、山西等处巡抚吴其濬（1789—1847），守孝居乡期间，辟建植物园，宦游所至之处，广收植物标本，先汇辑成《植物名实图考长编》二十二卷，又编撰成《植物名实图考》三十八卷。《植物名实图考》可称是我国第一部大型植物志，对植物分类学及本草学均有很大的参考价值。以上这些亦儒亦医者，给后世留下了宝贵而丰富的医学遗产。

（二）历代典籍医药内容

历代典籍浩如烟海，其中医药内容异彩纷呈，如有关优生学、预防医学、病例解剖学等等的论述就有很多。

在优生学方面，如《礼记·曲礼》："男子二十冠而字。"又曰："二十曰弱冠。三十曰壮，有室。"这就是说男性到了三十岁，结婚生子最佳。《周礼·地官·媒氏》："媒氏掌万民之判，凡男女自成名以上，皆书年月日名焉。令男三十而娶，女二十而嫁。"北宋陆佃《埤雅·一三》："三十而娶，二十而嫁，男女之时也。"明西周生《醒世姻缘传·四四回》："古人男子三十而娶，女子二十而嫁，使其气血充足，然后行其人道，所以古人往往多寿。"这说明了男女发育完全，气血充足，适时生育，有益健康，可得寿考。也反面暗示早婚之不宜。另外，春秋时有"男女同姓，其生不蕃"（《左传·僖公二十三年》）之说，古人早就发现有血缘关系的人结婚，子嗣往往不多或产育畸形胎儿，这可见古代的优生学反对近亲结婚。

古人对于"胎教"也非常重视，如《大戴礼记·保傅》："周后妃妊成王于身，立而不跛，坐而不差，独处而不倨，虽怒而不詈，胎教之谓也。"西晋张华《博物志·卷十杂说下》曰："妇人妊娠，不欲令见丑恶物、异类鸟兽。食当避其异常味……席不正不坐，割不正不食。听诵诗书讽咏之音，不听淫声，不视邪色。"这些也应该属于优生学的范畴。

在预防疾病方面，如种痘，在文学典籍中，亦屡有出现。如清代曾衍东《小豆棚·卷五艺文部·种痘说》记载有"种痘不知始于何时……按，《医宗金鉴》载：古有种痘一法，起自江右，达于京畿。究其所源，自宋真宗时，峨眉山有神人出，为丞相王旦之子种痘而愈，遂传于世"。清代顾震涛《吴门表隐·卷二》载苏州："种痘仙师庙，在石磐巷。宋峨眉山人，像如纯阳祖师。"清梁绍壬《两般秋雨庵随笔·卷四》："种痘始于宋真宗朝王旦，其后各相传授，以湖广人为最。"清《同治湖州府志·卷八十人物传·艺术》："国朝……胡美中名璞，以字行，诸生，崇祯后佯狂，弃家而精于医……时无种痘法，美中托名峨眉山人创为之，后遂传播。康熙壬辰后不知何往，雍正初，有于金陵见之者。"清俞理初《癸巳存稿·卷九》有"查痘章京"条："康熙时，俄罗斯遣人至中国学痘医，由撒纳特衙门移会理藩院衙门，在京城肆业。"清陈忠倚《皇朝经世文三编·卷六》："国初，俄之遣人来学痘医也……而种痘之法大行于西国，于时阿非利加有藉痘痂种花者。康熙末，英使驻土耳其，其京国之医为使臣夫人种之有效，夫人随传其术于英国，一时神其术，求种之人罔不争先而恐后。"

在病理解剖方面，我国也较西方为早，略举数则：《太平广记·卷二一八·医一·华佗》引《志怪》一书记载有"后汉末，有人得心腹瘕病，昼夜切痛，临终敕其子曰：'吾气绝后，可剖视之。'其子不忍违言，剖之，得一铜枪，容数合许。后华佗闻其病而解之，因出巾箱中药以投枪，枪即成酒焉"。南朝梁沈约《宋书·卷八十一·列传第四十一·顾觊之》记载有"时沛郡相县唐赐，往比村朱起母彭家饮酒还，因得病，吐蛊虫十余枚。临死，语妻张：'死后刳腹出病！'后张手自破视，五脏悉糜碎"。唐窦维鋈《广古今五行记》记载有"永徽中，有僧维则，病噎不能食，语弟子曰：'吾死之后，便可开吾胸喉，视有何物。'言绝而卒。弟子果开视胸中，得一物，形似鱼，而有两头，遍体皆肉鳞"。由于儒家认为"身体发肤，受之父母，不敢毁伤"（《孝经·开宗明义》），因此这一类记述较少。

在《孟子·梁惠王上》中，有"为长者折枝，语人曰我不能，是不为也，非不能也"之说。赵岐注"折枝"："案摩，折手节、解罢枝也。"

在手术治疗方面，我国较早发明了可以调控意识知觉的麻醉药。关于药物麻醉，在南朝宋范晔的《后汉书》中即有华佗用"麻沸散"为人割治疗病的记载。五代王仁裕的《玉堂闲话》中也记载有："饮以乳香酒"使麻醉，以利刃开颅治疗的案例。此外，清代沈德潜《归愚文抄余集·卷五》记载有"（叶天士）祖紫帆，有孝行，通医理，至君考阳生而精其术。范少参长倩无子，晚得伏庵太史，生无谷道，啼不止，延医视之，皆束手。阳生翁至，曰：'是在膜里，须金刀割之。'割之，而谷道果开"。割之前，当用莨菪之类"迷药"研末浸酒外涂以麻醉，考明代郎瑛《七修类稿》中即有关于"蒙汗药"的记载[1]。

1　邱浩注：谨按，以上引文，其一"麻沸散"见《后汉书·华佗传》："若疾发结于内，针药所不能及者，乃令先以酒服麻沸散，即醉无所觉，因刳破腹背，抽割积聚。"其二"乳香酒"见《太平御览·卷二一九》医二引《玉堂闲话·高骈》云："乃置患者于隙（密）室中，饮以乳香酒数升，则懵然无知，以利刃开其脑缝，挑出虫可盈掬，长仅二寸。然以膏药封其疮，别与药服之。"其三"蒙汗药"见《七修类稿·卷四十五事物类》记载有"蒙汗药：小说家尝言，蒙汗药人食之昏腾麻死，后复有药解活，予则以为妄也。昨读周草窗《癸辛杂志》云：'回回国有药名押不卢者，土人采之，每以少许磨酒饮人，

　　考诸历代典籍，医药内容举不胜举，值得全面挖掘，系统整理。

五、国内各民族间的医学交流与国际医学交流

（一）国内各民族间的医学交流

　　我国是多民族的国家，各少数民族也有其独特的医学，如藏医、蒙医、维医、壮医、苗医等。现仅就汉藏医学交流简单介绍一下。

　　汉藏医学交流，由来已久。汉藏联姻，极大促进了藏族接受汉族文化。唐太宗贞观十五年（641），文成公主（唐宗室女）下嫁藏王松赞干布，不但带去了医生、工匠，还带去了医籍、药材、养生方和炼丹制药术、天文历算法、百工技艺等。松赞干布命人把传入的医学典籍译成藏文，并编著了一部藏医学著作——《无畏的武器》。到唐中宗景龙三年（709），唐中宗又将金城公主（唐宗室女）嫁给了赤德祖赞。金城公主入藏时，再度带入大批医药书籍和医药技术人员等。藏地土观·洛桑却吉尼玛（1731—1801）所撰《一切宗派源流和教义善说晶镜史》说："西藏历算实自汉族传入，不用印度之地、水、火、风、空等五大，而用

则通身麻痹而死。至三日，少以别药投之即活。御院中亦储之，以备不虞。'又《齐东野语》亦载：'草乌末，同一草食之即死，三日后亦活也。'又《桂海虞衡志》载：'曼陀罗花，盗采花为末，置人饮食中即皆醉也。'据是，则蒙汗药非妄"。

木、火、土、金、水等五行。医书名《四部医典》，动脉名称之寸、甘、甲，即译自汉语之寸、关、尺。"

（二）国际医学交流

中国与周边国家，如朝鲜、日本、越南、印度、柬埔寨、伊朗以及东南亚国家、阿拉伯国家乃至欧洲、非洲各国，自古就有医药交往，只因出产特色、地域远近等因素，不同历史时期医药交流程度有深有浅。

秦汉以来，中日文化交流逐渐频繁。在秦代，徐福曾将中国医疗方法、药物种子带到日本。传说徐福到达日本今三重县熊野市时，正值夜间，大雾弥漫，土人以为天神下降。后土人有病，经徐诊治，均获痊愈，故至今熊野仍有"秦住""秦栖"的名称，保存徐福墓、徐福祠、徐福登陆地碑等。时至今日，日人称中国医药为"汉方医"。隋炀帝大业四年（608），日本推古天皇派遣留学生药师惠日、倭汉直福因等来我国学医，历时十五年学成归国，带回医药技术与医药典籍。此后中日医药交流更加频繁而密切。这里值得重点介绍的是唐代的鉴真大师（688—763），鉴真应日本留学僧荣叡和普照的邀请到日本讲授佛学并传播医学，六次渡海，五次未能成行，自唐天宝二年（743），舍生忘死，历尽艰辛，历时十一年，终于在唐玄宗天宝十二年十二月廿日（754年1月17日，日本奈良时代孝谦天皇天平胜宝五年底）第六次渡海成功，于日本萨摩国阿多郡秋妻屋浦登陆。鉴真带至日本大量的医药书籍和药物，至今日本东大寺的正仓院里还存有鉴真从中国扬州带去的中药实物，日本大阪植物文献刊行会 1955 年编印成《正仓院药物》一书有实物图片。鉴真东渡日本，对日本医学发展有很大影响。他曾治愈光明皇太后的痼疾，并将中药鉴定、炮制、气味功效、配伍使用、贮藏保管等知识技能传授日本弟子，弟子们整理有《鉴上人秘方》一书。故日本人尊称鉴真大师为"过海大师"，奉为"汉方医药"始祖。

再如，中朝两国的医药交流，在魏晋时已很密切，日本三木荣《朝鲜医事年表》载："日本钦明天皇二十三年（562）八月，倭国侵略高句丽，掳吴人知聪而去，所携内外典、药书类、明堂图经等一百六十四卷"。同时，朝鲜道地药物和医学知识也传入了我国，如五味子、昆布、芜荑、款冬花、菟丝子、海松子、延胡索、海藻、兰藤、担罗、高丽参、新罗参、白附子等；唐王焘《外台秘要》中载有治脚气的"高丽老师方"即是来自朝鲜。我国佚失的一些医学典籍，宋代自朝鲜曾有部分回归，如北宋江少虞《宋朝事实类苑·卷三十一·藏书之府》载："窃见高丽献到书，内有《黄帝针经》九卷。"

随着对外交通的发展，从汉魏起，我国和印度（天竺）、柬埔寨（扶南）以及东南亚国家、阿拉伯国家之间的文化、贸易往来即渐趋频繁而密切，唐宋达到登峰造极，由此形成了陆上丝绸之路与海上丝绸之路。伴随文化交流，医药交流也丰富多彩，如五代前蜀李珣撰有《海药本草》，记载输入我国的药物有阿魏、荜澄茄、阿勒勃、苏合香、乳香、没药、血竭、摩勒、龙脑、安息香等多种。

以上所述，仅为中华浩瀚书海中的极少一部分，然亦可以看出祖国医学与传统文化的渊源。绍重不文，尚望同道贤达，有以教我。

此文为 2008 年在上海文史研究馆举办之"中医药与传统文化"论坛上交流并摘要发言（因系发言草稿，后经门人邱浩编次订补）

在"中医药与传统文化"论坛会上发言摘要

2008 年 12 月 21 日下午

　　中医药与传统文化，这是一个老题目，也是一个很大的题目，要想把它弄透彻，是一件很不容易的事，短时间甚至是不可能的事。从儿时读书，就接触到了古书中与医有关的内容，如《论语·子路》："南人有言曰，人而无恒，不可以作巫医。"《管子·权修》中的"好用巫医"，《山海经》中的"六巫""十巫"，皆被称为古之"神医"。上古巫医不分，因此，医之异体字"毉"，下面就是"巫"。同是《山海经·南山经》中，既有鯥鱼"冬死而复生，食之无肿疾"，可以食用作本草用；又有"丽𪊨之水出焉……其中多育沛，佩之无瘕疾"，用佩物的方法治疗疾病，带有巫术色彩。在我国的少数民族地区，医与巫是结合在一起的，巫师同时也是医师，实际上巫师治病，用的还是药物，不过在使用中，经过巫师的一番祷祝舞仪后，普通的药物，也就被说成是"神药"——神灵加持过的药物了。巫能通神，这也是巫和医结合成一体的一种形式。

　　大约战国时期，巫与医有了明显的区别，《史记·扁鹊仓公列传》中载有扁鹊六不治之说，其中第六条"信巫不信医六不治也"。西汉早期，出现了关于医药起始的溯源说，西汉刘向《淮南子·修务训》记载："神农乃始教民……尝百草之滋味，水泉之甘苦，令民知所避就。当此之时，一日而遇七十毒。"唐司马贞补作《史记·三皇本纪》中也有"故号神农氏。于是作蜡祭，以赭鞭鞭草木，始尝百草，始有医药"的说法。在晋唐人的笔记中，医疗方面的资料也很多，手术、麻醉、解剖等等记载，屡屡见之。宋元平话、明清说部中，尤其是武侠小说中，谈"蒙汉药""迷魂药"的也很多，实际上"蒙汗药""迷魂药"即麻醉药，它并不会致人死命，仅仅是导致短时间的昏睡而已，古代医家用于外科手术。

前一阶段有人说中医不科学，甚至说是伪科学，要求取消中医，这不禁使我想到，与先师萧龙友先生和我说的 20 世纪余云岫废医存药的论调如出一辙。余氏处在旧社会，面对中西文化碰撞，缺乏民族自信心，难免有崇洋媚外之嫌（当时主管医药卫生的官员褚民谊是西医）；而现在提出这一论调，则显出这些人对中国传统文化的无知。中医、西医，本属根植于中、西方两种不同文化背景，千百年来逐渐形成的两种不同医学体系，中医有西医不可替代且高明的理论，与独特而有效的治疗手段。作为中国人，提出取消中医这样的论调，不但是对中国传统文化的无知，更是数典忘祖！提这个论调的人是否是中国人？如果是中国人，他们的祖先是如何延续到现代而有了他们，他们总不会像孙悟空从石头缝里蹦出来的吧？

　　西医传入中国不过几百年（明末开始，民国渐成规模），我国的很多医疗方法，都早于国外。在距近三千多年前殷商的甲骨文中，就有了有关疾病的记载，如疾首（头）、疾目（眼）、疾耳（耳）、疾自（鼻）、疾齿（牙）、疾腹（腹）、疾止（足）、疾子（儿）、疾育（产）等。甲骨文的"𪗪"（龋）字，描绘虫蛀牙、人痛得直流眼泪的情形，《说文·牙部》："𪗪，齿蠹也。从牙禹声。龋，𪗪或从齿。"即表示牙中有虫蛀蚀。值得注意的是，甲骨文"疾年"的记载，即多疾之年，可以说是疫病，即流行病的最早记录，这比古代希腊、印度、埃及等文明古国的类似记载就早了七百至一千年左右。

《周易》与祖国医学讲稿（佚）

1988 年为甘肃中医学院全校师生讲座

单秘验方整理研究工作中的几点体会

——1964年6月，在中医研究院中医研究
工作经验交流会议上的发言

　　我组（中医研究院中医研究所中医单秘验方整理研究组）自一九六一年初成立以来，前后参加这一工作的人员，共有十七人之多，变动也比较频繁，其中工作时间最长者是从建组起直至现在，最短者则不足一星期。在这三年半中，有两年半的时间是从事搜集资料和剪贴制卡、印刷文献来源、分类等工作。搜集资料的范围，要求是外边出版一种，我们搜集一种。经过多次地向全国各地卫生行政部门和中医药研究单位联系索取，以及我们自己购买，现在搜集到的资料，总共约有一千余种，但还不是把所有的都搜集到了。截至去年（一九六三年）五月，上述工作基本结束，正式转入整理研究阶段，直至目前。去年五月至今年一月，在仅仅的九个月中，参加这一工作的同志，共有四人；本年一月，又调出一人，目前只有三人。在这一阶段工作中，统一体例，共制成卡片四十五万张左右。制卡暨分类过程中，我们面对着一大堆卡片，不知从何处着手整理，在整理方法上，既没有前

人的文献可征，又缺乏对这一工作有经验的前辈的指导，因此在我们的思想上，产生了畏难情绪，不知道怎么办才能做好这个工作。但在中药所领导的启发下，我们逐步地认识到，要做好这一工作，首先必须摸清情况，一切从实际出发，坚定"努力发掘、加之提高"的信心，逐步攻克难题。

第一，重视调查研究。

我们运用毛主席提出解剖麻雀的办法，结合当前需要，通过对黄疸、癥瘕、臌胀这三种病候专题卡片的调查研究，发现了一些问题。由于这些处方，绝大多数是来自民间，大部分是辗转传抄，口传心授而记录下来的，因此，重复、大同小异和缺头短尾、叙述简单之方，层出不穷；还有些处方只有药名，没有剂量，甚至没有服法，此类处方，亦屡见不鲜；同时还有很多经典著作中的著名方剂，如鸡屎醴、五苓散、茵陈蒿汤、十枣汤等；还有一些方子，用药全属蟾酥、藤黄之类，一般人不易掌握——因为我们考虑到，我们工作的服务对象，除去研究机构和医务工作者以外，绝大部分的直接对象是全国各地的广大劳动人民，我们拿出去的东西，要为他们负责。针对上述的问题，我们摸索出一套初步的工作方法，并定出了选方原则——四要四不要（四要，即一简①、二便②、三验③、四廉④；四不要，即意义不清不要、内容重复不要、经典已载不要、不安全者不要）。就这样，我们初步解决了整理研究工作中的关键问题——选方标准与原则；但从具体工作中，我们进一步发现，要做好单秘验方释理研究工作，是需要多方面的知识的。

第二，充实业务知识。

因为整理这些单秘验方卡片，在主治方面，涉及临床上的辨证施治问题；在处方方面，涉及官药、草药、地方药等的品种鉴定和药性理论等一系列的问题；在制法和用法中，又涉及丸、散、膏、丹、胶、酒、露、茶、锭等成药剂型和药物炮炙方面的问题。另外，有些处方还有地方土语，药行行名，如煲、抖溶、文旦、牙猪、西吉、大白、大云、元寸等，还有一些少见的病名和药名，如走胆黄、三生萝卜⑤等。因而，整理研究人员需要具备扎实的中医功底、广泛的中药知识，于中医古籍、民间医药临证经验都要精通，才能胜任。此外，整理研究工作，也需要一定的现代科学知识，没有它也是不行的。

在半年多的整理编写单秘验方资料实践过程中，我们发现业务知识有限，同时也体会到整理研究单秘验方工作的艰巨性，要做好这一工作，没有丰富的业务知识，是有一定的困难的。所以全组的同志，采取相互学习、取长补短的方法，根据缺什么补什么的精神，边工作，边学习。遇到问题，凡属组内同志之间解决不了的，则查阅文献；文献无征的，则向组外同志请教。所以我们的另一点体会是，必须走好群众路线，有问题要同群众求教、商量。

第三，发挥群众智慧。

例如上述牙猪（公猪。母猪称"草猪"）所指等问题，我们就是采取向组外同志们请教的方法解决。

从一九六三年的计划编写黄疸、癥瘕、臌胀三种病候有效单秘验方这一专题来说，仅食疗和外治两项，就连续召集了组内、组外人员十次以上的选方会议。经过缜密的分析研究与文献印证，全组同志反复讨论，最后得出一致的结论，定下了选方标准（即上述之"四要四不要"）。以上三种病仅外治和食疗两项，即从将近两千个卡片中，组内讨论，组外请教，反复精选，得出现在的一百七十余方；但精选工作还没有完，需要继续下去。目前，按照计划，正在进行这三种病候汤剂和丸散的选方工作。

至于编写出来的资料进一步的临床检验，以及疗效鉴定问题，我们认为：在任何工作的进展过程中，都具有它的阶段性，只要在党的领导下，通过我们踏踏实实的工作，条件成熟之后，这些问题自可获得解决。由此，我们得出了这样一个公式："工作加一倍，信心翻一翻。"

第四，树立牢固信心。

总的来说，我组同志，对整理研究全国范围单秘验方这一工作的认识，是逐步提高的；对这一工作的信心，也是逐步树立的。最初，我们对这一工作，认为无从着手，通过调查研究，发现了问题（包括工作内容、完成方法和我们本身专业水平双方面的问题），发挥了群众的智慧，找出了具体工作方案和一些解决方法，看到了此项工作的前途。同时，认识到这一工作的重要性，也消除了"只要认识几个字就干得了"和"破罐破摔"的错误思想。

我们从文献上看到了一些关于细菌对抗生素的耐药现象的报道，例如用对号入座的抗生素疗法去治疗某些疾病，疗效不如从前了。同时，我们发现，像岳美中老大夫第一次给印尼苏加诺总统治病时所用的方剂，在单秘验方中，就有一些类似之方，这说明了这些单秘验方和老大夫的立方遣药也有一脉相通之处；但临床疗效证明，二者均未见耐药现象，这是值得深入研究与继承发扬的。还有鸡骨草加猪肉同炖治黄疸，这个方子各地报道很多，但没有一个是单用鸡骨草的，全部是和肉类一同用，这就使得我们思考需要进一步研究，是不是鸡骨草治黄疸的有效成分是脂溶性的物质。我们选出的治黄疸等的食疗方剂也不少，这些方剂充分体现了我们祖国医学药食同源的特点，寓治于养。饮食调治，这与临床的关系很密切，同时也是符合各个不同地区的生活习惯的。研究这些食疗方剂的课题，也应该提到日程上来。治疗黄疸等病证的外治法的方剂也不少，应用也较方便，也希望临床加以关注、运用与研究。

由此，我们深刻体会到，整理研究单秘验方，不仅仅是分类编排的问题，重要的是从这大量的资料中，经过去粗取精，寻找经验、总结规律、分析研究，找出一些实用价值高的民间方剂，为人民解除病苦、获得健康服务。同时也摸摸各个不同地区的用药规律，提供临床或其他研究单位做进一步的研究。这些都更使我们加强了信心，认识到整理研究全国范围单秘验方这一工作是大有可为的，对"祖国医学是一个伟大的宝库"这一名言，有了更进一步的体会。

目前的工作，距离预期要求做的还很不够，有待于继续提高。如果是要我谈谈我们工作中的缺点与存在问题，我同样也可以花二十分钟的时间，恐怕也谈不完。

我们所做的这点工作，和上述的几点体会，都与院领导和中药所领导的关怀和支持、组外同志们的帮助是分不开的。在这里，要特别提出的是：中药所办公室所收到的各地人民来信中的单秘验方部分，全部转给我们，这给我组增加了宝贵资料。对于丰富单秘验方的收集工作上，是有很大的帮助。

上面所谈的，仅仅是我们在工作中的点滴体会，很不成熟，不当之处，希望领导和同志们批评指正。

〔注〕：

① 一简，药味、制法、服用法各项均简单易行者。

② 二便，"方便"，不拘于一省一市，系指就地取材而言。如一物一药，在甲地为稀有之品，而乙地则俯拾即是。

③ 三验，系指通过广大劳动人民与疾病作斗争后，认为疗效不错，贡献出来的验方而言。结合四不要中之"经典已载不要"一条，因此所有卡片中，除去经典已载之方外，其余都是各地献方人很熟悉、有效验的常用方剂，目前我们整理研究的主要对象也正是这些方剂。

④ 四廉，尽管符合上述之三条件，但药价昂贵，亦在不取之例。

⑤ 清赵学敏《本草纲目拾遗》卷八诸蔬部收有本品，谓："三生萝葡，此乃人工制造者。唐正声传此法云：得自秘授。取水萝葡一枚，周围钻七孔，入巴豆七粒，入土种之，待其结子，取子又种；待萝葡成，仍钻七孔，入巴豆七粒再种。如此三次，至第四次，将开花时，连根拔起，阴干，收贮罐内。遇膑胀者，取一枚挝碎，煎汤服之。极重者，二枚，立愈。"

原载中医研究院《中医研究工作经验交流会议资料专辑》（内部资料）

祖国医学文献中的避孕方选录

　　祖国医学文献，汗牛充栋，浩如渊海。有关避孕、绝育方剂颇多，平时读书，辄随手录之，日久成帙。而其中鱼龙混杂，合理者有之，荒诞者亦有之，选出较简易者十四则，录之于下。

　　一则。零陵香研细末，每次服二钱，热黄酒冲服，每日一回，连服五日，服至一两，即可避孕一年。此《本草纲目》卷十四草部之三本品引王玺《医林集要》所载方，但未言何时服用为宜。愚以为于每月经净后服用为佳。本品味甘性平无毒，似可试用。天津市中心妇产科医院，以本品试用 157 例，观察一年，避孕成功率为 78%。并曾在大鼠的性周期喂药，然后合笼 47 周期，观察两个月（相当于人的一年），避孕成功率为 87%。

　　本品一般均认为即中药佩兰之别名[1]，其实零陵香之正品名罗

1　邱浩注：据谢宗万撰"关于商品'省头草''佩兰'与'零陵香'名物异同的商権"（《中药通报》1958 年第 4 卷第 4 期）考证，古代《本草》所言零陵香应为唇形科 *Ocimum* 属，或樱草科 *Lysimachia* 属植物，与古《本草》"薰草"（零陵香）及"广零陵香"的记载相符。但绝不是菊科 *Eupatorium* 属植物"佩兰"，当时上海地区国药店每有开处方"零陵香"付"佩兰"的习惯，是不对的，应该加以纠正。

勒（*Ocimum basilicum* L.）[1]，《中国药用植物图鉴》载："茎叶为产科要药……能使分娩前血行良好。叶同丹参煎服，可通经活血……种子能治目昏浮翳，并用作避孕药。"据此，本方所用应以罗勒之种子（名光明子）为宜。

二则。明矾、寒水石、零陵香各一钱，共研细末，在月经后服之，五日内禁止性生活。方中明矾及寒水石均系寒凉之品，其用意可能即在此。

三则。明矾七分，研成细末，产后即刻用温开水送下，据云

1　邱浩注：据《中药大词典》《中华本草》载："零陵香"为罗勒（《本草拾遗》）及灵香草（《广西中药志》）的异名。其来源：一为唇形科（植物）罗勒的全草，一为报春花科植物灵香草的全草。《中华本草》罗勒与灵香草"品种考证"：据《证类本草》零陵香条附"濛州零陵香"图，再考《植物名实图考》的零陵香描述及附图，均似唇形科植物罗勒或九层塔，《证类本草》零陵香条附"蒙州零陵香"图，《植物名实图考》所载"排草"的产地及附图，均似报春花科植物灵香草。又有人考证，目前用罗勒作陵香者，仅见于江浙地区。九层塔则仅在台湾及海南岛有分布。市售之零陵香商品主要为灵香草，该品种与《证类本草》所载之濛州零陵香附图相符。又据叶橘泉、赵燏黄撰《有关避孕药"薰草零陵香"的考证》（《江苏中医》1957年第3期）辨析：菊科植物之佩兰，豆科植物之丹阳草、辟汗草，《救荒本草》之零陵香，均非具避孕药功效之本品。零陵香正品为产于零陵而著名的香草，初名薰草，列于《名医别录》中品，宋《开宝本草》称"零陵香"。零陵香普通有二种，一系 *Ocimum sanctum* L.，二系 *Ocimum basilicum* L.，都是唇形科（Labiata）零陵香属（*Ocimum* 今称"罗勒属"）植物。此同名异物植物的中文名，前者拟称薰草零陵香，后者拟称巴西零陵香。巴西零陵香（*Ocimum basilicum* L.）Giles 氏称罗勒，原产于南美巴西和热带非洲，很多人把此种植物学名当作薰草零陵香的中文正名，是为未当。而《嘉祐本草》《本草纲目》所载罗勒（*Ocimum canum* Sims.）则与上述两种零陵香为同属唇形科零陵香属（今称"罗勒属"）而不同种的植物。故此，《山海经》与《名医别录》《开宝本草》等古本草中记载的零陵香，当区别于巴西零陵香、罗勒，中文名称应作"薰草零陵香"，拉丁名为 *Ocimum sanctum* L.。

可以绝育。

四则。紫茄子花三钱，焙干研细，产后第一次月经后，黄酒冲服。《本草纲目》卷二十八菜部之三茄条引用《生生编》云："茄性寒利，多食必腹痛，下利，女人能伤子宫也。"李时珍云："（茄）花主治金疮牙疼。"可能茄花与茄同性，服后能使子宫受寒，而达避孕目的。

五则。水银一钱入菜油内，煎一昼夜，用枣肉为丸，在经期最后一天，分三次服之。据云可终身不孕，但须忌性生活七日。宋代寇宗奭《本草衍义》卷之五谓水银"妇人多服绝娠"。唐代孙思邈《千金要方》及明代朱橚《普济方》均载有此方。唯本品系有毒之物，一般多供外用，虽本草及方书均有避孕之记载，但不可轻试。

六则。葛花一两，产后一日，水煎服，连服三日，据云可绝孕。若要复孕，可服当归生姜羊肉汤。当归生姜羊肉汤方：当归三两，生姜五两，羊肉一斤，水煎服。方见汉代张仲景《金匮要略》卷中之腹满寒疝宿食病脉证治第十。

七则。芸苔子四钱，全当归三钱，大生地三钱，炒白芍一钱，川芎五分。按，每月经后，每日煎服一剂，连服三剂，如法连服三个月，可避孕。此方即四物汤加芸苔子。宋代陈自明《妇人良方》即有记载，各地亦均有流传，据云效果颇佳。芸苔子即油菜籽，明代李时珍谓本品能行滞血、破冷气。《本草纲目》中亦收有此方。

　　八则。梨一枚，白胡椒十二粒，将胡椒装在梨内，放锅中蒸熟。根据产妇健康情况，体强者产后三日服，体弱者产后六日服，分娩当日不论身体强弱均不可服。此方是河北省沽源县一老者所传，据云食后可避孕三年，效果尚佳。

　　九则。蚕茧一斤，火上焙干，研成细末，贮于陶瓶内，将瓶放淘米水中浸出火毒，从月经干净日起（或从产后恶露干净日起），每日早晚各服一次，每次服二钱五分，黄酒送下。据云可以绝育，唯服药期间，须禁止性生活三日。唐代孙思邈《千金要方》卷第三杂治第八及明代朱橚《普济方》卷三百五十七产难门催生均有"蚕子故纸方一尺，烧为末，酒服之，终身不产"之记载。而此方用蚕茧，不知效果如何，录之以待验证。

　　十则。鹿衔草五钱，每月经行后，水煎服二至三剂，据云可以绝育。明代李时珍《本草纲目》卷十五草部之四载本品："气味苦平，无毒。"引唐代陈藏器《本草拾遗》称："妇人服之，绝产无子。"

　　十一则。苦丁茶五钱，煎水代茶饮，每月经后连服二至三天，可达避孕目的，长服并可绝育。清代赵学敏《本草纲目拾遗》卷六木部"角刺茶"条云："出徽州，土人二三月采茶时，兼采十大功劳叶，俗名老鼠刺，叶曰苦丁。和匀同炒，焙成茶，货与尼庵，转售富家妇女，云妇人服之，终身不孕，为断产第一妙药也……味甘苦极香，兼能逐风活血，绝孕如神。"据此，可见本品清乾隆以前即作为富家妇女用以避孕、绝育的药物。本法安全简便，可以推广使用。

亦有用上二药（鹿衔草、苦丁茶各三钱）水煎代茶，每月经后连服三四剂之方。

十二则。槟榔一两，每次月经后嚼服，每次二枚，日嚼数次，可避孕。本品有三种，即鸡心槟榔（枣槟榔）、大腹槟榔（花槟榔）、马槟榔（紫槟榔）。本方所用应为马槟榔，明代李时珍《本草纲目》卷三十一果部之三本品引明代汪机《本草会编》曰："欲断产者，常嚼二枚，水下。久则子宫冷，自不孕矣。"

十三则。淡竹叶四两，紫石英一两。于产后十五至三十天，或月经后三至五天内，与鸡一只同炖，分二次食尽，可避孕。淡竹叶性寒味甘，明代李时珍谓其能堕胎催生。

十四则。唐代孙思邈《千金要方》卷第三杂治第八有"妇人欲断产，灸右踝上一寸，三壮，即断"之绝育法。但未说明是内踝还是外踝。

上述诸方，均自文献摘出，间或参以己意与现代临床试验结果，录以备参。

中药别名录

偶阅旧籍，得药物别名一束，录之于下，与同道共赏。

化米先生（神曲）	疾宫霹雳（半夏）	苦 督 邮（黄芩）
九日三官（吴茱萸）	半 夏 精（天南星）	曲 方 氏（防风）
淡　　泊（厚朴）	无 声 虎（大黄）	禹　　孙（泽泻）
含丸使者（椒）	脾家瑞气（肉豆蔻）	风稜御史（使君子）
金山力士（自然铜）	正 坐 丹（附子）	赦 肺 侯（款冬花）
白 大 寿（术）	德　　儿（杏仁）	抱雪居士（香附）
绿箭真人（菖蒲）	永嘉圣脯（干姜）	贵　　老（陈皮）
调睡参军（酸枣仁）	度 厄 钱（连翘）	九 女 春（鹿茸）
醒 心 杖（远志）	六 停 剂（五味子）	嗽　　神（五味子）
疮　　帚（何首乌）	延年卷雪（桑白皮）	滴 胆 汁（黄连）
无 忧 扇（枇杷叶）	飞风道者（牙硝）	血　　柜（丹皮）
洗 痒 丹（槟榔）	寿　　祖（威灵仙）	百 药 棉（黄芪）
静 凤 尾（荆芥）	水 状 元（紫苏）	通天拄杖（牛膝）
不 死 麪（茯苓）	冰 侯 府（薄荷）	安神队杖（麦冬）
草　　兵（巴豆）	既 济 公（升麻）	肚里屏风（艾）

女 二 天（当归）　　还元大器（地黄）　　破 军 杀（大戟）

吉 祥 杵（桔梗）　　产家大器（秦艽）　　英 华 库（益智）

皱面还丹（人参）　　贼 　 参（荠苨）

以上见于《侯宁极药谱》

天 　 狗（人参）　　天 　 猪（菖蒲）　　天 　 牛（雌黄）

天 　 羊（雄黄）　　天 　 鼠（防风）　　日 　 精（云母）

地 　 髓（地黄）　　道 人 头（苍耳）　　秋 　 子（吴茱萸）

山 　 精（白术）　　兔 　 缕（菟丝子）

以上见于《史系》

胡王使者（羌活）　　国 　 老（甘草）

以上见于《杭州小说》

假 君 子（牵牛）　　含丸使者（椒）　　九日三官（吴茱萸）

时 美 中（莳萝）　　魏 去 疾（阿魏）　　骨鲠元君（萆薢）

野 　 父（白头翁）　　玉 虚 饭（龙脑）　　黑 龙 衣（鳖甲）

沙 田 髓（黄精）　　无 声 虎（大黄）　　草 　 兵（巴豆）

琥 珀 孙（松脂）　　一寸楼台（蜂窝）　　八 月 珠（茴香）

吉 祥 杵（桔梗）　　丑 　 宝（牛黄）　　化米先生（神曲）

混沌螟蛉（寄生）

以上见于《清异录》

北京市神曲工艺调查总结

（与樊菊芬合作）

神曲为一种常用中药，始见于北魏的贾思勰《齐民要术》[1]，该书记载了多种制曲法，如"河东神曲"，除"麦一石者，六斗炒，三斗蒸，一斗生，细磨之"外，尚加"桑叶五分，苍耳一分，艾一分，茱萸一分——若无茱萸野蓼亦得用"。南朝宋雷敩《雷公炮炙论》有："神曲……凡使，捣作末后，掘地坑深二尺，用物裹纳坑中，经宿取出，焙干用。"[2] 没有制作方法的记载。至明代陈嘉谟《本草蒙筌》中所载的治曲法与现代相似："按，六月六日造神曲者，谓诸神集会此日故也，所有药料各肖神名……其方用白面一百斤，以象白虎；苍耳草自然汁三升，以象勾陈；野蓼自然汁四升，以象腾蛇；青蒿自然汁三升，以象青龙；杏仁去皮尖四升，以象玄武；赤小豆煮软熟去皮，三升，以象朱雀。一如造曲法式，造备晒干，收贮待用。"[3] 明代李时珍《本草纲目》神曲条记载有"叶氏《水云录》云：五月五日，或六月六日，或三伏日……作饼，麻叶或楮叶包罨，如造酱黄法，待生黄衣，晒收之"[4]。又明代李中立《本草原始》[5]、明代李中梓《本草通玄》[6]，所载造曲法均大同小异，可视为现代神曲的前身。

目前，北京造神曲的时间，自然不相信六神聚会的六月六日，"倘或过此，匪但无灵，抑不得以神名也"[7]的说法，但仍以农历五月五日前后开始，因为此时正值暑天，气温高而湿度大，易于发酵，且其配料所用的植物，已长成可用，原料获取方便。现将调查所得北京市造神曲的工艺过程概述如下。

一、原料及准备

（1）面粉：普通市售粉。

（2）杏仁：药用杏仁洗净杂质，用石碾碾碎，过"小紧眼"[8]筛备用。

（3）赤小豆：*Vigna umbellate* (Thunb.) Ohwi et Ohashi，即红小豆，与赤豆 *Vigna angularis* (Willd.) Ohwi et Ohashi 俗称红饭豆，功效应用大致相同，赤小豆酸偏凉，药用力优，赤豆甘平，多作食物，二者已混用。一般是碾碎煮粥，或煮粥后过筛去皮，备用品均呈糊状。

（4）料子：由辣蓼、苍耳苗、青蒿三者，约等量捆把而成，一把称为一个料子。没有固定的重量和株数，全凭经验决定。今年的一个料子平均质量为 250 克，其原植物经初步鉴定辣蓼为 *Polygonum hydropiper* L.，苍耳为 *Xanthium strumarium* L.，青

蒿为 *Artemisia carvifolia* Buch.。

北京市各药厂，历年制神曲所用的料子，均为本市北郊利水桥东小口公社曹姓送来。曹家供应料子为世传，现今供应者曹玉三已是第三代。

一般用鲜料子，洗净泥土，先用机器切碎，并用刀剁至如饺子馅状，放入缸中备用，或加清水浸泡备用。如料子多时，亦可切碎晒干，贮至翌年再用。

（5）模：为神曲成形的工具，由约三分厚的木板四块，相钳成框，可随时拆卸，底盖均可活动，以便曲块取出。一般长约一尺，宽六寸，高二寸。用脚踩时要准备清洁而坚牢的白布若干块，大小约三尺见方即可。

（6）苘麻（*Abutilon theophrati* Medicus）叶：备压模或发酵时使用，一块曲约用四片叶子。

二、制料与发酵

（1）拌料：将面粉（斤）、杏仁粉（斤）、赤小豆粥（斤，干重）、料子（把），按 100：4：4：4 混合拌匀，使成适宜于压模的软硬度。在操作上又分为人工拌料和机器拌料两种。

人工拌料：先将面粉约半袋倒入竹匾内，再加入赤小豆粥、杏仁粉和料子，必要时加少量清水，搅拌均匀，再用力揉搓至捏能成块、轻击可碎时为度。注意有时会不太均匀，仍有干粉和豆粥块，两个人操作，可相互检查。拌成一次料约需 20 分钟。

机器拌料：将面粉、杏仁粉、赤小豆粥、料子（不加水）倒入搅拌机内。每次可搅拌两袋面，3～4 分钟即可，成品为颗粒状，硬度大，较均匀。

（2）成形：古法用踩，现在为节省人力多已改为压模，但个别厂仍保留着踩的工艺特色。

踩：先将白布铺入模内，再将拌好的料装入，用手压紧，用白布包好，放在木板上，用脚踩。约 10 分钟 1 块，出模。

压模：在模内先铺苘麻叶两片（有的厂不铺），将拌好的料装入，用手压紧，再盖两片苘麻叶，加盖，用旋转压力机压紧即可。约 1 分钟 1 块，出模。

（3）发酵：将普通的房间打扫清洁，地面铺上席子，把压好的曲块平铺堆起 7～8 层，太高易压碎，太低占面积大，且不保温。如压模时未铺苘麻叶的，上面再盖麻袋 3～5 层，促使其发酵。发酵的时间与温度和湿度有关，发酵温度较常温略高，30℃～37℃，相对湿度应保持在 85% 左右。一般 1～3 天，以发酵的程度决定收取。经验认为：收取标准以曲块变软、宣胀（经测量体积未见增大），略被黄白微斑为宜。此时生长一种小黑虫飞出，经中国科学院动物研究所鉴定为酱曲露尾甲 *Carpophilus hemipterus*（Linnaeus）。

（4）切块：将已发酵的曲块，切成约三分见方的小块，晒干或 60℃～70℃烘干即得。

三、讨论

（1）标准规格：配料的总量一般是固定的，但各药厂拌料的混合比例不固定，甚至相差 3 ～ 4 倍。按文献记载，辣蓼、苍耳、青蒿均用自然汁，而现在改用全草切碎浸汁，甚至有时用干的。制曲的主要过程在于发酵，而现在各厂发酵的程度相差甚远：东西城区药厂的神曲，从外观上看来发酵不明显；同仁堂药厂则发酵至 50% 生有黄、白、灰的微斑，达到了文献记载"生黄衣"的程度；另有某些药厂药工人员则认为微生黄斑即可。这样标准不确定，势必会影响到部分药厂成品的规格。究竟发酵到何等程度为宜，尚需进一步研究。

（2）制造关键：造神曲的关键在于发酵，影响发酵的主要因素是温度与湿度，古人选农历六月六造神曲是很有道理的，这时正是伏天雨季，天气闷热而潮湿，适于发酵。但完全依靠自然条件是不保险的，每年气候变化不一，尤其夏季，阴雨晴暑，一月内乃至一天内均会变化，温湿度控制不好，有时会造成浪费（天时不好有霉坏现象），成品规格也不一致。今后应逐步做到人工控制湿度、温度，掌握发酵程度的鉴定标准，以保证神曲临床应用疗效。但这方面的工作目前做得还很少。我们从四个厂取样，经培养分离，初步鉴定出具发酵作用的有：曲霉菌属（Aspergillus）、毛霉菌（Mucor sp.）、嗜酸性乳酸杆菌（Lactobacillus acidophilus），另外还有枯草杆菌（Bacillus）、金黄色葡萄球菌（*Staphylococcus aureus*）等。应进一步系统研究，掌握神曲发酵的原因和规律，以便于提出新的更优质加工办法。

参考文献

[1] 贾思勰《齐民要术》卷七・造神曲并酒第六十四，清光绪元年（1875）湖北崇文书局刻本。

[2] 《雷公炮炙论》卷下，民国二十一年（1932）成都义生堂刻本。

[3] 陈嘉谟《本草蒙筌》卷五・谷部，明万历元年（1573）周氏仁寿堂刻本。

[4] 李时珍《本草纲目》卷二十五・谷部之四，明万历三十一年（1603）江西刻本。

[5] 李中立《本草原始》卷五・谷部，明崇祯永怀堂刻本。

[6] 李中梓《本草通玄》卷上，康熙十七年（1678）吴三桂于云南称帝时刻本。

[7] 同 [3]。

[8] 中药业用具的一种规格，竹制，约等于 30 孔目。

漫谈药膳

——在甘肃省图书馆"周末名家讲坛"上的讲稿

药膳是祖国医学的一个重要组成部分，早在唐代孙思邈的《备急千金要方》中，就列有专章——食治（卷第二十六）。此外，历代相关文献和食疗专著，如汉代张仲景《金匮要略》之禽兽鱼虫禁忌并治第二十四、果实菜谷禁忌并治第二十五，元代忽思慧的《饮膳正要》、明代高濂的《遵生八笺》之饮馔服食笺、清代袁子才的《随园食单》与王孟英的《随息居饮食谱》等，收载了大量的食疗方，内容非常丰富。千百年来，药膳在防病治病、滋补强身、抗老延年方面具有独到之处，为中华民族的繁衍昌盛做出了很大的贡献。

远古时期，我们的祖先为了生存和繁衍，在广泛觅食的过程中，逐步发现了一些既能充饥或作饮品，又能治病的动植物。比如：荼（tú）"，《诗经·邶风·谷风》："谁谓荼苦，其甘如荠。"《尔雅·释草》："荼，苦菜。"苦菜既能食用，又能药用，具有清热解毒、凉血止血功效。《格致镜原·饮食类·茶》记载有："《本草》：'神农尝百草，日遇七十毒，得茶而解之。'"茶叶既是解百毒的草药，冲泡饮用，解渴生津，又是中国人自古常用的饮品。

上古时代，燧人氏出，"钻木取火，炮生为熟，令人无腹疾，有异于禽兽"（《礼纬·含文嘉》），火的发明，促进了食物烹饪技术的诞生；药食同源，由此孕育了药物炮炙技术。我国商朝的宰相伊尹，被认作是食品烹饪和药物炮炙的祖师爷。从药物治疗来说，相传他创造了汤液疗法，配伍《神农本草》药物制为汤液，由单药"咬（fǔ）咀"服食，过渡到多药配伍、去渣饮汤。在战国末期的著作《吕氏春秋》中，伊尹回答商汤有关烹饪的问话中就记载了："阳朴之姜，招摇之桂。"这里的姜、桂，既是食物也是药物。迨至南朝宋雷敩的《雷公炮炙论》出，药物炮炙已趋完善。

酒的发明，由来已久。《战国策·魏策二》曰："昔者，帝女令仪狄作酒而美，进之禹。"《说文解字·巾部》帚字曰："古者少康初作箕、帚、秫酒。少康，杜康也。"其实酒的发明，当早于夏代。最迟秦汉之际，人们对酒有了药食两用认识，开始加以药用，认识到酒本身能通血脉、行药势，同时还可以作为溶剂，制作药酒。中国的药酒，在很早以前就有广泛使用。《黄帝内经》中，《素问》之《汤液醪醴论》《缪刺论》《腹中论》，《灵枢》之《经筋》《寿夭刚柔》，均有关于酒的药用记载。《伤寒论》《金匮要略》中，均有以酒为药、以酒做引的治疗方法。晋唐《肘后备方》《刘涓子鬼遗方》《备急千金要方》《千金翼方》《外台秘要方》等古方书中，均有用酒配药、用酒泡药或酒作药引的方剂记载。例如：意大利著名的"大黄酒"，其原始配方见于我国唐代孙思邈的名著《备急千金要方》和《千金翼方》中，此酒现在已成为意大利的专利名酒。到欧洲的旅游者几乎都要品尝大黄酒，它能饭前开胃、饭后消食，经常饮用，有延年益寿之功。相传此酒为意大利的著名旅行家马可·波罗从我国带去的。

　　从夏、商、周礼乐文化到春秋战国百家争鸣，秦汉形成大一统的中央政权，中国文化不断发展，人文、科技各个方面都有很大进步，这就为祖国医学的理论体系——阴阳五行学说的创立与丰富创造了条件。据《周礼》记载，早在西周，祖国医学已经有了食医、疡医、疾医、兽医的分科，其中食医的任务是专管饮食营养、保健卫生。说明在这个时候，我国不但有了营养学的研究，而且还形成了医事食疗制度。如《周礼·天官冢宰》中即有："以五味（酸、苦、甘、辛、咸）、五谷（麻或稻、菽、麦、稷、黍）、五药（草、木、虫、食、谷）养其病，以五气（臊、焦、香、腥、腐）、五声（宫、商、角、徵、羽）、五色（青、赤、黄、白、黑）视其死生。"先秦时代有很多文献记载了不少药物，如《诗经》中所载的植物，很多是既可药用，又可食用的品种。《山海经》中所载药物约达一百二十六种，其中既是药物又可食用之品若干，例如，《西山经》曰："有木焉，其状如棠，而圆叶赤实，实大如木瓜，名曰櫰木（按：树皮中有如白米屑者，捣碎似面，可做饼），食之多力。"《中山经》曰："栒木……
其实如楝（按：栒木果实如川楝子），服之不忘。"《东山经》曰：
"有木焉其状如杨……其实如枣而无核，其味酸甘，食之不疟。"
《东山经》曰："有草焉；其状如蓍而毛……其名曰猿（音狼戾
切，可以疗腹疾），服之不夭，可以为腹疾。"说服用这些药物
（食品）可以使人身体健壮，记忆力增强，治愈多种疾病，延年
益寿。

　　在中医的经典著作《黄帝内经》中就提出了"凡欲诊病
者，必问饮食居处"（《素问·疏五过论》）"药以祛之，食以随
之"（《素问·五常政大论》）的诊治大法，要求"治病必求于本"
（《素问·阴阳应象大论》），强调"人以水谷为本"（《素问·平人
气象论》），指出"天食人以五气，地食人以五味……五味入口，
藏于肠胃"（《素问·六节藏象论》）。这里所说的五味，实际上是
各种食物的分类简称。《内经》中，将多种食物分列于五味之下，
"辛散、酸收、甘缓、苦坚、咸软……四时五脏，病随五味所宜
也"（《素问·脏气法时论》），以治五脏之病。并总结出"毒药
攻邪，五谷为养，五果为助，五畜为益，五菜为充，气味合而服
之，以补益精气"（《素问·脏气法时论》）的膳食配置原则。根
据这个原则，一套完整的膳食搭配谱形成了，须以谷物为主食，
畜类为副食，并且用蔬菜来充实，以果品来辅助，这可以说是现
代营养学的先驱。针对不同脏腑的疾病，应该用什么饮食，《内
经》也讲述得非常清楚，《素问·脏气法时论》曰："肝色青，宜

食甘，粳米、牛肉、枣、葵皆甘。心色赤，宜食酸，小豆、犬肉、李、韭皆酸。肺色白，宜食苦，麦、羊肉、杏、薤皆苦。脾色黄，宜食咸，大豆、豕肉、栗、藿皆咸。肾色黑，宜食辛，黄黍、鸡肉、桃、葱皆辛。"由此可见，《黄帝内经》时代的古人对疾病的治疗原则和膳食的组合已经有了系统的研究。

秦汉时期，政治统一，经济文化稳步发展，又因秦始皇、汉武帝都是企图长生不老的帝王，他们要求方士、太医去寻求长生却老的药物和食物，这就更加促进了药膳的研究。大约东汉年间成书的、我国最早的药学典籍——《神农本草经》，经南朝陶弘景系统整理后，共收载药物三百六十五种，分上、中、下三品。《神农本草经·序录》曰："上药一百二十种为君，主养命以应天，无毒，多服久服不伤人，欲轻身益气，不老延年者，本上经。中药一百二十种为臣，主养性以应人，无毒有毒，斟酌其宜，欲遏病补虚羸者，本中经。下药一百二十五种为佐使，主治病以应地，多毒，不可久服，欲除寒热邪气，破积聚，愈疾者，本下经。"（清代孙星衍、孙冯翼辑本）上品中的大枣、人参、枸杞、五味子、地黄、薏仁、茯苓、薯蓣；中品中的姜、葱、薤、赤小豆、当归、贝母、百合、龙眼、梅实、鹿茸；下品中的桔梗、核桃仁、杏核仁、苦瓠等药物，均为制作药膳的常用之品。

随着本草学不断发展，药膳内容与理论也逐渐丰富、完善，魏晋以降出现了不少关于药膳方面的专著，如北魏崔浩的《食经》、梁代的《黄帝杂饮食忌》《太官食法》《家政方》等。到了唐代，药膳已经成为一门专门的学问，孙思邈在《备急千金要方·卷二十六食治方》中提出："夫为医者，当须先洞晓病源，知其所犯，以食治之；食疗不愈，然后命药。"唐代孟诜的《食疗本草》及南唐陈士良的《食性本草》中，对各种可食的药物加以分类，对药膳做了较为系统的总结。

元代吴瑞的《日用本草》，专门探讨日常食物中可以用来治疗疾病的品种，收集了既是药物又是食物的本草540多种，详细论述了它们的性味和功用。元代饮膳太医忽思慧的《饮膳正要》，更是一部典型的药膳专著，该书继承了食、养、医相结合的传统，十分重视既可食用又可药用品种的营养价值与治疗作用。书中卷一列举了妊娠食忌、乳母食忌、饮酒避忌等内容，卷二介绍了诸般汤煎、诸水、神仙服食、四时所宜、五味偏走、食疗诸病、服药食忌、食物利害、食物相反、食物中毒、禽兽变异等内容，卷三对米谷、兽、禽、鱼、果、菜、料物等的性味、功效、忌宜作了说明。该书至今对中医临床食疗，有着较实用的指导作用。

我国民间也流传着不少食疗药膳方，现结合文献记载，择要作以简介如下。

一、滋补类药膳

滋补类药膳包括补阳、补阴、补气、补血、气血双补等，现综合介绍于下。

（1）枸杞肉丝：枸杞50克，瘦肉丝250克，青笋丝100克。枸杞子洗净闷软，瘦肉丝用水淀粉、料酒、酱油上浆。锅中放适量植物油，将肉丝、笋丝下锅划散，加入枸杞子翻炒，加适量盐调味，即可出锅。本品有滋补肝肾，明目健身之功，适用于血虚眩晕、肾虚阳痿、贫血等症。

（2）杜仲腰花：杜仲12克，猪腰子250克。先将杜仲加水煎成浓汁约50毫升，加淀粉、绍酒、味精、酱油、食盐、白糖各适量，兑成芡汁，分成两份待用。猪腰子一剖两片，剔去腰臊筋膜，切成腰花，用一份芡汁上浆。炒锅置火上加热，入植物油适量至八成热，投入葱、姜、蒜、花椒、腰花迅速炒散，沿锅边倾入另一份芡汁，加少量醋，翻炒出锅。本品有补肾健骨之功，适用于肾虚腰痛、腿软、阳痿遗精、尿频、夜尿增多等症。

（3）首乌肝片：炙首乌15克，猪（羊）肝250克，水发木耳25克。先将首乌加水煎成浓汁约20克，猪肝剔去筋膜，切成薄片。取首乌汁一半，加淀粉、酱油、绍酒上浆，入锅加热，放入葱、姜及猪肝、木耳，用武火翻炒，断生后将剩余之首乌汁倒入，加适量味精出锅。本品为著名的抗老益寿药膳方，适用于头晕眼花、视力减退、须发早白，并有降血脂、降血压、软化血管之功。

（4）桃仁炒韭菜：胡桃仁60克，韭菜（取根部三分之二）250克。胡桃仁去衣，用水焯约两分钟，滤干水分，韭菜洗净切成二厘米的小段。锅加热后，倒入适量植物油，油温六成热时，下入胡桃仁翻炒至色微黄，下入韭菜，炒至断生，加适量食盐，炒匀出锅。本品有温肾气、固肾阳之功，适用于肾阳不足之腰膝冷痛、阳痿遗精、小便频数等症。

（5）虾仁炒韭菜：鲜虾仁100克，韭菜200克，鸡蛋一枚。虾仁洗净，去除虾线，韭菜（取根部三分之二）洗净切成二厘米的小段，鸡蛋打散放入适量食盐、绍酒，与虾仁混合调匀。锅热后放入适量植物油，油热后倒入蛋糊，凝固后加少许姜末与韭菜同入锅中，炒至断生即可。本品具有补肾气、通乳汁之功，适用于阳痿早泄、遗精遗尿、产后乳胀、乳汁不畅、大便秘结等症。

（6）银杏炖鸡：母鸡一只（约1000克），银杏（去壳）、莲子（去皮、芯）、糯米各20克，胡椒粉3克。将上述食材装入洗净后的鸡腹内，用粗棉线缚紧，加水适量，文火炖至极烂，调适量食盐即可。本品有补气养血、平喘止咳之功。适用于年老体差，湿重之久咳、痰多、气喘、小便频数，以及女性湿热下注之带下量多等症。无病常食，亦可营养健身。

（7）参芪煨鸭：鸭子一只（约1000克），党参、黄芪各15克，陈皮10克。将洗净的鸭皮上用酱油抹匀，下入八成热之油锅炸制呈金黄色时取出，用温水洗去油腻，置砂锅中。将上述药物装入纱布袋内，与葱、姜、蒜、绍酒、食盐同入锅中，加适量水，中火烧开，改用文火煨至鸭肉烂熟，取出药袋即可。本品有益气健脾、养血补虚之功。适用于脾胃虚弱、气血两虚、面色不荣、水肿、贫血、肾炎等症。

（8）红杞鲫鱼汤：活鲫鱼两条（约600克），枸杞子20克。将鲫鱼宰杀去鳞及内脏洗净，入油锅略煎，烹入绍酒、食盐、葱、姜、蒜各适量，加水以没过鱼身为度。开锅后加入枸杞子，移至慢火，炖至汤呈乳白色，加胡椒粉、香菜各适量即可。本品取鲫鱼补脾行水之功，用以补虚弱、健脾胃、利水湿。湿重之人，常用以佐餐更佳。

（9）砂仁肚条：阳春砂仁（研细末）10克，胡椒粉3克，猪肚1000克。将猪肚洗去黏膜，沸水中焯透，刮去内膜。入锅中，加入葱、姜、花椒，煮至猪肚烂熟，捞出冷却后切成手指状条。取原汤（除去姜、葱等调料）约500克入锅烧开，下入肚条、砂仁粉、胡椒粉、绍酒、味精，用湿淀粉勾玻璃芡即可。猪肚为补脾胃之要品，与化湿强脾、行气和胃的砂仁配合，对于脾胃虚弱，食欲不振，尤其是对于妊娠恶阻，疗效均佳。

（10）软炸怀药兔：怀山药（用药店中之干品，研成细粉）50克，兔肉去骨250克。将兔肉洗净，切成二厘米见方的块，置碗中加入少许绍酒（不可多）、白糖、食盐、酱油各适量拌匀，腌制20分钟，再将鸡蛋三枚（去黄留清）打散，加入山药粉、淀粉调成糊状，将兔肉放入拌匀，使每块兔肉上均沾上蛋糊。锅烧热后入植物油（稍多些），烧至八成热，将兔肉逐块放入，略炸即捞出。全部炸完后，再将兔肉全部放锅内复炸，至呈金黄色即可。本品对脾胃虚弱、食欲不振及邪热伤阴之口渴、糖尿病等均有一定疗效。

（11）壮阳狗肉汤：狗肉1000克，菟丝子20克，淡附片10克。先将狗肉洗净，切成约3厘米长、2厘米宽的块，入锅中焯透，洗净血沫。锅烧热后，加植物油、姜、葱炝锅，入狗肉煸炒。烹入绍酒，同入砂锅内，加水适量，将菟丝子、附片装入纱布袋内入锅同炖至肉烂，除去药包即可。本品具有温肾阳、暖脾胃之功，对于脾肾阳虚、畏寒肢冷、脘腹冷痛、大便溏泻、小便频数等症，疗效均佳。

（12）红杞田七鸡：母鸡一只（约1000克），枸杞子15克，田三七粉10克。将鸡宰杀，去除内脏洗净，切成3厘米左右之块，放入汽锅内，同时加入枸杞子、三七粉、葱段、姜片、胡椒粉、绍酒各适量（不放水），置蒸笼上蒸3～4小时即可。本品有补虚益血之效，同时药性温和，久病体虚、产后血虚，均可常食。

（13）山药羊肉煲：羊肉500克，怀山药200克。先将羊肉剔除筋膜，切成小块，入沸水锅内焯透，取出洗净入锅。加入生姜、葱白、胡椒、食盐、绍酒各适量，武火烧开，移至文火，炖至肉熟烂。将山药去皮、切成转刀块，投入羊汤锅内煮熟即可。本品有补脾胃、益肺肾之功，对于老人久咳，妇女带下，小儿营养不良，皆可常食。

二、老年保健药膳

对老年人，应未病早防，药膳抗老，立足于补虚，主要以健脾补肾为主。

（1）八宝全鸭：肥鸭一只（约1500克），莲子50克（去皮、芯），薏仁米30克，扁豆30克，芡实30克，糯米100克，虾仁（去皮及虾线）20克，熟火腿（切小丁）50克，香菇（泡发、去脚、洗净、切丁）30克。鸭宰杀后去内脏洗净，将以上另八种原料放碗中，加食盐、胡椒粉、绍酒各适量拌匀，装入鸭腹中，用棉线将鸭腹缚住，置大碗内，放蒸笼蒸两小时以上即可。本品有补脾益肾、滋养肺金之功，常食大有裨益。

（2）参杞羊头：羊头一个，枸杞子10克，党参12克，山药100克，火腿30克。将洗净之羊头放沸水锅中焯透，取出洗净，置锅中，放水及葱、姜、枸杞等，用武火烧开，文火炖至羊头熟烂即可。本品有补脾益肾之功，对患脾胃虚弱、腹胀便溏等症之人，可经常食用。

（3）益寿鸽蛋汤：枸杞子、龙眼肉、制黄精各10克，鸽蛋4枚，冰糖适量。先将上述三药洗净，同入锅中煮15～20分钟，然后将鸽蛋打破，逐个下入锅中，同时加冰糖调味，至蛋熟即可。本品有补肝益肾、补益气血、润肺滋阴之功。对肺燥咳嗽、气血虚弱、肾虚腰痛等老年体弱者尤宜。

三、妇女保健药膳

对于妇女保健，应着眼于经、带、孕、产各个时段。经、带更是妇科常见疾患，故膳食调治，日常应多加注意。

（1）归地烧羊肉：鲜羊肉 500 克，当归 20 克，生地黄 20 克，生姜 10 克。将羊肉洗净，入沸水锅中焯透，洗净切块，与上药及适量酱油、冰糖、葱、绍酒同入锅中，加水适量，炖至极烂即可。本品对气虚月经过多、色淡、面色㿠白、心悸易燥、小腹空坠、肢软无力者，经常食用，疗效颇佳。

（2）牛膝炖猪蹄：猪前蹄 500 克，牛膝 20 克。将猪蹄去毛洗净，剁成小块，沸水锅中焯过，再与牛膝同入砂锅中，加入葱、姜、食盐、绍酒，炖烂即可。本品对月经过少、色紫黑而有块、小腹胀痛拒按等症效佳。

（3）莲子枸杞酿猪肠：猪小肠两段（每段 20 ～ 30 厘米），鸡蛋两枚，枸杞子 30 克，莲子（去皮、芯）30 克，糯米 50 克。先将猪小肠洗至无味，然后将浸发后的枸杞子、莲子、糯米与鸡蛋混合，灌入猪肠内，两端用棉线扎紧，置锅中煮至肠熟，取出切片即可。本品对肾虚带下、白带清冷而多、淋漓不断、面色不荣、大便溏、小便频数、腰痛如折者，可经常食用。

（4）山药莲子汤：山药 50 克，莲子（去皮、芯）50 克，薏仁米 30 克。三味同入砂锅中，加水 500 ～ 600 毫升，用文火煮熟即可。本品对脾虚带下、色白或淡黄、如涕如唾、连绵不断、面色㿠白、四肢不温、大便溏薄、两足浮肿者，可经常食用。

四、儿童保健药膳

小儿生长发育的营养来源，全靠脾的运化功能。小儿脾胃未健，饮食又不知节制，好食之物多食而致消化不良，故应常食健脾胃、助消化之物。

（1）山药茯苓包子：怀山药100克，茯苓100克，共研成极细粉，面粉300克，制成发面。适量果料（如核桃仁、山楂糕等）加少量熟猪油、白糖制成馅。将以上发面擀成皮，与馅包成包子，上笼蒸熟后食之。可治脾胃不健、食欲不佳、发育不良之疾。

（2）豆蔻馒头：白豆蔻去皮捡净5克，压成粉，面粉1000克。将面粉制成发面，加碱揉好后，再将豆蔻粉揉入，使之均匀。按常规制成馒头，上笼蒸熟即可。本品对小儿不思饮食、胸腹胀满者，食之有芳香醒脾、行气健胃之功。

（3）榧子鸡蛋：香榧子（去壳及黑皮，研成细末）3克，鸡蛋一枚。二物调匀，入油锅煎熟，空腹食之，一日一次，连服2～3日，可驱蛔虫。

五、粥类药膳

"粥"在饮食中是一个很好的保健品种，古代文献及民间经验中，不乏有效之方，简介数则如下。

（1）神仙粥：一把糯米煮成汤，七个葱头七片姜，乘热兑入半杯醋，伤风感冒保安康。此方于外感，既能治，又能防，对老年人尤宜。

（2）猪肾粥：猪腰子（剔除腰臊、剥去外膜）一对，大米150克。将大米洗净，按常规煮粥，熟后将猪腰子切成薄片放入，慢火久炖，略加食盐调味即可。此粥有补肾益气之功，适用于四肢酸软、肾虚腰痛等症，可经常食之。

（3）薏苡仁粥：生薏仁米50克，大米100克。同煮成粥，用作早点，有除湿热、利肠胃之功。适用于水肿及风湿性关节炎患者。

（4）莲子粥：莲子（去皮、芯）、大米（亦可用糯米）各等份，同煮成粥。常食，有健脾固精之效，对老年人脾虚泄泻者尤宜。

（5）枸杞粥：枸杞子50克，大米100克，同煮成粥。有补肝肾、明目之功，常食对头晕眼花、耳鸣、遗精、腰膝酸软等症均有效。

（6）杏仁粥：甜杏仁（去皮打碎）50克，川贝母（打碎）30克，大米250克，同煮成粥。有止咳、平喘、化痰之功，对久咳不愈及慢性支气管炎患者尤宜。

（7）羊肉粥：羊肉（剔去筋膜、切成薄片）100克，大米150克。先将大米煮成粥，熟后将羊肉片逐片投入粥中，待熟，略加食盐调味。此粥有温补肾阳、补血强身之功，对老人、妇女、儿童、新愈康复之人均宜。

（8）核桃仁粥：核桃仁（去皮切碎）、大米各等分，同煮成粥。有补肾强身之功，对缓解尿道结石亦有帮助。

以上仅以日常易得之品，略做简介。另外，兰州百合为金城特产，我曾以百合为主料，研制了一套"百合宴"菜谱，限于篇幅，待以后再作介绍。

此外，近年来中国的健康饮料和食品也涌入国际市场，开始与世界的名牌酒类、饮料、罐头等争奇斗艳，并驾齐驱。尤其是食疗与食补技术，也进入了国外相关专业领域，并取得了辉煌的成绩。如，据有关报道，美国前总统里根使用的保健食谱，就包括含有薄荷、菊花、苜蓿、荞麦等成分的"药膳"。

第二章 古籍文物

中医文献的特点与现状

　　"文献"[1]这个词，今天有几种解释：一是指典籍，一是指具有历史价值的文物资料，亦可以解释为与某一学科有关的图录、报刊资料，比如甲骨、记录铭文的铜器、竹木简、碑刻以及书籍、磁带、缩微胶片等都叫文献。凡是人类的知识和思想用文字、图形等手段保存和记录下来，并可以交流传播的一切物质的载体，都可以叫文献，属于中医药学方面的就叫中医文献。

　　中医文献的特点有以下几类。

　　（1）年代久远。现存中医著作中，最早的有《黄帝内经》，约撰著于战国至西汉时期。从长沙马王堆汉墓出土的文献中整理出的帛书《五十二病方》《足臂十一脉灸经》《阴阳十一脉灸经》以及竹简《养生方》等著作，其成书年代较《内经》更早。现常读常用的中医古籍，也多是流传千年或百年以上著作。

1　邱浩注：谨按，"文献"一词最早见于《论语·八佾》，南宋朱熹《论语集注》曰："文，典籍也；献，贤也。""文"指记录历史典章、圣贤教化等的图书，"献"指熟悉掌故古训、前人言行的贤人。宋末元初马端临《文献通考》之后，关于"文献"的认识，逐步演变为只限于有文字或符号、图、表等的载体。

（2）数量繁多。据1986年卫生部在全国调查结果，现存有一万种左右的中医古籍，此外还有近现代期刊、内部资料等。在史书、地方志、稗官野史、笔记丛谈、类书中，也多收载有与医药有关的资料，如医家人物、医林掌故、医方、医案、医论、医学杂记以及本草药用等。

（3）文字古奥。古典医籍，文字古奥，言简意赅，蕴意精深，故要在传统"小学"上下功夫，具备一定的古汉语水平才能学好古典医籍文献。

（4）交流广泛。中医对外交流传播有着悠久的历史，如历史上朝鲜、日本、越南等国不仅派人来我国学习，而且还有研究中医的著作，如《东医宝鉴》《医方类聚》《中国医籍考》等。近些年，除东方国家外，中医在西方国家亦普遍受到重视，中医典籍、资料被译为英、法、德、俄等多种文字流布。

（5）瑕瑜互见。中医文献与其他文化遗产一样，存精华亦有局限，如外科手术缺乏消毒观念等，都是当时历史条件的产物。

中医文献事业，发展的现状可以说是正在步入繁荣时期。如1981年，中医古籍出版社在北京成立，在整理和校注中医文献方面做了大量的工作，至今出版了许多有代表性中医古籍；中医、中药期刊，公开发行者已达300余种。这些中医药文献给中医教学、科研及临床工作提供了大量资料，为传播中医药知识、培养中医人才、促进中医事业的发展，起着很大的积极作用。

如何进行中医古籍文献整理研究
1986 年

一、整理中医古籍的重要性与紧迫性

祖国医学文献十分丰富，1961 年由中医研究院（现中国中医科学院）和北京图书馆（现国家图书馆）合编的《全国中医图书联合目录》即收录存世中医古籍 7661 种。近年来，全国各地陆续发现，1949 年之前出版抄写的中医线装书已超过万种，其中古籍所占比重很大。整理研究这浩如烟海的古代医学文献，是历史赋予我们的重任。

1981 年夏，陈云同志指出：整理古籍是继承发扬中华民族优秀文化的千秋大业，是上对古人下对子孙后代的大事。同年 9 月 17 日，中共中央发出了《关于整理我国古籍的指示》。不久，国务院把中医古籍整理工作划归卫生部领导。

卫生部成立了古籍整理办公室，并于 1982 年 6 月召开了中医古籍整理出版规划座谈会，初步拟定九年规划：中医古籍整理 592 种，影印出版 94 种，共 686 种，并将重点古医籍的

整理列入了部级科研课题。由于上级领导的重视，四年来中医古籍的整理研究工作取得了很大的成绩；但也存在不少问题，突出的是人才少，目前从事中医古籍整理研究的人员，多数是临床、教学等岗位上调来的，新手较多，缺乏一定的文献学基础，工作起来有一定的困难。因此，培养一批从事中医古籍整理的专业人员，是当务之急，应该提到议事日程上来了。

二、要正确对待中医古籍的整理工作

由于近百年来，欧风东渐，加之国民党统治时期，中医受尽了摧残，生存都成了问题，又哪里有能力对古籍进行系统整理研究？如果我们今天不进行这一上承古人、下传子孙后代的工作，对中医学的发展必将带来莫大的损失。现在有些人思想上存在着但想求新，以为新就等于好，古籍是旧的，旧的就不是好的，就应该丢掉的错误观念。其实中医古籍中有很多宝贵理念、理论与经验是最先进的，而且在世界上都是最领先的。大柴胡汤，是个老方子，但用它治疗胰腺炎，疗效很高；麻痹性肠梗阻，西医认为是比较棘手的，但用大建中汤却有奇效。我们需要用实践去检验古籍，而不是用主观臆测去否定古籍。整理古籍为了便于子孙后代继续沿着中医理论指导中医临床、保持且提高疗效的道路研究发展，这是振兴中医必不可少的工作，整理古籍就是发扬、是前进、是创新。我们承认，中医古籍中既有珍珠，也有鱼目，整理的目的，就是要保存珍珠，剔除鱼目。同时，整理古籍的过程，还可以温故知新，取得举一反三之效。

由于中医古籍年代久远，屡经翻刻，鲁鱼亥豕之讹，屡见不鲜，必须经过整理纠正，使其恢复原貌。如明初名医戴元礼在南京见一医家，求诊的病人很多，元礼以为这一定是神医，天天到那家门口去看，偶然遇见一病人已出门外，那医生却追出门来，特意嘱咐病家，煎药时要放一块"锡"进去。元礼听了，很觉奇怪，从来没有以锡入煎剂的，遂请教那医生，医生说是某书上的古方。元礼求得其书善本，乃是"餳"字（即"饧"），遂恍然大悟。"餳"即麦芽糖，明代李时珍《本草纲目》卷二十五谷部之四饴糖条记载有"韩保升曰：'饴，即软糖也。北人谓之饧。'时珍曰：饴饧，用麦糵或谷芽同诸米熬煎而成"。食旁误作金旁，又少一横，就变成了锡字，由于医生不讲版本，闹出笑话，甚至可能闹出人命。我们要求研究版本，就在于此。研究版本和了解中医古籍的内容，不是一朝一夕可以弄通的，但起码应有一个概括的了解，才不会闹出笑话。

研究版本，必须从版记、墨色、纸张、刀法来鉴别，万不可只凭序跋来定版刻年代。要准确地鉴别版本，主要的是要多看实物，但在眼下，这个要求是很难达到的。目前困难的是宋元刊本稀如星凤，几乎根本看不到，即使是明刊本，嘉靖以前的刻本也很少见，能看到的多是万历以后刊本，医书刻本往往纸墨既劣，刀法也非常拙笨。曾经有一位在北京某学校管理古籍的朋友和我谈，他们单位有近三十部宋元刊本。跑去一看，不禁啼笑皆非，所谓近三十部宋元，一部也不是宋元。问他定宋元的根据：一是根据序跋，一部清刊《苏沈良方》，由于没有重刻时代的序且内封页缺失，仅有宋代沈括的原序，于是就定成了"宋刊本"；一是听修书的师傅介绍定价，这大概是因为修宋元刊本价格较高的缘故。由于不研究版本，闹出了上述的笑话。一部书的序跋，可以告诉人们这部书编写的目的、写作的经过、成书的年代、当时刊刻者或翻刻者等等，用它确定著作年代可，初刊、再版年代可，仅仅用它判定该书版刻年代则不可，因为有些古籍版本不知经后世多少次翻刻，有些翻刻并未留下序跋。

另外，对中医古籍的内容，没有一个概括的了解，也很难管理好古籍。我曾见某单位的古籍管理人员，将一些中医丛书，编目按分卷内容分别编入各科，如将《沈氏尊生书》中的五种，分别编入了伤寒、妇科等。须知中医古籍的丛书是根据一定理念、目的而汇编的一个大部头书，大部分一次刻印，陆续刻印的也尽量一次发行，和今天的一些分批出版、普及知识的小丛书不同，编目排架绝不允许割裂开来。

再有，很多古籍由于年代长远，已成佚书（如《神农本经》，陈延之《小品方》等），但可以从其他书中获得散佚原文或一鳞半爪，通过整理，下一番"辑佚"的功夫，可使原作尽量恢复，接近原貌。

去年，曾有人对校勘医籍算不算科研成果，提出质疑。这种疑问是错误的，柯韵伯曰："著书难，注书尤难。"读懂古典医籍，有时会碰到很难的问题，点校古籍难，点校古医籍尤难。过去所出的笑话且不谈，下面仅举1957年影印出版的合肥张氏味古斋刻《本草纲目》第四十三卷鳞部"龙"条下【集解】的句读，就令人哭笑不得，标点者是这样断句的："时珍曰：罗愿《尔雅翼》云：龙者鳞虫之长，王符言：其形有九，似头，似驼角，似鹿眼，似兔耳，似牛项，似蛇腹，似蜃鳞，似鲤爪，似鹰掌，似虎是也。"[1]这让人如何读，按上述标点读，又如何解读得通？点校古医籍，除文史知识外，还须有临床经验，否则容易出错，如"内"字就有很多含义（妻子、房屋、纳、脏腑等），不弄清楚，很容易出笑话。

综上，我们要继承发扬祖国医学，就必须下功夫去整理研究。

三、整理古籍文献的基本功

要想整理好古籍，就要先读懂吃透古籍，而要想读懂吃透

1　邱浩注：谨按，原文未重抄给出正确句读，标点如下。时珍曰：按，罗愿《尔雅翼》云："龙者，鳞虫之长。王符言：其形有九似，头似驼，角似鹿，眼似兔，耳似牛，项似蛇，腹似蜃，鳞似鲤，爪似鹰，掌似虎，是也。"

它，就要按古籍阅读方法亲自实践一下，否则就只能是纸上谈兵、隔靴搔痒，就容易出现上述的误点《本草纲目》的笑话。我们整理古医籍的目的很明确，是为了发扬祖国医学，使之为人民健康服务，为子孙后代造福。如果连最基本的句读都过不了关，还谈什么校勘整理？勉强去做，那只能是贻笑大方，自欺欺人。鲁迅先生说过："自误事小，误人似乎不大好。"

要弄懂吃透古籍，必须学会断句读、辨平仄，乃至要锻炼写文言文，做格律诗、词等，这些都是必不可少的基本功功课。只有这样起步，逐渐积累，才能有扎实、雄厚的功底；否则，即使有些知识，也是空泛飘浮的。但这样是承担一些压力的，会被某些人认为是复古，也许会有人提出质问："要把学生引向何处？"然而，只有这样做，才是老老实实的科学态度。我们今天要求背诵古文，和练习用文言文来写作，目的不是让大家仍用已经退出历史的古人语言来发表论文，而是为了能够熟练地理解、掌握古籍的义蕴，这是整理古籍基本功的训练。要校勘好一部古书，必须先熟悉原书的内容和作者的情况、校本流传情况，否则是搞不好的。

此外，"识字"也是要下一番功夫的，提出这个问题，会有人认为可笑，但不下这番古文"识字"功夫，是整理不好古籍的。我们所说的"识字"，指的是了解古文中汉字的形、音、义、理。

（一）说形

汉字形、声并重，声寄乎形，形寄乎义，凡是在字书上查不到的字或字形众说不一的，就要注意，不可轻易放过。例如"晄"字，异文最早见于宋代钱乙《小儿药证直诀》。在该书卷上"肾虚"证说："儿本虚怯，由胎气不成，则神不足，目中白睛多，其颅即解（囟开也），面色晄白，此皆难养。"此外，在"胃气不和""胃虚冷""虫痛""解颅""冯承务子"案、"地黄丸"条等处都曾提到"晄白"，以后中医文献和现代中医教材中也常见到此辞，但都未加考释，误写作"㿠白"。然查宋以前以后字书，皆无"㿠"字。考㿠，当为"晄"字之讹。古"日"偏旁，俗书常讹作"白"，如"的"字本来作"旳"，不从白，《说文·日部》："旳，明也。从日，勺声。"段注："旳者，白之明也，故俗字作的。"不单是"旳"讹作"的"，其他如暤、晥等，俗均讹作皞、皖等。《六书故》："薛从白，日之讹也。"《集韵》："晥，明貌，或从日。"以上可证㿠，当作晄，亦即晃，《说文》："晄，明也。从日，光声。"段注："晃者，动之明也。凡光必动，会意兼形声也。"据此，所谓"面色晄白"者，义为面色虚浮而亮白。今临床常见浮肿患者，皮色白而发亮，此正是虚象之征。

（二）说音

训诂学强调因声求义非常重要，读音不正，字义可能差误；凡读音可疑之字，也不能轻易放过，一定要找出根源，做到字义明了。

例如，《灵枢·口问》："人之軃者，何气使然？"巢元方《诸病源候论·卷一》有"风軃曳候"，谓"肢体弛缓，不

收摄也"。皇甫谧《甲乙经·卷十二·第一》中作："人之軃者
何？"軃，《正字通》云："軃字之讹。"今音均读为 duǒ，《广
韵》训"軃"作垂下貌。軃，《康熙字典》载有"《集韵》《韵
会》云：典可切，并音瘅"。后世有人认为它是"惮"之形近声
假，亦即通"瘫"字。这是不确切的，今之"瘫"证，古之偏枯
也。巢氏《病源》虽将带"軃"字病证收入"风病诸候"，而病
因病机仍源于《灵枢》，说的是胃不实而使诸脉虚，导致筋脉懈
惰，在此基础上行阴用力而致不能复元，筋脉更为懈惰，故风邪
易搏于筋而发生"軃"证，这和中风偏枯是不同的。我们认为，
"軃"证相当古之"瘅"病。《说文》："瘅，劳病也。"《尔雅·释
诂》："瘅，劳也。"积劳成疾谓"瘅"，与《灵枢》意正合。《太
素》作"撣"者，惮之假也；"惮"字亦通"瘅"，《诗经·小
雅》："惮我不暇。"朱熹注："惮，劳也。"《正韵》曰："瘅，亦
作惮。"《说文》段玉裁注："瘅，或假惮。"据此，《灵枢》作軃
者，视为瘅之误字，即"劳病"，亦为一说也。

（三）说义

汉字常一字多义，有本义、引申义、假借义等，必须结
合上下文去考察字义，不孤立地释义，才不致望文生义。例
如《素问·生气通天论》："如是则内外调和，邪不能害，耳
目聪明，气立如故。"又《素问·离合真邪论》："呼尽内针，
静以久留，以气至为故。"以上两"故"字，意义各别。"气
立如故"当训"气立如固"，古故、固通。《史记·鲁周公世

家》："咨于固实。"《集解》引徐广说："固实，亦作故实。"
《说文》："固，四塞也。"段注："四塞者，无渗漏之谓。"是
则，"气立如固"，意为"君子周密""真气坚固"而无虚漏，
故"内外调和，邪不能害"。而"气至为故"则当训"气至为
度"，或"气至为法"。《吕氏春秋·知度》："非晋国之故。"高
诱注："故，法。"《说文》："度，法也。"据此，"以气至为
故"句，当训为"以得气为度"。古医籍常"故""度"互用[1]，
如我省（甘肃）出土的《武威汉代医简》第八一简："饮，日
三，以愈为度。"而第八十七简则作："涂壅上，以愈为故。"
壅即痈。

再如，《灵枢·热病》："筋躄目浸，索筋于肝。"此"浸"
字不可以作水浸、浸渐之浸解。《释名·释疾病》："目生肤入眸
子曰浸。浸，侵也，言侵明也。"是则"目浸"即睛生云翳也。

（四）说理

文有文理，医有医理。阅读中医古籍，有时字虽识而理不
合，遇此等处，必三复其义，忌轻轻读过，务臻两得。

例如：《素问·阴阳别论》："二阳之病发心脾。"考《阴阳
别论》下文凡论阴阳经脉发病，皆先言经脉，后言发病，如"三
阳为病发寒热""一阳发病少气善咳善泄""二阳一阴发病主惊骇

1　邱浩注：谨按，考清段玉裁《说文解字注》所附《六书音均表》，"故""度"均属
"第五部"。先秦两汉同韵部字多可通假，增荦恩师所举二例即是。

背痛""二阴一阳发病善胀""三阳三阴发病为偏枯痿易"，等等。
而"二阳之病发心脾"，律之原文所接以上经文，"心脾"宜为疾
病而不当指脏腑；经文"发"字，并是动词，作发生解。如心脾
为脏腑，则"发"字必作发于、发之、发在解，方通，然与本节
经文文例不合。《素问·痹论》曰："心痹者，脉不通，烦则心下
鼓，暴上气而喘，嗌干善噫，厥气上则恐。"二阳之病发心脾者，
盖指此，"心脾"当为"心痹"形近致误。

又，《灵枢·营气》："故气从太阴出注手阳明，上行注足
阳明……与太阴合，上行抵髀，从髀注心中。""上行抵髀"之
"髀"字，当为"脾"字之形误，应解为脾，本节下文言营气循
行有"上行注肾，从肾注心"，"上行至肝，从肝上注肺"，以此
文例推之，自当是"上行抵脾，从脾注心中"。证之《太素》《甲
乙经》，并作"上行至脾"。

按：脾、痹、髀三字，古音义并通。马王堆汉墓出土的《导
引图》："引脾痛。""引脾痛"即"引痹痛"，借脾为痹。敦煌
石窟唐写本《张仲景五脏论》中有"脾转应痛，须访茵芋"句，
"脾转"之"脾"，当为"髀"；"应痛"之"应"，当为膺。《庄
子·在宥》："鸿蒙方将拊脾雀跃而游。"《释文》云："脾，本又
作髀。"马王堆汉墓出土的《阴阳十一脉灸经》足巨阳脉"脾不
可以运"，少阳脉"节尽痛，脾廉（痛）"，两"脾"字，显应是
"髀"。据此，"二阳之病发心脾"之脾训痹，"上行抵髀"之髀训
脾，则文理医理两通。

再如，《素问·至真要大论》："咳不止而白血出者死。"考血本红，言白血于理不合。王冰注："白血，谓咳出浅红色血，似肉似肺者。"马元台云："咳血似唾，其色虽白，实谓之血。"张景岳谓："肺伤极则白血出，盖血竭于肺，乃为白涎、白液。涎、液虽白，实血所化。"

按：浅红也非白，涎、唾本非血，王、马、张并强不通以为通。考白、魄、迫、薄，古音义并通。《白虎通》："魄者，白也。"又云："魄者，迫也，犹迫然著于人也。"唐卷子本《伍子胥变文》："今遭落薄。"《李陵变文》："其时将军遭落薄。"落薄者，落魄也。《素问》亦白、魄互用，如《生气通天论》有"魄汗未尽"，而《经脉别论》则有"发为白汗"。是则，白通魄，犹迫，所谓白血犹迫血，实即"咳不止而迫血出者死"。如此，经义文理医理豁然自明。

又《灵枢·厥病》："肠中有虫瘕及蛟蛕（蛔）。"《说文》："蛟，龙之属也。"蛔与蛟异类，且腹中焉得生蛟？考蛟，当是蚑之讹，蛟、蚑形近。《说文》："蚑，行也。"《文选·洞箫赋》："蚑行喘息。"李善注："蚑，徐行也。凡生之类，行皆曰蚑。"故蛔虫蠕动，宜曰蚑蛔。同例，蛲，亦得谓蚑蛲；蚰，得谓蚑蚰。《淮南子·原道训》："蚑蛲贞虫，蝡动蚑作。"唐玄应《一切经音义》卷九引西汉服虔《通俗文》曰："矜求谓之蚑蚰也，关西呼蚰蝼为蚑蚰。"又卷二十引魏李登《声类》云："蚑蚰，多足虫也。"可证"蛟蛕（蛔）"必当是"蚑蛕（蛔）"，方不悖文理医理。

　　据此，阅读、整理中医古籍，识字之重要可知，文字、音韵、训诂这方面的知识尤为基础，首先要掌握。但文史方面的名物知识少，也会闹出笑话。除上述影印《本草纲目》的句读外，现再举二例，一是湖南人民出版社 1983 年出版的明万密斋《万氏妇人科》书前裘琅序中的标点："昔，王念斋，明，府尹，吾西昌日，曾授梓官衙，后解组携板以去，故江右传布不广。"这让人如何读懂？正确的标点，应该是："昔王念斋明府，尹吾西昌日……""明府"是对"知府"的尊称，"尹"谓治理，"解组"犹"解绶"，指解下官印，辞官卸任。二是漓江出版社 1981 年出版的《小五义》第二回，引用了"《周易》六十四卦分宫卦象次序歌"，是这样标点的："西北方向……大门乃乾为天，天：风姤天，山遁天；地：否风地，观山地，剥火地。晋火天大有……大门乃是北方坎为水，七个小门是水：泽节水，雷屯水。火既济泽火，革雷火，丰地火。明夷地水师……扑奔东北……乃艮为山，小门山，火贲山，天大畜山。泽：损火泽，睽天泽，履风泽。中孚风山渐……行至正东……大门乃震为雷，小门雷，地豫雷，水解雷。风：恒地风，升水风，井泽风。大过泽雷随……行至东南……知是巽为风，风：天小畜风，火家人风。雷：益天雷，无妄火雷，噬嗑山雷，颐山风蛊。正南离为火。火：山旅火，风鼎火；水：未济山水，蒙风水，涣天水。讼天火同人。西南坤为地。地：雷复地，泽临地，天：泰雷天，大壮泽天，夬水天，需水地比……行至正西……乃兑为泽。泽：水困泽，地萃泽。山：

咸水山，蹇地山，谦雷山，小过雷泽归妹。"[1]后面一段又引用了此《分宫卦象次序歌》，依然是这样标点，真让人哭笑不得。这两段，都没有僻字，竟闹出这样笑话，主要是由于文史知识不足，没法弄下去，勉强地弄，就弄成了这个样子。因此，从事古籍整理者，应多浏览一些文史书籍，要杂学旁搜才行。

　　文献整理，需要有多方面的知识，小学（文字类、音韵学、训诂学）之外，还需掌握如校雠学、目录学、版本学、章句之学等，章句之学中需明了注、疏、解、笺、诠、学、音义等之所指。医学属于方技，除一般义例外，还有它医药方面的专门知识。故此要做好中医文献整理这一工作，并不是一件很容易的事。

四、中医古籍整理常用的方法

　　目前整理中医古籍常规采取的方法，可分为：标点、校勘、

1　邱浩注：谨按，原文未重抄给出正确句读。标点当作："西北方向……大门乃乾为天，天风姤，天山遁，天地否，风地观，山地剥，火地晋，火天大有……大门乃是北方，坎为水，七个小门是水泽节，水雷屯，水火既济，泽火革，雷火丰，地火明夷，地水师……扑奔东北……乃艮为山，小门山火贲，山天大畜，山泽损，火泽暌，天泽履，风泽中孚，风山渐……行至正东……大门乃震为雷，小门雷地豫，雷水解，雷风恒，地风升，水风井，泽风大过，泽雷随……行至东南……知是巽为风，风天小畜，风火家人，风雷益，天雷无妄，火雷噬嗑，山雷颐，山风蛊。正南，离为火，火山旅，火风鼎，火水未济，山水蒙，风水涣，天水讼，天火同人。西南，坤为地，地雷复，地泽临，地天泰，雷天大壮，泽天夬，水天需，水地比……行至正西……乃兑为泽，泽水困，泽地萃，泽山咸，水山蹇，地山谦，雷山小过，雷泽归妹。"

辑佚三种。

（一）标点

由于古代版刻多无句读，这就给今天的青年读者带来了困难。如何让古籍活起来，最简单的办法就是标点、分段。把繁体字转换为简体字，加上标点，重新出版，这就给青年读者带来了方便。

（二）校勘

古称"校雠"，这一名词始于汉代刘向《别录》："雠校，一人读书，校其上下，得谬误，为校；一人持本，一人读书，若怨家相对，为雠。"（李善《文选·魏都赋》注引东汉应劭撰《风俗通义》所载）早在春秋战国时期，就出现了校勘的应用，如《吕氏春秋·察传》云："子夏之晋，过卫，有读《史记》者曰：晋师三豕涉河。子夏曰：非也，是己亥也，夫己与三相近，豕与亥相似。至于晋而问之，则曰'晋师己亥涉河'也。"这是古人校勘的最早记载。由此可见，校勘对于我们阅读、整理古籍，具有不容忽视的作用，叶德辉在《书林清话》中说："书不校勘，不如不读。"

经过长时间的摸索实践，校勘法目前已经完备起来，陈援庵（垣）先生在著作《元典章校补释例》中把它总结为四个方法：曰对校，曰本校，曰他校，曰理校。陈先生是指校勘文史古籍而言，经中医古籍整理者实践可知，此"四校法"对校勘古医籍，也完全适用。中医与文史古籍，都是古人在不同的历史时代写成的，故字形、字音、字义、语法结构上，二者有许多共性。下面，把陈先生的四校方法简单说明一下。

（1）对校：即用书之祖本与异本对读，遇不同之处，则注于旁。此法最简便也最稳当，其主旨在校异同，不校是非，其缺点在未示正误，虽祖本或异本有错误，也照样录之；而长处在不参己见，可知祖本或异本的本来面目。因此，凡校一书，必先用此法，然后再用其他校法。

（2）本校：是指用底本前后文互相对证而发现错误的方法。包括以序跋校目录，以目录校章节，以内容校图表……至于字句之间，则循览上下文意，近而数页，远而数卷。属词比事，抵牾自见，不必尽据异本。此法在未得祖本或别本之前，无法对校，可作首选。

（3）他校：是指以他书为校本，凡书中有采自前人者，可以前人之书校之；有为后人所引用者，可以后人之书校之；其史料有为同时之书所共载者，则以同时之书校之。此法范围较广，用力较强，而有时非此不能证明其讹。但古人引书，有时不一定全引原文，有时摘录，有时略述大意，用此法需注意。

（4）理校：亦称推理校勘法，指无古本可据，或数本互异而无所适从者，则需用此法。援庵先生说："此法须通识为之。"以其非具有广泛知识和深厚理论基础以及一定辨析能力者不能做。以医书论，不但须通"文理"，而且须通"医理"，尤其此二者是统一的，并行不悖，相辅相成。即前提必须有训诂学、音韵学、文字学及中医药学知识的基础，否则会以不误为误。所以说此法最妙，而最危险者亦是此法。援庵先生强调："非有确证，不敢借口理校而凭臆见也。"

上述四法，各具优缺点，必须灵活掌握，综合运用，取长补短，则可收理想之效果。需要再次强调的是，运用理校时，必须特别谨慎，否则便可导致"以不误为误"的情况，贻误后学。

《刘涓子鬼遗方·卷五》"赤膏治百病方"治疗病证中有"眥中白盧醫当童子视，以膏如粟，注眥愈"句，其中"白盧醫"三字费解，有人根据《千金方·卷六七窍病·目病第一》"治目中生息肉、肤翳。稍长，欲满目闭瞳子，及生珠管方"之记载，推理认为"白盧醫"乃"白臚（肤）翳"之误。不知"盧"乃"矑"之本字，而"矑"即"盧"之后起字[1]。这就是训诂学、文字学知识的运用，此例可见训诂学、文字学在校勘古籍中的重要性。因此，在校勘中遇到可疑之字或词，运用对校、本校、他校难以判定正误，使用理校推论，从文理如训诂学、文字学的角度来考虑是有益的；当然，我们从事中医古籍文献研究的，在掌握传统小学如训诂学、文字学知识的同时，还必须具备广博的中医药知识和扎实的中医药理论基础，才能把校勘古医籍这一工作做好。

---

[1] 邱浩注：谨按，"盧"有义项指"瞳仁"，《汉书·扬雄传上》曰："玉女无所眺其清盧兮，虙妃曾不得施其蛾眉。"后造字作"矑"，专指瞳仁。故先生认为："白盧醫"，"盧"字不误；"醫"当作"翳"，形近致误。

　　此外，以对校而言，底本的选择，是校勘中的至关重要环节。一定要对所校的医籍版本流传情况有详细而全面的了解，才能选择好底本和异本。选择底本的原则：一是卷帙完整，二是精校精刻，三是版刻较早，三者如能兼备则更好。异本则应选历代流传的有代表性的刻本或抄本，一般来说，早期的传本可能更接近祖本的原貌。另外，名家批注本也有很大的参考价值，可从注解或眉批中来判断正文传刻或抄录有无错误，因而异本的选择也是应有所甄别的。以他校而言，如曾转录过本书内容的类书，也是可比较的参考材料。类书中收录的内容多为原书转录，甚至是全书内容分散入各类目下的转录，有一定的参考价值。但也有某些类书对原书做过文字上的修饰，或改易，或节录，或述其大要，或调整段落，这是应该注意的。总之，底本和异本的选择，直接关系着校勘的质量。

　　（三）辑佚

　　就是从大型类书、丛书中辑出已佚之书。祖国医学，浩如烟海，由于战乱等原因，遭到损坏散失者，亦复不少。因此，辑佚也是我们的重要任务，是古籍整理中的重要组成部分。以朝鲜金礼蒙编的《医方类聚》为例，该书引用了153种明代初年之前（含一种朝鲜医书）医籍，其中有数十种今天已不复存在。日本江户晚期大医家丹波元坚氏，曾从其中辑出已佚之书36种，称《医方类聚采辑本》。此外，其他很多大型类书中也保存着不少医籍，如现存残本的《永乐大典》中，粗略统计曾收录有明代洪武之前医药书籍 130 余种，清代乾隆年间，四库馆臣即从中辑出医书 21 种（含兽医在内），还有诸多医籍之名仅见于《永乐大典》。惜此世界最大百科全书今存世不到原书百分之四。

由于很多大型类书如《太平御览》《册府元龟》《艺文类聚》等，成书较早，许多散佚的古代医籍都因之可得窥见。因此，这些类书是辑佚古医籍的极好资料。我们现在看到的《神农本草经》《小品方》等，就是辑佚本。

中医古籍的基本知识

古籍，泛指古代的书籍。目前不成文的规定，1911 年辛亥革命为历史分段依据，此以前撰写、出版或传抄的著作，属于古籍的范畴[1]。

一、古籍分类概述

我国早期的目录学可分为三个时期，即"两汉《别录》时期""魏晋《中经簿》时期""隋唐《隋书·经籍志》时期"。

（一）两汉《别录》时期

西汉成帝河平三年（公元前 26 年），刘向受诏领校"中秘书"，后编写成《别录》一书。《别录》首创了中国图书分类法，即经传、诸子、诗赋、兵书、术数、方技六大类，医学书籍归于"方技"类中。刘向故去后，其子刘歆继续整理，并在《别录》

1　邱浩注：依据最新古籍定义及中医业内共识，中医古籍，主要指 1912 年 1 月 1 日以前撰写、出版或传抄的医书。1912 年 1 月 1 日起，此以后的医书，在内容或形式上沿袭此前古籍而未另起炉灶，仍归古籍；内容或装帧已革新为现代者，称为近现代中医图书。

基础上删繁节要，而成《七略》。《七略》总论部分称"辑略"，其他六大类目基本沿袭《别录》，称"六艺略""诸子略""诗赋略""兵书略""术数略""方技略"。《七略》原书已佚，主要内容收录于东汉明帝时班固所修撰《汉书·艺文志》中。

（二）魏晋《中经簿》时期

到魏晋时代，魏明帝时秘书郎郑默编制《中经簿》，首创了图书甲、乙、丙、丁四部分类法。以后西晋荀勖在张华的帮助下，又编成《中经新簿》，沿袭《中经簿》，也是采用甲、乙、丙、丁四类来统括群书。因原书已佚，据《隋书·经籍志》记载，那时的四部分类，以甲部收录经传，"纪六艺及小学等书"；乙部收录诸子、兵书、术数、方技，"有古诸子家、近世子家、兵书、兵家、术数"；丙部为《七略》所载"六艺略"中的《春秋》类所附历史图书扩充而成，收录历史类书籍，"有史记、旧事、皇览簿、杂事"；丁部主要收录诗赋书，"有诗赋、图赞、汲冢书"。此后东晋中书侍郎李充，编制《晋元帝四部书目》，调整乙、丙两部收录内容，即甲、乙、丙、丁对应经、史、子、集图籍。自此，四部分类成为后世图书分类之定制。

（三）隋唐《隋书·经籍志》时期

唐代贞观年间，长孙无忌、魏徵等在前人《隋大业正御书目》基础上，参考各家图书分类体系，修撰《隋书·经籍志》。该书为我国现存较早的、仅次于《汉书·艺文志》的第二部史志目录。《隋书·经籍志》按照经、史、子、集四部统贯群籍，道经、佛经附于后，医书则列于子部。

经部：亦称"甲部"，对孔子整理的"六经"《易》《书》《诗》《三礼》《乐》《春秋》以及《孝经》《论语》、谶纬、小学（训诂、文字、音韵）十类书籍的称谓。

史部：亦称"乙部"，除了《史记》《汉书》等正史之外，还包括古史、杂史、霸史、起居注、旧事，以及职官、仪注、刑法、杂传和地理、谱系、簿录等十三类的书籍。

子部：亦称"丙部"，包括儒、道、法、名、墨、纵横、杂家、农家、小说家等诸子书，以及兵家、天文、历数、五行、医方等十四类书籍。医书列入"子部·医方类"。此外，附于四部之后的"道经"中有关于导引、吐纳、气功、服食、房中等养生内容；子部农家类、杂家类、五行类等书中也不乏医学资料。

集部：亦称"丁部"，"集"是集聚的意思，分楚辞、别集、总集三类书籍。后世《四库全书总目》在楚辞、历代名人别集、文学作品总集基础上，增设诗文评、词曲二类，将诸如散文、骈文、古体诗、近体诗、词、散曲、杂剧、文学评论等均收入于集部。

二、中医古籍著录体例举隅

（一）书名项

中医书名，存在着不少"同书异名""同名异书"的情况。

"同书异名"，如清代陈士铎的《外科秘录》又叫《洞天奥旨》，清人江之兰的《医津一筏》又叫《医津筏》《内经释要》。"同名异书"，如《食物本草》一书，即有元李杲与明汪颖、卢和、姚可成四人所撰四种；而名《经验良方》的，竟达十六七种之多。

为了避免上述混淆难辨，省去每部书一一查考的麻烦，可以借助于工具书来解决。此外，还要注意下列问题。

书名前的修饰语：有些书在其书名前冠以表明刊印或编辑的特定修饰语，书的内容与未加修饰语者完全或基本相同，常见的有：

新刊——如：新刊《医学启源》；

新锲——如：新锲《云林神彀》；

新刻——如：新刻《八十一难经图解》；

新编——如：新编《备急管见大全良方》；

重订——如：重订《诊家要诀》；

重刊——如：重刊《经史证类大全本草》；

重刻——如：重刻《太平惠民和剂局方》；

御纂——如：御纂《医宗金鉴》；

增补——如：增补《雷公药性炮炙论》；

增广——如：增广《和剂局方用药总论》；

增辑——如：增辑《难经本义》；

增订——如：增订《本草备要》；

评点——如：评点《叶案存真》。

　　书名的略称：主要是为了写文章或著作中引述时节省篇幅，故用书名简称，如《内经》《伤寒》《金匮》《甲乙》《肘后》《病源》《千金》《外台》等等。

　　书名特殊用语：在浩如烟海的中医古籍中，有些书名文字简洁古奥，乍一看使人难以理解，但细加推敲颇耐人寻味，常见者如：

　　诀——诀窍、口诀，如《脉诀》《证治要诀》《汤头歌诀》等。

　　机——它和玄奥的机理、机要，微秘的灵机、机巧意义相类似，如《玉机微义》《四时病机》等。

　　启——开也，亦作阐发、解释解，如《医学启源》《虚损启微》《药庵启秘》等。

　　指——意旨、意向之意，亦有指向、指导之意，如《仁斋直指》《温证指归》《医学指归》《临证指南医案》《女科指要》《明医指掌》等。

　　鉴——古代原指青铜制盛水的大盆，可以照见容貌；后指铜制的镜子。引申为明察、洞悉、审辨之意，如《古今医鉴》《医宗金鉴》《全幼心鉴》等。

　　镜——镜子，亦含明察、借鉴、鉴戒之意，如《医药镜》《外科医镜》《幼科铁镜》等。

　　微——指微言大义、精妙之意，如《原机启微》《黄帝内经灵枢注证发微》《四诊抉微》等。

翼——翅膀，左右相辅，在书名上则指佐助或续编之意，如《千金翼方》《类经图翼》《类经附翼》《伤寒论翼》等。

大成——完备、汇总、成就精粹之意，如《针灸大成》《伤科大成》等。

心典——心法要义、可作典范的书，如《金匮要略心典》等。

元戎——原指军队中的主将、统帅，引申为重要核心之意，如《医垒元戎》等。

正宗——正统、嫡传，与"假冒""偏颇""歪邪"相对，如《外科正宗》《医学正宗》等。

玉函——装饰美玉的匣子，寓义其中所藏之书极其珍贵，如《金匮玉函经》《辨证玉函》等。

刍言——谦辞，浅陋言论，如《寿世刍言》《防疫刍言》等。

纲目——大纲和细目，如《本草纲目》《济阴纲目》等。

条辨——"条"，条分缕析；"辨"，明辨是非，如《温病条辨》等。

经纶——整理丝缕，引申董理使规整之意，如《女科经纶》《神灸经论》等。

钩玄——探取玄妙精深的道理，如《金匮钩玄》《医学钩玄》等。

此外，还有"逢源""准绳""精微""集腋""蒙求""蒙筌"等，如：《本经逢原》《证治准绳》《银海精微》《良方集腋》

《历代名医蒙求》《本草蒙筌》等。

（二）著者项

常见的署名形式。归纳起来，大致可分为以下四项：甲：籍贯在前，名、字、号依次连写；乙：朝代、官职、籍贯在前，名、字、号连写在一起；丙：年号、年份、干支纪年、季节、名、字等连写；丁：官职，或同里、同年、姻亲关系，姓名、书斋连写。

署名前后常用的术语。如后学、晚学、受业、门人、门生、私淑弟子、旧题、甫等等。

撰修方式常用的术语。在中医古籍中，由于作者创作、发挥或采集、编写资料的方法不同，因而在著者项下出现了各式各样的术语，如甲："著（撰）"，侧重创作方面，内容大多是在继承前人遗产的基础上有所创见或独到的发挥，"撰"和"著"是一个意思，这一类表述还有修、编、传、学等。乙："集"，侧重辑录、纂集方面，内容是收集、引录前人论述的全文或部分文字，加以汇编，这种方式类似表述有集、纂、辑、录、述、选、抄等。丙："校"，侧重校勘方面，其内容是对某些著作校勘，以及增补、删节而重加厘订，这种撰修方式有署以校、订、改、增、补、删、定、参等各种术语的。丁："注"，是编者注释及评论方面的著作，即将原文用注释方式加以阐述，亦有用释、解、评、批、笺、疏、证等术语的。戊："绘"，以绘图为主的医书。己："译"，大多是晚清译自外国的医书。

（三）序跋、凡例、附注项

每一部书正文之前的论述文字，一般称作"序""弁言""叙"等，对本书交代创作动机、背景、主旨、主要内容等，可起提纲挈领的作用。著者本人写的叫"自序"，他人写的则称"某序"。

序后目录前条例性的文字称"序例"，也称"序录""凡例"，大多一段一段并列，为介绍本书创作规则和编写体例的文字。古医籍的凡例，一般写得比较详细。

古籍正文如内容较多，一般都按篇幅平均分"卷"，如卷首、卷末、卷上、卷中、卷下、卷某某、第几卷等。

"跋"，亦称"后序""后记"，由作者或他人所写，放在正文最后，多为成书后交代出版、介绍作者、补充说明等内容。

"附录"，大多数是书后图表、索引、年谱、行状以及相关参考资料等。

古籍版本基础知识

一、版本释义

书称本，从汉代开始。西汉刘向《别录》云："雠校，一人读书，校其上下，得谬误，为校；一人持本，一人读书，若怨家相对，为雠。"（《文选·魏都赋》注引《风俗通》）这是书称为"本"之始。东汉许慎《说文解字》释"本"字说："木下曰本。"是知本有根的含义。

中唐之后，始有雕版印刷，于是有"版""本"之专指，一般称印本书为"版"，未雕的写本书为"本"。"板本[1]"二字，宋人书中往往见之，如沈括《梦溪笔谈·活板》曰："板印书籍，唐人尚未盛为之。自冯瀛王始印五经，已后典籍皆为板本。"又作"版本"，如米芾《海岳题跋·附：宝章待访录》曰："唐僧怀素《自叙》：右在朝奉郎苏液外，杭州沈氏尝刻版本。"

1　邱浩注：谨按，《说文》："版，判也。"《玉篇》："板，木片也。"《说文》无"板"字，清段玉裁《说文解字注》曰："版，片也。旧作'判也'，浅人所改，今正。凡施于官室器用者皆曰'版'，今字作'板'。"可知："版"为本字，"板"为后起字。

这时所说的"板本"或"版本",只是一种雕版刻印的书本子的名称;而后来"版本"所指范围逐渐扩大,即指同一书籍因编辑、传抄、刻印、装订等不同而产生的不同本子。今天,也泛指雕版印刷前的甲骨、钟鼎、简策、缣帛、刻石、纸卷子,以及雕版印刷后的传拓本、活字本、石印本、铅排本、油印本、晒图本、激光照排本等。

清代以来的"版本学[1]",是源于上述的"校雠"而来的,由校雠而需求善本,为了追求善本,而产生了"版本学"。版本学研究的范围很广,这里介绍狭义古籍版本学,研究对象主要为历代刊本,而历代写本、稿本、传录本、批校本,此处不做涉及。故雕版古籍每一书的刻本源流,传世过程传抄源流,孰真孰假,孰为善本,孰为劣本,孰为原刻,孰为翻刻,以至版式行款、牌记讳字、字体刀法、藏书印记、印纸墨色、装潢式样等,都属于狭义古籍版本学的研究范围之内。

版本学古代属目录学的范畴,因此研究目录的学者,多言版本,如尤袤的《遂初堂书目》中,开始提到了一书有不同的版本,但只限于说明一种书有几种版本而已。到明李鹗翀(更名如一)的《得月楼书目》才开始注明某书是宋版,某书是元版,某书是抄本,等等。到清代乾、嘉间,于敏中等奉敕编《天禄琳

---

1 邱浩注:谨按,吾理解所谓"版本学",指研究一部书不同版本特点、类别、名目、差异、真伪、源流及以上产生原因,并与书目编辑工作、校勘整理工作的关系,同时在版本诸多差异等复杂现象中,探寻、总结共同规律的学问。

琅书目》、彭元瑞等奉敕又编《天禄琳琅书目后编》，把宋、元、明、影宋、抄各种版本，分类叙述，并详细考证了每种书的刊刻（或抄写）年代和刻印地址，以及经过何人收藏、盖有何人藏章等，这是官方藏书讲究版本著录的开始。

古籍版本的描述名称，依据刻版情况常见有：原刊本（原刻本）、精刊本、写刻本、翻刻本、通行本、修补本、活字本、聚珍本、百衲本、邋遢本、递修本，以及域外（日本、朝鲜、越南）刊刻本等。

二、善本释义

善本之义有三：一曰足本，二曰精本，三曰旧本。再行归纳，善本书一般具有以下两个特点：一是文物性，二是学术性。从文物性角度看，即是有一定的时间规定，而这个规定时间又是相对的，过去将明嘉靖四十五年（1566）前刊刻、抄写书称为善本，而现在将清乾隆六十年（1799）以前的刻本、抄本等均归入善本之列。从学术性角度看，凡足本，即便乾隆后经翻刻，但校勘精细，无错或差错极少者，亦可视为善本。

三、古籍的装订和名词术语

（一）装订

最早是编册的简书，后来出现了帛书，于是有了缣帛卷轴；在纸张被发明后，又有了纸书的卷轴，再进一步发展为旋风装（龙鳞装）。到唐末宋初时，书籍装帧形式已演进成册子型了，最初的是"蝴蝶装"，即把每书叶沿中缝、字面朝里对折，再将所有书叶对折脊粘在包背纸张上，翻阅时像蝴蝶扇动翅膀，因而得名。其次发展为"包背装"，最后形成元以后最通行的"线装"。经折装（梵夹装），多用于佛经、道经。再有装裱形式称"金镶玉"，多为书籍受损后，加以修补时，每书叶下衬一张白纸，上下各高出原书约一寸左右，原书颜色发黄，后衬纸色发白，故称"金镶玉"。还有"毛装"，是指书籍装订后，不裁不切，俗称"毛边书"。

（二）名词术语

（1）边栏：书板的四边界格、边栏。四边界格只画一道粗墨线的称为单边。在粗墨线之内，又附一道细墨线的称双边，雅称"文武双边"。雕版书有四周双边与左右双边两种版式。

（2）版口：书叶折叠的地方，称为版口，亦称版心或书口。版口中有专为书叶对折时作标准用的象鼻和鱼尾，一般刻在上下两端，或单或双。版口中间叫中缝。

（3）鱼尾：版口中部分割上下的图形，称鱼尾。鱼尾中空的叫白鱼尾，中为墨黑的叫黑鱼尾，鱼尾中间镂空加圈或花瓣纹的叫花鱼尾，鱼尾呈线状的称线鱼尾。就数量而言，有单鱼尾、双鱼尾、三鱼尾。双鱼尾一正一倒，称对鱼尾，二者皆正称顺鱼尾。

（4）象鼻：一般在书的中缝顶端或下端，在鱼尾之上或之下，长长一道墨条，或粗或细，名象鼻。亦有将版口上下两端的界格称象鼻，象鼻中空称"白口"；象鼻中刻字称"花口"；象鼻中有墨条称"黑口"。墨条全格或粗宽，称"大黑口""精黑口"；墨条较窄，称"小黑口"；墨条呈一条细线，称"细黑口"。

（5）书牌：有各种样式，如长条形、方形、圆形、鼎形、炉形、琴形、荷叶盖莲花座形、葫芦形等等，字数多少不一。

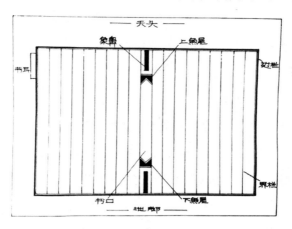

四、古籍刻印避讳

古籍雕版，遇需避皇帝名讳，多用同音字代替，或缺笔。现仅以明、清两代避讳字样，举例如下。

明：早期不甚注重避讳，迨至晚期，有三朝避讳较严。如：光宗泰昌帝朱常洛，"常"字用"尝"字代，"洛"字用"雒"字代。熹宗天启帝朱由校，"由"字缺末笔，"校"字用"较"或"挍"字代。思宗崇祯帝朱由检，"检"字用"捡"或"简"字代。

清：清代避讳更严，康、乾两朝，某些书籍及文章中未注意避讳，而发生过多起文字狱。故清代的著作及重刻古籍，特别注意避讳。清初明令不避者，如顺治帝名福临，曾有诏曰："不可为朕一人，致使天下之人无福。"天下人避福无福，无福，君临天下何为？故"福"字无须敬避。

康熙帝名玄烨，"玄"字缺末笔或以"元"代替，故凡清顺治以前所书之《千字文》，皆书"天地玄黄"，而清康熙后所书则为"天地元黄"。兼避之字，如炫、弦、眩、舷、佷、铉、率、絃、兹等字，"玄"均缺末笔。烨字，以"煜"字代替或缺末笔，兼避"晔"字（有嘉庆间民间抄本，人名"晔"字右侧避而不书）。

雍正帝名胤禛，"胤"字用"允"字代，或以"嗣""裔"字代，或缺末笔或缺起笔。"禛"字缺末笔，或以"祯""贞""正"字代，兼避"真""缜""稹"等字，且所避嫌名如有"真"，大多均需缺末笔。

乾隆帝名弘曆，"弘"缺末笔，或以"宏"字代，兼避纮、泓、弦等字；曆有缺笔讳，如写作"暦"，或以"歷""厤"字代。

嘉庆帝原名永琰，被正式确认太子后，乾隆帝为避免嘉庆众兄弟改名（乾隆帝下旨众兄弟不改名，因其尊重祖父康熙为众兄弟起的名），故为其更名顒琰，"顒"字用"永"字代，或缺末两笔；琰字缺末笔，或用"玜"字代，淡、谈改讳右侧同。

道光帝原名绵宁，即位更名旻宁，"旻"字缺"文"上一点避；"宁"字改作"甯""寧""寕""寗"，或缺末笔，或缺末两笔。

咸丰帝名奕詝，道光三十年庚戌（1850）正月十四日宣宗驾崩后继位，当月上谕："御名上一字仍旧书写，毋庸改避；下一字'詝'缺写末一笔，书作'訰'字，以示改避之意。"即"奕"字不避；"詝"字，兼避貯、佇、紵、苧等字，均缺末笔。

同治帝名载淳，遵成宪"载"字不避；"淳"字改作"湻"，或缺末笔，遇"醇"字，则改作"醕"。

光绪帝名载湉，遵成宪"载"字不避；"湉"字缺末笔，"恬"字改讳同。

末代皇帝宣统，名溥仪，遵成宪，"溥"字不避；"仪"字用"宜"或"彝"字代，或缺末笔。

（本文系讲稿提纲，由门人邱浩整理订补）

中国版刻书的源流

——西北师范大学 2003 届博士生古籍版本课程讲稿

所谓版本，是指书籍因编辑、传抄、印刷、装订等不同而产生的不同本子。我们这里介绍的，主要是指中国文化圈范围内，现代书籍之前通称为古籍的版本。这好像只是图书馆工作和大学图书馆系的学问，其实，凡是研究中国古代文史，经常接触和使用古籍的人多少都要有点这方面的知识，否则就会闹出笑话。如宋麻沙本《周易·说卦》中有"乾……为金""坤……为金"，学生据此诵读，提出疑义，经先生核对，后一金字为"釜"字之误；又如坊刻医书，将"钖"刻成"锡"，等等。宋本尚有讹误，何况后世。

书籍是由文字组成的，最早的文字载体如甲骨、陶器、青铜（大盂鼎、毛公鼎、散氏盘等）、石刻（《石鼓文》《诅楚文》刻石等）、玉器（《大戴礼记·保傅》"素成胎教之道，书之玉版"；《素问·玉机真脏论》"著之玉版，藏之藏府，每旦读之，名曰玉机"；天津博物馆藏《行气玉佩铭》玉杖饰等）。这些都是较早的记录文字的载体，严格地说，这些文字记载不能叫作书，但是在当时，还是起到了书的作用，被当作书用的，和后世的书只是简繁之分而已。也可以说，这些文字记载是书之源、书之根。

印刷术的发明，是中华民族对人类文明所做的重大贡献之一。最早记录的版刻准确时间，是唐穆宗李恒长庆四年（824）十二月十日，元微之（稹）为白乐天（居易）《白氏长庆集》所写的序言，其中就谈到了刻印书籍的情况，在《凡例》中出现了"剞劂"字样，这可以说是我国最早关于版刻的明确记载。同时，唐人司空图（837—908）也在《为东都敬爱寺讲律僧惠确化募雕刻律疏》中，更详尽地谈及当时雕版印刷涉及有"印本""雕锼""不刊之典""镌铭"等名词，足证当时印刷事业之发达。在宋代，论述出版印刷的学者甚多，当以尤袤的《遂初堂书目》记录较详，一书往往列出数本，诸如成都石经本、秘阁本、旧监本、京本、江西本、吉州本、杭本、旧杭本、严州本、越州本、川本、川大字本、川小字本以及巾箱本等，此书目是研究版本学的早期著作之一。后来，系统研究出版家史料的，当属清代叶德辉（1864—1927）的《书林清话》，他对宋、元、明三代刻书家分类列名，记述非常精辟，可惜的是，他生于清代，回避了清代刻本。现代研究版本的，大多沿袭叶氏体例，叶氏《书林清话》是中国出版史上的重要学术资料。

一、版本概念考源

古代用以书写的木片通称版（今写作板）或牍，"断木为椠，析之为版。刀加刮削，乃成奏牍"（《论衡·知量》）。《说文》："版，判也。"版指剖判开的木片，可用来写字；《说文》："牍，书版也。"牍专指用来写字的木板。当时用以书写的木片，多呈方形，所以又称为方。《礼记·聘礼》上有："百名以上书于策，不及百名书于方。""名"即字，"策"即连编好的简，"方"木板。"方""牍""版"都是指书写的载体，方，可专指正方形的木牍，像过去祭祀时用的"祝版"，一版能写一百字左右，一版写完，就叫一"方"，故方者，版也，牍也。"简"，多为竹制，也有木制，相对而言，方、版比简容纳的字数更多一些。唐孔颖达《春秋左传注疏》说："简之所容，一行字耳。牍乃方版，版广于简，可以并容数行。凡为书字，有多有少，一行可尽者，书之于简；数行乃尽者，书之于方；方所不容者，乃书于策。"这就把方、版、牍与简、策的实际使用，是由字数多少决定的，区分得非常清楚。

至于"本"的使用，大约从西汉开始，《文选·魏都赋》注引《风俗通》："按，刘向《别录》：雠校，一人读书，校其上下，得谬误，为校；一人持本，一人读书，若怨家相对，为雠。"北齐的樊逊说："按，汉中垒校尉刘向，受诏校书，每一书竟，表上，辄云：臣向书，长水校尉臣参书，太史公、太常博士书，中外书合若干本，以相比校，然后杀青。"（《北齐书·樊逊传》）可见"本"，即同一书的不同写本。余嘉锡先生在《目录学发微》一书中则认为："所谓本者，谓杀青治竹所书，改治已定，略无讹字，上素之时，即就竹简缮写，以其为书之原本，故称曰本。"后来竹简逐渐淘汰，人们就书卷互相传录，于是"本"之名，遂由竹移于纸，但凡书皆可称"本"。至宋，刻板大行，一书刻成，据版刷印，这与以前的杀青、上素之义也符合，故称之曰"版本"。

"版本"一词，始见于宋，宋叶梦得《石林燕语》："唐以前，凡书籍皆写本，未有摹印之法，人以藏书为贵，不多有，而藏者精于雠对，故往往皆有善本。学者以传录之艰，故其诵读亦精详。"到宋太宗淳化（990—994）以后，书籍刊本日多，士子遂不以藏书为意；且由于书籍易得，故诵读亦不精审。遂致雕版既多，讹误随之亦多。此时，"版本"已专指刻本而言了。后来，其他载体的书籍，如唐石刻本，后晋天福铜版本等，也都被称为版本。叶德辉《书林清话》说："雕版谓之版，藏本谓之本，藏本者，官私所藏，未雕之善本也。自雕版盛行，于是版本二字，合为一名。"宋元以降，学者所谓版本，并不限于雕版印刷的书籍，研治对象包括没有雕刻印刷以前的稿本或写本、抄本在内。从清末到现代，一些石印本、影印本、拓印本、铅印本、油印本、复印本、晒图本等，也都包括在版本之内了。

二、历代书籍装帧形式

（1）简策。即编简成册，"策""册"古义相通，指若干简编连好、展之可读、卷之可藏的竹简书。"编"，绳也；"简"，竹木片也；"册"，"象其札一长一短，中有二编之形"（《说文·册部》）。册札，象"梳"（栉）也，串编成之书有如梳子背贯连梳齿。先秦至两汉书写主要载体，"孔子晚而喜《易》……读《易》，韦编三绝"（《史记·孔子世家》），"韦""纬"相通，韦非皮绳，而是经纬之纬。

（2）缣帛。即以丝织品记录文字的载体，习称帛书，或称缯书，白绢书写者，又称素书。多为皇室、贵族、中央政府等使用，盛行于先秦、两汉。既可折叠，也可卷收。如马王堆帛书大者，整幅，故折而置于漆盒中；半幅，则可在一端粘裹以木条，以此为轴心卷之。

（3）纸书卷轴装。卷轴装始于帛书卷子。西汉末开始用纸写书，此后出现纸书卷轴装。即纸叶按规格裱接成长幅，左端粘裹以木棒等材质为轴，从左到右卷成一束；右端书首处粘无字纸，其前端增厚，中间系丝带，用以捆扎卷子；轴头挂签，标书名、卷次、著者等，是为一卷。唐三藏法师玄奘上皇帝书："所获经论，奉敕翻译，见成卷轴，未有铨序。"（《重请御制三藏圣教序表》）北宋欧阳修《归田录》："唐人藏书，皆作卷轴。"亦称卷子装。其装帧上还有很多细节特色，如《隋书·经籍志》说隋炀帝时，凡秘阁藏书，上品用红琉璃轴，中品用绀（深青里透红色）琉璃轴，下品用漆轴。而《旧唐书·经籍志下》记载：唐开元时内府图书，经库用钿白牙轴，黄缥带，红牙签；史库钿青牙轴，缥（淡青）带，绿牙签；子库雕紫檀轴，紫带，碧（青绿）牙签；集库绿牙轴，朱带，白牙签。清代《四库全书》则经史子集用绿红蓝灰书皮包背装，以应春夏秋冬，这种以色别类的方式，今天还可以借鉴。

（4）经折装。五代以前，书籍普遍流行卷轴装，唐代宗教十分发达，尤其是佛教，教徒普遍诵经，卷轴"揽之则舒，舍之则卷"（西晋傅咸《纸赋》），但及时找到其中某一段，较费时间，于是把长卷进行折叠，经折装这一新型装帧形式出现了。因翻久折痕处易断，故又发展出唐末以后蝴蝶装、包背装、线装等形式。

（5）梵夹装。梵夹与经折不可混同，梵夹是由印度传来的，用梵文书写经文（从左至右横写）在贝多树狭长的叶子上，书叶中间穿绳，上下夹板的一种装帧方法。中国的纸书也有仿此形式的，敦煌出土的唐末书写的《禅门经》十九叶三十八面，就是仿梵夹的（现藏英国不列颠图书馆东方部）。另外，国图藏有一件唐写本《思益梵天所问经》，麻纸，长条似贝叶，尚留存一块夹版及一段穿绳，这就是纸书梵夹装的实物。

（6）旋风装。又叫龙鳞装，依据大约为唐代时吴彩鸾手写《刊谬补缺切韵》（现藏故宫博物院图书馆）传本，即将每张书叶鳞次相错、从右至左叠压粘在一长卷底纸上，形似龙鳞，右端起头有轴，可以卷起。

（7）蝴蝶装。大约唐末起，将每张书叶展开以中缝（版心）对折，字面向里，然后将全部分叶折脊处粘在包背纸上，使其成为一册，翻阅起来，好像蝴蝶两翅飞翔舞动，故名。约自南宋始，由此发展出包背装。

（8）包背装、线装。将书叶字面向外，沿中缝（版心）对折，此中缝脊侧作书口；对侧一边用纸捻固定，此侧作书脊，书脊粘于整张绕书背包裹的书衣上，书衣无订线称包背装。书叶字向外对折，打捻固定成册后，书册前后各加封面、封底，书衣不包裹书脊，连带书衣打眼订线再固定称线装[1]。

顺带，介绍一下毛边装，即对订好纸捻的书册，不切齐天地头及书背，保留书边参差不齐之原始面貌。稿本居多。天一阁藏有一部清乾隆三十九年（1774）御赐的雍正铜活字《古今图书集成》毛边书，保留了初印时装帧的原貌。

---

[1] 邱浩注：谨按，据北宋末张邦基《墨庄漫录》记载，参与编辑《崇文总目》的史馆检讨王洙曾说："作书册……若缝缋，岁久断绝，即离次序。"可知至少在北宋仁宗年间就已经出现了用线装订书。今天意义上的线装书，大约出现于明代，明清两代最为盛行。线装书传统订联形式有很多种，如：四目骑线式、太和式、坚角四目式、龟甲式、唐本式、麻叶式、四目式等。

三、刻本版式术语简介

木刻本的版式，即印版形制，有下列内容。

版面：雕版或活字每一书叶的整面，即一版印纸。

大题：卷端所题书名，首卷首行之全书总题名。

小题：即一部书分卷的首行篇名，沿袭卷子，来源于简。简之篇名在上端，书名在下端[1]。

版心：亦称中缝，半版与半版之间之空白。一般上中部刻有鱼尾，在鱼尾下刻有书名、卷次；下则刻叶码及刻工姓名、字数等。

边栏：亦称边框，即四周边线。四周双边或单边，及左右双边者。边栏粗黑则显得版面庄重，纤细则版面清新秀雅。

花栏：四周边栏不是黑线，而是离开一定距离的两道线，两线中间饰有花纹，如竹节纹、云龙纹、博古纹、金刚杵、莲花

1　邱浩注：古书内容多时，分篇抄录于简册之上，往往一篇抄录为一册，每篇均有篇名。每册简书正文前往往留一条或多条空白简，称"赘简"。"赘简"背面，上端写篇名（小题），下端写书名（大题）。卷子书以篇分卷者，每卷起首写篇名，或加卷次，下空数字，再写全书总名，再空数字，写撰者姓名。清卢文弨《钟山札记·大题小题》曰："古书大题多在小题之下，如'《周南·关雎》诂训传第一'此小题也，在前；'毛诗'二字，大题也，在下。陆德明云：案，马融、卢植、郑康成注《三礼》，并大题在下，班固《汉书》、陈寿《三国志》题亦然。"如清阮元主持校刻《十三经注疏》，《仪礼注疏》一书卷端刻作："仪礼疏卷第一，仪礼卷第一。""士冠礼第一〈疏〉……仪礼〈疏〉……郑氏注〈疏〉……"又如："仪礼疏卷第四十二，仪礼卷第十四。""士虞礼第十四〈疏〉……仪礼，郑氏注。"等。

纹等。

界行：即界格，版面内分割行字的直线。也有无界行的，如清嘉庆中南汇吴省兰氏听彝堂刻本《艺海珠尘》。

行款：半版的行数及一行字数。一般小字双行占大字一行，字数同大字或不等。

书口：称谓折叠装订后的版心。白口，黑口——象鼻无墨条称"白口"，象鼻有墨条称"黑口"。黑口又分粗黑口（墨条粗大）、细黑口（墨条窄小），线黑口（墨条如线）、花口（象鼻中刻文字）。

象鼻：版心鱼尾上方部分，着墨与未着墨均可称象鼻，以其像下垂的象鼻子。

鱼尾：版心处的 ◤，其尾叉实际上是折叠中缝以取对称的标准。另有装饰用途，冠于书中标题、曲牌等之前的。一般有单鱼尾、双鱼尾、顺鱼尾、对鱼尾、三鱼尾、白鱼尾、黑鱼尾、花鱼尾等称谓。

书耳：板框外的或左或右上方长方形的空格，格中一般镌刻简化了的篇名，如大雅、小雅、僖公、隐公等，又称耳题、耳记。

墨等：指版面上或有和刻字大小相等的黑块，亦称墨钉。一是因为开雕时，文稿上的某些字未完成，等待考正、校勘后再写上去刻（有的书籍是出于避讳，特意留出墨钉）；一是因为有的书是翻刻古书，有些字本来残缺，考不出来宁可不刻，有"留待后贤"之意，宋刻习见。

　　牌记：亦称书牌，作用相当于今天的版权页。明清刻本多在书前，用彩色纸印刷；宋元刻本多为刻书题记，往往刻在书后。有的只写出书名、出版年、出版者，有的还有插图、丛书子目名称等，则有推销宣传之意了。

四、刻本类型的划分

　　"方以类聚，物以群分"（《周易·系辞上》），历代版本学家和藏书家，对于版本的分类，一直比较重视。关于分类，一是不同书按刻印年代分，一是按同一书不同版本刻印先后次序分。前者如宋刻本、辽刻本、金刻本、元刻本、明刻本、清刻本等；后者如初刻本、重刻本、翻刻本、影刻本、初印本、后印本、补刻后印本、递修本等。还有按刻印地点分，国内有浙本、蜀本、平阳本、建本、金陵本、江西本、徽州本等，国外则有日本刻本、朝鲜刻本（高丽刻本）、越南刻本等。下面先按书籍刻印年代分类简述一下概况，以后再分专题来探讨。

　　宋刻本：宋刻本是目前可以见到最早、最普及的刻本。可分为北宋刻（960—1227）和南宋刻（1127—1279）两种，明谢肇制《五杂俎》说："凡宋刻有肥瘦两种，肥者学颜，瘦者学欧。"北宋较质朴，南宋则较秀美。两宋刻本的共同特色则正如明高濂所说："宋人之书，纸坚刻软，字画如写，格用单边，间多讳字，用墨稀薄，虽着水湿，燥无湮迹，开卷一种书香，自生异味。"
（《遵生八笺·燕闲清赏笺》）。宋刻对避讳比较讲究，每遇讳字，
以改易或缺末笔处理，如：薯蓣避讳作山药，《本草衍义》："山
药，按《本草》，上一字犯英庙（宋英宗赵曙，1063—1067 年在
位）讳；下一字曰蓣，唐代宗（762—779 年在位）名豫，故改
下一字为药。今人遂呼为山药。"

辽刻本（907—1125）：辽刻传世较少，历代藏书家也很少
著录。目前仅知，1974 年在山西应县辽代佛宫寺释迦塔内释迦
塑像腹中发现大字楷书《契丹藏》及《蒙求》等，1976 年河北
丰润县天宫寺塔之塔心室内发现小字本《契丹藏》。

金刻本（1115—1234）：金刻传世亦不多见，但较辽刻为
多。我曾见到的有金泰和甲子（泰和四年，1204）下己酉，即蒙
古定宗四年己酉（1249）平阳府张存惠晦明轩刻《重修经史证
类备急本草》[1]，尚有宋刻本的风范。傅沅叔（增湘）先生《藏园
群书经眼录》著录的金刻本也仅仅四部，其中三部均为医籍，看

1　邱浩注：谨按，宋宁宗开禧二年，金章宗泰和六年，农历丙寅年，公元 1206 年，铁
木真被拥戴做"成吉思汗"（庙号元太祖），正式建立大蒙古国，未用年号。宋理宗端平
元年，金哀宗天兴三年，农历甲午年，公元 1234 年，蒙古窝阔台（庙号元太宗）联合
南宋灭金。南宋理宗景定元年（1260）庚申，忽必烈（庙号元世祖）于北方建年号中
统。中统五年（1264）甲子改元"至元"。至元八年（1271）辛未创国号，称大元，时当
南宋度宗咸淳七年。至元十六年（1279）己卯，南宋少帝祥兴二年，元灭南宋。故公元
1234—1270 年，北方归"蒙古"统治，传统藏书家将 1234—1259 年之间刻本视作金刻
本，将忽必烈中统元年（1260）庚申至元顺帝（庙号元惠宗）至正二十八年（1368）戊
申之间刻本视作元刻本。近年有书将 1234—1270 年之间刻本称作"蒙古刻本"者。

来金刻本在当时恐也以医籍为多，这也许和当时北方的文化风尚有关。

元刻本（1234—1368）：元刻本继承了两宋的优良传统，官私刻本都可以和宋刻媲美，所以研究版本的人和藏书家，常以"宋元"并称。纵观元代刻本，还是有它的显著特点，如黑口、赵体字、元帝蒙古名不避讳、多简体俗字等。

明刻本（1368—1644）：明刻本在"文革"前还是多见的，价格也不是太高。目前明刻也稀如星凤，难见到了，尤其是明早期刻本。明刻本大体可分为三个阶段，各阶段均有其不同特点。

第一阶段：经洪武到正德（1368—1521），约150年。这一阶段的刻本，保留了元刻的风格，如赵体字、黑口本。明初南监和北监，尚存有大量宋元书板，如果不是递修的话，虽是明印，其品相不亚于宋元。即使是明代递修、配刻，也是校勘认真，力求保持原貌。

第二阶段：经嘉靖到万历中期（1522—1600）。正德以后，嘉靖间学界提倡复古，在图书刊刻上亦力求仿宋刻，除司礼监的监本外，官刻、私刻、坊刻均以仿宋为时尚。于是由明初的黑口变为宋刻通行的白口，四周的双边或单边，改为宋刻的左右双边，字体则变为横轻竖重、方方正正的"宋体字"。

第三阶段：经万历后期到崇祯（1601—1644）。这时的版刻仍然用白口，字体有的不变，有的有所更改，明末多变成较之前刻更瘦长的字体，此种版式行格间隙从而变宽，便于读书人书写夹注。自明光宗泰昌年间（1620）开始，在避讳上一改元代的无讳而避讳较严，直避皇帝御名。这一时期的刻本，校勘多不精，任意删改的现象非常严重，尤以坊间刻本为甚。

清刻本（1644—1911）：清刻本在版式上没有什么显著特征，只是在字体上还是有其独特的风格，尤其是康乾间的写刻本。清初刻本大部分沿用了明末以来细长的方体字，这在顺治和康熙前期多见。康熙中叶以后，写刻本比较流行，其中不乏名家书写，馆阁体小楷非常漂亮。乾隆、嘉庆、道光年间，受"乾嘉考据学派"影响，出现较多宋元仿刻、影刻本。嘉庆以后的刻本，由于对书籍的需求大大增多，刻工求速趋简，刻字逐渐失去清前期舒展、雍容、厚重、隽美的灵气，尤其坊间刻本，变成团头团脑、呆板而无生气的字体，被人称为"匠体字"。同治、光绪年间，也有过刻工精美、校勘精良的宋元仿刻本、影刻本，或私家写刻本，但数量有限，刻本总体风格趋于生硬。

清刻本值得一提的是武英殿的铜、木活字，校勘、刻版、选纸、用墨、刷印、装帧，均属一流，具皇家气派，当另做专题探讨。

此外，如内府刻本、监本、藩府刻本、官刻本、书院刻本、家刻本、坊刻本、批校本、稿本以及佛经版本、道藏传本……如时间允许，再做专题介绍。

五、历代刻书通览

（一）宋刻本

1.宋刻书的版面特征

明嘉定张应文《清秘藏》云："藏书者贵宋刻，大都书写肥瘦有则，佳者绝有欧柳笔法。纸质莹洁，墨色青纯，为可爱尔。"明钱塘高濂《遵生八笺》说："宋人之书，纸坚刻软，字画如写，格用单边，间多讳字。"明昆山叶盛《水东日记》曰："宋时所刻书，其匡廓中摺行，上下不留黑牌……又皆洁白厚纸所印，乃知古人于书籍，不惟雕镌不苟，虽模印亦不苟也。"这就把宋刻的版面特点大致概括了。

1）宋刻书的字体与刻风

字体和刻风是最能反映一代版刻的时代风格的。宋代推崇唐代的颜、柳、欧等书体，因此，雕版刻字也以此诸字体为主，间或用褚（遂良）及当时的瘦金体，和后来的雕版字比较特征明显。好的版本不仅要求写手的水平，也需要刻工的功力，宋代的刻工总的来说水平都还上等，好的刻本在笔画的细微处也能做到一丝不苟，把原字的神韵表达得淋漓尽致，这可以和后世粗率的刻工形成对比。

在刻工的刀法方面，宋代因地区不同而有很大差异，尤其是南宋几个大的刻书中心，如两浙、四川、福建等。总体风格而言，浙本字体方正、整齐，刀法圆润，在转折处可以明显看出弯角刻的圆滑而不见棱角，横平竖直，横和直的粗细几乎无什么分别，版面文字排列也整齐疏朗，字体以欧体为多。而建本的特点则是字体秀丽、刀法锐利，横细直粗极为鲜明，笔画多棱角，横则多有向上微斜之势，整体显示出锋棱峭厉的风貌。蜀本的字体多近于颜，笔画横细直粗则介于建本与浙本之间，许多蜀本字体横扁，撇捺较长。需要提出的是，上面说的字体、刀法的特征，仅仅是某地区的主体风格，实际上，各地区不同时期的风格也还有明显差别。如同是建本，南宋末期和前期就很不相同，一改前期锋芒峻峭，而近于圆润，很像元刻。再如南宋晚期杭州地区的书棚本，其字体与刀法较早期也有明显的不同（笔道偏瘦）。

2）宋刻书的边框、版心与行款

边框、版心与行款首先反映了一部古籍的基本面貌，所以收藏家和研究版本的，首先要著录边框、版心与行款格式。

宋版以左右双边者居多，前期亦多四周单边者，后期有少数四周双边者。版心多为白口，南宋出现细黑口，一般在鱼尾上方镌刻大小字字数，下方多镌刻工姓名，中镌书名、卷次、叶码。

宋刻在行格字数方面，官刻本与私刻或坊刻大不一样。官刻本由于财力充裕，所刻书大多字大行疏，一般半叶十行、行十八字左右。如南宋度宗咸淳元年（1265）建宁府吴革刻《周易本义》，每半叶仅六行，每行仅十五字，所谓"字大如钱"。这样的行款、字体，反映在版面上，当然气象宏朗，大气磅礴。由于字大行疏，必然费工费料，成本大增。一般私刻或坊刻，为了节约成本，降低书价，多刻成密行小字，每半叶多为十四五行不等，每行多为二十余字，这样版面上就显得局促、小气，但它的好处是节约成本，因而可降低书价，从而起到促进书籍传播与文化普及的作用。

边框、版心与行款虽然不像字体那样有极为鲜明的时代特征，但版本鉴定有一定的参考价值。同一时期，同一刻书机构所刻的书籍，往往采取相同的边栏、版心、行款、字体，和现代出版的系列书一样。曾见有蜀刻《李太白文集》《骆宾王文集》《王摩诘文集》等，均为半叶十一行，行二十字，藏书家称为"蜀刻唐人集十一行本"；另一种《孟浩然诗集》《皇甫持正文集》《李长吉文集》等，则均为半叶十二行，行二十一字，藏书家称为"蜀刻唐人集十二行本"。这两种都是白口，左右双边，刻书时间，前者为两宋之交所刻，后者是南宋中期所刻。另如，南宋时两浙东路盐茶司所刻儒家经书注疏合刻本，均为半叶八行，故称"八行注疏本"，又名越州本。

2. 宋刻书的牌记、刻工与避讳

宋代官刻本往往在卷末刊有官员衔名，坊刻本、私刻本则多刻有牌记，这是最直接反映一部书版刻情况的原始记录，为历代版本研究者所重视。宋代刻书无论官、私，是计量发放报酬的，因此在版心上方象鼻处多记有所刻字数；同时，为了区别责任，在板心下方则有刻工姓名或代号，这些都是我们鉴定宋版的重要依据。另外，一个刻工的工作年限也就是三五十年，工作地区也相对稳定，这就可以用以判断版刻是公刻还是私刻，具体时间与地点，起到佐证推论的作用。宋版书还有一个重要的特征，就是避讳字，宋代的避讳是很严格的，以避讳字来鉴定宋刻，也是一个重要的依据。

1）宋刻书的牌记

宋代刊本往往在《序》或《目录》之后，乃至在各卷之末，镌刻有关该书刊刻年号时间、地点及校刻者姓名或斋名（如亭馆楼阁、斋室轩堂）等信息。这些内容有的四周围上形状不同的墨栏或花边，有的则在行格中刻，不加装饰；有的只是寥寥数字，有的可长达数行。以上所刻内容与形制，我们叫作木记、条记或牌记，也有的称为款识，一般多称作牌记。

牌记叫法应该说是"以偏概全"的，因为称牌记一般理解要有个"牌"的形状，而序末或卷末这些对该书刊刻进行说明的内容版刻形式则丰富多彩。简单的牌记仅围以墨框，如长方形、椭圆形、细长条形等；金元以降，复杂的则有鼎形、钟形、鬲形、爵形、琴形、亚字形、荷叶盖莲花座形等，花边则有卍字形、波浪形等。文字以楷书为主，间或有篆书、隶书、行书、草书。

宋刻的牌记有的是随行刻印，不加边框，如《唐女郎鱼玄机诗集》卷末牌记"临安府棚北睦亲坊南陈宅书籍铺印"，即随行刻的一行字。官刻本牌记则往往刻上官员衔名，如国图藏广东漕司刻《新刊校定集注杜诗》，卷末除有"宝庆乙酉广东漕司锓板"（宋理宗赵昀宝庆元年，1225 年）一行外，还有"进士陈大信，潮州州学宾辛安中，承议郎前通判韶州军州事刘镕同校勘，朝议大夫广南东路转运判官曾噩"四行衔名，这种衔名，宋代版刻中还有很多地方可以见到，有些虽不能归入牌记之内，但却是鉴定宋刻的有力证据之一。还有类似跋语的牌记，如日本东洋文库藏南宋绍定二年（1229）己丑刻的《乐善录》，书后有"右《乐善录》十卷，卷各汇分其事，深有益于世教。比游蜀都，得此本，常以自随，兹刻梓于会稽郡斋，用广其传云。绍定二年三月既望新安汪统仲宗"几行字。

　　根据上面举的几个牌记例子，可以了解这部书的刊刻时间、地点、刊刻者。有的牌记还可以提供更多的信息，如南宋绍熙年间（1190—1194）四川眉山刻印的《东都事略》，卷末刻有"眉山程舍人宅刊行，已申上司不许覆板"（此书后来有人仿刻）字样，这是目前见到的最早的书籍出版史（包括世界范围）上有关印刷出版专有权保护的实证。再如南宋绍兴二十二年（1152）壬申临安府荣六郎书籍铺刻印本《抱朴子内篇》，卷末有刻书牌记："旧日东京大相国寺东荣六郎家，见寄居临安府中瓦南街东，开印输经史书籍铺。今将京师旧本《抱朴子内篇》校正刊行，的无一字差讹，请四方收书好事君子幸赐藻鉴。绍兴壬申岁六月旦日。"这就是北宋汴梁书肆南迁临安及南宋杭州书肆分布的实据。另外像南宋乾道九年（1173）癸巳高邮军学刊印本《淮海集》四十卷附《淮海居士长短句》三卷《后集》六卷，书后详列用纸多少及工价，也是研究宋代印刷事业的好材料。

2）宋刻书的刻工

刻工在版本鉴定中的重要性，前文已述，版本学家一般以宋刻递修本《南北朝七史》为例加以说明。

现存的《南北朝七史》，即所谓的三朝本，其出版经宋一元一明，南宋高宗至孝宗间开雕（《玉海·艺文》记载该书刻印："绍兴九年九月七日诏下诸郡，索国子监元颁善本校对镂板。"宋孝宗讳"昚"，该书原刻叶避讳至"慎"），直至明万历间还在修补刷印。后世藏书家认为这书就是《郡斋读书志》中所收的四川转运史井度（字宪孟）在眉山刊刻的《七史》，称之为"眉山《七史》"，这个说法一直沿袭了很多年。

近代学者王国维、赵万里等开始对其刊刻地点提出疑问。后来，赵万里和张元济注意到《七史》的补版工人多是浙江地区的人。日本的阿部隆一在他的《中国访书志》中注意到了《七史》原刻本的刻工，发现这些刻工有三分之二在近三十种南宋前期、中期杭州刊本中能够见到，有三名刻工同时出现于同时代蜀刻本与浙刊本中，有一名刻工仅见于同期蜀刻本（或为重名，或由蜀迁浙），认为《七史》应该是南宋前期的浙刻本。同时，日本的尾崎康在他的《以正史为中心的宋元版本研究》中，列有《七史》原刻工与南宋时代诸刊本刻工的比较表，经此表对照可得出在原刻工的八十四人中，有二十七人与嘉定十二年（1219）以前杭州地区的刊本刻工相同，其中二十四人可以确定为南宋前期刻工，只有一名刻工见于蜀刊本。《七史》中南宋中期的补刻工人中，更有多人可以确定为杭州地区的工人。再综合避讳、字体等多方面的情况，可以证明现存的《南北朝七史》并非井宪孟于南宋绍兴十四年（1144）在眉山所刻，而是稍后浙江地区的刻本。在这部《七史》的鉴定中，刻工姓名考是非常重要的依据。

基于以上的情况，近几十年研究版本的学者都很重视对宋本中刻工姓名的辑录，有的论著也已正式出版。但是利用刻工姓名鉴定宋刻的时候，还有许多复杂的情况需要注意，例如同姓名的刻工，刻工的工作年限和流动性，原刻刻工与补版刻工也要严格区分……全面而综合考查，才能对刻工的时代和地域的定位做到较为准确判定，从而成为版本鉴定的确切依据。

3）宋刻书的避讳

宋刻书对于避讳十分注意，不仅避皇帝本名用字，还要避同音字，所谓避"嫌名"；不仅避当代皇帝之名，还要避上代皇帝之名，甚至上代不是皇帝的赵氏祖先之名。其方式则有"缺末笔"，如敬字作敬，因宋太祖赵匡胤之祖父名敬，因之缺笔，且兼避同音字如竟、惊等。"改字"，如宋仁宗名桢，兼避贞、徵等字，贞观改为正观。"注御名"，遇讳名用小字注"今上御名""太上御名""渊圣御名"等。如国图所藏宋刻《白氏文集》，考常熟瞿氏《铁琴铜剑楼藏书目录》著录，书中"构"字不书、小字注"御名"，以其为南宋高宗之名也；"桓"字不书、小字注"渊圣御名"，以其为北宋钦宗之名也。据此，知此刻本为绍兴年间（1131—1162）刻本。又如，国图所藏《乐全先生文集》，其中"慎"缺笔避讳,"顼"字不书、小字注"神宗庙讳","桓"字不书、小字注"钦宗庙讳","构"字不书、小字注"太上御名",称呼高宗赵构为"太上",据此而定,这只能是孝宗赵昚(慎)时(1162—1189)的刻本。

但鉴定版刻年代,也不能仅据避讳字而下定论,因为要考虑到后世翻刻、重刻时照刻讳字的可能,以及宋代不同时期对避讳的宽严情况等。一般来说官刻本比较严格,坊刻和私家刻则较为宽松,如南宋陈宅书籍铺刊刻的多种唐人集,其避讳就很不严格。南宋初期的避讳相对不严,此时期翻刻的北宋本,往往依原样上木,后代讳字亦不新加改易,如依据讳字判断其版刻时间,就很容易出现错误。如上海图书馆藏宋刊《集韵》,宋英宗以下讳字均不缺笔,一直被前人认为是北宋仁宗赵祯庆历年间(1041—1048)刊本;但考察其刻工名,多为南宋初期浙江地区的刻工,冀淑英先生据此定该书为南宋初期刻本。由此可见,以避讳字来鉴定版刻年代,需多方面考虑,不可一概而论。

3. 宋刻书的纸张、用墨与装帧

1)宋刻书的用纸

宋刻书的纸张,多为皮纸和竹纸,偶尔亦可见麻纸。宋版书的皮纸有的厚实坚韧,有的薄如蝉翼,但是都很柔软细密,结实耐久。竹纸则颜色茶黄,抖之有清脆声响,虽不像皮纸坚韧,但也历久不坏。一般地说,浙刻和蜀刻多用皮纸,福建刻本则竹纸居多。

　　由于造纸工艺的时代差异，宋、元、明、清各代的印刷用纸是各不相同的，所以鉴定版本时代，纸张是依据之一，而且相对比较重要。但是也不能完全依据纸张，还需注意书板版式，是旧版还是递修版、补刻版，或者旧版新纸，或者新版旧纸，因为木板、纸张均可以保存很多年，前代的板后代可以再印，前代的纸后代也可以新刻板上印。总之，版本鉴定纸张依据，要和版式、刻工、避讳等综合起来考虑，不可轻下结论。

　　宋版书中还有一种用废旧公文纸的反面印刷的，中国国家图书馆（下文简称"国图"）藏南宋淳熙二年（1175）乙未镇江府学刻《新定三礼图》，就是使用公文纸反面印刷的。这种公文纸印刷的书籍，通过公文纸的信息，可以帮助我们判断一部书刊刻和印刷的大致时间与地点。如上述《新定三礼图》，卷二十后刻有"淳熙乙未"时任镇江府学教授陈伯广刻梓书跋；刷印该书用的公文纸，有淳熙五年（1178）戊戌镇江府学教授徐端卿等衔名，则据此等可推论此书当为淳熙二年始刻刻于镇江，但印刷时间必在淳熙五年之后。至于印刷时间，不可单凭公文纸反映的时间来推断，而做出武断的结论。因为刻板的时间可能较早，刷印书籍时则使用了后来当时废旧公文纸（如上例）；而后代刻成书板，使用前代废弃公文纸印刷，也是大有可能的。因此，必须综合各方面来分析推论。

　　2）宋刻书的用墨

　　宋刻用墨比较讲究，前人对宋刻书用墨的评价"墨香纸润""墨光如漆"，是恰如其分的。宋代刻印本，用墨质料精良，纸洁墨莹，开卷生香，确实是不可多得的艺术品。如贾似道门客廖莹中世彩堂所刻书，据宋人笔记中记载，使用抚州制江纸，用油墨和杂泥、并用金香麝调和后刷印，在当时即叹为上品。

3）宋刻书的装帧

宋版书的装帧，大部分是蝴蝶装，明代内府所藏宋刻书多为蝴蝶装，《明史·艺文志》："秘阁书籍皆宋、元所遗，无不精美。装用倒折，四周外向，虫鼠不能损。"这就说明明内府藏宋元秘籍的装帧形式了。南宋以后，出现了包背装。需要注意的是，现在我们所能见到的宋版书，大部分经过后代重新装订，改装成明代以降流行的线装形式。能够保留宋代装帧原貌的宋刻极少，也更为珍贵，宋宁宗嘉泰元年辛酉（1201）周必大刊的《文苑英华》，因为一直为内府所藏，故未经改装破坏，每册封面副叶左下尚有"景定元年十月二十五日装背臣王润照管讫"（宋理宗年号，1260年）一行戳记，确是宋印宋装，保存了宋代蝴蝶装的原貌。

4. 宋代刻书家举隅

由于宋代刻书业的发展，造就了许多有名的出版家，这些出版家或在一方任职，在地方官任上致力刻书；或是有财力的士人，私人出资刻书；或为书坊主人，以卖书为业而刻书。以地方官身份而兼出版家的，如陆游、陆子遹父子，洪适、洪迈、洪遵三兄弟，朱熹、尤袤等人，他们都曾在任官期间主持刊刻过不少书籍。私人出版家中，如前文提过的贾似道门客廖莹中（刻《九经》和韩、柳集等），以及刻《文苑英华》等的周必大等。坊间刻书有代表性者，如临安府陈宅书籍铺的陈起父子等。下面简略介绍几位宋代出版有成就的名家。

1）陆游、陆子遹父子刻书

被称为爱国诗人的陆游，其祖父（陆佃，吏部尚书，著有《埤雅》）、父亲（陆宰，直秘阁大夫）都富有藏书。绍兴间（1131—1162年），南宋政府下诏征书，陆宰贡上一万三千多卷，可见他家藏书之富有。到了陆游，在四川任夔州通判，于川中广收蜀本，宋《嘉泰会稽志》说他："出峡不载一物，尽买蜀书以归。"陆游官至"宝章阁待制"，把他的书房命名为"书巢"，还作了一篇《书巢记》："吾室之内，或栖于椟，或陈于前，或枕藉于床，俯仰四顾，无非书者。"这说明他被群书包围，无沾落藏脚，故称书巢。在《渭南文集》中，收入了很多关于书的题跋，凡值得刻印流传的好书，陆游就主持刊刻。《渭南文集》中有《跋续集验方》一则："予家自唐丞相宣公在忠州时，著《陆氏集验方》，故家世喜方书。予宦游四方，所获亦以百计，择其尤可传者，号《陆氏续验方》，刻之江西仓司（陆游时任提举江南西路常平茶盐公事）民为心斋。"此外陆游还刻了不少书，如《南史》《世说新语》《刘宾客集》《外集》《岑嘉州集》《皇甫持正集》等，还有他自己的《新刊剑南诗稿》，这部书宋淳熙十四年（1187）丁未严州郡斋刻本，原为二十卷，现只存十卷（一至四，八至十,十四至十六),今藏国图。

陆游的幼子陆子遹（子聿，字怀祖）亦喜藏书、刻书，陆游曾说："子聿喜蓄书，至辍衣食，不少吝也。"（《跋子聿所藏国史补》）今日本藏存一部宋刻《周易注疏》，每卷末都有陆子遹的题识，写于南宋理宗端平年间（1234—1236），书中段落批点用朱笔，涂抹文字用雌黄，被日本奉为国宝。子遹一生刻书不下二十部，如《老学庵笔记》《开元天宝遗事》等。

2）"鄱阳三洪"刻书

洪氏三兄弟，洪适、洪遵、洪迈，南宋饶州鄱阳人，在绍熙间（1190—1194）先后考中博学宏词科，因此洪氏兄弟在南宋文坛和政界声名鹊起，号称"鄱阳三洪"。洪氏三兄弟都在朝廷或地方为官，其中大哥洪适在南宋孝宗朝任翰林学士、尚书右仆射、同中书门下平章事兼枢密使，为一时名臣，卒谥文惠。但三兄弟更以文学知名，洪适喜收藏金石拓本，他的《隶释》及《隶续》考证颇精，堪称名著；洪遵则钟情钱币收集，著有《泉志》；洪迈则熟于本朝掌故，著名的《容斋随笔》《夷坚志》《唐人万首绝句》均出其手。

三兄弟著作等身，又兼作吏，有刻书的机会和条件，除刊刻自己的著作外，也刊刻了不少先贤的著作。洪适所刻的书有《隶辨》《隶续》《鄱阳集》（其父洪皓的诗文集）及《松漠纪闻》（亦其父作）、王充《论衡》、元稹《元氏长庆集》等。洪遵也曾任同知枢密院士，卒谥文安，洪遵所刻书有《翰院群书》（自编唐宋人著作）、《松漠纪闻》及续、《洪氏集验方》《伤寒要旨药方》等。洪迈做过几任知府，南宋光宗时以端明殿学士致仕，洪迈所刻的书有《唐人万首绝句》九十一卷、《夷坚志》等。

在南宋，地方官刻书多由官府出资，所以一般把这些书归入官刻本系统。目前国图藏乾道六年（1170）庚寅姑孰郡斋刻公文纸印本《洪氏集验方》五卷、《伤寒要旨药方》二卷，就是洪遵在知太平州时主持刻印的，如今除国图所藏，二书均再无第二部，已成孤本矣。日本静嘉堂文库藏《元氏长庆集》残存三卷，则是洪适知绍兴府所刻。洪适任会稽太守之时，还于乾道三年（1167）丁亥刊刻了《论衡》，该书日本宫内厅书陵部藏有残本五卷；国内国图所藏三十卷全帙，则是宋乾道首刻、宋元明三朝递修本，此部书迭经毛氏汲古阁、黄氏士礼居、瞿氏铁琴铜剑楼收藏，并有钱牧斋批点、黄丕烈跋语，弥足珍贵。

3）黄善夫与刘元起刻书

黄善夫、刘元起，二人都是南宋中期建阳地区著名的出版家，二人曾合作刻书。他们出名和陆、洪等不同，黄、刘二人仅仅是人以书传，因他们刻的书有名，只要谈到版本和印刷话题，讲到宋代建刻本的时候，都不会忘掉黄善夫和他刻的《史记》以及刘元起和他刻的《汉书》。通常把此二书作为宋代建刻本的代表。

现国图藏傅沅叔先生著录的黄氏家塾刻《史记》残卷，半叶十行，行十八字，小字双行二十二字或二十三字不等，细黑口，左右双边，有书耳记篇名，首卷后有"建安黄善夫刊于家塾之敬室"长方形文武线黑边楷书牌记，目录后又有"建安黄氏刻梓"长方形篆书牌记。将《史记》原文与刘宋裴骃集解、唐司马贞索隐、张守节正义三家注合为一书，盖自黄刻本始，此书国图藏有一部。另一黄刻本亦藏国图，为《王状元集百家注分类东坡先生诗》，半叶十三行，行二十二字，小字双行二十七字，细黑口，左右双边，《百家注姓氏》后也有"建安黄善夫刊于家塾之敬室"楷书牌记。此书密行小字与《史记》的疏朗大字不同，本书字体清秀。

刘元起刻的《汉书》和黄刻《史记》相同，也是半叶十行，行十八字，但小字双行为二十四字，细黑口，四周双边，书耳亦记篇名。叙例末有南宋宁宗庆元元年（1195）乙卯建安刘之问长篇刻书识语："今得宋景文公所校善本……又自景文校本之外，复得十四家所校善本，逐一雠校……庆元嗣岁端阳日建安刘之问谨识。"目录后"建安刘元起刊于家塾之敬室"楷书长方牌记，卷三十一末又有"建安黄善夫刊于家塾之敬室"牌记。一部书中有两个刻书家的牌记，其原因何在？另外黄善夫家塾刻《后汉书》也是半叶十行，行十八字，小字双行二十四字，细黑口，四周双边，书耳上有篇名，目录后有"建安黄善夫刊于家塾之敬室"牌记。此《汉书》《后汉书》北大图书馆各藏一部，国图则有《后汉书》残本。

《史记》《汉书》《后汉书》三书，版式、字体、刀法都非常相似，北大藏《汉书》因有刘的刻书识语和牌记，而被各家著录为刘刻，但在第三十一卷又有黄氏牌记，这到底是怎么回事？《中国版刻图录》和李木斋（盛铎）的《木樨轩藏书题记及书录》都忽略了此点，都没有提到第三十一卷的黄氏牌记。明清诸藏书家只提到刘刻《汉书》、黄刻《后汉书》。而《中国版刻图录》谈到黄刻《后汉书》说："黄善夫曾刻班氏《汉书》，与此书相俪，惜不传。"谈到刘刻《汉书》时又说："版式与黄善夫《后汉书》相似，盖同时刻本。"此种说明对研究版本者影响颇深，认为黄、刘二人各刊有《汉书》与《后汉书》。

实际上，日本两个博物馆：国立历史民俗博物馆、松本市立图书馆均藏有刘刻《汉书》，两部书的版刻几乎完全相同，其不同的是：松本市立图书馆藏的一部目录后对应刻刘元起牌记的地方，没有刘的牌记，而有如下的一段话："《汉书》，一代之良史也，君臣行实，万世之龟鉴在焉。况文章最为近古，学者尤所究心。比因刻梓，集诸儒校本三十余家，暨予五六友，澄思静虑，雠对同异，是正舛讹，始于甲寅之春，毕于丙辰之夏，其用心勤矣。然识见凡陋，虑未审于是非。四方学古君子视其遗误，能以尺纸示诲，敬即镌改，亦丽泽之美意也。建安黄宗仁善夫谨咨。"后边还有五行字："校字黄颐养正。校字陈熙舜绩。校字虞应仲诚之。校字刘之问元起。校字叶蕡子实。"这就可以得出下列结论，经甲寅年（南宋光宗绍熙五年，1194）春到丙辰年（南宋宁宗庆元二年，1196）夏，这将近三年的时间里，黄氏集五六友人校勘此书，而刘元起就是这五六友人之一。至于黄氏主持刻的书，为什么又有刘氏之牌记呢？估计三史的校订出版是黄善夫氏主持，而刘氏等人副之；而后可能是因《汉书》校对刘元起出力最多，故《汉书》版归刘氏，因而刘删去黄跋改刻刘氏牌记。

据此，黄刻《汉书》与刘刻《汉书》实际上是同一书版，为黄善夫倡刻，刘元起继校且完成刊印。这样，《中国版刻图录》说黄刻《汉书》"惜不传"是错误的。另外，《史记》黄善夫刻本，日本国立历史民俗博物馆藏有一部；《后汉书》黄善夫刻本，日本松本市立图书馆藏有一部。

4）余仁仲与万卷堂刻书

相台岳氏所刻《九经三传》，留下了著名的《九经三传沿革例》（下简称《例》）。关于《例》，过去学者（包括《四库全书总目提要》）均认为是岳飞之孙（霖之子）岳珂所作，实际上是元初的岳浚（飞九世孙）所作。在《例》中，岳氏列举了他搜罗经书版本二十多种，包括监本、蜀本、抚州本、婺州本、越州本等等，其中特别提出"建安余氏"本。他说："世所传《九经》，自监、蜀、京、杭而下，有建安余氏、兴国于氏二本，皆分句读，称为善本。"据此可知，当时所谓的"建安余氏"本，是通行而被认为是较好的版本。这里所说的"建安余氏"，就是南宋建阳地区的出版家"万卷堂"主人余仁仲。

建安余氏是福建建阳地区的刻书世家，自宋至明绵延不绝，世代居住建安县崇化坊书坊镇。余仁仲是余氏刻书较早也是最有名的一位，曾经有人对余氏家族历代刻书做过统计，南宋余仁仲万卷堂刻过至少十二种。《例》中所述的余刻《九经三传》，现在见于著录者尚存《礼记》《春秋公羊经传解诂》《春秋经传集解》《春秋谷梁传》四种。

其中《礼记》二十卷，半叶十一行，行十九字，小字双行二十七字，细黑口，左右双边，书耳记篇名，避讳缺笔至"慎"字（南宋孝宗赵昚），各卷末偶有"余氏刊于万卷堂""余仁仲刊于家塾""仁仲比校讫"字样。此本国图有藏，另一残本藏上海图书馆。

《春秋公羊经传解诂》十二卷，南宋光宗赵惇绍熙二年（1191）辛亥刊本，半叶十一行，行十九字，小字双行二十七字，细黑口，左右双边，避讳缺笔也至"慎"字，各卷末亦间有以上三种牌记字样。后有余仁仲跋六行，叙述余氏刻书情况："《公羊》《穀梁》二书，书肆苦无善本，谨以家藏监本及江、浙诸处官本参校，颇加厘正。唯是陆氏（指唐陆德明）释音字或与正文字不同，如此《序》'酿嘲'，陆氏'酿'作'让'；隐元年'嫡子'作'適归'，'含'作'唅'，'召公'作'邵'；桓四年'曰蒐'作'廋'。若此者众，皆不敢以臆见更定，姑两存之，以俟知者。绍熙辛亥孟冬朔日建安余仁仲敬书。"此书现存两部，一在国图，有黄彭年、李盛铎、袁克文跋；一在中国台北故宫博物院，有黄丕烈跋。此本卷十二末有"余仁仲刊于家塾，癸丑仲秋重校"字样，癸丑应为绍熙四年（1193）。

《春秋经传集解》三十卷，半叶十一行，行十八至十九字，小字双行二十七字，细黑口，左右双边。宋讳缺笔仍至"慎"字，"敦"（南宋光宗赵惇嫌名。后文宋讳同）以下不避。此书今已无全书存世，仅知在中国台湾"中央图书馆"存有残本，存卷八、九、十二、十三、十六、二十九共六卷，卷八末有"余仁仲刊于家塾"，卷九末有"余氏刊于万卷堂"，卷十六末有"仁仲比较讫"各一行。

《春秋穀梁传》十二卷，半叶十一行，行十九字，小字双行二十七至二十八字，细黑口，左右双边，避讳仍至"慎"字。此亦无全本传世，仅中国台北故宫博物院藏有残本，存卷七至十二共六卷，其中卷七、八、十、十一后有"仁仲比较讫"一行，卷九后有"余仁仲刊于家塾"一行，卷十二后有"国学进士余仁仲校正，国学进士刘子庚同校，国学进士陈几同校，国学进士张甫同校，奉议郎签书武安军节度判官厅公事陈应行参校"字样，并有"余氏万卷堂藏书记"牌记。

以上四书每卷末都详记有本卷经、注、音义字数。综上所述，参考各家著录，考察其版刻情况，可以了解它们的共同特征，即：①行款版式相同，基本都是半叶十一行，行十九字，小字双行二十七字（偶有略微出入，无伤总体风貌），都是细黑口，左右双边。②每卷末均详列本卷经、注、音义字数。③均有"仁仲比校讫"，或"余仁仲刊于家塾"，或"余仁仲刊于万卷堂"字样。④刊刻时间均在宋孝宗、光宗间。

除上述《九经三传》外，余氏万卷堂刻本见于记载的还有《画一元龟》一书，此书编者、卷数皆不详，体例按甲、乙、丙、丁分为四部，每部再以门分目。现此书残本大部分藏于日本，如宫内厅书陵部：《类编秘府图书画一元龟》乙部，存卷十六至卷二十、卷七十六至卷八十；《太学新编画一元龟》丙部，存卷三至卷六、卷十一至卷二十、卷三十一至卷四十、卷四十六至卷五十、卷六十一至卷六十五、卷八十一至卷八十五；《太学新编画一元龟》丙部，存卷七至卷十，卷二十一至卷三十五，卷四十一至卷四十五，卷五十一至卷六十六。《类编群书画一元龟》（或题《类编秘府图书画一元龟》）甲部，东洋文库存卷七至卷十三等，大东急纪念文库存卷二十一至卷六十一，卷七十四至卷一百等。此外，《故宫善本书志》载中国台北故宫博物院藏《类编秘府图书画一元龟》，存五卷。据该书存世卷目，可知此书是一部卷帙浩繁的大型类书，原书甲、乙、丙、丁各部规模当都在百卷左右，惜已不全。此书半叶十五行，行二十五字，黑口，左右双边，丙部各卷卷末有"仁仲校正讫""仁仲比校讫""国学进士余仁仲校正"等字样。

此外，还有南宋建安万卷堂刻本《王状元集百家注分类东坡先生诗》二十五卷，宋苏轼撰，王十朋编。半叶十一行，行十九字，小字二十五字，黑口，左右双边。有"建安万卷堂刻梓于家塾"牌记，避讳至"惇"字。宋建安余氏刻本《重修事物纪原集》二十卷，首目二卷，宋高承撰。半叶十三行，行二十一字，白口，左右双边，有"此书系求到京本，将出处逐一比校，使无差谬，重新写作大板雕开，并无一字误落。时庆元丁巳之岁建安余氏刊"（南宋宁宗庆元三年，1197）牌记。《尚书精义》五十卷，宋黄伦撰。文渊阁《四库全书》本《尚书精义》前有淳熙七年（1180）庚子建安余氏万卷堂"刊行小序"云："……余得之不敢以私，敬锓木与天下共之。所载诸儒姓氏混以今古，余不暇次其先后，观者自能辨之。淳熙庚子腊月朔旦建安余氏万卷堂谨书。"据此可见建安余氏曾刻有《尚书精义》五十卷。需要注意的是，以上三书署"建安万卷堂""建安余氏""建安余氏万卷堂"，而未见"余仁仲"三字，是否为余仁仲所刻？抑或是余氏世家同姓刻书之人？留待考证。

余仁仲刻本《九经三传》，因为元相台岳氏《九经三传沿革例》的推重，更为学者所珍视。清代《九经三传》余刻本已有多种失传，留下来的屈指可数，藏书家如得到余刻《九经》之一，即可傲视同仁。例如中国台北故宫博物院所藏《春秋公羊经传解诂》宋余仲仁刻本黄丕烈的跋语中提道："余所见残本《穀梁》，在周香严家，即万卷堂余仁仲校刻者也。此外，有《周礼》亦缺《秋官》，藏顾抱冲所。今秋得此《春秋公羊经传解诂》十二卷，完善无缺，实为至宝。"黄氏对万卷堂余仁仲刻本志在必得，惜书而不惜钱物，终以高价购得，可见余仁仲刻本在藏书家心目中的地位。

（二）金刻本

北宋政和五年（1115）乙未，女真部首领完颜阿骨打于会宁府（今黑龙江省哈尔滨市阿城南郊）称帝，建国号"金"，立年号"收国"，建都上京会宁府。金于天会三年（1125）乙巳灭辽，于天会五年（1127）丁未灭北宋。于天兴三年（南宋理宗端平元年，蒙古太宗六年，1234）甲午被蒙古与南宋夹攻而覆灭。大致在南宋前中期，我国北方地区由金朝统治。北宋靖康二年（1127）丁未，金人在攻陷开封时，劫掳了大量的北宋图籍木板。不久，金朝政府也组织刻书，据《金史》记载，金中都设国子监，印本有经、史二十九种及先秦子书《老》《荀》等。同时在平阳府（平水，今山西临汾）设立专门刻书机构。除官府刻书外，民间刻书也颇具规模，平阳为金代刻书最兴盛地区，所刻书世称"平水本"，现存金刻本大都出自平阳（平水地区）的坊刻本。此外，赵州 [金天德三年（1151）辛未改称沃州] 宁晋县（今邢台市宁晋县）也是金代刻书的发达地区。宁晋刻书最著名者有荆祐（作祜者误）等，当时荆氏刻有《五经》《泰和律义篇》《广韵》等。现存世尚有金崇庆元年（南宋宁宗嘉定五年，1212）壬申荆珍刻本《崇庆新雕改并五音集韵》及荆氏刻本《泰和五音新改并类聚四声篇》（二书均有元代补板）。

金代刻本传世极少，目前只国图收藏十几种。根据著录可知，金刻有佛教存世最古且最大的典籍《金藏》。《金藏》按千字文编号，总卷数六千九百八十卷，基本是《开宝藏》的复刻本，相传为山西潞州（今山西长治）女子崔法珍断臂募刻，始于金熙宗皇统九年（1149），完成于世宗大定十三年（1173），相当于南宋高宗后期与孝宗前期，完全由民间力量完成。《金藏》因原藏于山西赵城县霍山广胜寺，故称《赵城金藏》，现存有四千九百余卷，其中被国图收藏有四千八百一十三卷，其余被北大、故宫博物院等图书馆收藏。

金刻本存世者尚有：《尚书注疏》二十卷；《周礼》十二卷；《释言》一卷；《新修絫音引证群籍玉篇》三十卷，残存卷一至二十，卷二十二至三十；《新编诏诰章表机要》四卷，残存卷一、二、三、四卷；《（太医张子和先生）儒门事亲》《直言治病百法》等合计十二卷，现藏日本静嘉堂文库；《黄帝内经素问》二十四卷，《亡篇》一卷，存卷三至五，卷十一至十八，《亡篇》全；《本草集方》存卷一至三，卷五至九，藏中国台北故宫博物院；《重校地理新书》十五卷，金明昌三年（1192）刊，藏中国台湾"中央图书馆"；《新雕注疏珞琭子三命消息赋》三卷；《新雕李燕阴阳三命》二卷；《新雕云斋广录》八卷，《后集》一卷，藏中国台湾"中央图书馆"；《重编补添分门字苑撮要》原卷数不详，现残存十卷；《壬辰重改证吕太尉经进庄子全解》十卷；《南丰曾子固先生集》三十四卷；《集注分类东坡先生诗》仅存卷十六第十五至二十共六叶，藏西安市文管会；《栖霞长春子丘神仙磻溪集》三卷，有傅增湘先生跋；《萧闲老人明秀集注》六卷，残存卷一至三；《刘知远诸宫调》十二卷，存五卷（各卷均有缺叶）共四十二叶，此本为光绪末年俄国探险队在我国黑水城（今甘肃省张掖市境内）发现，1958年4月由苏联国家对外文化联络委员会赠还；另外，《重修经史证类备用本草》张存惠晦明轩刻本，有人定为是蒙古刻本，但蒙古距金时间相差不远，且为平水刻本，故亦可视为金刻本。

（三）元刻本

1. 承上启下的元代刻书业

元代是蒙古贵族金戈铁马建立起来的封建王朝，《元史·地理志》上说元朝的疆域"北逾阴山，西极流沙，东尽辽左，南越海表"，号称"八荒同一宇"，是中国历史上版图最大的朝代，在当时也是世界上最强大最富庶的国家，它的声誉远及亚、非、欧三洲，至今英国人还在说成吉思汗是伟大英雄，是开明领袖。入主中原后，蒙古的统治者逐步认识到，铁骑杀伐武力可以夺取政权，但巩固政权还要靠文治，基于这种认识，元朝的创建者十分重视吸收汉族文化。正像明代著名文人陈邦瞻在《元史纪事本末》中说："自太祖、太宗即知贵汉人，延儒生讲求立国之道。"更有不是汉族的儒臣也为其出谋划策，故而采取了尊经重儒、兴学立教、科贡并举、举贤招隐、保护工匠等一系列文治措施。虽然统治者的目的是巩固其统治，但在客观上为图书事业的继承与发展提供了学术、物质、技术各方面的条件。

早在蒙古太宗四年（1232），大将速不台围攻汴梁时，在刀光剑影的厮杀中入奏"城下之日，宜屠之"，窝阔台大汗（元太宗）

最终听取耶律楚材（汉化契丹族）的建议，免以屠城，且派人进汴梁城，找到孔子的第五十一代孙孔元措，令仍袭衍圣公，并送还曲阜、付以林庙地，《元史·耶律楚材传》载："命收太常礼乐生，及召名儒梁陟、王万庆、赵著等，使直释《九经》，进讲东宫。又率大臣子孙，执经解义，俾知圣人之道。置编修所于燕京，置经籍所于平阳。"由此文治大兴，用尊经重儒来治国安邦。

蒙古族最初只有一些与畜牧业有关的，甚至是家庭式的手工业，专业性的手工业一无所有，直到蒙古铁木真（元太祖）西征时俘虏了一批工匠，逐步建立起兵器制造等专门的手工业。在亡金之后，逐步认识到包括刻书在内的手工业的重要性，因此窝阔台在攻打金、南宋屠城时，接受了耶律楚材的谏议，实行"唯匠得免"的政策，保留下一批手工业者。这就使得自宋朝就以刻书为业的书坊，如福建建阳余氏等刻书世家保存了下来，刻书的工匠得以继续刻书，刻书业在元朝继续发展。

蒙古中统元年（1260）庚申忽必烈（元世祖）即位，更加注意文治，他在登基诏书中说："朕惟祖宗肇造区宇，奄有四方，武功迭兴，文治多缺，五十余年于此矣。盖时有先后，事有缓急，天下大业，非一圣一朝所能兼备也。"可见忽必烈在正式立国号为"大元"（元至元八年，1271）之前，已认识到文治的缺乏，因此及时采取了一系列的文治措施。至元元年（1264），忽必烈敕选儒士编修国史，评注经书。至元四年（1267）将经籍所由平阳迁至燕京（京师），改名弘文院，纂集、刻印经史书籍。元至元九年（1272）定都大都，又置秘书监，用以掌管历代书籍。至元十年（1273），兴文署交属秘书监管理。至元十三年（1276），元军南下，攻破临安，忽必烈命人将南宋秘书省、国子监、国史院、学士院的书籍，全部由水路运至大都。还接受了国子祭酒许衡的建议，将杭州的官刻书籍木板以及江西省的书板全部运到大都，统归秘书监掌管。可以看出元世祖尊经重儒的文治思想非常明确，对历代图籍的重视措施也较前更加完善，原意为了巩固政权，客观上却也延续了文化的传承。

由于实行文治，所以对出版工作非常重视，大德十一年（1307）春正月成宗崩，五月海山（元武宗）即位，八月中书左丞孛罗铁木儿以译为蒙文《孝经》进，武宗下诏曰："此乃孔子之微言，自王公达于庶民，皆当由是而行。"命中书省刻版模印，诸王以下皆赐之。至大四年（1311）春正月武宗薨，三月爱育黎拔力八达（元仁宗，武宗弟）即位，六月览《贞观政要》，谕翰林侍讲阿林铁木儿曰："此书有益于国家，其译以国语刊行，俾蒙古、色目人诵习之。"早在大德十一年（1307）六月，时爱育黎拔力八达（元仁宗）被诏立为皇太子时，即命詹事王约等以蒙文节译了《大学衍义》，并与《图象孝经》《烈女传》等一并刊行赐臣下。

因此，有元一代在刻书事业上是有所前进和发展的。钱大昕在《补元史艺文志》中，对元代刻书做了统计：经部804种，史部477种，子部763种，集部1098种，共3142种。对不到一百年的元代（1271—1368）来说，这个数目也很可观了。据二十世纪八十年代李一氓主持的国务院古籍整理出版规划小组统计，现存元代刻书共有 900 种左右，其中经部 235 种，史部 213 种，子部 211 种，集部 235 种。

2. 繁荣的元代官、私刻书

元代刻书以官刻、家刻、坊刻为主线。北方以大都为中心，南方以杭州最为兴盛，一些官方编纂的书籍，也在杭州刻印。此外，福建地区一些著名书坊仍有继续。

1）元代中央官署刻书

元代在大都设立兴文署，隶属于中央秘书监，此外，隶属于艺文监的广成局、太史院的印历局、太医院的广惠局等都属于中央级的刻书机构。

早在蒙古太宗八年（1236），相当于南宋理宗端平三年，蒙古人就在燕京成立了编修所，在平阳（临汾）建立了经籍所，这两个机构属于后来弘文院[1]，负责收集、编纂、刻印书籍。据清阮元（字芸台，乾隆进士，道光体仁阁大学士，卒谥文达）《四库未收书目提要》著录，有《元秘史》十五卷一部，较详细地记录了蒙古太祖、太宗二朝的事迹。此书的特点是不用干支，而是用鼠儿、牛儿、兔儿、羊儿等属相纪年，不著撰人姓氏，当是蒙古

1　邱浩注：谨按，元前至元三年（1266）丙寅十月，平阳经籍所迁大都，与燕京编修所合并，次年二月，改称弘文院，设置一仿金制。《元史·卷六·本纪第六》载："（世祖三年冬十月）丁丑，徙平阳经籍所于京师。""（四年二月）丁卯，改经籍所为弘文院。"

时期编修所奉敕编纂的作品。

至元四年（1267），弘文院设立不久，即改称兴文署[1]，专管刻书事务，所刻书分经、史、子三类，从《资治通鉴》开始刊刻。据元王士点《秘书监志》（此书详载至元以来建置迁除、典章故实，于史学颇有裨益）记载：兴文署掌雕印文书，设有令、丞、校理、楷书等，以及雕字匠四十人、印匠十六人等。到至元十三年（1276），兴文署并入翰林国史院，至元二十七年（1290），复立兴文署，从未中断刻书活动。之所以《资治通鉴》为始刻书，反映了元代的统治者急于借鉴汉人政权朝代治乱兴衰的历史经验，可以说是"知时事之缓急而审适用之先务"（《资治通鉴·序》元兴文署新刊本）。总之，兴文署是元代隶属于朝廷的典型出版机构。

秘书监虽然不能算正规的专业刻书机构，却也是和刻书机构非常密切的单位，一则至元十年（1273），"兴文署掌雕印文书交属秘书监"（《秘书监志》）；一则因为秘书监掌历代图籍并阴阳禁书，兼管理天文历数的部分职责，自至元二十三年（1286）到

1　邱浩注：谨按，据《析津志辑佚》记载杨时煦的官职："至元四年起兴文署丞，校雠。"又，《四库全书》文渊阁本《秘书监志》卷七载，"杨时煦"为兴文署最早官员名，可知兴文署当于元前至元四年（1267）丁卯设置。另据《金史·卷五十六·志第三十七·百官二》："弘文院，知院，从五品；同知弘文院事，从六品；校理，正八品。"元承金制，《元史·卷六·本纪第六》："（世祖四年二月）丁卯，改经籍所为弘文院，以马天昭知院事。"弘文院之名，《元史》中只此出现一次，且未见其他相关文献，推测或为元政府避免衙署与金代重名，故弘文院成立不久，当年即改称谓。

大德七年（1303）间，始终参与纂修《大元一统志》（此书历时十八年始竣事，全书一千三百卷）。

至元二十年（1283），翰林国史院与集贤院合并，至元二十二年（1285）二院分立，翰林国史院下管辖国子监和兴文署。国子监曾刻过小字本《伤寒论》，后又由庆元路儒学招工刊刻《玉海》二百卷、《汉书艺文志考证》七卷、《通鉴答问》五卷等，可以说当时国子监不但是教学之地，也兼刻书机构。

此外还有属于艺文监的广成局，天历二年（1330）置，专门掌管刻印经籍之事，并刻印历朝皇帝圣训，还刻印过由儒臣纂修的《经世大典》。可惜的是，元代广成局所刻之书，无一存世者。

《历书》是关于时令、农政的，对以农业为主的社会至关重要，历来严禁私造，统由中央政府编刻颁布，元代在太史院专设印历局统一刻印历法、时宪书。太医院虽然是医疗机构，但也刻书，太医院下设的惠民局在成宗大德四年（1300）就刻印过《圣济总录》。御史台是元代最高的监察机构，也兼刻书，曾刻过王恽（至元中任监察御史，卒谥文定）《秋涧先生大全集》五十卷，又刻印过宋褧（泰定进士，翰林直学士，卒谥文清）的《燕石集》十五卷。忽必烈（元世祖）继位后，相当重视农业，特成立司农司，专管农业，至元十年癸酉（1273）由司农司编纂了《农桑辑要》七卷，刊版颁行。开始印小字本，因元仁宗嫌"字样不好"不便阅读，延祐元年（1314）诏江浙行省，用端楷大字刻印颁行[1]，最后在元惠宗后至元五年（1339）又据延祐刊本刷印，此书元代累计颁印万余部。至元二十八年（1291）司农司还刻印颁行了《农桑杂令》，延祐五年（1318）刊印散发了司农丞苗好谦所撰《栽桑图说》等。

以上是元代中央级官署刻书的情况。

2）元代地方官府刻书

地方上的官刻本归中书省管辖，中书省下又分十个"行中书省"。元惠帝至正五年（1345），江浙、江西行中书省奉旨开雕《辽史》一百六十卷，《金史》一百三十五卷，书前均有朝廷给江浙、江西行中书省的牒文，内称："准中书省咨右丞相奏，去岁教纂修辽、金、宋三史，令江浙、江西两省开板，就彼有的学校钱内就用，疾早教各印造一百部，钦此。"至正六年（1346），又刻印《宋史》四百九十六卷，目录三卷，前有牒文："精选高手工匠就用，赍去净稿，依式缕板，不致差讹……工毕，用上色高纸印造一百部。装潢完备，差官赴都解纳。"这就是元代由皇帝

1　印浩注：谨按，据上海图书馆藏元惠宗后至元五年（1339）己卯印翻印延祐元年（1314）甲寅刻大字本《农桑辑要》，书前有《中书省致江浙省印造〈农桑辑要〉咨文》载："照得始自延祐元年，奏奉圣旨，江浙行省开板印造《农桑辑要》，给散随朝并各道廉访司劝农正官。"又，清初钱曾《读书敏求记》卷三农家载："延祐元年，皇帝圣旨里：'这农桑册子字样不好，教真谨大字书写开板。'"可知，《农桑辑要》大字刻本于元仁宗延祐元年（1314）即已开雕，《元史·卷二十五·本纪第二十五·仁宗二》延祐二年（1315）八月所载"诏江浙行省印《农桑辑要》"，当为该书再刷印时间，今德国柏林国立图书馆有藏该书元祐三年（1316）序大字刻本。

直接下令地方编纂刻印书籍的情况。此后，从延祐到至正，陆续由集贤院通过中书省和礼部发牒，由各路儒学，刻印过多部书籍。此外各道，如江北淮东道肃政廉访司、江南浙西道肃政廉访司等，刻有《石田文集》《静修先生集》以及《白虎通德论》《通志》《通鉴总类》等多部书籍。

上面所谈的是元代的官刻本。

3）元代书院刻书

院，《广雅》："院，垣也。"《玉篇》："院，周垣也。"《增韵》："有垣墙者曰院。"书院者，意思是用一圈土墙围起来的一个地方，中有房屋，专门用以讲学传道、藏书读书。书院之名，始于唐，兴于宋，盛于元，明清两代继之。书院是中国古代儒家为培养人才借鉴禅宗丛林制度创建的教育机构，同时又是学术研究、藏书刻书场所，著名的书院往往是一个学派的学术研究和传播基地。从唐朝开始，官办书院兴起，延请名师大儒讲学，吸引了不少学生远道来听讲。五代开始出现民间书院。两宋金元，民间书院与官办书院并行，书院讲学刻书大行其道。书院刻书，宋代已经非常兴盛，所刻之书校勘精审，多为善本，如南宋理宗赵昀绍定三年（1230），婺州丽泽书院曾重刻司马光的《切韵指掌图》；绍定四年（1231），象山书院刻印的袁燮《絜斋家塾书抄》十二卷等。元代在巩固中原政权，统一江南的过程中，逐步开展了大规模文化教育事业的建设，采取了积极创办书院、鼓励发展文教的政策。

早在窝阔台（元太宗）蒙古七年（1235），行中书省事杨惟中在跟随皇子征宋时，就收集了大量宋儒所著的经籍图书送至燕京，并建立宋儒濂溪先生（周敦颐）祠，创办太极书院，延名儒赵复讲学其中。这是元代建立的第一所书院，也是中国北方开办书院之始。由此，太极书院也成为北方传播程朱理学的重要基地。元代在入主中原之后，出于巩固统治、缓和民族（元代分蒙古、色目、汉人、南人四等人）与阶级矛盾，推行汉化政策，朝廷接续了宋代的文化衣钵，积极宣扬理学，十分重视办好书院，并为此还颁布了一道命令："其他先儒过化之地，名贤经行之所，与好事之家出钱粟赡学者，并立为书院。"（《元史·卷八十一·志第三十一选举一·学校》）通过采取保护和维持书院等一系列怀柔（重文教）政策[1]，安抚了人心，争取并团结了一大批汉族知识分子，包括赵孟頫（秦王赵德芳之后）这样的宋朝宗室。

元代政权稳固之后，朝廷和各级地方政府均把越来越多的财力和精力投在了书院的建设上。至元十四年（1277），江东宣慰史张弘范在当涂建立了采石书院，此后陆续在江西浮梁创建了修文书院，修复了白鹭洲书院。至元二十三年（1286），潭州学

---

1 邱浩注：谨按，另一方面，南方遗民出于故国与民族情怀，有一部分士大夫不愿与元朝廷有密切接触，不出仕，不入官学任教，冀其子孙不忘华夏道统与故国文化，故凭借德养与学识，汇集财力物力，恢复、兴办或资助书院，本人出任山长或礼聘高士于书院讲学、刻书等。只要旨在讲学传道，元廷一般予以认可。故元代书院大行于世。

政刘必达重建了岳麓书院，次年婺源州知州汪元圭创建了晦庵书院，后来又建立了石门书院。朱彝尊的《日下旧闻考》说："书院之设，莫盛于元，设山长以主之，给廪饩以养之，几遍天下。"元代并对宋代原有的书院采取保护措施，对废置的书院进行修葺恢复。此外，原有一些入元不仕的学者隐居山林自办书院，自行讲学。据载，宋代原有书院近六百所，到元代书院已逾千所，真可谓"几遍天下"了。

书院除了执行教育的职责外，也进行了大量的刻书活动。书院的刻书有的是被动执行命令，如大德间信州路儒学刻的《南史》《北史》；但更多的书院刻书，则是为了表明本书院的学术源流，弘扬本书院的山长、宗师的学术，满足书院教学和研究的需要。据统计，元代从事过刻书活动，并有书籍流传下来的书院，约有五十家，但据叶德辉《书林清话》中说，元代有些是借书院之名刻书的，如一些私宅、家塾，出于对自己所崇尚的圣贤师尊的景仰，欲推广他们的学说，出资请书院代为刻书。

清顾亭林（炎武）在《日知录》中说："闻之宋元刻书，尽在书院，山长主之，通儒订之，学者则互相易而传布之。"顾炎武总结了书院刻书有三善："山长无事而勤于校雠，一也；不惜费而工精，二也；板不贮官而易印行，三也。"顾氏的评价还是准确的，因为书院山长的人选，一般是名宿大儒或其子孙，或具功名而引退，或下第的举子，山长除书院讲课之外，有充足的时间著书和校书，因此书院所刻书籍水平较高。元代书院多由朝廷拨置学田或由达官富商捐资，支付开支，学田等收入用于老师薪俸、师生伙食、祭祀费用、名宿的赡养、书院维修等，除此之外余款则用以刻书。经费有了保证，书的质量当然就好，如国图所藏元大德九年（1305）陈仁子东山书院刊《梦溪笔谈》，校勘极精，原书是大开本小版心，书品极佳。

　　某一书院刊某书，则板木存于该书院，印刷所用极便。因此，元代书院刻本流传极广，现存较著名的有：广信书院大德三年（1299）《稼轩长短句》二十卷；宗文书院大德六年（1302）《经史证类大观本草》三十一卷，大德间江浙行省下辖九路儒学合作刊印《十七史》中之《五代史记》七十四卷；东山书院大德九年（1305）《梦溪笔谈》二十六卷；西湖书院泰定四年（1327）《文献通考》三百四十八卷；梅溪书院元统二年（1334）《韵府群玉》二十卷，后至元三年（1337）《皇元风雅》三十卷；建安书院至正十一年（1351）《蜀汉本末》三卷；南山书院至正二十六年（1366）《广韵》五卷；雪窗书院《尔雅注》三卷，等等。

　　总之，元代书院刻书在当时的出版业中占非常重要的地位。

　　4）元代坊肆、私宅刻书

　　元代政权巩固之后，随着社会安定和文化事业的复兴，从官刻到坊肆、私宅刻书，都有所发展，形成了北方以大都、平阳，南方以杭州、建阳为中心的分布格局。有些书因申请官刻或申请官银助刻未获准，则私人建坊肆予以刻印，如杂剧、南戏、话本小说、针灸方书等。

北方坊刻知名者，如窦桂芳（福建建安人）燕山活济堂刻《伤寒百问经络图》《针灸四书》及窦氏类次《针灸杂说》（附于《针灸四书》之后）等。《针灸四书》含《子午流注针经》《针经指南》《黄帝明堂灸经》《灸膏肓腧穴法》，为窦氏仿儒家《四书》而编，约刊于至大四年至皇庆元年（1311—1312），有"至大辛亥春月燕山活济堂刊""皇庆壬子中元燕山活济堂刊"牌记。补充一句，元大都于元世祖忽必烈时即设立了印造宝抄库，专门印造纸币，印刷技术要求较高，这也可以看出当时大都的印刷水平。

平阳盛产麻纸，太原又有墨场，因而纸、墨取材都非常方便。从金代起，平水一带（临汾）的印刷业就非常发达，私人印刷作坊很多，成为当时的印刷中心。当时有人描写平阳、洪洞"家置书楼，人蓄文库"，足见当地刻书、人文之盛。根据史料记载，从蒙古时期到元定鼎大都，平阳的出名的印书作坊就有九家：晦明轩张存惠堂，平阳府梁宅，平水中和轩王宅，平水许宅，平水曹氏进德斋，平水高昂霄尊贤堂，平阳段子成，平水刘敏仲，平阳司家颐真堂等。其中平阳府晦明轩张存惠宅刻书沿袭金代风格，蒙古灭金后有一段时间（1234—1259）无年号，故往往被认为是金刻本。如《重修政和经史证类备用本草》，考该书卷首有"泰和甲子下己酉"晦明轩刻书螭首龟座牌记，后序末镌"泰和甲子下己酉岁小寒初日辛卯刊毕"张存惠题记一行，

"泰和甲子下己酉"，相当于金章宗泰和四年（1204）甲子之后的南宋理宗淳祐九年（1249），此时距金亡（1234）已十五年，距蒙古定宗去世（1248）一年，因蒙古定宗在位三年（1246—1248），无年号，其后两年（1249—1250）海迷失后擅政未立嗣君（1251年农历六月蒙哥即汗位，即后来庙号称元宪宗者），当代版本家约定俗成，定此书版本为蒙古定宗四年（1249）刊本。张存惠的《证类本草》刻工极其精美，本草图画惟妙惟肖，达到当时刻版的最高峰，赵万里评价："字画刚劲，纸墨精莹，刀法遒劲。"此外，中和轩王宅的《新刊韵略》《泉水文集》，进德斋曹氏的《尔雅郭注》《中州集》《中州乐府》，平阳段子成蒙古中统二年（1261）刻的《史记集解》以及后刻《尚书注疏》等，都是平水的著名刻本。

元代南方的雕版中心，仍属杭州和建阳，与宋相比，盛况不及，但于全国，仍居领先。杭州和建阳两地，不但汇集了大批技艺精湛的刻书匠人，而且盛产优质纸张和油墨，商业的发达和交通的便利，也给刻印业创造了有利的条件。

在元军灭宋的战争中，江南刻印业受到了一些破坏，但由于元军吸取北方战乱的教训，及时采取了一系列保护措施，故而杭州除原秘书省、国子监、国史院及学士院等藏书被洗掠，一律由水路运往大都，当地刻印业很快得到恢复。进入元朝之后，杭州的刻印业仍居全国之首，如上述的官刻书籍——《文献通考》《大德重校圣济总录》《大学衍义》《农桑辑要》等，以及至正间

（1341—1368）陆续刻印的辽、金、宋三史等，大部分都是在杭州刻印的。需注意的是，杭州的刻印业中占主要地位的仍是私家刻书，较有名的书坊如棚南经坊沈二郎、睦亲坊沈八郎、杭州勤德堂、武林沈氏尚德堂等四家。元刻有七种戏剧书——关汉卿的《关大王单刀赴会》，尚仲贤的《尉迟恭三夺槊》，王伯成的《风月紫云庭》《李太白贬夜郎》《霍光鬼谏》《辅成王周公摄政》《小张屠焚儿救母》，均冠以"古杭新刊"字样，但均无具体书坊的牌记，这就是说，当时杭州的书坊，绝不仅仅是上述知名的四家，可能有专门出版杂剧、平话、小说等通俗文艺的小作坊，只可惜刻书坊名没能流传下来。

　　建阳的刻书业，元代虽然规模小于宋代，但其坊间刻本在全国仍属名列前茅，仍为著名的坊刻中心之一。福州由于宋末战乱，刻书业遭到了较多破坏，如莆田等地，而建阳则比较稳定，仍沿袭宋代的刻书风气，有据可查的书坊就有四十余家。一些刻书大户自宋入元，一直沿袭旧业，其中较为有名、历史悠久的有：余氏勤有堂、刘氏日新堂、虞氏务本堂、郑氏宗文堂、叶氏广勤堂、刘氏南涧书堂、刘氏翠岩精舍等，现存的元代坊刻本也大多是这几家刻印的。这几家私人书坊都是世代相传的，如余氏的字号有六家，刘氏的字号有九家，虞氏的字号有三家，建宁路的书坊就被这三家占去了一半。

　　元代余氏刻书中最有名的是勤有堂，该书坊刻的书不仅数量多，而且质量好，从大德到元末六十多年中，勤有堂先后刻印的书籍流传于世的有《增注太平惠民和剂局方》三十卷、《分类补注李太白诗》二十五卷等十余种。后来，勤有堂逐渐衰落，一些书板被继之而起的叶日增广勤堂购去，并将余氏的牌记改为叶氏的牌记，如余氏勤有堂刻过《集千家注分类杜工部集》二十五卷，叶氏将原来在诗题目录后的"皇庆壬子余志安刊于勤有堂"十二个字牌记劂去，将传序碑铭后原"建安余氏勤有堂刻"篆文牌记二行，改为"广勤书堂新刊"六字楷书牌记一行，改门类目录后原钟式牌记"皇庆壬子"为"三峰书舍"，改原鼎形牌记"勤有堂"为"广勤堂"，但卷二十五后"皇庆壬子余志安刊于勤有堂"一行牌记未劂改。后来，叶氏后代于此书后附刻《杜工部文集》二卷，且劂去卷二十五后原牌记，替换为"壬寅年孟春广勤堂新刊"新牌记，此壬寅当为元至正二十二年（1362）。又有一种版本，传序碑铭后牌记，门类目录后钟式、鼎形牌记均已改易，且诗题目录后、卷二十五后，原刻牌记均被劂去，但无"壬寅年孟春广勤堂新刊"牌记字样。到明代正德、嘉靖年间，该书书板又被叶氏后人卖给了北京正阳门外金台书铺汪谅，"三峰书舍"钟式牌记又被换成"汪谅重刻"四字，但未改易"广勤堂"鼎式牌记。这样，同一部书书板变成了数个"不同"的版本，这也是版本史上传奇的轶事[1]。而叶氏广勤堂自己刻的书并不多见，

1　邱浩注：因瞻庐太夫子尤喜杜诗，故吾对《集千家注分类杜工部诗》元余氏勤有堂刻本版刻沿革沿袭旧说特作考证说明。因注文较长，移置本文文末（P291）供参考。

流传于世只有少量医学书籍，如《新刊王叔和脉经》《针灸资生经》等。

刘氏书坊中最有名的是刘君佐的翠岩精舍，这个书坊从南宋直至明代，持续了二百多年。在元代，翠岩精舍刻的书有延祐元年（1314）甲寅的《周易正义》十卷、《程朱二先生周易传义》二十四卷，泰定四年（1327）丙辰的《朱子诗集传附录纂疏》二十卷、《三家诗考》六卷等十余种。其中，最具代表性的是至正十六年（1356）丙申刻的《广韵》五卷，书的刻印非常精美，内封面较前有所改进，不但有书名、刻印者、刻印年代，而且还有宣传性内容（"校正无误"采用了反白字），基本确立了后世古籍封面页的格局；同时，该刻本在正文中作序号的数目字，多数也采用了反白字。

除了上述，元代刻书业发达的地区，还有人文荟萃的长江下游，今天的江苏、江西、湖北、湖南等地，刻书坊分布非常广泛。比较有名的，如苏州平江路天心桥南的刘氏梅溪书院（有说此"梅溪书院"之称为假托者），刻有《郑所南先生文集》等。湖南茶陵的东山书院，刻有《梦溪笔谈》《尹文子》等。江西庐陵菖节胡氏古林书堂，刻有《新刊补注释文黄帝内经素问》和《新刊黄帝内经灵枢》等；庐陵的武溪书院，刻有一部大书《新编古今事文类聚》前集六十卷、后集五十卷、续集二十八卷、别集三十二卷、新集三十六卷、外集十五卷、遗集十五卷，合计二百三十六卷。浙江婺州三衢石林叶敦，刻有《冷斋夜话》；括苍的叶曾南阜书堂，刻有《东坡乐府》。福建的潘屏山积庆堂（佳山书院），刻有《杜工部诗集》；武夷詹光祖月崖书堂，刻有《杜工部诗史》；熊禾武夷书堂，刻有《易学启蒙通释》等。

此外，很多偏远地区刻书业也很繁荣，如新疆的吐鲁番，由于刻印宗教经典（尤其是佛书），带动了当地刻印业的发展。从国外考古者从我国新疆吐鲁番盗走的印刷品看，几乎全部都是汉、回纥、蒙、藏、西夏、梵文的宗教经典，在这些印刷品上，绝大多数都标有小字汉文的书名和页码。有的残片上发现了成吉思汗的名字，一些残片上还发现了元代才开始有的一种叫"兰察体（兰札体）"的梵文，这就证明元代早期，吐鲁番就有了刻印作坊。据考证，在吐鲁番的寺院里，就设立有刻印场所，大量刻印佛经。

5）元代佛教、道教刻书

元人一统中原后，除大量吸收儒学为主的汉文化外，还极力倡导宗教，主要是佛教，初期也提倡过道教。至元元年（1264）忽必烈继位之后，即任命西藏名僧八思巴为帝师，领总制院事，掌理全国佛教。此时藏传佛教的地位非常高，享有特殊的政治经济礼遇，汉族僧众与河西回鹘僧人也受到一定的优待。

整个元朝，佛教占绝对优势，元代最大的印刷工程，是补刻或新刻汉、蒙、藏、西夏文的《大藏经》，总计约有十种。佛教汉文《大藏经》一刻再刻，最有名的是杭州路的《普宁藏》和平江府的《碛砂藏》。《普宁藏》刻印于杭州路余杭县白云山的大普宁寺，该寺原为白云庵，南宋绍兴年间（1131—1162）改为传灯院，后称普安寺，淳熙七年（1180）改名普宁寺。南宋末年成立了普宁寺刊经局，由道安为首的和尚主持，向民间募集经费，自元至元十三年（1276）丙子始，道安"两诣阙廷"，终于得到忽必烈支持，任命道安任"浙西道杭州等路白云宗僧录"一职，负责雕造《普宁藏》[1]。共刻经六千零一十卷，五百八十七函，以《千字文》编号，始于"天"（天地玄黄），终于"约"（何遵约法），每版框高 25.3 厘米，每开六行，行十七字，经折装。

《碛砂藏》因刻于平江府（苏州）陈湖中碛砂洲延圣院而得名，从南宋的嘉定九年（1216）设经坊，直至元代至治二年（1322），共历时一百零七年始完成[2]。《碛砂藏》经历宋、元两朝，共刻经六千三百六十二卷，五百九十一函，经折装，每版五开，每开六行，行十七字，《千字文》编号，始于"天"，终于"烦"（韩弊烦刑）。民国二十二年（1933）癸酉上海影印宋版藏经会曾借陕西省图书馆藏《碛砂藏》影印出版。该藏原本，今陕西省

1　邱浩注：谨按，依据太原崇善寺存本《普宁藏》地字函《大般若波罗蜜多经》卷二十卷尾题记，中有"戊寅年四月日南山普宁寺刊经局谨题"一行记载，参考日本《增上寺三大藏经目录·元版（刊记）》所载道安法师弟子如志题记："始自丁丑（1277），迄于庚寅（1290），凡一十四载，由先师本愿力故，得以圆成如来一大藏经版。"可知《普宁藏》始刻于元至元十四年（南宋景炎二年，1277）丁丑，到至元二十七年（1290）庚寅，历时十四年，全板刻完。

2　邱浩注：谨按，在南宋进行了五十七年，咸淳八年（1272）后曾一度停顿。到元大德元年（1297）始恢复继续刻经。

图书馆、山西崇善寺、国家图书馆、辽宁省图书馆、云南省图书馆，以及美国、日本和部分私人藏家，均有收藏。

此外，许多地区也刻印过便于阅诵的单行经书。元代刻经除用汉文外，为满足西夏人的信仰需求，至元三十年（1293），元世祖忽必烈敕令将西夏佛藏旧经本送至杭州路的大万寿寺，开雕西夏文《大藏经》，到大德六年（1302）竣工，共刻三千六百二十余卷。元成宗大德年间（1297—1307），由萨迦派喇嘛法光主持，召集西藏、蒙古、回鹘、汉族僧众，将藏文《大藏经》译为蒙文，并在西藏地区雕刻印行。元仁宗爱育黎拔力八达皇庆二年（1313）至延祐七年（1320）间，由西藏喇嘛江河尕布发愿并主持，在扎什伦布寺西南的奈塘寺，编辑刻印[1]了藏文《大藏经》，称为"奈塘古版"。

蒙古太宗九年（1237），道士宋德方及其弟子秦志安，在平阳玄都观对金明昌元年（1190）十方天长观提点孙明道奉诏所修《大金玄都宝藏》，校勘正误，补苴亡缺，搜罗遗逸，补版刻印《道藏》，历时七年，于蒙古乃马真后三年（1244）竣工，共七千八百卷。由于在玄都观里进行重整刊印，故仍称《玄都宝藏》。

元朝初期，佛道交恶，结果由政府出面扬佛抑道。元世祖

1　邱浩注：谨按，因迄今从未发现"奈塘古版"经本与板木，故亦有学者认为该版《大藏经》为手抄写本。

至元十八年（1281）诏毁《道藏》，下令除《道德经》外，《玄都宝藏》经书并印板全部烧毁，而且在诏书中特别指出保定、真定、太原、平阳、河中府、关西等处的经板，凡有私藏，"尽宜焚去"，这样平阳等地所刻的《道藏》经板就全部被毁。从金刻《玄都宝藏》的完成，到元初板片付之一炬，仅短短几十年时间。现在国图仅存有《太清风露经》一卷和《云笈七笺》的残叶，是《玄都宝藏》的原件。

3. 元刻书的特点

从版刻风格上说，元承宋之遗风，特别是元初的某些刻本，尤其是坊肆、私宅所刻，由于坊肆的主人和刻工多是南宋幸存之人，故其刻书与南宋无大区别，但稍嫌粗糙，不如南宋精美。元代刻书总体而言较宋代变化较大，其特点如下：

1）黑口本多

这里指的是大黑口。南宋中期以后的细黑口或线黑口，在雕刻上要求很严，劳工费时；元代的大黑口，相对省工、省时，这和当时的经济情况有关。书口多黑鱼尾，亦有花鱼尾，或单或双。元刻本正文中小题之上往往有花鱼尾，作为提示读者的标记。

2）字多为赵体

元初刻本，仍沿宋刻风范，以颜、柳、欧为主，在元初的官刻书中尤其明显。比较讲究的是请名人书写或由著者自书，这种风气亦自宋代始，到元就更加普遍。当时有名的书法家周伯琦著有《六书正讹》一书，就由其亲自写板。

但在元刻中最多的字体要属当时流行的赵体，也称吴兴体，即当时的知名书法家浙江吴兴赵孟頫（字子昂，号松雪道人，延祐中官居翰林学士，卒谥文敏）楷略带行意的书体。松雪精于书画，元仁宗称其：“博学多闻，操履纯正，文词高古，书画绝伦，旁通佛老之旨。”当时很多刻本，都从赵体上板，如清徐康《前尘梦影录》卷下评元刻《黄文献公集》说“狭行细字，笔笔赵体”，且“其时如官本刻经史，私家刊诗文集，亦皆摹吴兴体”。当时的风气，文人竞学赵体，刻书者亦以赵体为美。又如，元代一部带行书韵味刻板的书，大德三年（1299）广信书院刊刻的辛弃疾《稼轩长短句》，即以行书上板。黄丕烈《题识》说：“是书精刻，纯乎元人松雪翁书。”字体活泼流利，柔软妩媚，是元刻中的珍品。以赵体刻书，是元代刻本中非常明显的特征。

3）多无避讳

我国的避讳制度沿袭近两千余年，直至清末，但元代例外。究其原因，元诸帝之名皆为蒙文译成汉字，只是音译，不具有汉字的原始意义。元初，礼部也曾研究过避讳问题，最后结论是全用元帝御名，必须回避；但元代皇帝的御名多是音译的一长串，这样在重刻前代的旧籍或新刊元人新著中，碰上全用元帝御名处几乎没有，这是元刻无讳的根本原因；再加上蒙古人的礼制观念不强，查禁不严格，所以在元刻本中几乎见不到避讳的痕迹。

这里有一个特殊的例子，宋人程文海，字钜夫，是元早期归顺朝廷很早得到重用的南方文人，后来参与修撰《成宗实录》《武宗实录》，主动避武宗"海山"讳，以字行。从此事看，似乎元代也强调避讳，其实不然。在忽必烈率军南下时，程文海随其叔父程飞卿（程矩夫为其叔父嗣子）献江西建昌军军治南城降，因才思、书法甚得忽必烈赏识，很快从宣武将军管军千户越过应奉翰林文字衔，直接翰林修撰，屡迁集贤直学士，兼秘书少监。程氏奉诏访求遗贤于江南，赵孟頫等就是他访来的，在江南共得二十余人。程矩夫入元沿袭宋人避讳之习，避武宗汉名"海山[1]"讳，是为个案，盖其时诸多人名、地名均未避"海山"。

4）多用简体字和俗字

中统元年（1268）忽必烈继位，尊西藏名僧八思巴为国师，授以御印，命其创制蒙古新字；至元六年（1269），脱胎于古藏文字母，部分文字仿效汉字篆书写法的"八思巴蒙古新字"创制完成，颁行天下。八思巴创制的蒙古新字就成为元朝的国字，凡行文、外交均须使用国字，这样，对汉字书写与刻板的要求就不是非常严格了。加上"删繁就简"的书写使用规律在民间约定俗成，同时简体字刻起来也比繁体字简单得多、省事得多，在这样

---

1 邱浩注：谨按，赵孟頫撰并书《仁靖真人碑》："武宗、仁宗之始生也，上皆命公拟名以进。仁宗五岁时，译为梵文，今庙讳是也。"即元世祖忽必烈曾请龙虎山上清宫正一派道人张留孙真人[元仁宗延祐二年（1315）封张留孙"仁靖大真人"]，为其皇曾孙兄弟分别取名"海山"（后为元武宗）、"寿山"（后为元仁宗）。仁宗五岁时，名字译为梵语"爱育黎拔力八达"；武宗则始终使用汉名"海山"，元代仅武宗始终使用汉名。

得形势下，书铺图快，书手图简，刻工图省，使得元刻本中俗体字和简体字（不等同今天的简化字）出奇的多。尤其是坊刻本中，这个特征就更加突出，如"礼""无""气""双""尸"等简体字大量充斥。另外一种情况是，用笔画少的同音字代替笔画多的字，如"诸葛"用"朱葛"代，"周瑜"用"周余"代，这也是元刻本的一个特点。尤其是一些小说和剧本，就更多使用简字，这一方面是书坊为了省工，以提高刻书效率；另一方面考虑这类书籍大都销售到民间，文化程度不高的人为主要阅读对象，对读者或许也方便些。

4. 元刻本的牌记

元代的牌记沿袭宋风，一般见于卷首、卷末，或序、跋、目录之后。但牌记形式比宋代更多，除了原有的长方形、亚字形、椭圆形之外，还增加了钟、鼎、爵、古琴、莲龛、幡幢等形状，争奇斗巧，意趣盎然。如国图所藏至元间（二十六至二十八年，1289—1291）魏天佑刻《资治通鉴》，把爵形"钜鹿奉国"、圆形"客斋"、正方形"中和堂"的牌记汇为一组，此书原是魏氏家刻，这组牌记显然有展示儒雅家风的意思在内。国图藏皇庆元年（1312）建安余氏勤有堂刻《集千家注分类杜工部诗》，门类目录后有钟式牌记"皇庆壬子"和鼎形牌记"勤有堂"，开卷传序碑铭后有"建安余氏勤有堂刊"双行篆书长方形牌记。据前人考证：此书板归广勤堂后，重印此书时，另附刻《文集》二卷，并将勤有堂牌记剜去，改成自己的牌记，如：钟式改作"三峰书舍"，鼎形改作"广勤堂"，二行篆书改作一行楷书"广勤书堂新刊"等（参见前文"建阳的刻书业"）。

元代后期，有些书坊将牌记要体现的内容直接刻于封面页上，如国图所藏元至正十六年丙申（1356）翠岩精舍刊《广韵》，样式为上下两栏，上栏横题"翠岩精舍"。下栏分四行，中间两行倍粗且低于周边两行，上为"校正无误"横题阴文四字，下为"新刊足注明本广韵"两行大字，此处的"明本"指明州（今宁波）本；两边细行，右侧题为"五音四声切韵图谱详明"，左侧题为"至正丙申仲夏绣梓印行"。文字安排有致，对称醒目，不但有书名、出版者、刊印年代等等，还有宣传广告，这也可以看作是一种特殊的牌记。但这种方式在元代晚期才出现，到了明代渐成规模。

元代牌记形式多样，内容也异彩纷呈，多寡不同，内容少的只刻刊刻者的堂号，或刊刻时间、地点等；内容多的则可称为一篇跋语，甚至可以成一篇短文。字数最多的，大概要算蒙古定宗四年（1249）平阳张存惠晦明轩刊本《重修经史证类备用本草》卷首的螭首龟座碑形牌记，长达 252 个字。字数少一点的，如天历元年（1328）建安翠岩精舍刻本《新刊河间刘守真伤寒直格》，牌记云："《伤寒方论》，自汉长沙张仲景之后，惟前金河间刘守真深究厥旨，著为《伤寒直格》一书，诚有益于世。今求到江北善本，乃临川葛仲穆编校，敬刻梓行，嘉与天下卫生君子共之。岁次戊辰仲冬，建安翠岩精舍刊行。"记刊刻者姓氏、斋堂名号的，如岳氏荆溪家塾刻《春秋经传集解》，目录后有长方形"相台岳氏刻梓荆溪家塾"双行篆文牌记；记刊刻地点、刊刻者堂号的，如《分类补注李太白诗》，目录后有"建安余氏勤有堂刊"双行篆文长方牌记；记刻书时间和堂号的，如致和元年（1328）余氏勤有堂刻《三辅黄图》，目录后有"致和戊辰夏五余氏勤有堂刊"楷书长方形牌记。

　　5. 元刻本的插图

　　元代继承了宋代的雕版印刷术，也很重视插图，无论是儒家经书如《周易》卷首河洛八卦图、《三礼》冠冕器物图等，还是农书、医书和类书中的插图，以及佛经中的佛像配图，内容都非常丰富。例如至大元年（1308）的《新刊全相成斋孝经直解》，蝴蝶装十五叶的内容对应了十五幅插图，刀法浑厚有力，人物比例匀称，配景也很协调，很像现在的连环画风格。北京大学图书馆珍藏的后至元六年（1340）郑氏积诚堂刻印的《事林广记》四十二卷，作为元人日常生活的百科全书，运用了整版的插图来表现人物、房舍、耕织的情景，反映了元代的生活风貌。元饮膳太医忽思慧的《饮膳正要》，初刻于至顺元年（1330），全书有图一百六十八幅，瓜果蔬菜惟妙惟肖，如同画谱，通过本书的叙述和插图，我们可以看到元代贵族的生活场面。至大间（1308—1311）重修的《博古图》，摹绘古器逼真，刀刻线条稳健，均称上乘。

　　另外，前至元三十一年（1294）建安书堂刻印的《新全相三国志□□》，以及后来至治间（1321—1323）建安虞氏书坊先

后出版的五种平话《全相武王伐纣平话》（别题《吕望兴周》）
《全相乐毅图齐七国春秋后集平话》《全相续前汉书平话》（别题
《前汉书续集》《吕后斩韩信》）《全相秦并六国平话》（别题《秦
始皇传》）《全相三国志平话》（存世五种。据书名中"后集""续
前汉书"推测，至少还当有"前集""前汉书正集"），均有生动
的插图。建安虞氏书坊五种平话，每种三卷，采取上图下文形
式，每半叶一图，每图占半叶面的三分之一，并各有小标题，或
在半叶前，或在半叶后，图中人物姓名，均用小长方形框围镌；
人物的形象动作，生动活泼，环境背景配合情节，亦很得体。绘
图者均为民间艺人，他们根据民间传说和说书人的叙述，再结合
自己的生活体会和想象能力，用传统画法，绘成一幅幅具有民间
韵味和民族色彩的插画，而各幅画之间又有很强的连贯性，使整
部书内容浑然一体。这些作品可以看作中国乃至世界印刷史上的
杰作。可惜的是，上述虞刻平话五种现均藏于日本。

封面页有插图的元刻本，福建建安虞氏平话五种亦可为代
表，其中之一为例：分上、中、下三栏，上栏刻"建安虞氏新
刊"六字。中栏刻有武王、姜子牙骑马征伐插图。下栏分三行，
中间细，题"吕望兴周"四小字，上下有花鱼尾；左右倍粗，
右侧题"全相武王"，左侧题"伐纣平话"，各四个大字。

6. 元代印刷术的代表木活字

前人对于元代的印刷术，有两种观点：一种认为元代远不如
宋代兴盛，认为刻书事业趋向衰落；另一种观点则认为元代在宋

代兴盛的基础上，保持发展的势头，印刷技术则更为普及，使用的地域也更为扩大。

元代印刷术有发展，主要指的是王祯（1271—1368）用木活字印《农书》的成就。王祯是元代一个多面手的科学家，曾做过安徽宣州旌德县县尹，政声很好，修桥补路，施药救人，改进农具，后来调任江西永丰县尹，奖励农业，深得两县人民的爱戴。他于元仁宗皇庆二年（1313）撰成的《农书》是农学史上的一部巨著，其内容分三部分：①农桑通诀六集。包括农业历史、授时、地利、耕垦、播种、施肥、灌溉、收获，以及植树、畜牧等农学基本理论与技术。②百谷谱十一集。分别叙述各种谷物、蔬菜、瓜果、棉麻、糖油、竹木等农作物种植培养法。③农器图谱二十集。此部分是全书重点，插图306幅，分20门261目，以画图及文字说明各种农具、农事生产器械的形式及使用方法。书末附《杂录》，收藏《法製长生屋》《造活字印书法》两篇。本书不但系统总结了前人的农事经验，并且根据南北两地的生产实践，以及他对农事体悟的心得，构建了中国传统农学理论体系框架；尤其广泛收集、或考据史料复原了历代农具、农事生产器械的形貌，并说明了其使用要领，同时还绘制、介绍了王祯本人发明创造的农业生产工具。《四库全书总目提要》称赞其书"典瞻而有法""引据赅洽，文章尔雅，绘画亦皆工致，可谓华实兼资"。由于该书绘图刻板精美，后世的农书或与农业相关书籍，如《三才图绘》《农政全书》《古今图书集成》《授时通考》等，与农事相关插图，基本上都承袭了王桢《农书》。

王祯《农书》之末所附的《造活字印书法》给我们留下了创制木活字详细的记载和描述："前任宣州旌德县县尹时，方撰《农书》，因其字数甚多，难于刊印，故尚己意命匠创活字，二年而工毕，试印本县《志》书，约计六万余字，不一月而百部齐成，一如刊板，始知其可用。后二年，予迁任信州永丰县，挈而之官，是《农书》方成，欲以活字嵌印。今知江西，见行命工刊板，故且收贮，以待别用。然古今此法未有所传，故编录于此，以待世之好事者，为印书省便之法，传于永久。本为《农书》而作，因附于后。"

王祯在旌德任县尹时撰写《农书》，因字数太多，预计用传统的雕版印刷短时间无力完成。他请匠人用了两年时间，做了三万多个"木活字"（含之乎者也、数目字等重复字），同时使用他发明的"转轮排字盘"，来印他主持修订的《旌德县志》，六万余字的书，不到一月就印了一百部，且如刻板一样规整。《造活字印书法》全面阐述了活字印书法的技艺与工序："今又有巧便之法，造板木做印盔，削竹片为行，雕板木为字，用小细锯锼开，各作一字。用小刀四面修之，比试大小高低一同，然后排字作行，削成竹片夹之。盔字既满，用木㧙㧙之，使坚牢，字皆不动，然后用墨刷印之。"具体步骤，王祯不厌其详，从写样、刻字、锼字、修字、作盔嵌字、造转轮、摘选字、作盔安字刷印等等，叙述得非常清楚。他创制了轮转排字盘，据监本《韵书》另写《韵书》一册，每半叶每行每字均编记号数，将活字按《韵书》之分类编号贮于转盘中。工人一人执《韵书》依号数唱字，一人坐在储字轮盘中间，左右推转轮盘依韵类编号检字，摘取嵌于所印之书板盔内备用，以字就人，这就免去了工人找字时逐格检索、走来走去的麻烦，既减轻了劳动强度，又提高了工作效率。

王祯使用木活字印刷了自己主持修订的《旌德县志》，效率是非常高的，这部书是目前有确切记载的我国历史上第一部用木活字排印的志书。遗憾的是，据记载这一百部《旌德县志》到明万历间（1573—1620）已无一部存世。

大德间，王祯从安徽旌德调江西永丰，把木活字也带到江西，准备在《农书》杀青后使用；但到《农书》杀青后，还是用的雕版方法刊印，虽然未用木活字排印，却把《造活字印书法》全文附在了书后。这篇文章是印刷史上的珍贵文献，曾被译成多种文字，传到国外。过去有一笑话，曾有一不通之人把王祯创制的木活字说成是元代一个叫"尹时方"的人发明的，其根据是"前任宣州旌德县县尹时，方撰《农书》……"断句时断成"前任宣州旌德县尹时方，撰《农书》……"断章取义，未审原文，脱落一"县"字，这就造成了好几个错误，贻笑大方。

在王祯以后二十多年，奉化知州马称德（字致远）也用活字印书。马氏在任期间做了不少好事，如开河筑堰、兴修水利、垦荒屯田、植树造林、兴修学校，并建尊经阁藏书楼，制活字至十万字，是王祯活字量的三倍多。他曾用活字印成宋真西山的

《大学衍义》及《奉化县志》等，惜皆不传。清莫友芝的《郘亭知见传本书目》曾著录有五代王仁裕《开元天宝遗事》，为马氏所刊活字本，惜此后未再见著录。

实际上，木活字的起源可以追溯到宋代的毕昇，北宋沈括《梦溪笔谈》中对毕昇发明泥活字做了介绍：毕昇认为木活字沾水易变形，且在排版时加药剂粘整刷印、但拆版时与药相粘不易散开再用，而改用了泥活字。今人武威市博物馆孙寿龄复活了泥活字工艺，他研索毕昇技法，用亲手刻字、烧制的西夏文泥活字，排印出泥活字版西夏文《维摩诘所说经》。近年来，有学者提出在王祯以前，西夏（1038—1227）就已经用木活字、泥活字排版印刷西夏文佛经和僧俗文书。据考证，现藏于俄罗斯的西夏文《维摩诘所说经》为 12 世纪中叶的泥活字印刷品。1987 年在甘肃武威市新华乡缠山村亥母洞遗址也出土有西夏文《维摩诘所说经》，和俄罗斯所藏一样，也是泥活字印刷品[1]。可以说在毕昇之后，西夏人曾成功运用了木活字、泥活字印刷，但可惜当时没有留下有关技术资料。

至于木活字的实物，现在仅知国内敦煌研究院 1944—1949 年间收集有 6 枚回鹘文木活字，1988—1995 年在发掘莫高窟北区时，共计发现回鹘文木活字 48 枚，故国内合计存有 54 枚。

1　邱浩注：谨按，1991 年在宁夏回族自治区贺兰县拜寺沟方塔废墟中出土的佛经《吉祥遍至口和本续》，为西夏后期西夏文木活字印刷品。

巴黎吉美国立亚洲艺术博物馆藏有回鹘文木活字960枚，是1908年伯希和从敦煌盗去的；伯希和将另外8枚分赠日本东京洋文库（4枚），美国纽约大都会博物馆（4枚）。有报道称，1914年俄罗斯人奥登保率领的考察队又在敦煌盗走了130枚回鹘文木活字，今藏俄罗斯圣彼得堡艾尔米塔什博物馆。这些木活字被弃用而封存的年代大约为12世纪到13世纪上半叶之间，雕刻与使用的年代必定相较更早，多为杜木或枣木制成。

7. 元代的套印技术

我国印刷史上的套印技术发展可分为两个阶段。

第一阶段是一板分色套印，早期在一块雕好的板上不同内容分别涂上不同颜色刷印，叫作敷彩印法；之后为一块板木不同内容分刷不同颜色，分两次刷印，称一版双印法。使用套印法现存于世的最早古籍[1]为元代至正元年（1341）中兴路（今湖北江陵）资福寺刻印的无闻和尚注解《金刚般若波罗蜜经》，经折装，全经以二十九块版雕刻而成，每半叶五行，行大字十二，小字二十四，其卷首释迦牟尼说法图、经文大字暨句读、卷尾无闻和尚注经图、韦陀像等都用朱色，注文双行小字则用墨色。据王

1　邱浩注：谨按，据李致忠著《历代刻书考述》载：1973年陕西省文管会修整《石台孝经》，发现女真文书残叶及《东方朔盗桃版画》等，版画类似宋金时山西平水系风格，浓墨、淡墨、浅绿等色套印，很像是单版敷彩印刷的作品。又，据侯恺、冯鹏生撰《应县木塔秘藏辽代美术作品的探讨》载：1974年山西省应县佛宫寺释迦塔出土三幅绢素本《南无释迦牟尼佛像》，施红、蓝、黄三色，属"丝漏印刷"（有似民间镂孔印染花布），大约套印于辽统和年间（983—1012），是我国现存最早的套版彩印版画实物。

重民先生分析，此经书是用一块书板涂上朱墨两种颜色一次印成的[1]。该书 1947 年为南京中央研究院购得，现藏中国台湾"中央图书馆"。

第二阶段是分板分色套印，即将一叶书不同内容分别刻在两块或几块版式大小相同的书板上，每块书板分别涂不同色油墨，印刷前固定好书版与纸的位置，然后按一定颜色次序，将涂不同颜色的印板依次套印在同一印纸上。晚明浙江乌程（今湖州）闵齐伋、凌蒙初两家刻印不少优质套印本，非常精美。明万历间胡应麟在《经籍会通》里说当时的图书印本："凡印，有朱者，有墨者，有靛者，有双印者，有单印者。双印与朱，必贵重用之。"这里所说的"双印法"，即书籍一叶内容，用两块书板分

1　印浩注：谨按，据沈津 2002 年发表《关于中国现存最早的元刻朱墨套印本〈金刚般若波罗蜜经〉》可知，此经版本描述当作"元至正元年刘觉广江陵刻经所刻朱墨套印本"为妥，且与李致忠、吴格于台湾地区"中央研究院"三次调阅该经原件，遂判定"这确实是朱墨套印本，并非一版双色印本"。刘向东 2016 年发表《对元刻〈金刚般若波罗蜜经〉套印方法的研究》，从板片刷印次序暨保存等角度考虑，不同意沈津"推测原已刻就一板，为了区分经文和注释，请匠人锯开，然后用朱、墨双色套印"的猜测，认为该经采用的是"一版双印法"，但"先墨后朱"还是"先朱后墨"的印刷顺序，未见明确佐证。李小彬 2023 年发表《元朱墨套印本〈金刚般若波罗蜜经〉新考》，结合上述观点，依据原刻叠版、断版、圈点、重影等多处例证，结合该经经文、注文刷色时误刷导致"脏版"现象，及《无闻和尚注经图》树干与祥云间的刀刻"断口"，得出结论：表明在两块相同的雕版上各自既刻有大字经文、又刻有小字注文，只不过刷印时做了区分，一块刷经文印朱色，一块刷注文印墨色。即工匠未将该经不同颜色内容分版雕刻，而是直接用两组"相同"内容的雕版，分开刷色、擦印。

涂两色油墨分两次印刷，可称"两版分色套印法"。从传世古籍可知，万历末至崇祯，乌程闵、凌两家还掌握了三色、四色甚至五色套印技法，即"多版分色套印法"。明天启、崇祯时，胡正言、吴发祥于金陵分别印制《十竹斋笺谱》与《萝轩变古笺谱》，采用多版分色套印刷，且与拱花技法相结合，称为"饾版""拱花"印刷技艺。当然，这种方法要比敷彩印法和单板印法的成本高得多。

（四）明刻本

1. 明刻本简况

一般所谓"明本"，不仅包括明代木刻雕版印刷、套版印刷的书籍，也包括活字摆印，以及手抄、彩绘等写本。这里主要介绍明代的木刻本。

明代刻书之多，地域之广，技术之高，影响之大，是前代不可相比的。据资料不完全统计，明代刻书数量达三万五千多种，从中央到地方，从官府到书坊都有刻书，地域遍及全国，江、浙、闽等地刻书尤多。

明代活字印刷、套版印刷日益风行。"饾版""拱花"技艺的发明和应用，把木刻书印刷的技术水平推向最高峰。所谓"饾版"，多用于版画，即根据一幅画设色差异或浓淡与阴阳向背的不同，将画面内容分别刻成多块印版，固定好准确位置，依照色调按次第刷上对应油墨，进行套印或叠印。多者印一书叶可达数十（甚至上百）版，印刷时色彩由浅到深，由淡到浓，一版一印，由于版块小且多，犹如宴席上的"饾饤"[1]，因而得名。"拱花"则和现代的凹凸版不着墨印刷技术相似，印刷时有两种方式：一种是底纸没有任何色彩，只把纸在版上压印，素白的花纹就一一凸现在纸上，多用于天上的白云、流水的波纹、花叶的脉络等，称为"素拱"；另一种是在底纸印好的色彩上再压印，使花朵或器物上的花纹凸现出来，层次鲜明，更有立体感，称之为"套拱"。饾版拱花技艺刷印代表书籍，如明万历至崇祯间（1573—1644）徽州人胡正言在刻工汪楷协助下于南京印成《十竹斋笺谱》《十竹斋书画谱》和《殷氏笺谱》，漳州人颜继祖与金陵刻工吴发祥合作印成《萝轩变古笺谱》等。

由于明代纸墨行业的发达，带动了刻书业的兴旺。赣、闽、浙、皖是明代四大纸张产地，如皖产的绵纸，赣产的皮纸，闽产的竹纸，浙产的桑皮纸等。明胡应麟《少室山房笔丛·经籍会通》曰："凡印书，永丰绵纸为上，常山柬纸次之，顺昌书纸又次之，福建竹纸为下。"又，明谢肇淛在《五杂俎·卷十二》中说："印书纸有太史、老连之目，薄而不蛀，然皆竹料也。若印好板书，须用绵料白纸无灰者，闽、浙皆有之。而楚、蜀、滇中，绵纸莹薄，尤宜于收藏也。"

---

1 邝浩注：谨按，饾饤，一作"饤饾"，即摆样子的各种果盘。《康熙字典》"饤"字条曰："《玉海》：'唐少府监御馔，用九盘装柒，名九饤食。今俗燕会，粘果列席前，曰看席饤坐。古称饤坐，谓饤而不食者。'按，《唐书·李远传》：'人目为饤坐黎。'今以文词因袭、累积为饾饤。"此处借指需依次刷印、累积组成完整图像的诸多小印板。

　　明代中叶，大批土地被兼并，不少农民失去土地，流散城市，这就给手工业提供了大量的廉价劳动力。清末叶德辉《书林清话·卷七》引文提及："按，明时刻字工价有可考者，《陆志》《丁志》有：明嘉靖甲寅，闽沙谢鸾识、岭南张泰刻《豫章罗先生文集》，目录后有'刻板捌拾叁片，上下二帙，壹佰陆拾壹叶，绣梓工赀贰拾肆两'木记。以一板两叶平均计算，每叶合工赀壹钱伍分有奇，其价廉甚。至崇祯末年，江南刻工尚如此，徐康《前尘梦影录》云：'毛氏广招刻工，以《十三经》《十七史》为主。其时银串每两不及七百文，三分银刻一百字。'则每百字仅二十文矣。"可见明代刻工之廉价。

　　顺带提一句，明代文人抄书也盛行于世。不论是官府藏书、私人藏书都非常重视抄本，如明永乐六年（1408）编修、抄写完成的巨型类书《永乐大典》，后由明世宗嘉靖敕令，于嘉靖四十一年（1562）至隆庆元年（1567）历时六年方誊抄完成一部与正本几乎完全一致的副本。因为当时的许多珍本、秘本不易得到，读书人只能抄录副本得以阅读，同时收藏抄本也可以减轻经济负担，故此抄书在当时成为风尚。

　　2. 明代中央、地方、坊肆等刻书

　　1）明代的内府刻书

　　朱元璋夺取天下后，非常重视文化教育事业。洪武元年（1368），印有书籍、田器不得征税的诏令，使刻书事业得到长足的发展。内府刻书尤其起到了表率作用。司礼监是明代内廷的特有建制，下属的经厂负责刻书。经厂刻书的规模随着司礼监的权利不断扩大，也相应地不断发展，刻印的工匠也由洪武初年 500 多名，到嘉靖时达到 1500 多名。经厂本的特征为版式宽阔，行格疏朗，字大如钱，刻字仍是赵体，多以白绵纸印制，开本舒展大方，多用包背装，有时首册钤有"广运至宝"朱文大印。明吕毖《明宫史》记载了内府刻书有 200 余种，其中如《历代君鉴》《历代臣鉴》《古今烈女传》《女训》以及《饮膳正要》等。

内府刻书还有许多法律方面的书籍，洪武十八年（1385）补充《大明律》，刊布了《御制大诰》，"朕出是诰，昭示祸福。一切官民诸色人等，户户有此一本，若犯笞杖、徙流罪名，每减一等；无者每加一等，所在臣民，熟观为戒。"其家有《大诰》者，偶有所犯，减等治罪。洪武十九年（1386）春、冬，先后刊布了《大诰续编》和《大诰三编》，次年（1387）还刊布了《大诰武臣》。"此诰前后三编，凡朕臣民，务要家藏人诵，以为鉴戒。倘有不遵，迁于化外，的不虚示。"可见当时内府刊刻此书流行之广。

2）明代国子监刻书

国子监属于明政府直接管辖。中央直属的机构还有礼部、兵部、工部、都察院、秘书监、钦天监、御马监、太医院、史局等，均有刻书，仅多少不同而已。永乐十九年（1421），朱棣[庙号太宗，明嘉靖十七年（1538）改尊庙号成祖]定都北京，南京成了陪都，规制不动，这样就有了两个国子监，南京的称南京国子监，北京的称大明国子监，后人称它们为南监和北监，也叫南雍和北雍。南北两监都刻印了不少书籍，据当代李明杰查考明人黄佐《南雍志》、黄儒炳《续南雍志》、周弘祖《古今书刻》、清人梁国治等奉敕纂辑《钦定国子监志》卷五十二附《明太学志载书籍板片名目》、今人杜信孚《明代版刻综录》、顾廷龙《明代版本图录初编》、王重民《中国古籍善书提要》等文献，不完全统计，南雍先后刻书约 443 种，大规模新刻印前后约三次（洪武、弘治、嘉靖），大多书籍为利用前代板片修补重印的。其中大部分为经书约 107 种，史书约 59 种，如《廿一史》《资治通鉴》等；万历初还出版了《子汇》二十四种；还有一些唐人书写的法帖，如虞世南、欧阳询写的《千字文》等，供学子临摹之用；也有一部分科技书，如《天文志》《营造法式》《农桑撮要》《脉诀刊误》等。北雍刻书不如南雍多，约有 147 种，据考证，北雍现存最早的刻本是成化四年（1468）刻印的《山海经传》，万历间北雍刻的《十三经注疏》被著名学者顾炎武批评"秦火之所未亡，而亡于监刻矣"，有整段的脱落[1]。

---

1 邱浩注：谨按，明万历十四年（1586）至万历二十一年（1593），北监刻印《十三经注疏》三百三十五卷，当代山东大学文学院院长杜泽逊教授撰文《"秦火未亡，亡于监本"辨——对顾炎武批评北监〈十三经注疏〉的两点意见》（《文献》2013 年第 1 期），提出新观点：明末清初张尔岐、顾炎武等学者指出明万历北监本《仪礼注疏》的五段脱文，由来已久，不自北监始。且明万历北监本《十三经注疏》校勘质量总体上要高于元刊明修十行本、李元阳本、汲古阁本，经对校比勘，已经证实。

　　此外，六部各部亦有刻书：明初朱元璋命礼部刷印《通鉴》《史记》《元史》等书，颁赐诸王，还有《皇明祖训》等。此后永乐、正统、成化、嘉靖间均陆续刻有儒学（如《大学衍义》）、科技（如《卫生易简方》《素问抄》《医方选要》等）等类图书。作为本职工作，礼部每三年还要刻印《登科录》和《会试录》。兵部嘉靖间刻过《军令》《营规》及历科《武举录》。工部在嘉靖十三年（1534）刻过《御制诗》，颁布两京文武群臣。

　　其他中央机构刻书相对较多的是督察院，据嘉靖间《古今书刻》统计有 33 种，科技如《算法大全》《千金宝要》，文史如《史记》《文选》《杜诗》《苏诗》等，还有一些小说类如《三国志演义》《水浒传》等。明初敕撰御制之书则多由秘书监刊刻，如洪武三年（1370）的《大明志书》。至于时宪及天文类图书则由钦天监负责编辑印制。兽医书则由御马监负责刊印，如《马经》等。作为宫廷保健单位的太医院，则刻有《铜人针灸图》《医林辑要》等，并刻有《大明律直列》（与法医有关）。明代的国史实录馆（史局），嘉靖七年（1528）编成《明伦大典》，嘉靖皇帝亲制序文，命史局刊行天下。

　　3）明代佛、道藏经的刊刻

　　明代皇家官刊最大的刻书工程就是雕印《大藏经》，前后共刻印过三部：《洪武南藏》《永乐南藏》和《永乐北藏》。朱元璋（明太祖）登基不久，于洪武五年（1372），即敕令雕刻《大藏经》。于江南等地广召名僧，整理校勘，并在金陵的蒋山寺开雕，"洪武辛巳冬"（其实是明建文三年，1401），全藏正藏部分雕造完毕[1]。全藏用《千字文》排序，从"天"字至"鱼"（史鱼秉直）字，共六百七十八函（正藏五百九十一函，续藏八十七函），一千六百部，七千余卷。因在南京刻成，故称《洪武南藏》，又称《初刻南藏》。经板原存金陵天禧寺，可惜的是在永乐六年（1408），天禧寺失火，把《洪武南藏》的板片全部烧掉；近年亦有学者认为经板未被完全焚毁，《永乐南藏》即用《洪武南藏》经板修补刷印者。两种观点各执一词，目前尚无定论。

据相关论述，约永乐十一年至十八年间（1413—1420），永乐帝在南京大报恩寺重新刊印了新版《大藏经》，此版《大藏经》以《洪武南藏》为底本，但目录编次受元代释庆吉祥等奉诏编纂的《至元法宝勘同总录》影响较大，内容有所增删，编次有所改动，为了区别于《洪武南藏》，称为《永乐南藏》。仍用《千字文》编号，从"天"字到"石"（昆池碣石）字，全藏六百三十六函，一千六百一十部，六千三百三十一卷，共有经板五万七千一百六十块，藏于南京报恩寺。《永乐南藏》自明永乐

1　邱浩注：谨按，其后因"靖难之役"，续藏编修停顿。永乐二年（1404），南京钟山灵谷禅寺住持释净戒法师曾"命工刊补"，并甄制编纂《洪武南藏》之续藏部分；永年十一年（1413）春二月至冬十一月，于灵谷寺完成校正。据《永乐南藏》所收《古尊宿语录·卷二十一》卷末所附释净戒法师《题记》可知，"永乐十二年岁在甲午（1414）仲冬"，《洪武南藏》之续藏部分完成刊刻。

至清康熙年间一直在修版刷印，故存世相对较多[1]。

《永乐北藏》则是永乐十七年（1419），永乐帝诏令北京庆寿寺僧校勘编录；永乐十九年（1421）正式迁都北京，一边校勘，一边由司礼监掌管的汉经厂刻印的《大藏经》。这部在北京祝嵩寺汉经厂刻印的《大藏经》，于英宗正统五年（1440）完成，全名为《大明三藏圣教北藏》，正藏六百三十六函，仍是《千字文》的"天"字到"石"（昆池碣石）字编号，一千六百二十一部，六千三百六十一卷。明万历十二年（1584）又刻《续入藏经》四十一函，《千字文》"钜"（钜野洞庭）字至"史"（史鱼秉直）字，三十六部四百一十卷，并附《南藏》独有的四种经卷及一种目录（计五种十五函一百五十三卷）。一般认为，《永乐北藏》正、续入藏合计六百七十七函，收经一千六百五十一部、六千七百七十一卷。《永乐北藏》印刷非常精美，专由皇家赏赐名山大刹。

明皇家主持除刻印了上述三部《大藏经》外，内府还为帝后

---

1 邱浩注：谨按，《永乐南藏》至少于明嘉靖二十九年（1550）之前、万历三十年（1602）以后，清顺治十八年（1661），有过三次续刻。故全藏总函数增至六百七十八函，《千字文》排序"天"字至"鱼"（史鱼秉直）字，一千六百一十八部，六千三百二十五卷。据明葛寅亮撰《金陵梵刹志》卷四十九《南藏目录》后《附请经条例》可知，《永乐南藏》供各地迎请，每年约可刷印二十整藏，由南京礼部祠祭清吏司主持大藏印刷、迎请诸事宜。万历间刷印该《藏》共分三等九号，即上中下三等，每等又分一二三号。例如：上等印经用"连四纸"，上等一号，包壳、上下掩面俱用缎；中等印经用"公单纸"，中等二号，包壳、上掩面用绫，下掩面用绢；下等印经用"扛连纸"，下等三号，包壳、上下掩面俱用纸。可见差别之大。

们的佛事活动刻印了一些单行经卷，刻工、用料、装帧也非常讲究，如嘉靖四年（1525），奉圣皇太后刻《佛说阿弥陀经》等。无论《大藏经》还是单行经卷，其每函首册卷端均是释迦牟尼佛说法图，末册卷尾均是韦陀菩萨护法像。

内府番经厂刻印的藏文《大藏经》，被称为《番藏》。太宗（嘉靖改尊成祖）朱棣在永乐八年（1410）敕命刊刻于南京[1]，并亲为作序："朕抚临大统，仰承鸿基，念皇考、皇妣生育之恩，垂绪之德，劬劳莫报，乃遣使往西土取藏经之文，刊梓印施，以资为荐扬之典，下界一切生灵，均沾无穷之福。"（《大明皇帝御制藏经赞》）但在永乐朝仅校勘刻印了《甘珠尔》之全部，《丹珠尔》只校刻了六部经书。万历三十三年（1605）在北京的番经厂重印了永乐版《甘珠尔》一百零五函，增补续藏——经常念诵的经品四十二函，合计一百四十七函[2]。

太宗（嘉靖改尊成祖）朱棣不仅刻印了两部汉文《大藏经》、半部藏文《大藏经》，而且还敕令重编《道藏》。永乐初年，敕

1　邱浩注：谨按，永乐版藏文《大藏经》依据派专使从西藏迎请的经藏传佛教布顿·仁钦珠（1290—1364）大师等勘定的"蔡巴版《甘珠尔》"为底本，经永乐帝礼请的藏传佛教噶玛噶举派第五世活佛噶玛巴·得银协巴（明太宗封"大宝法王"）主持校勘。永乐九年（1411）于南京刻竣，朱砂印，梵箧装。今甘肃拉卜楞寺存世一套，共一百零八函。

2　邱浩注：谨按，明万历三十三年（1605）用永乐原版重印《甘珠尔》，增刻刷印续藏非《丹珠尔》，新刻印四十二函为藏传佛教经常念诵的经品，改永乐"赤字版"为墨印，仍以梵箧装。参见《孤本万历重印版〈甘珠尔〉的价值》巴多、张智瑜撰，《西南民族大学学报》（人文社会科学版）2023年第11期32–46页。

令第四十三代天师张宇初主持编修《道藏》，张宇初去世后，由四十四代张宇清继续。直至英宗正统九年（1444）于北京内府道经厂开雕，次年（正统十年，1445）刻竣付印，全藏四百八十函，五千三百零五卷，按三洞、四辅、十二类分类，从《千字文》"天"字到"英"（亦聚群英）字，命名为《正统道藏》。后来在万历三十五年（1607），第五十代天师张国祥又奉旨将一些缺漏的道教经籍补编，共三十二函，补一百八十卷，仍以《千字文》编号，始于"杜"（杜稿钟隶）字，终于"缨"（驱毂振缨）字，名曰《万历续道藏》。明《道藏》合计五百一十二函，五千四百八十五卷。

与道教相关的，明世宗嘉靖十八年（1539），内府刻印了一部《赐号太和先生相赞》，这是目前所知明代刻本乃至中国历代雕版刻本中开本最大的一部书，高 76 厘米，宽 55.4 厘米，半叶框高 53 厘米，宽 45.8 厘米，全书有相二十六幅，赞二十六篇。"太和先生"就是嘉靖间著名的道士邵元节（1459—1539），因其多次为世宗朱厚熜祷醮祈嗣颇灵，故嘉靖帝敕令内府司礼监为邵元节八十寿诞专门刻印这样一部大书。

以上是中央政府机构刻书的简况。

4）明代地方政府刻书

明代地方政府刻书，最多的是方志、《乡试录》以及地方的文献，也刻印过不少其他方面的书籍。如山东布政使司则刻有《农书》（嘉靖九年，1530）、《薛文清公要语内、外篇》（隆庆四年，1570）等；江西布政使司刻有《苏文忠公全集及年谱》（嘉靖十三年，1534）、《山谷老人刀笔》（万历七年，1579）等；浙江布政使司刻印《大乐律吕元声》（嘉靖十四年，1535）、《大唐六典》（嘉靖二十三年，1544）等；山西布政使司曾刊《河汾诸老诗集》（景泰六年（1455）等；太原府洪武二十年（1387）刊印御制《大诰续编》，嘉靖十一年（1532）刊《嘉祐集》等。

此外，邵武府、苏州府、应天府等均有多少不等的刻书，陕西布政使司、西安府、福州府、衢州府、青州府、淮安府、无锡县等刻过一些救荒的书籍，广西府江兵巡道刻有《续增救急良方》等。另有一种地方刻书帕本，"昔时入觐之官，其馈遗，一书一帕而已，谓之书帕。自万历以后，改用白金"（顾炎武《日知录》），装帧讲究，但校勘不精审。

5）明代藩府刻书

据《明史》，明代册封藩王有六十四人，绝大多数亲王在封地建府坐镇藩国，不少藩王为避免中央政府皇帝猜忌，多喜从事刻书印书。明藩王所刻印之书，后世版本家称为"明藩刻书""藩王刻书""明宗室刻书""藩府本"等。藩府刻书数量不多，但质量颇高，中国台湾的昌彼得先生，对明代诸藩刻书有如下评语："明代藩邸王孙，以天潢贵胄，袭祖宗之余荫，贾其余财，盛行雕造，迈轶前代，宜世所艳称也。"明人刻书，往往不审校勘，且喜窜乱旧章，为世所诟病，书肆坊本，人多轻之。惟诸藩刻书，尚多精本，盖诸藩王多数才学颇高，往往醉心文教，借以避政祸，读书、写书、刻书，既可自得其乐，又可传世扬名；况其被赐之书，多有宋元善本，可供翻雕，加之财力雄厚，校勘精审，刻印仔细，纸墨俱佳，装帧精美，故多有佳刻也。国图藏有一部《文章类选》，是一部流传不多、刻印较好、值得一提的藩府本。此书由朱元璋第十六子第一代庆王朱㮵编辑，洪武三十一年（1398）刻成，全书四十卷，书品极佳，版框高达25.1厘米，宽19.5厘米，天地头亦大，这在大明政权成立不久、且地处边陲的宁夏刊成，实属不易，此书反映了明初藩府刻书的考究。

藩府刻书有时和宗室刻书相混，"宗室"不一定是藩王。例如，嘉靖四十四年（1565）刊的《抱朴子》，过去一直著录为鲁藩承训书院刻本，实际上这部书是鲁藩同宗奉国将军朱健根和镇国中尉朱观㷆父子刊刻的，应属宗室刊本——"承训书院"名是嘉靖赐给朱观㷆的匾额，这种情况在旧称藩府刻书中并不少见。

此外，经常"迁藩"的藩府在所封不同地域所刻的书籍，需注意其刊刻的不同地点。据考，有明一代分封六十四个藩王中约有四十几个亲王的封地有过迁徙，其中最能反映刻书地域变迁的是宁藩。第一代宁王朱权（朱元璋第十七子）在洪武二十四年（1391）始受封大宁（今之内蒙赤峰市宁城县）之后，曾刻过自撰《太和正音谱》及《琼林雅韵》。建文元年（1399）被其兄燕王朱棣挟持软禁北平，此阶段又刻过自撰《汉唐秘史》，这已是宁藩北平刻本矣。永乐元年（1403），改封地为南昌并建藩邸，后正统七年（1442）在南昌刊南宋葛长庚的《重编海琼白玉蟾文集》，则是宁藩南昌刊本矣。此后直至正德期间，宁藩所刻书达数十种，均在南昌。正德十五年（1520），因朱权玄孙第四代宁王[1]朱宸濠叛乱伏诛，宁藩被撤藩，故此，凡嘉靖时署"宁藩刻本"者，恐系其支裔弋阳王等宁藩宗室沿用其先人之旧所为。

　　值得一提的是，藩府本翻刻原本每每形神皆似，如成化间唐藩重刻元池州路刻本《文选》六十卷，曾被书贾撤去唐藩序，以充元本，藏家每受其欺。明代尤其嘉靖、万历时期，藩府出现了不少翻宋、仿宋的刻本；同时，新刊的书大多用方方正正的宋体或软体字，而且纸墨精良，行格疏朗，颇具宋版风韵，留传下大量的著名版本。总之，明代藩府刻书，大约有几百种，其所以受到藏家的珍重，一个很重要的原因就是藩府刻书多以宋元版为底本，翻刻或重刊了不少珍贵或罕见的古籍。如嘉靖五年（1526），晋王朱棡以晋藩养德书院为名刻印的宋吕祖谦《宋文鉴》一百五十卷，目录三卷，就是根据宋庆元间（1195—1201）太平府学本翻刻而成的。在明代被翻刻的宋元版书籍，在当时已属凤毛麟角，由于多种原因，宋元旧刻今天很多已不复存在，这样，明藩府本就成为我们研究亡佚的宋元版书的重要资料——在版本研究史上，明藩府本具有重要地位。

1　邱浩注：谨按，朱权嫡长子朱磐烒于正统二年（1437）先逝，嫡长孙磐烒嫡长子朱奠培正统十四年（1449）袭封宁王，曾孙奠培庶长子朱觐钧弘治五年（1492）由上高王晋封宁王，玄孙觐钧庶长子朱宸濠弘治十一年（1498）十二月正式由上高王晋封宁王。

6）明代私人刻书

明代私人刻书的现象非常普遍，据统计约有四千余家，刻书的人主要是一些文人雅士和一些官吏，也有少数无科举功名的百姓。一般来说，他们所刻的书主要为作品能传世或留作纪念等，而不是为商品牟利，也就是说，他们刻书不是为赚钱，还往往参与排版设计、校对等，这是与书坊刻书的最大不同点。例如万历间（1573—1620）徐兆稷出版其父徐学谟的《世庙识余录》，于牌记中说："是书成凡十余年，以贫不任梓，仅假活版，印得百部，聊备家藏，不敢以行世也。活版亦颇费手，不可为继，观者谅之。徐兆稷白。"

私人刻书，大多数比较讲究，不惜工本，开本宏大，纸墨精良，也是一般书坊不能比的。私人刻书中有不少精品，如震泽王氏（延喆）恩褒四世之堂在嘉靖六年（1527）据南宋黄善夫本覆刻的《史记集解索隐正义》，后世称"王本《史记》"，被藏书家认为"不啻为宋椠作千万化身者也"（清叶德辉《书林清话·卷五》"明人刻书之精品"）。又如，洪武十年（1377）郑济、郑洧兄弟为其业师宋濂刻《宋学士文粹》、洪武十七年（1384）傅若川刻其兄傅若金撰《傅与砺诗文集》、永乐元年（1403）郑和刻本《佛说摩利支天菩萨经》、隆庆五年（1571）王世贞自刻本《尺牍清裁》、万历十九年（1591）高濂自刻本《遵生八笺》等，都是比较著名的私人刻书。明代私人刻书有些罕见的珍本不亚于宋刊元椠，已被藏书家视为善本中的精品。

7）明代坊肆刻书

由于朝廷对刻书的鼓励，明代民间坊肆刻书十分发达。据统计，明代刻书的坊肆可考者约在四百家以上，其中以金陵、建阳为最。

明代太祖朱元璋建都南京，数十年后成祖朱棣迁都北京，南京成为留都，但仍然是南方政治、经济、文化中心。南京知名的刻书坊肆，约有百家，多集中在三山街和太学前，因此不少书籍都有"三山街书林""金陵三山街某某堂"的刊刻记；又如"王氏勤有书堂""金陵积德堂""金陵聚宝门姜家来宾楼""金陵唐对溪富春堂""金陵书林周曰校""周曰校万卷楼"等。据考证，金陵刻书坊肆中，以唐姓为最多，约有十五家，其中又以富春堂、文林阁、广庆堂、世德堂最有名，其中富春堂历史最久，刻书数量最多，其牌记有"金陵唐对溪富春堂""金陵三山街唐氏富春堂""三山街唐氏富春堂"等。另外周氏书肆可考者也有十四家，这些书肆所刻书籍近四五百种。

福建建阳的坊肆，从宋代开始一直是全国重要的刻书地，宋元之际所刻书籍之多，堪称地域性坊肆刻书全国之最。入明以后，坊肆刻书业持续发展，非常繁荣，景泰（1450—1457）《建阳县志》称："天下书籍备于建阳之书坊。"可见明早期时建本行销天下，品种数量繁多之盛况。建阳书肆大都集中在崇化里书坊街，据嘉靖《建阳县志》记载："书籍出麻沙、崇化两坊。麻沙书坊毁于元季，惟崇化存焉。"崇化里还有专门的书市，每月初一至初六日为集市，进行书籍交易。但弘治十二年（1499），崇化坊大火，古今书板皆成灰烬，自此前代积攒麻沙板之书遂绝。数年后，在当地官府扶持下，崇化的刻书业又重新恢复，逐步再现了往日的繁荣。

　　建阳最大的刻书家族，当属余氏和刘氏：余氏有余新德、余泗泉的萃庆堂，余象斗双峰堂，余成章永庆堂等；刘氏有日新堂、安正堂、刘洪慎独斋、刘龙乔山堂等。此外，还有熊宗立种德堂、熊体中宏运堂、熊龙峰忠正堂，叶景逵等人的广勤堂等。在建阳的书坊中，书坊主人不仅刻书、售书，往往也编书——这些书坊的主人多数是有一定知识背景的读书人。例如余象斗曾自述："辛卯之秋，不佞斗始辍儒家业，家世书坊，锓籍为事。遂广聘缙绅诸先生，凡讲说、文籍之裨业举者，悉付之梓。"（《新锓朱状元芸窗汇辑百大家评注史记品粹》卷首）此辛卯是指万历十九年（1591），可见余象斗是在这一年放弃科举，继承家业才从事刻书业的。他的双峰堂不仅刻印了许多他人书籍，他本人也编了不少书籍刊行，如《万锦情林》《南游记》《北游记》等书。种德堂主人熊宗立刻印过《新刊补注释文黄帝内经素问》《新刊黄帝内经灵枢》《黄帝内经素问遗篇》等，也编著刊刻有《素问运气图括定局立成》《黄帝内经素问灵枢运气音释补遗》《勿听子俗解八十一难经》《各方类证医书大全》等。建阳书肆刻书虽多，但多校勘不精，明谢肇淛《五杂俎》说："闽建阳有书坊，出书最多，而板纸俱滥恶。盖徒为射利计，非以传世也。"

　　明代杭州，因刻书的坊肆鳞次栉比，也是重要的图书印刷、交易中心。目前所知明代杭州最早刻本，为古杭勤德书堂于洪武十一年（1378）刊《算学五种》《皇元风雅前后集》《新编翰林珠玉》等。其他如杨家书坊于洪武十八年（1385）刊《天竺灵籤》，蒋德盛武林书堂万历时刊《敬斋古今注》等。此外，文会堂、双桂堂、白雪斋、容与堂、夷白堂、藏珠馆、卧龙山房等书肆，也刊刻了大量小说、戏曲、画谱、医药等书。

　　明代坊肆刻书，除上述三地外，北京、徽州（新安）、苏州的一些书肆，也刻了相当可观的书籍。如20世纪60年代，上海嘉定县城东公社在平整土地时，发现了一座明代墓葬，其中出土了明成化间（1465—1487）北京永顺书堂刊刻的《新编刘知远还乡白兔记》《新刊全相唐薛仁贵跨海征辽故事》《新编说唱包龙图断白虎精传》等说唱词话十六种，这是明代北京书坊刻书的一大发现。嘉靖间（1522—1566），开设在正阳门内西侧第一巡警更铺对门的金台书铺，书商汪谅所刻《司马迁正义解注〈史记〉》《梁昭明解注〈文选〉》《解注〈唐音〉》《武经直解》等书，均据宋元善本翻刻，在北京坊刻本中颇有盛誉。北京正阳门内大街东下小石桥第一巷内有一家金台岳家书铺，于弘治十一年（1498）重刻有上图下文的《新刊大字魁本全相参订奇妙注释全像西厢记》。还有金台鲁氏、国子监前赵铺、刑部街陈氏、宣内铁匠胡同叶铺等，也都是当时知名书铺。

徽州则有吴勉学的师古斋、汪光华的玩虎轩等著名书肆，均刻印了不少知名书籍，数量虽然不如建阳、金陵，但其刊刻精良，被藏家所重视。万历以后，徽派版画以其精美雅致在中国版刻史上有着特殊地位。

苏州刻书也有悠久历史，入明以后，又有了新的发展，所刻书籍得到了当时文人的赞赏，明胡应麟引用叶少蕴之说云："余所见当今刻本，苏、常为上，金陵次之，杭又次之。"（《少室山房笔丛·卷四·经籍会通四》）明代苏州书坊刻本常冠有"金阊"二字，因苏州古有金门和阊门也，苏州书坊多集中在阊门内外。书坊主人以叶姓为多，如叶显吾、叶敬溪、叶敬池、叶瑶池、叶昆池等，其中以叶敬池书种堂和叶昆池能远居最有名。叶敬池刊刻过《醒世恒言》《石点头》，万历间还刻过《李卓吾批评三大家文集》等书，叶昆池刊有《南北宋志传》，叶显吾刊有《张阁老经筵四书直解》等。其他各家也刊行了大量小说、戏曲、尺牍、医药、占卜、棋谱等书籍，如金阊舒载阳所刻《封神演义》，即是该书的最早版本。

（五）清刻本

1.清代刻本的价值

清代刻本过去一直不被藏书家所重视，无人加以研究，更不用说印书影和图录了。从晚清张之洞的《书目答问》开始，注意到清刻本，但还是加了一句话："此编为告语生童而设，非是著述。"直到中华人民共和国成立前北平图书馆编《善本书目》[1]，附了两册"乙编"，著录了清刻之"精善稀少"之本，这才改善了清刻的地位，但也还只是属于"善本"的从属。二十世纪六十年代，北京图书馆编印《中国版刻图录》，首次收录清刻本书影，第一版仅有五十种，后来接受了读者反馈意见，再版时有所增加，但还远远不能反映清刻本的整体面貌——造成这种状况原因，自然是习惯势力使然，宋元本传世少、时代早、价值高，明本虽然在当时流传较多，但还是比清刻珍稀。强化这种观念，主要与清末缪荃孙（1844—1919）相关，缪氏撰有《艺风堂藏书记》《艺风堂藏书续记》《艺风堂再续藏书记》《艺风堂金石目录》《艺风堂读书记》等著作。据记载，他对书籍"善本"与"非善本"的界限，总结藏书家收藏标准归纳成四条：①刻于明末以前者为善本，清朝及民国刻本皆非善本；②抄本不论新旧皆为善本；③批校本或有题跋者皆为善本；④日本及高丽重刻中国古

1　邱浩注：谨按，清宣统元年（1909）筹建成立京师图书馆。民国十七年（1928），国立京师图书馆更名国立北平图书馆。中华人民共和国成立后，更名为北京图书馆；1998年，更名为国家图书馆，对外称中国国家图书馆，简称"国图"。"国图"成立至今，公开印行的古籍善本书目编纂有7部，分别是：缪荃孙编《清学部图书馆善本书目》，1912年印行；江瀚编《京师图书馆善本简明书目》，1913年印行；夏曾佑主编《京师图书馆善本简明书目》，1916年印行；赵万里编《国立北平图书馆善本书目》，1933年印行；赵录绰编《国立北平图书馆善本书目乙编》及《续编》，1935年、1937年印行；北京图书馆编《北京图书馆善本书目》，1959年出版；北京图书馆编《北京图书馆古籍善本书目》，1987年出版。北平图书馆乙库，收藏清刻本、清人著述。增荛师文中所言《善本书目》，指赵录绰先生所编录之书目。

书，不论新旧，皆为善本。因为缪氏的名气大、威望高，此论一出，当时社会上藏书家、图书馆或多或少都受到这个划分标准的影响。这样一来，产生的流弊是顺、康、雍、乾诸刻本，不论校刻如何精善，皆不足当藏书家之一顾。这种"一刀切"的规定，有其历史背景，今天看来，以此划分古籍"善本"与"非善本"，不是实事求是的。

2. 清代刻书概况

有清一代二百六十八年[1]，一共刻了多少书，至今难以有一个确切的统计。康、雍、乾、嘉四朝，社会稳定，经济繁荣，刻印事业发达，留传后世的书籍就相对较多些。康、乾之际大兴文字狱，销毁禁书，造成了明清易代之际的出版物被大量焚毁。咸丰一朝、同治初年的太平天国战争，使江南雕版中心地区许多官私书坊在战火中遭受极大损失。道光年间的刻板，没有重印或还没来得及印书，战乱中就被毁或散佚了；咸丰年间，因战乱书籍刻印业受到很大限制。这就是清初刻本罕见和道、咸刻本相对罕见

---

1 邱浩注：谨按，明万历四十四年（1616）丙辰，爱新觉罗·努尔哈赤（庙号太祖）统一女真各部，在赫图阿拉（今辽宁新宾）建立大金，史称后金，《清实录》以太祖建国称汗之年为天命元年。明天启七年（1627）丁卯，爱新觉罗·皇太极（庙号太宗）即位，《清实录》以太宗即位之年为天聪元年。明崇祯九年（1636）丙子，后金皇太极于盛京（今辽宁沈阳）改国号为清，建年号崇德。明崇祯十七年（1644）甲申，爱新觉罗·福临（庙号世祖），改元顺治，当年农历三月，李自成攻破北京，崇祯帝自缢煤山；四月，吴三桂联兵清军，于山海关前与李自成激战，清军入关；五月，清军进占京师，清政权迁都北京，自此至清宣统三年辛亥十二月二十五日（1912年2月12日），爱新觉罗·溥仪退位，共268年。

的原因。

　　清初承明的遗绪，雕版风格一般接近晚明。康熙中期至雍、乾两朝，雕版进入了全盛时期，精雕名刻层出不穷。例如，历代官刻本在清代始有"殿版"之名，因康熙十九年（1680）庚申在武英殿设立修书处，"掌刊印、装潢书籍之事"（《清宫述闻》），由内务府出资，内务府王大臣把其成，派翰林院词臣负责编校。大凡钦定、敕撰之书均由武英殿刊行。乾隆四年（1739）己未，诏令在武英殿校刻《钦定十三经注疏》《钦定二十四史》等。"殿版"书除雕版外，尚有铜、木活字排印本，如《古今图书集成》（铜活字）、《武英殿聚珍版丛书》（木活字）等。嘉庆一朝及道光早期，刻印尚能承前朝遗范，但未有发展。道光中晚期，雕版业渐萎缩；咸丰一朝尤甚，雕版风貌甚至落入寒怆草率的格局。此后一蹶不振，虽同治、光绪年间各地官书局主持刊印书籍较多，私人刻书亦有影宋、精校、精写等刻本，但总体失去了过去的辉煌。可见清代雕版事业的兴衰和清朝三百年的政治经济变化是同步的。

　　清代北方各省与西南边远地区的雕版业，是不能与南方出版中心的苏、扬、金陵、杭州等地相比的，北方坊间刻书，即便是首都北京也不能例外。但若没有明确的牌记或序跋说明等依据，很难判断具体是哪个地区刻书，因清刻本的刻工风格、版式字体无明显的地域差异。再有，简单认定某地方志或地方名人的著作，一定就是某地出版的看法不是可靠的。比如明末清初张岱（浙江

山阴人）的《西湖梦寻》清康熙五十六年（1717）丁酉刻本，定
为武林或山阴刻本就值得商量，根据原书的《凡例》，推论应当是
刻于粤东韶州。

同样，判定清刻本具体版刻年代，也当极为慎重，需多方印
证。除了根据明确记录刊刻年代的牌记或扉页之外，可以考查纸
墨、刻工、避讳等。但绝不能简单地根据序、跋时间来定，因为
序文有原序、旧序、新序，也有书跋、后记杀青多年才刻印的，
也有书板已刻成、多年后加序或跋刷印的，这类版本现象，在
清代刻书中较常见。例如清罗两峰的《香叶草堂诗存》、汪士慎
的《巢林集》，原书板木都是乾隆后期刻成的，这两部书的板片
后来都归了懒云堂金氏，在道光中加跋重印，不审者认为是道光
刻本，实际上是乾隆刻道光印。因此，对于无刊刻年代牌记或扉
页、但有序跋，考证尚存在疑问的版本，不妨著录为"某某年序
（或跋）刊本"较为妥当。

3. 清代刻本掠影

清刻本一般可分为写刻本与宋体字刻本两大类，其精粗美恶
各不相同。过去一直认为软体字的写刻本就是"精刻本"，其实
宋体字刻本也一样有精美的作品，有些宋体字刻本精良的校勘、
静雅的气息、疏朗的格局，有时可以超出一般软体字本之上。下
面重点介绍一下清代写刻本。

1）清代写刻本略述

写刻本在有清一代雕版史上占有特殊重要的地位。写刻可以

上溯到元代赵体字刊本的盛行。到明代，嘉靖宋体字刻本兴起，万历仿宋体刻本兴起，写刻本虽非主流，亦有刊行。大约明末清初，私家写刻本逐渐时兴，康熙年间已颇见规模。康熙朝皇家的出版机构，如大内的武英殿；官方的出版机构，如曹寅主持的扬州诗局，都储备了大量抄录精湛的书手与刀法娴熟的刻工。扬州诗局刊《全唐诗》《楝亭十二种》等，以及徐乾学指导下，他的学生纳兰性德刻的《通志堂经解》《通志堂集》等，都是精写之后付刻，一丝不苟、美轮美奂，为有代表性官方或私家写刻书的标准本。

清代写刻本的装饰风格，是多种多样的，如康熙中刻《红蕚轩词牌》，仿酒牌形式，每半叶一词，四周用各色花边，无一雷同。写刻本用纸也有多种，开花、罗纹等等。

康乾盛世，风起云涌的私家刻本，写刻精品更是多极了。在叶德辉的《书林清话》里就列举了康熙五十一年（1712）壬辰科进士林吉人（佶）手写上板的《渔洋精华录》及《午亭文编》刻本等。另外，如《研溪先生诗集》七卷，康熙间惠周惕红豆斋写刻本，每卷后都有"小门生王薛岐谨录"一行，写手之精审，殊不下于林吉人。郑西谛（振铎）曾藏有浙江长兴才女沈彩（字虹屏，号青要山人。平湖陆烜妾）的《春雨楼集》清乾隆四十七年（1782）原刻本（书前有作者名印若干方，其中有一方曰"青要山人"），用罗纹纸印，这是女诗人手书上板的集子。从这本书可以看出，佳纸与普通纸、原装与改装、初印和后印等等的区别，非数语所能道尽，故此，深入研究版本学，内容极其丰富。这本集子的卷尾每有作者题记，如卷四后有："七月巧日，薄病初起，菱茨既登，秋海棠盈盈索笑，香韵清绝，御研绫单衣，写于奇晋斋之东轩。"这足以证明本书是作者手书上板者。其夫陆烜（藏书家，工诗画）之《梅谷十种书》刻本，有几种均出自沈彩手写。宛平查为仁的《蔗塘未定稿》，也是乾隆中写刻本的代表，用开花纸印成，真可谓纸洁如玉、墨凝如漆，笔法刀功、风神绝世，但不知为何人所写；后来黄裳先生又见到汪沆的《津门杂事诗》及陈皋的《沽上醉里谣》手稿，才知道都是陈皋写板。

道光前后刻书别有特色的，有一个乌程人范锴（1765—1844），此人长期流寓汉口，与三吴一带的文人交往甚密，十分留心藏书典故，见识广博，有不少著作，都很有价值，他喜欢用怪字刻书，满纸怪字，别具特色，一看就知道是他的作品，如《幽华诗略》《汉口丛谈》等。另有一个许梿（1787—1862），也是值得注意的一位刻书家，许氏主要生活于嘉、道、咸三朝，所刻书多用软体小楷精写上板，书写工丽，校对细密，对版式、用纸、装订无不精益求精。他所刻书有的不用笺条，书名直接印到封面纸上，初印本的序跋多钤自用名章。他还刻过一本《赵书天冠山诗帖》，双钩上板，刊刻精细绝伦。许氏还刻了不少实用书，如《洗冤录详义》等。可惜他所刻书多成于道、咸之际，太平天国战争中书板毁失，故流传绝少。

2）清代稀见佳刻本经眼举隅

清代刻本佳作，写体字刻本（软体字本）、宋体字刻本（硬体字本），著名者均甚多。今就笔者目击手抚之卷，简介以下几部。

竹笑轩吟草一卷续集一卷三集一卷　（明）李因撰

明崇祯十六年（1643）癸未至康熙中递修刻本。白口，左右双边。半叶九行，行十九字。

初集前有：卢传序"江南直指使者燕人卢传敬书于吴门之柏台署中"，吴本泰序"癸未七夕吴本泰书于泇河舟中"，后有本泰《附识》，葛征奇序"崇祯癸未秋日介龛葛征奇书于芜园"。

葛征奇序云："是庵家西子湖，资性警敏，耽读书，耻事铅粉，间作韵语以自适。顾家贫落魄，积苔为纸，扫柿为书，帷萤为灯，世未有知之者。余偶得其梅诗，有'一枝留待晚春开'之句，遂异而纳之。是庵智同络秀，亦喜得贤如梁伯鸾而事之也。遂偕与溯太湖，渡金焦，涉黄河，泛济水，达幽燕，从游者十五载。檣影驴背，辄作惊人语，奚囊几满。爱纵谭古诗乐府，六朝三唐及宋元之变，骎骎解会。故其为诗，清扬婉妩，如晨露初桐，又如微云疏雨，自成逸品，绝去饾饤习气，即老宿钜公不能相下。"又云："时于花之晨，月之夕，或岚色晴好，或雨声滴沥，而分阄角韵，甲乙铅黄。意思相合，便拍案叫绝，率以为娱。而扼腕时事，义愤激烈，为须眉所不逮。道经宿州，哗兵变起仓卒，同舟者皆鸟兽散。是庵独徘徊迹余所在，鸣镝攒体，相见犹且讯且慰。手抱一编，曰簪珥罄矣，犹幸青毡亡恙。此大雄氏所谓无罣碍恐怖也。于是趋授之剞劂，惧一旦投诸水火，则呕心枯血，不又为巾帼儿女事所笑耶？余悯其志，亟为芟其繁芜，选刻若干首，以代名山之藏。"

卷端款署"龛山亦史是庵李因[1]撰"。

梅道人遗墨一卷 （元）吴镇撰

清初嘉善钱棻辑刻本。白口，无界栏、鱼尾，四周单边，版心上题"遗墨"及数字（盖筒子叶数码）。半叶七行，行十八字。

前有：《梅花道人遗墨序》"同里后学萧林钱棻题"。

次目录。

后有附录一卷：陈继儒《梅花庵记》，钱士升《修梅花庵缘起》，谢应祥《修梅道人墓记》，孙茂之《梅花墓考》。

该书此刻本未见有著录者。钱棻为钱士晋子、钱士升侄。钱氏世代刊书，有名于时，尚刻有《逊国臣记》等。

怀古堂诗选二卷 （明）杨补（无补）著

清顺治间刻本。

---

1 邱浩注：谨按，李因，字今生，又字今是，号是庵，又号龛山逸史、龛山亦史、海昌女史。会稽人，一说钱塘人。工水墨画，能近体诗，适葛介龛（征奇，明崇祯元年戊辰科进士）为妾，与柳如是同时。清谈镇《国朝书画家笔录》称："水墨花鸟苍古静逸，颇得青藤（徐渭）、白阳（陈淳）遗意。所画极有笔力，无轻弱态，当时名誉甚隆，真闺阁翘楚也。"葛介龛尝言："花鸟我不如姬，山水姬不如我。"入清，身历顺治、康熙两朝，然终以明人自居，画中从不署清代年号。黄宗羲《李因传》载："当是时，虞山有柳如是，云间有王修微，皆以唱随风雅，闻于天下，是庵为之鼎足。"

此书前有"乙未立夏日虞山友人蒙叟钱谦益"落款序，并钤有朱印二方，盖书印成后即盖者。并有王乃昭藏印记甚多。乃昭与无补为同时人，此书之珍贵可知矣。

书后附《游黄山记》一卷，较《诗选》刻工尤秀美，此系刻于无补生前，即当时之游稿随即上板也；而《诗选》则为汲古阁毛氏刻于无补身后。

此本可贵者，还在保存了钱序、寿序、墓铭、诔文等七通。无补与杨龙友、邢孟贞多有投赠之作。龙友死难，清初人记之甚少，此书中记与龙友交往之迹甚多，盖以瑶草之姻亲故也。孔尚任《桃花扇》以"清客"归之，事亦有据，然非龙友之真也。

其子杨明远（炤）有怀古堂诗选十二卷，与其父无补诗集同名。康熙间刻本，前有《杨明远诗引》"壬辰浴佛日蒙叟钱谦益书"及序"辛卯冬日旧京友人顾梦游题"。

兼山集十卷　（明）杨廷麟撰

清初顺治间刊本。白口，单鱼尾，左右双边。半叶十行，行二十二字。

序："南州年姻弟熊文举顿首拜题"。

卷一至卷九诗作于明崇祯十七年（1644）甲申前。

卷十卷端题"兼山遗集卷之十"下缀"乙酉丙戌"四小字。另起行："男璚仁叔敬编，孙继祖又震校字。"明亡于崇祯十七年（1644）甲申，乙酉（1645）恰是次年，丙戌（1646）为再次年。本书传世甚少，清《禁书总目》录著。

杨廷麟，明末遗臣，晚年自号兼山，意在效法文文山（名天祥）与谢叠山（名枋得）这"两山"气节。南明隆武帝加兵部尚书。清兵围赣州，城陷，赴水死。

吴越诗选二十二卷 （清）朱士稚，魏耕，钱缵曾选

清初顺治间刻本。白口，左右双边，无鱼尾、界栏，版心下有"冠山堂"三字。半叶九行，行十九字。

卷端书名后题名："山阴朱士稚朗诣、慈溪魏耕雪窦、归安钱缵曾允武仝选"。

全书第一册卷一至四佚失，现仅存卷五至二十二。此书别无他本，为山阴祁氏寓山遗书。

七歌不分卷 （清）余怀（澹心）著

清初写刻本。白口，无鱼尾，左右双边。半叶九行，行二十字。

毛子晋代友人刻书，一般不署"汲古阁"字样，此书卷尾有小字一行："琴川毛氏汲古阁镂。"此书之珍稀，可见一斑。

澹心另有《甲申集》八种，亦毛氏汲古阁代刻。其中《五湖游稿》版心亦题"江山集"，此本版心有"江山集"三字，盖是余氏书之总题。其版式各异，盖当日随写随刻，然终不知其作共有几种。

今词苑三卷 （清）陈维崧，吴本嵩，吴逢原，潘眉仝编选

清康熙十年（1671）辛亥徐喈凤南硐山房刻本。白口，无鱼尾，左右双边，书口下刻南硐山房。半叶八行，行十八字。

序："康熙辛亥春暮春同里徐喈凤竹逸氏题""阳羡陈维崧撰""阳羡吴本嵩撰""阳羡吴逢原撰""阳羡潘眉撰"。

此书传本甚少，所收为明清易代之际一百零四位词人之作。刊板风格与汲古阁无异，疑是汲古阁代刻之书。

蕉林诗集十八卷 （清）梁清标（苍岩）撰

清康熙十七年（1678）戊午梁氏秋碧堂刊本。板框高 17.8 厘米，宽 12.4 厘米。白口，单鱼尾，左右双边。半叶九行，行十九字，小字双行同。

扉页作："蕉林诗集""真定梁苍岩先生著""秋碧堂藏版"。

序："顺治庚子夏长至之日太原白胤谦序""益都孙廷铨题""顺治辛丑长至日柏乡魏裔介序""聪山申涵光凫盟氏拜撰""康熙丙辰七月既望遂安受业方象瑛拜撰""康熙戊午春三月吴江受业徐釚拜撰""康熙戊午四月望前一日扬州门下士汪懋麟谨撰于西湖苏公堤下"。

目录后有："门人缪彤歌起、董讷默庵、刘长发存永、张英敦复、汪懋麟蛟门、纪愈孟起、夏沆邻湘、卢琦景韩、张楷芳传、颜光敏修来、丁蕙次兰、储振玉依、唐朝彝偕藻、徐釚电发校。内弟王原直子谅，婿何中柱碣石，甥许岳祚亭育、王荣恩奕臣、吴万协介侯，弟清宜右侯、士沖若水、士滋长源，姪天植予培、允植承笃、荣植孔约、允恒次典、允襄陶侣、允结月叟，姪孙纶叔弥同订。"

跋："康熙戊午春日姪男允植谨识"。

腾笑集八卷　（清）朱彝尊著

清康熙二十五年（1686）丙寅曝书亭刻本。上下粗黑口，单鱼尾，四周单边。半叶十行，行十八字，小字双行同。

扉页作："腾笑集""朱竹垞都下诗""曝书亭藏板"。

序："海宁查嗣瑮序""康熙二十有五年岁在柔兆摄提格月在终病丁巳朏竹垞主人朱彝尊锡鬯父自叙"。

此书传本甚少。竹垞初与屈翁山（大均）等结生死交，后竹垞应聘出山，入《二臣》。书名《腾笑》，因恐人笑，故出此滑稽语。

词律二十卷　（清）万树（红友）撰

清康熙二十六年（1687）丁卯万氏堆絮园初刻本。白口，单鱼尾，左右双边。半叶七行，行二十一字，小字双行同。

序："康熙丁卯上巳山阴吴兴祚题""锡山弟严绳孙题""康熙二十六年岁在丁卯上元夕阳羡万树题"。

卷端题："古越吴大司马留村先生鉴定""阳羡万树红友论次""姚江姜垚苍崖、古越吴秉钧琰青全参""古越吴秉仁慎菴、山阴吴棠祯雪舫校阅"。

万氏另著有《香胆词选》六卷，署"阳羡万树红友稿""山阴吴秉钧琰青抄"，亦康熙刊本。前有"越州后学吴棠祯题于端州之文来阁"序及"山阴吴秉钧"序。此书传世极少，只于个别文献著录中见之。

通志堂集二十卷 （清）纳兰性德撰

清康熙三十年（1691）辛未徐乾学等为纳兰性德结集刊刻本。白口，单鱼尾，左右双边。半叶九行，行十九字。

序：《通志堂集序》"重光协洽之岁昆山友人健庵徐乾学书"，《成容若遗稿序》"康熙三十年秋九月无锡严绳孙题"。

卷端大题下署"纳兰性德容若"，下缀双行小字"原名成德"。

刻印精绝。原为徐乃昌藏书，现归上海图书馆。

苏老泉先生全集二十卷 （宋）苏洵（明允）撰 附录二卷（宋）沈斐辑

清康熙三十七年（1698）戊寅吴郡邵仁泓安乐居仿宋刊本写刻本。板框高 18.2 厘米，宽 12.1 厘米。白口，单鱼尾，左右双边。半叶九行，行十九字。

序："康熙三十七年相月既望吴郡后学邵仁泓谨序"。

收藏章有"真州朱氏愧不学斋藏书之印"白文长方章，"真州朱罗"白文方章等。

按：本书一名《嘉祐集》，邵氏刊印时依宋本改今名。

遗山先生文集四十卷卷首一卷附录一卷 （金）元好问（裕之）撰（清）华希闵重校订

清康熙四十六年（1707）丁亥无锡华希闵写刻本。板框高 18.1 厘米，宽 14 厘米。粗黑口，双鱼尾，左右双边。半叶十行，行二十字，小字双行三十字。

序："康熙四十六年十二月上浣江南督学使者蔚州魏学诚题""陈郡徐世隆序""佚名序（缺尾）"。

原序："中统三年阳月封龙山人李冶序"。

后引："岁昭阳大渊献秋七月己丑慎独老人曹南王鹗识"。

后序："济南杜仁杰后序"。

收藏章有"华亭封氏黉进斋藏书印"白文方章等。

天籁集二卷　（元）白朴（仁甫）著

清康熙四十九年（1710）庚寅环溪王皞（字白商）跋重校并手书写刻本。白口，无鱼尾，四周单边。半叶九行，行二十一字。

序：《白兰谷天籁集序》"竹垞老人朱彝尊"，乃朱氏手书上板。原序："洪武丁巳春二月国学助教江阴孙大雅叙""至元丁亥春二月上休日正议大夫行御史台中丞西溪老人王博文子勉序"。

前有"兰谷先生小景"，像赞："江阴孙大雅""淞曹安""吴兴陈霆""秀水王蓍"，均手书上板。

跋："康熙庚辰八月既望江湖载酒客朱彝尊校过"，王皞"庚寅岁花朝识于拙宜园之东轩"。

后附《摭遗》不分卷，辑白兰谷套数小令若干首。跋："戊子冬仲雪萝真隐杨友敬识""庚寅三月世学弟王皞记""扬州学弟姜颖新"。

再附《檃括兰亭序》，钱塘洪昇昉思撰，跋："雪萝隐人杨友敬题""研弟沈红祚""庚寅夏五徐材仲堪题于东山墅之竹深处"。

　　此书传世绝少，为康熙四十七年（1708）戊子早春至四十八年（1709）己丑冬王白商（皜）手书上板，字体秀挺，刻工疏朗，乃清初刻本中之精品。

　　原为南陵徐乃昌藏，后归黄裳先生。

　　白沙子全集六卷卷首一卷　（明）陈献章（公甫）撰　（清）何九畴重编

　　清康熙四十九年（1710）庚寅何九畴写刻本。板框高14.8厘米，宽13.8厘米。粗黑口，单鱼尾，左右双边。半叶十行，行二十一字。

　　序："康熙辛卯暮春之吉长洲后学徐昂发谨序""康熙庚寅孟陬同里后学何九畴谨识""新会令长洲顾嗣协"。

　　卷首刻原序九篇："吉水罗侨撰。弘治乙丑春三月朔""门人湛若水撰，西蜀高简述""赐进士西蜀后学高简撰。嘉靖癸巳仲秋""赐进士出身资政大夫南京兵部尚书同修国史经筵讲官门人湛若水撰。嘉靖三十年岁在辛亥九月望""赐进士出身亚中大夫广东布政使司左参政永嘉项乔撰。嘉靖辛亥孟冬朔""后学惠安林会春撰。隆庆三年孟冬朔""林裕阳撰。万历辛丑岁""赐进士南京吏部尚书同里后学何熊祥撰。万历壬子菊月""同里后学黄淳撰。万历四十年岁次壬子孟秋"。

　　后列从祀文庙疏议、行状、墓表、墓志铭、应召录、白沙先生像，并有"西蜀右布政使后学豫章李迁谨识""吉水后学罗洪先""门人南海张诩撰""古冈后学黄淳"，像赞四篇。

松雪斋集十卷外集一卷续集一卷 （元）赵孟頫（松雪）撰

清康熙五十二年（1713）癸巳曹氏城书室刊本。板框高 17 厘米，宽 13 厘米。白口，单鱼尾，左右双边。半叶十行，行十九字。

扉页作："赵文敏公松雪斋全集""海上曹敬三重订""城书室藏版"。

序："大德戊戌仲春既望剡源戴表元序""至元后己卯春三月朔长沙何贞玄谨书""康熙癸巳九月重阳前一日海上后学曹培廉拜题于城书室"。

序后有：本传、行状、谥文。

瘗鹤铭考一卷 （清）汪士鋐编

清康熙五十三年（1714）甲午松南书屋汪士鋐刊本。白口，无鱼尾、界栏，左右双边。半叶十一行，行十八字。

序："康熙五十三年太岁在甲午夏六月十四日退谷居士汪士鋐叙"。

卷端大题下作："吴郡汪士鋐编"。

卷尾有单边方框牌记三行字："康熙五十三年 / 岁在甲午九月 / 松南书屋开版"。

全书皆汪士鋐手书上板，精雅绝伦。传世甚少，原《北平图书馆善本乙目》著录。

秋林琴雅四卷 （清）厉鹗撰

清康熙六十一年（1722）壬寅无尽意斋精雕本。板框高 16.8

厘米，宽 12.5 厘米。白口，左右双边，双线横鱼尾，下刻书名卷数，书口下方刻页码。半叶十行，行二十字。

序："康熙六十一年壬寅白露前一日同里紫山徐逢吉题""石仓吴允嘉""康熙壬寅立秋日玉几生陈撰书于正州之玉渊堂寓馆""康熙壬寅清和月鹅笼生吴焯书""符曾幼鲁题""意林赵信"。

跋："壬寅十一月三日宛平瓮熺履吉谨跋"。跋后有"秦邮夏秉谦校"一行字。

此本为原刻本，传世甚少，版刻精雅，弥足珍贵。冯氏勺圃曾有抄本，《北平图书馆善本乙目》收之，盖著录当时未见原刻也。

翁山文抄十卷　（清）屈大均撰　（清）屈明洪，屈明泳编　（清）薛熙评

清康熙间刻本。上下粗黑口，单鱼尾，左右双栏。半叶十行，行十九字。

各卷大题之下有"番禺屈大均著""常熟薛熙评"二行，各篇末有"薛孝穆曰"，完整无缺。

屈大均（1630—1696），字翁山，明末清初岭南诗坛三大家之冠，积极反清复明。诗文抗清意识鲜明，故自雍正至清末，其作均被列为禁书，原作刻本流传绝少。此书存天壤见者，一般均将著者挖去，保留题名者极难获见。

鸡肋集不分卷　（清）纳兰揆叙撰

清康熙间谦牧堂精写刻本。版心上粗黑口，四周双栏，版心下有"谦牧堂"三字。半叶九行，行二十一字。

卷端题名"鸡肋集"，下有双行小注："古今体诗计一百四十一首。"另起行"长白揆叙恺功父惟实居士著"，再起行"男永寿仁山甫较订"。

卷末有藏园老人朱笔题字二行："辛巳冬至后日，假阅一过。录出《碧云寺》《来青轩》二诗，以备入选。藏园老人识。"

按：纳兰揆叙（1675—1717），字恺功，号惟实居士，谥文端，满洲正黄旗人，大学士纳兰明珠次子。

汪氏说铃一卷　（清）汪琬撰并注

清雍正十二年（1734）甲寅写刻本。白口，无界栏，四周单边。半叶十行，行十九字。

扉页署"钝翁说铃，辛浦校刊"。此乃鲍鋐（号辛浦，晚号待翁）雍正刻本，林吉人抄录汪集上板。此书尚有康熙刻本，亦写刻，与《渔洋书跋》同装。

卷尾有林佶、鲍鋐、华育渠跋。鲍鋐跋云："雍正八年七月，借紫幢王孙本手录一过。元本乃林舍人正书，留赠王孙者。编首有'长林'二字葫芦印记，面叶八分书'说铃'二字，后有'臣佶之印''吉人之辞'二图记。待翁鲍鋐附识。"

此本写刻精妙，传世甚少。

按：紫幢王孙，爱新觉罗·文昭，清宗室，字子晋，号紫幢。王渔洋（士祯）入室弟子。

巢林集七卷　（清）汪士慎撰

乾隆九年（1744）甲子刻本。细黑口，无鱼尾，左右双边。半叶十行，行十九字。

序："乾隆甲子秋中钱唐同砚弟陈撰书于真州之穆陀轩"。

小像，像赞"陈章题，高翔书"。

士慎字近人，号巢林。此本为其自写上板，乃乾隆刊本中之清逸佳品。书板后归懒云草堂金氏，金氏将此书与罗聘《香叶草堂诗存》于道光中加跋重印，遂有疑为道光刻者，实未确。

爱日堂吟稿十五卷（含附稿二卷）（清）赵昱（谷林）撰

清乾隆十二年（1747）丁卯序刊本。黑口，双鱼尾，四周单边。半叶十一行，行二十二字。

扉页作："爱日堂吟稿"（楷书）。

序："乾隆十二年岁次丁卯中秋双韭山民全祖望序"。

此书后有附稿二：卷十四《诗余》、卷十五《春草园小景分记》。

仁和赵谷林（昱）此书，于清人别集中，颇为珍秘之本，因罕见全书者。

冬心先生画竹题记一卷　（清）金农（冬心）撰

清乾隆十五年（1750）庚午金陵汤凤仿宋写刻本。白口，单鱼尾，左右双边，首页书口下有"杜尔儒刻"四字。半叶十行，行十七（偶有）至十八字。

扉页作："冬心先生画竹题记"（楷书）。

序："乾隆上章敦牂九月九日钱塘金农自序"。

"冬心先生小像""广陵高翔写"，像赞"新安方辅题，嘉定杨谦书"（小篆）。

卷尾有"金陵汤凤仿宋本字画录写"楷书一行。

据传此书用宋代《藏经》护页纸、捣晚明清初佳墨五碎块刊印，流传稀如星凤，珍若拱璧。相传金陵书坊仿宋刻自此书始。

橘巢小稿四卷 〔清〕王世琛撰

清乾隆二十三年（1758）戊寅静致斋刻本。白口，单鱼尾，四周双边。半叶九行，行十九字。

序："乾隆甲戌四月馆后学沈德潜题"，许廷鑅序。

目录大题次行署："长洲王世琛艮甫著"。

跋："乾隆戊寅男恺伯跋"。

卷尾有"孙男邦誉敬录"一行。此书为家刻本也。

写刻精好，罗纹纸印，墨光如漆，乾隆雕版之佳品。

王世琛，字宝传，号艮甫，江南长洲人。明朝探花王鏊第八世孙。清康熙五十一年（1712）壬辰状元。雍正四年（1726）丙午出任山东学政，累官至少詹事。

宝闲堂集五卷 〔清〕张四科（哲士）撰

清乾隆二十四年（1759）己卯刊本。白口，单鱼尾，左右双边。半叶十行，行十九字。

扉页作："宝闲堂集"（楷书）。

序："乾隆己卯季夏清河张四科自识"。

《宝闲堂集总目》卷一至卷四"古今体诗"，卷末"词"。

"渔川居士四十九岁小像"，像赞"吴江王藻集句，嘉定杨谦分书"。

清代列入禁书目，因书中载"客有谈故将军事者，赋之五言排律一首"及"为某大将军题全蜀形胜图"诗，盖皆与年羹尧有关也。

抱珠轩诗存六卷　（清）薛雪（生白）著

清乾隆扫叶村庄刊本。白口，单鱼尾，左右双边，书口下有"扫叶村庄"四字。半叶十一行，行二十字。

扉页作："抱珠轩诗存"（楷书），刻有木记阴文"薛雪之印"方章、阳文"生白"方章。

序："乾隆庚申十二月望之日脱稿"，刻木记"徐士林印""雨峰"阴文方章二。序为高南阜左手行草上板。序末有小字楷书"吴郡李士芳镌"一行。

薛氏尚有著作：《一瓢斋诗存》《一瓢斋诗话》《旧雨初二集》《吾以吾鸣集诗抄》《唐人小律花雨集》《斫桂山房诗存》等，与此本皆为扫叶村庄刻本。薛氏诸书刊印均精雅可人，为乾隆间写刻之标准风格。

幼学堂诗稿十卷文稿四卷续诗稿七卷续文稿四卷　（清）沈钦韩（文起）撰

清嘉庆十八年（1813）癸酉刊，道光八年（1828）戊子续刊本。白口，单鱼尾，左右双边。半叶十行，行二十二字。

嘉庆间十四卷首刊本《诗稿》前扉页作"幼学堂诗集"（小篆书），《文稿》前扉页作"幼学堂文集"（小篆书），左下均刻有木记"玉中子雁义之印"阳文大篆方章。

前有嘉庆十八年癸酉岁阳月沈钦韩《幼学堂诗文稿》自叙。

道光续刊本增《幼学堂集序》二篇，"同县弟宋凤翔谨记""愚弟阮文藻拜撰"。续刊《诗稿》七卷接首刊《诗稿》排卷次，增目录；续刊《文稿》四卷接首刊《文稿》排卷次，增目录。故亦有著录"幼学堂诗稿十七卷文稿八卷"者。

此书首刊、续刊两次刊成，印数不多，刷成不久书版即尽毁，足本传世甚少，为清人集中极为罕遇难求之本。黄裳先生藏清人集近三千种，独无此本；晚年无意中方得此，今归上海图书馆。

緗园烟墨著录正编一卷附编一卷　（清）徐坚撰

清嘉庆十九年（1814）甲戌至二十二年（1817）丁丑石契斋藏版刊本，分正、附二编。白口，单鱼尾，左右双边。半叶十一行，行字不等。

书前扉页作"緗园烟墨著录"颜楷大字，右下角作"嘉庆十九年岁次／甲戌冬日开雕／石契斋藏版"颜楷三行小字。

《正编》前有嘉庆丁丑余集序、沈钦韩序，緗园先生小像，嘉庆甲戌沈钦韩像赞。

卷端大题下作"门下学人许兆熊集"。

《附编》后有"嘉庆二十二年岁次丁丑正月望后三日沈钦韩谨识"。卷尾有"孙男份、保校，李滨刻"字样。

全书以颜体付雕，字体圆硕雄健，雍容端庄，大气厚重。

四妇人集四种　（清）沈恕（绮云）编

清嘉庆间云间沈氏古倪园、啸园刻本。板框高 17.1 厘米，宽 13 厘米。

编录唐、宋、元四位女诗人诗集各一卷：

《唐女郎鱼玄机诗》一卷，唐鱼玄机撰。影南宋临安陈氏书籍铺刊本。白口，单鱼尾，左右双边。半叶十行，行十八字。卷尾半叶，刻"临安府棚北睦亲坊南陈宅书籍铺印"一行，后有双行牌记："嘉庆庚午云间古倪园沈氏 / 从吴门士礼居黄氏借本翻行。"附《鱼集考异》一篇，款属"嘉庆八年三月望春尽日黄丕烈识"。

《薛涛诗》一卷，唐薛涛撰。影明刻本。白口，单鱼尾，左右双边。半叶八行，行十六字。诗集末有原刻本牌记"万历己酉春仲镌于洗墨池"一行。卷尾有双行牌记："嘉庆庚午云间古倪园沈氏 / 从吴门士礼居黄氏借本翻行。"末附《薛涛诗》小考一篇。

《杨太后宫词》一卷，南宋宁宗杨皇后撰，潜夫（南宋词人周密别号"四水潜夫"）辑。白口，单鱼尾，左右双边。半叶七行，行十三字。卷首有毛晋小序一篇。卷尾有双行牌记："嘉庆庚午云间古倪园沈氏 / 从吴门士礼居黄氏借本翻行。"附《杨太后宫词校勘记》一篇,《齐东野语卷十》一则（慈明杨太后）。末附跋语一篇（半叶十一行,行二十一字）,款属"嘉庆十五年岁在庚午五月廿有六日黄丕烈识"。

以上三种均为嘉庆十五年（1810）庚午沈绮云在世时刻。

《绿窗遗稿》一卷,元孙淑（字蕙兰）撰,其夫傅若金（字与砺,一字汝砺）编集。沈绮云故后,其弟沈十峰于嘉庆二十四年（1819）己卯发起补刻。白口,单鱼尾,左右双边。半叶八行,行十六字。前有《绿窗遗稿序》"泰定五年九月既望新喻傅若金汝砺序"。后附《傅若金诗》不分卷、《故妻孙硕人殡志》一篇、《南村跋》。卷尾有双行牌记:"嘉庆己卯秋云间啸园沈 / 氏从平湖钱氏借本刊行。"末附跋语一篇,款属"嘉庆己卯秋七月吴县黄丕烈识"。

此本四种,皆沈氏昆仲请黄荛翁（丕烈）校雠代刻,写刻精绝,传世极少,先后归江阴缪氏（荃孙）、南陵徐氏（乃昌）,现藏上海图书馆。

墨表四卷 （明）万寿祺（年少）撰

清嘉庆间黄氏（丕烈）士礼居代戴氏（光曾）精写刻本。白口,单鱼尾,四周双边。半叶八行,行二十字。

扉页作:"墨表""万年少手纂""嘉兴从好斋戴氏开雕"。

书后有万年少跋,"墨者寿道人漫题"。跋后一行云:"丁丑除夕延陵习隐木崔从于东借录。"又有"嘉庆甲戌四月戴光曾记",及黄丕烈跋,"戊寅春分后四日荛翁记"。

卷尾有"吴兴沈良玉刻"一行。

峤雅二卷　（明）邝露撰

清道光五年（1825）乙酉南海邝氏影刻海雪堂精写刻本。白口，无鱼尾，版心下有"海雪堂"三字，每半叶双套边（间隔较宽）。半叶八行，行十五字。

序："皖雾灵阮自华序"（大字隶书，半叶四行，行六字）。

有小篆八字"藏之名山，传之其人"，邝露全身立像，画像自赞，《石巢诗话》一则。按：阮大铖，号石巢。清初原刻本《石巢诗话》后有邝露署题识二行。

卷端大题下刻有椭圆小印，文曰"字字离骚屈宋心"，下方刻有"族来孙邝瑞重镌"长条印。另起行署"明福洞邝露湛若撰"。

书尾有"峤雅卷之二终"字样。但黄虞稷《千顷堂书目》称此书为八卷，不知何故？

全书邝湛若楷书上板，刊印极精。

按：此书在清乾隆军机处奏进的《禁毁书目》中说："查《峤雅》，明邝露撰，中多空白，以文义推之，皆指斥之词。露虽于大兵入粤时抱琴死节，然在明末受业于阮大铖之门，最相契厚，为其狎客亦最久，诗中所称尊石先生，即大铖也。其死似与明末诸逆案诸人之死相似，仅足自益其愆，未便因此而存其诗，应请销毁。再，此书卷首剜去卷数，似非完本，应行该督抚再查。"此书即上述之本，卷中空白一一俱在，"玄"字不避讳，据此，本书当在顺治之际刻成。

其实，大不必和阮大铖拉在一起，作为销毁的理由。从诗集上看，如《花田饮陶十一白郎》诗有注云："是年燕都已陷，吾粤游舸不减昔时。南都初建，志士多绝裾之游，而尸素巨公，燕巢飞幕之上，黄才伯云：'越女不知摇落早，涉江犹唱采芙蓉。'信然。"再如，《赵夫人歌》小序，字皆低一格，中有"两都沦陷""迎驾邕宜""西迓承舆""盖王化始于闺门"，"驾""承舆""王化"刻板都抬头顶格，以尊永历帝。诗中有："自矜娇艳无双质，嫁与将军北射□。□骑冯陵风雨急，金陵铁锁何嗟及。"两空白处都是"胡"字。据此，已够入"禁书"了。

玉壶山房词选二卷　（清）改琦（七芗）撰

清道光八年（1828）戊子云间沈氏来篯（鹤）楼刻本。板框高 23 厘米，宽 13 厘米。白口，上单黑鱼尾，四周双边，版心中镌"词上""词下"，下镌页码。半叶八行，行十六字。

扉页作"玉壶山房词选"小篆题名。

序：《校刊玉壶山房词引》"道光戊子七月既望后学沈文伟谨书"。

《诔辞》"同里姜皋拜撰"。

目录后有沈文伟识语曰："先生词凡四种。是编较勘既竣，爰列目次如左，尚有《寒玉词》一卷、《壶中词》一卷、《画馀词》一卷，行将彚抄，续付剞劂。文伟识。"后不知何故未见刊印。

七芗先生小像。通波词客像赞。

卷端大题下作："玉壶山人改琦自编""华亭鹤使沈文伟较刊"。

每卷尾有单线方框双行牌记"道光戊子冬云间 / 沈氏来隺楼镌行"。

清道光八年（1828）戊子，改琦去世后数月，好友华亭古倪园沈恕之子沈文伟整理其词稿，题为《玉壶山房词选》，由家坊来隺（鹤）楼印行。此为沈氏刊本，写刻精雅，亦颇少见之书。

蒋辛田先生遗书（含流民十二图一卷、奏疏一卷）（清）蒋伊[1]撰

清道光十四年（1834）甲午彭蕴璨耕砚田斋刻本。白口，无鱼尾，四周双边。

书中收入《流民十二图》，乃蒋氏尝慨民间疾苦，绘十二图以献朝廷者。为"难民妻女图""刑狱图""寒窗读书图""春耕夏耘图""催科图""鬻儿图""水灾图""旱灾图""观榜图""废书图""暴关图""疲驿图"。原书附《奏疏》一卷。

孤儿编三卷 （清）汪喜孙撰

清道光二十年（1840）庚子刻本。白口，单鱼尾，左右双

1　邱浩注：谨按，蒋伊（1631—1687），字渭公，号莘田，江南苏州府常熟港口人。明崇祯十年（1637）丁丑科进士蒋棻之子，蒋陈锡、蒋廷锡兄弟之父。康熙十二年（1673）癸丑科二甲第四名进士。选翰林院庶吉士。历官陕西道监察御史、广东粮储参议、河南提督学道副使。有《莘田诗文集》《万世玉衡录》《臣鉴录》《蒋氏家训》等著作。

边，版心下记字数。半叶十三行，行三十字。

序：《孤儿编序》"道光二十年二月二十三日甘泉汪喜孙识"。

原跋：《朱侍郎书》"时道光六年嘉平月弟朱为弼"。

《许印林瀚书》。后为正文三编。

书末有《汪喜荀行述》"（衔名略）友生阮元拜手填讳"。

卷端撰者尚是墨钉。此书流传甚罕，此初印本，弥更珍贵。

补注洗冤录集证四卷 （宋）宋慈撰 （清）王又槐辑注

清道光二十三年（1843）癸卯内阁侍读衔中书舍人江都钟淮小亭甫校刊三色套印本。白口，单鱼尾，左右双边，无界栏。天头有蓝色、朱色两重套印眉批。半叶十行，行十八字。

扉页作："补注洗冤录集证"（小篆）"作吏要言附"（楷书）。

序："道光二十三年岁在癸卯季秋两淮淮北监掣同知童濂书"。

后附叶玉屏著《作吏要言》一卷。

末署："国子监典簿前平阴县知县许乔林石华校刊""上元王鼎淳刊"。

赵书天冠山题咏诗帖一卷 （元）赵孟𫖯撰并书

清咸丰七年（1857）丁巳刻本。白口，单鱼尾，左右双边。

扉页作"赵书天冠山诗帖"许楗小篆题签，背有双行牌记云："咸丰七年阳月 / 师卯敦室朱氏刊。"

双钩摹刻赵孟𫖯原迹极肖。

末有"嘉庆乙亥孟冬八十三叟北平翁方纲识"跋语，最后朱钧隶书跋，均从真迹上板。

纸如白璧，墨似凝漆，雅极。

（本文系讲座初稿，经门人邱浩编订补充）

本文为 P226 注：增莽师讲稿述《集千家注分类杜工部诗》（后称"该书"）明汪谅改牌记重印元广勤堂刻本，从叶德辉《书林清话》旧说。今谨考《天禄琳琅书目》《铁琴铜剑楼藏书目录》《仪顾堂续跋》《善本书室藏书志》《经籍访古志》及傅增湘《藏园订补郘亭知见传本目录》、日本《宫内省图书寮汉籍善本书目》等书目对该书版本记述，比对第二批、第三批《国家珍贵古籍名录图录》暨国家图书馆《中华古籍资源库》、书格网站等该书书影，梳理该书元余氏勤有堂刻本版刻沿革如下。

《集千家注分类杜工部诗》二十五卷，唐杜甫撰，署（宋）东莱徐居仁编次、临川黄鹤补注。福建建安余氏勤有堂元皇庆元年壬子（1312）刻本为该书元代最早刊本，半叶十二行，行二十字，小字双行二十六字，细黑口，双顺鱼尾，四周双边。元至正八年戊子（1348）重印本，该版木传序碑铭后原刻木记"建安余氏勤有堂刊"双行大字篆书，改刻"积庆堂刊"单行大字篆书；门类末原钟形牌记"皇庆壬子"改刻"至正戊子"，原鼎形牌记"勤有堂"改刻"积庆堂"；目录后及卷二十五末原一行木记"皇庆壬子余志安刊于勤有堂"改刻"至正戊子潘屏山刊于圭山书院"（参见日本《宫内省图书寮汉籍善本书目》所载该书"积庆堂"刊本描述）。

该书版木大约元末明初售于广勤堂，广勤堂将传序碑铭后篆书木记改刻"广勤书堂新刊"单行大字楷书，门类末钟形牌记改刻"三峰书舍"，鼎形牌记改刻"广勤堂"，目录后及卷二十五末原一行字镶去（有本卷二十五未镶去者，或属配补），并附刻《文集》二卷，附刻与前刻工明显不同。据叶德辉《书林清话》，该书亦有广勤堂印本，卷二十五末有一行木记作"壬寅年孟春广勤堂新刊"者。此"壬寅"，或为明永乐二十年（1422）欤？盖"三峰书舍"为明初广勤堂叶景逵书斋名，明初杨荣《三峰书舍赋》"建阳书林叶添德景逵氏，自其大父荣轩、父彦龄，世以诗书为业，尝作室以贮古今书版，日积月增，栋宇充牣……其室之外有三峰，秀出霄汉，望之巍然，挺拔千仞，岚光翠黛，浮动乎几席之间，甚可爱也，因名其室曰'三峰书舍'……此'三峰书舍'之所由创而千载斯文之是托也"，可作佐证。抑或为元至正二十二年（1362），叶景逵先辈于广勤堂翻刻，但断然不是元大德六年（1302）。

考傅增湘太夫子《藏园订补郘亭知见传本目录》载："此书余频年南北所见不下六七帙，率元明间刊本，间有明代覆刻者。其元刊无疑议者仅此一帙，字体圆美，刊刻甚精。"又云："海虞瞿氏有一帙，亦元明间印本，瞿氏谓余氏勤有堂本，版归广勤堂，铲去余氏印记，窃恐未必然耳。"林申清编著《宋元书刻牌记图录》曰："细较勤有堂和广勤堂二书之钟式、鼎式牌记，可辨略有差异，且二书牌记所在之叶板框尺寸亦不相同。"因未能原书逐叶比对，该书"勤堂""广勤堂"刻本异同，不敢妄断，摘录前人经眼描述备考。

明正德十四年己卯（1519），北京正阳门内西第一巡警更铺对门金台书铺安徽旌德人汪谅，翻刻广勤堂刊本，传序碑铭后无牌记，门类末钟形牌记"三峰书舍"改刻"汪谅重刊"，鼎形牌记"广勤堂"名仍其旧但翻刻痕迹明显，目录后无牌记，卷二十五后有"正德己卯春正月吉旦金台汪谅重刊"一行木记，卷末翻刻《文集》二卷，《文集》后，有"嘉靖元年仲春望日前进士西充马龠跋"。叶德辉《书林清话》认为福建建阳广勤堂将该书书版售与北京汪谅，正德、嘉靖间汪谅以元代旧版刷印，于此诸多疑惑不解：元皇庆元年至明嘉靖元年（1312—1520）已有二百多年历史，二十五卷外加附刻二卷偌大一书书版保存能否完整无缺？建阳距北京数千里，高山大水，陆路水路交通均属不便，书版如何毫无损伤运至北京？运输该书板木成本较重刻该书，何者更为经济？

近年国家图书馆《中华古籍资源库》公布该书明汪谅刻本（善本书号 18939）书影，粗看"汪谅重刊"本与"广勤堂"本似乎完全一致，细审其版式微细处，大相径庭，如，对比该书卷九，"孤云亦群游"之"群"，"天高无消息"之"天"，两种刻本差异迥然。种种不赘。又有铁证，国图该部古籍，书前存有明正德十四年（1519）序二："旌德汪谅氏以鬻书名京师间，获《杜诗千家注》一帙凡若干卷，盖胜国旧物也。乃捐资锓诸梓……乃今复刻《杜诗》以公诸天下……正德己卯秋八月朔日，赐进士及第翰林院侍讲学士奉直大夫经筵讲官同修国史濮阳李廷相叙。""予所蓄《千家注》者……付汪谅氏重翻之，以与学杜者共诵其诗……工既成因为之序，卷帙次第固无改于旧云。是岁正德己卯重阳日承德郎国子监司业云间陆深书。"《文集》后存有明嘉靖元年（1520）跋一："盖即坊本而加于梓也……因辄校正以归汪氏，俾改刻焉。然恨无别书可考……嘉靖元年仲春望日前进士西充马龠跋。"据序、跋可知，明正德十四年己卯（1519）旌德汪谅于北京金台书铺翻刻该书"广勤堂"刻本竣工，嘉靖元年庚辰（1520）仲春翻刻《文集》完毕。故该书明汪谅本，当是广勤堂刻本原书上板翻刻，而非旧版新刷——翻刻本"广勤堂"牌记不镂去者，盖以告知后世"汪谅重刊"所据底本为何。

感悟，该书卷帙较多，流传历史悠长，故阙卷、阙页往往不全，有藏家以不同年代卷册配补者，有书估为抬高书价、后印或翻刻本有意裁剪牌记、再行配补者，故造成该书版刻信息每每交错不一，前人描述抵牾难辨。今信息发达，可依据书目，将该书原件或书影各版本之相同叶，目击比对，异同直观，或祖本或重印或翻刻或配补，一目了然。

增莘师喟然叹曰:"古籍版本之学,亲见原件为最尚。退而求次,能见《图录》或电子书影,亦属难得。"诚哉是言,不刊之论! 他日有缘,该书上述各种版本原件若能逐一比量版式,或有更新发现。今谨据前人书目所载、《图录》或电子书影,梳理该书元余氏勤有堂刻本版刻沿革如上,雪泥鸿爪,以备参考。

古籍文献室工作人员素质之我见

写作年佚

　　保存和整理中医文献古籍，是继承发扬中华民族优秀文化和祖国医学的千秋大业，是上对古人下对子孙后代的大事，要做好这一工作，培养这方面的人才，提高这方面工作人员的素质，是目前当务之急，应该提到议事日程上来了。目前，从事中医古籍文献管理和整理研究的工作人员，多数是从临床、教学等岗位上转来的，新手较多，缺乏一定的古籍版本知识，甚至缺乏对中医医籍的基本了解。

　　首先，以管理古籍来说，从购进到编目古籍，要求做到对古籍的版本鉴定、描述尽可能地准确，不出差错。就我们新建的专业馆（甘肃中医学院图书馆）而言，在经费有限、书价昂贵的情况下，就要求我们用有限的资金去购买内容、版本都好的书籍，要做到不买无用之书，不买脱文阙篇之书。在可能的情况下，还是要求留心搜求善本书，这就需要熟悉古籍版本，掌握目录学、版本学知识。所谓善本书，不一定都是宋、元、明刻，有些早期刊本，远不如后世有名的校刻者如清代鲍廷博、黄丕烈、顾广圻、钱熙祚等校勘刻印的好。求善本，这本身不是玩古董，越古越好，而是读书的需要，脱文错简之书，会给学人造成很大误导。

在管理古籍中，还需要掌握修书的技术。因为线装古籍大部分是百年、数百年前物，有的古籍如敦煌卷子甚至已寿享千年，其中有些纸张脆朽，不能翻阅，必须加以修补才便于阅读。修补古籍，是一种专门学问，不像修今天的精平装书，破损页用透明胶带一粘即可。修古籍，要细致入微，纸张酸化断裂或虫蛀鼠啮之处，哪怕只剩半个字或残存几笔，也要通过修复技艺拼接或点洞眼设法保存，同时还要考虑到纸张的新旧、质地、厚薄、韧性、色差、糨糊的稠稀、装裱的形制等。以上谈的是管理方面，下面就整理研究中的问题，谈谈我自己的看法。

其次，在中医专业图书馆的古籍文献室工作，仅仅把书看好不丢，是远远不够的，还需要进行整理研究工作。中医学是古老的，但古医籍中众多脉诊、药物、方剂、针刺、灸疗、养生等方法，通过实践验证，在今天用起来，依然可以做到得心应手、疗效卓著，乃至可以治愈现代医学难以解决的问题。比如大柴胡汤是个老方子，我临证用它治疗胰腺炎疗效很高……这些内容我们不去发掘它，它是不会自己跑出来的。由于中国古籍流传年代久远，屡经翻刻传抄，鲁鱼亥豕之讹，屡见不鲜，必须经过考订、校正、使之恢复原貌，方可有效利用。要想整理好古籍，就必须读懂吃透古籍；要想读懂吃透，就非句读实践不可，不实践，只能是隔靴搔痒。这就要求我们首先要学会断句读，辨平仄，明押韵，甚至要锻炼写文言文，做旧体诗词等，这些都是必不可少的基本功。只有这样起步，逐渐积累，才能有扎实雄厚的功力，否则即便会些医药知识，也是空泛飘浮的。

　　文史名物知识，也是需要涉猎的，否则强不知以为知，也会出现问题。如人民卫生出版社 1957 年影印合肥张氏味古斋刊《本草纲目》时，请人加了标点，由于标点者文史知识欠缺，结果有些地方，标点令人莫名其妙，如第四十三卷鳞部"龙"条下【集解】，是这样标点的："时珍曰：按罗愿《尔雅翼》云：龙者鳞虫之长，王符言，其形有九，似头，似驼角，似鹿眼，似兔耳，似牛项，似蛇腹，似蜃鳞，似鲤爪，似鹰掌，似虎是也。"[1]请问这段话这么断句怎么讲？能不能读的通？所以出现这种情况，主要是标点的先生文史知识涉猎的少，我估计他在点的时候是费了一番斟酌的，但结果还是点得这么莫名其妙。因此，要整理好中医古籍，不但要有医学知识，还要多浏览文史书籍，要"杂学旁搜"才行。

　　故此，从事古籍管理与整理这一专业的人员业务水平的提高是当务之急。在国外，图书馆工作人员入职要求起码是双硕士学位，而我们省有些单位却将无法安排工作的人员送到图书馆，认

---

[1]　邱浩注：与前文举例同。原稿限于篇幅，未重抄给予标准句读。正确标点当作：时珍曰：按，罗愿《尔雅翼》云："龙者，鳞虫之长。王符言'其形有九似，头似驼，角似鹿，眼似兔，耳似牛，项似蛇，腹似蜃，鳞似鲤，爪似鹰，掌似虎'是也。"

为图书馆只不过是办理借阅书和还还书，没有什么学问可言，甚至把图书馆当成养老院、转运站——这是笔者1986年参加全省高校图书馆评估工作中得到的基层反馈。这样的工作队伍如何能搞好图书馆工作？即使是受过高等教育的现职图书馆人员，对古籍的管理与整理也存在一个业务提高的问题，不能满足于现有水平。

图书馆是为广大教师、学生提供知识的宝库，图书馆工作人员有义不容辞地协助读者检索、解答读者咨询的任务。如果连自己本身业务都弄不清楚——在中医古籍文献室工作，尤其需要掌握古籍目录学、版本学、熟悉中医古籍基本内容，否则，又如何向读者介绍？为读者服务也就成了一句空话。因此，有计划地对图书馆古籍文献室工作人员，按照中医古籍文献学专业要求进行培养，使他们树立牢固的专业思想、熟练掌握专业技能，做到老，学到老，有为图书馆事业献身的精神，这样才能使图书馆工作更上一层楼。

图书馆藏书建设的新途径：利用微缩技术保存和整理珍本医籍

（与郑元成合作）

　　为了实现党提出的社会主义现代化的宏伟蓝图，立足中医院校图书馆工作岗位，搞好图书资料整理和情报信息工作是实践上述目标很重要的一个环节。目前，全世界每年出版的图书约有十万种，期刊也有十几万种，其中科技图书和情报资料占有很大比重，而且种类、数量不断增加。

　　当前，各种类型的图书馆面临着一个重要的问题就是馆舍紧张，空间不足。由于图书馆和书店不同，书店的书是有进有出，川流不息；图书馆的书则是有进无出，随着时间的推移，馆藏不断增多，而中医院校图书馆中医图书、古籍又无剔旧和处理之可言，所以，往往要不了十年，原有书库即告饱和，大量新购图书无法上架，影响流通。即使不断地扩修馆舍，但长远看空间上还是不能满足需要。

　　中医古籍，浩如烟海，但在民国时期由于当时政府对祖国医学不但不重视，甚至歧视、限制，致使中医图书大量流散亡佚。中华人民共和国成立以后，在党的中医政策引领下，中西医团结合作，发掘整理我国中医药学遗产取得了很大的成绩。中医古籍受到了珍视和爱护，不但重印了大量的经典著作和前人的名著，现代医家的著作也大量出版。但经过十年浩劫，又损失不少。现存古籍尤其是珍本、孤本、善本医籍，稀如星凤。这些以纸作为载体的宝贵文献，有的已千年左右，最少也是近百年物，绝大多数是二三百年前的印刷品，纸质脆朽，有些已不便于翻阅。长期以来，人们依靠图书，世世代代以此传递医药知识，书籍避免了口述、转述中的讹误，突破了人类记忆的限制，留下了前人与疾病作斗争的宝贵经验，促进了中华民族的繁衍昌盛。这些宝贵的医学古籍，对今天的广大中医教学、医疗、科研人员，仍有值得继承、开发的现实意义。因此，抢救、保护、发掘、整理研究这些中医古籍是当务之急。

根据上述情况，要使这些中医古籍承载的信息得以便捷流通、有效使用，势必进行广泛复制；而目前我国的复制印刷，还存在着很多问题，如摄影、排印，不但工艺复杂，而且周期很长——影排一部五百页左右的书籍，从制排版到印刷装订，动辄经年；到读者手中，时间还要加长。而且这种影印的版本，体积较大，收藏也是问题。

随着科学技术的飞速发展，在人类的文化生活中出现了记录知识信息的无纸图书，如缩微胶片、磁盘、磁带和光盘等，这些承载中医古籍内容的新型文献，在祖国的文化史上增添了新的一页。这几种以不同性质做载体的图书中，以缩微胶片较为理想，它具有很多优点，馆藏缩微化是图书馆现代化的标志之一。对新建馆，尤其是新建的中医专业图书馆来说，中医善本古籍采访难之又难；购进新版影印的古籍，在种类上又有所限制。在这种情况下，收藏古医籍缩微胶片更能发挥它的优越性。

所谓缩微，就是利用摄影的方法、按一定的比例将图书拍摄，图书内容被原样录制在胶卷（或胶片）上称缩微制品，简称缩微品。缩微品必须经过放大或放大翻印复原才能供人们阅读和使用。

缩微化的优点是：

（1）体积小，便于入藏。以缩微品与原书所占体积的比例计算，缩微品至少可以省90%的空间。

（2）有利于保护珍、孤、善本古籍。如前所述，几百年前的印刷品，是经不住经常翻动的。利用缩微复制，原书可得以妥善保管，如需阅读，则可以使用显微阅读器直接阅读；如需校勘，则可将胶卷按原大打印成书。

（3）按一般来说，缩微品成本较购原书低80%～90%。如按中医古籍对中医事业的重要性来说，则不能以经济价值来计算这个比例的。

（4）由于缩微品的规格是统一的，所以在存放和检索上都比一般书籍方便、简捷。

　　缩微品对于中医古籍整理研究和利用，也有它许多的优点。在校勘古籍上，用作底本的书籍，大都为罕见的珍善本古籍，它们不但是书籍，而且是珍贵的文物，是国之瑰宝，往往不能直接翻阅使用，必须加以复制，以复制品作为底本翻阅。而拍摄普通照片，需要在几百度的强光下进行，对古籍有所损害；静电复印，对原件也有一定的损害；但缩微打印则可免除这些弊端。

　　我馆属于新建的中医专业图书馆，几年来，虽然采访到为数不少的中医古籍，其中也不乏孤、善、珍本，但作为高等学校专业馆来说，还远远满足不了教学、科研、查阅等需要。在书源缺乏的情况下，购买缩微古籍是可以弥补此项不足的，例如1984年秋季，我馆在省卫生厅和兰州地区医学图书情报协作组的支持下，组织了一次全省中医药古医籍展览。会后，我们通过和有关兄弟单位协商，借来了一批中医古籍，缩微复制了约200余部珍、善本以及我馆缺藏的古医籍。同时，我们还陆续走访了本省的中医世家及民间中医，以让价或借阅方式继续复制了一批又一批中医古籍，统一制作成缩微胶卷。1984年冬季，我馆先后接待了中国中医研究院图书馆和上海中医学院图书馆等单位的同志，总共缩微复制了三十余部对方需要的中医古籍胶卷；与此同时，也从对方获得了一批我馆需要的中医古籍缩微胶卷。从1985年开始，我馆扩大了这一交换协作形式，先后和全国50多个图书馆科研情报单位进行了交流协作，选择了双方馆藏版本好、较为罕见的中医古籍，缩微复制加工为成品，扩大了书源。

　　此外，我馆还为兰州当地开展了提供缩微社会服务的工作，先后为厂矿企业、设计、档案、情报、建筑等部门，缩微复制图纸、档案、情报资料、设计方案等，解决了这些部门的急需，并且获得了合理的报酬，开辟了创收的途径，为馆内各项工作的改革试行有限的物质奖励，创造了资金条件。

　　缩微技术是一项新兴的技术，它需具有完整的配套设备。去年我馆在省财政厅和院领导的支持下，配置了一整套缩微系列设备，计有：缩微摄影仪、胶片冲洗机、拷贝机、翻拍仪、显微阅读器，以及缩微照片还原仪等。此举促进了我院的教学、医疗、科研，为整理和抢救中医古籍创造了有利条件；同时，也为我馆加速和丰富藏书建设起到了积极作用。因此，我们愿意和中医界各兄弟单位合作，利用古籍缩微技术进行协作，互通有无，为图书馆现代化做出贡献。

敦煌石室等处出土医药文献类萃

（与刘晖桢合作）

1984 年

20 世纪初，大约清光绪二十六年（1900）庚子，在甘肃省敦煌莫高窟第 16 窟隐蔽密室，即第 17 窟藏经洞中，发现了一批古书及文物。据研究，这些古书及文物可能是公元 1000 年左右为避西夏兵燹而封存到石窟中去的。由于当地气候干燥，致使这些古书卷轴越九百余年而得以奇迹般地保存下来。这批珍贵遗书抄写于东汉至元代，除汉文外，还有吐蕃文、于阗文、龟兹文、突厥文、回鹘文、梵文、粟特文等文书，它们的发现，是我国文化史上的一件大事，为中华传统文化研究提供了极为丰富的古代原始典籍和历史资料，因而很快在学术界形成了所谓"敦煌学"，对于哲学、历史、语言、文学、艺术、宗教、社会乃至医药学等诸多方面的研究都起了一定的推进作用。

由于旧中国的腐败和帝国主义的文化侵略，导致这批珍贵文物大量长期流散国外，因而国内对敦煌遗书的研究始终是一个薄弱环节。虽然如此，仍有一些知名学者如罗振玉、王国维、刘师培、王重民、唐兰、姜亮夫等，为之搜集、影印、整理、考证，筚路蓝缕，辛勤爬梳，做了大量有益的工作。

考古学家、古文字学者罗福颐先生，于1948年，从当时北平（今北京）图书馆收存的英、法等国所藏敦煌遗书的照片中，取其医药方书部分，参以日本学者黑田源次之《法国巴黎国立图书馆藏敦煌石室医方书类纂稿》手抄本，和黑田氏影印的原藏于德国普鲁士学士院的四种敦煌古医书，加上自己家藏卷子，摹写汇集成《西陲古方技书残卷汇编》一书。书中所收，大半是敦煌石室的旧藏，少数是德人与英人在我国新疆吐鲁番及罗布泊附近所发现的写本和木简。全书共收残简、残卷摹本五十件。罗氏将其分为四类，计：汉晋人医方十二件；唐人书医经十一件；唐人书本草七件；唐人书医方二十件。其中原件藏于法国巴黎图书馆者二十四，英国伦敦博物馆者十九，德国普鲁士学士院者五，日本龙谷大学图书馆者一（据渡边幸三）及罗氏家藏者一。收集了当时已知敦煌及我国西北部医药遗书的大部分。

这些医药残简残卷，其抄写年代从汉晋以至隋唐，内容丰富多彩，涉及传世及亡佚的隋唐及其以前的多种医书。在编辑该书时，由罗氏的内兄商景荀据照片临摹，或据抄本过录，"行款如故，冀鲜伪夺，遇有照相件缩小者，则临写放大，仍沿原有形式……有疑误之字，悉仍旧贯，未敢改易"。每种之后，附有当代学者罗振玉、罗福颐父子的考证，记载原藏馆地的编号和卷轴的高广。通过这一摹本，使我们得以间接了解敦煌医药文献的概貌。虽然由于遗书当时抄写者水平的关系，鲁鱼亥豕之处颇多，商氏在过录中也难免间有笔误，但本书毕竟为研究这一时期的医药学史提供了可贵的线索和资料。

今仅按罗氏分类，择要介绍如下。

一、汉晋人书写医方

本类包括汉兽医方木简十一枚（S.525–534。按："S."为英国伦敦不列颠博物馆由斯坦因处入藏书编号，下同）和魏晋医方残卷一件（S.933）。汉简均出敦煌北，其中有六简可以确认为兽医方，如："冶药以和膏，炊令沸，涂牛领，良。"其余五简虽不能确指，但其简式书法都与上简相同，因而罗振玉疑为同一书。每方前记主治、证候，后记药物组成、服法，有两简并记载了立方者的姓名，如"臣安国""漕孝宁方"。魏晋医方出于新疆罗布泊北，字体古朴，从内容看，当为小儿方。

二、唐人抄书医经

本类共十一残卷，可述者甚多，就具体内容而言，分为五脏论、伤寒论、诊法、生理、解剖、灸法等，反映了这一时期医学理论体系的进一步发展和临床诊疗水平的提高。《伤寒论·辨脉法》残卷（S.202），罗氏原题"《脉经》残卷"，据陈可冀等考证，定为本篇名①。经对照，发现残卷中有四段文字为金成无己《注解〈伤寒论〉》及明赵开美重刻宋本《伤寒论》所缺如；而这四段文字，在今本《金匮玉函经》中则都有。《金匮玉函经》是《伤寒论》的另一传本系统，自南宋后亡佚，至清初传抄本复出，其间未经后世做更多文字上的修订。此残卷的出现，当可用来持校《伤寒论·辨脉法》，以补其不足，并为《金匮玉函经》系《伤寒论》的另一传本，提供了旁证。马继兴氏也认为：此残卷是未经宋臣校改过的一种最早的《伤寒论》现存传本，在很大程度上，其文字是更接近于该书的原始面貌的②。

《玄感脉经》残卷（P.3477。按："P."为法国巴黎国立图书馆由伯希和处入藏书编号，下同），此卷有首题"《玄感脉经》一卷"。存三部分，首论三部九候脉法，次为《脉类形状》，又次为《阴阳逆乘伏》，仅存一行。据罗氏考，《旧唐书·经籍志》下有《玄感传尸方》一卷，注"苏游撰"，认为玄感为苏游之字，此书当亦为苏游所撰。从其文字看，出入于《内经》《难经》《脉经》的有关部分，然而字句、次序均有不同，此卷为古脉学佚书可珍。

亡名氏《脉经》残卷（P.3287），罗氏旧题"《脉经》残卷又二"。此残卷有朱墨圈点以断句分段。据笔者考证，其文字散见于《素问·三部九候论》，成本《伤寒论》之《伤寒例》《辨脉

法》，《脉经》卷一之《脉形状指下秘诀第一》《平脉早晏法第二》
及卷二之《平三关病候并治宜第三》等。其字句多寡、次序等均
有不同，可以互校。另有部分内容未知出处。

《灵枢·邪气脏腑病形》残卷（P.3481），罗氏旧题"《脉
经》残卷又三"。据笔者考证为《灵枢·邪气脏腑病形》篇中的
一段，起于"脉之缓急小大滑涩之形"，止于"滑甚为息（贲上
气）"，存十三行。以此残卷与今本校，间有异同。

如：

今本："心脉……涩甚为瘖。"

残卷："心脉……濇甚为厥。"

今本："肺脉……起恶日光。"

残卷："肺脉……起恶血。"

《明堂五脏论》残卷（P.3655），此卷有首题"《明堂五脏
论》一卷"。一般认为，《五脏论》是我国古代以脏腑学说为中
心而撰写的一类医书的总称。初见于《汉志》，续见于隋唐诸
志，宋《崇文总目》以后，则有托名神农、黄帝、张仲景、耆
婆、玄女、岐伯等人的《五脏论》。此卷前人多未著录，其文
曰："只如'明堂'，二字，其义不轻。明者，命也；堂者，躯
也。"内容为论述人体生理、解剖、脏腑机能与主病。其理论与
《内经》既有联系，又有不同。如谓："夫人在身有六百四十九
穴，三百六十五穴是气，二百八十四穴是风……"又如"以肝
与胆合名为清净之府"，"心与小肠合名为水谷之府"，"肺与大

肠合名为行道传送之府"，"脾与胃合名为受盛之府"，"肾与膀胱合名为命门之府"等。后附《七表八里三部脉》及《青乌子脉诀》。

《张仲景五脏论》残卷（S.5614），卷首题为："《五脏论》一卷，张仲景撰。"据罗氏意见，此卷与残卷 P.2378、残卷 P.2755 文略同，当为一书。又朝鲜《医方类聚》卷四所引有《五脏论》，以此残卷校之大半符合。此卷主要谈五脏与五官五体、十二经脉、八脉奇经、人与自然相应，并药性歌赋及其他内容。因此，一般认为是一种学医的训蒙书。笔者以此残卷与《医方类聚》卷四中"医人"之后有关文字校对，并以三残卷互校，证实残卷与《医方类聚》之"五脏论"系一种医书，但文字次序有很大不同。如残卷"蛇脱（蜕）缘（绿）丹，善除颠（癫）痫之用"到"净（净）秽山中药"，其中有很多文字为《医方类聚》所缺。《医方类聚》文字次序之变动，不知源自何时；而三残卷文字次序则完全一样，说明系根据同一传本而来，而不是像有人认为那样，为一书之断裂为三者。其中残卷 P.2318 文字最劣，错字亦多。如"急觅"误作"息觅"，"木笔"误作"述笔"，"壮热"误作"肚热"等。残卷 P.2755 末后有一段"琥珀拾芥，乃辨其真，磁石引针，方知不伪……因沂（形）为纪"为另两卷所无，然《医方类聚》卷四中有此一段内容。由于残卷 P.2755 及《医方类聚》中都有"耆婆童子，妙述千端"之句，因此范行准氏曾以之为《耆婆五脏论》。现根据残卷 S.5614 首题可确知为

《张仲景五脏论》。然张仲景系后汉人，审此残卷文中有"雷公妙典，咸述炮炙之宜"，及"刘子秘述，学在鬼边"句。雷敩隋人，或作南朝刘宋时人[1]，《刘涓子鬼方》一般认为是南齐时著作，另外此卷中记载了一些首见于唐《新修本草》的药名，如密陀僧、荜茇、底野迦（鸦片）等。由此说明此残卷当系隋唐时人所作，托名仲景以自重。后附《平脉略例》一卷，《五脏脉候阴阳相乘法》《占五脏声色源候》二篇。

　　《焉婆五脏论》残卷（今藏德国普鲁士学士院），此残卷出新疆吐鲁番，有尾题"《焉婆五脏论》一卷"。焉婆，黑田氏谓即是耆婆，《崇文总目》及《通志·艺文略》均著录有《耆婆五脏论》一卷，今其书已佚。罗氏谓耆婆事迹见《大藏佛说奈女耆婆经》，"耆婆"二字原是音译，或译作"只域""耆域"。《外台秘要》卷三十一引用《千金要方》，有"耆婆万病丸"，后注"耆婆，良医"。此残卷仅存七十余字。前为散剂方，后述脏腑损伤病机，可知是托名"耆婆"之五脏论类著作。丹波元胤《中国医籍考》称此书存，谓即《医方类聚》所收之"五脏论"，与陈自

<hr>

1　邱浩注：《隋书·经籍志》载："《神家本草》四卷，雷公集注。"《证类本草·滑石》引《图经本草》称："雷敩《炮炙方》。"又，南宋赵希弁《郡斋读书志·附》载："《雷公炮炙》三卷。右宋雷敩撰，胡洽重定。"考胡洽当为南朝刘宋时人，同时代刘敬叔撰《异苑》曰："胡道洽者，自云广陵人，好音乐、医术之事。"梁陶弘景《本草经集注·序录》云："宋有羊欣、王微、胡洽、秦承祖……治病亦十愈其九。"《隋书·经籍志》载："《胡洽百病方》二卷。"《千金要方》《外台秘要》《医心方》均载有"胡洽方"。胡洽后避南齐太祖萧道成讳，名中回避"道"。据上，雷敩当与胡洽为同时代即南朝刘宋时人。

明《妇人良方》所引用者同。考《医方类聚》所载"五脏论"实为《张仲景五脏论》，已见于上述，因文中有"耆婆童子，妙述千端"之句，故丹波氏误植作《耆婆五脏论》。然则此残卷亦为佚书而可宝贵。

《诸医方髓》残卷（藏地同上），此残卷在上卷之背面，首题"《诸医方髓》一卷"。存六十余字。有"众生"等字样，及梵语咒文，为具有佛教色彩之医学文献，此书传世书目均未载。

《新集备急灸经》残卷（P.2675），首题"《新集备急灸经》一卷"，无撰人名氏，卷题下有"京中李家于东市印"。残卷背面录"灸经人神"内容，笔迹与正面不同，背面卷末有"咸通二年岁次辛巳十二月廿五……写记"字样。据上述推测，此卷当为先有刊本而咸通间又经传抄者。从内容来看，前有小序，说明此书宗旨为介绍灸法，以备医药缺少之偏远州县疗治疾病参考；中为人体正面明堂图（此卷仅存一图，且仅为上半身），标注穴位名称、主治、施灸壮数等；末附人神禁忌、人命七星所属及寿算等。此卷为当时一种有关灸法的通俗读物。

三、唐人抄写本草

此类共有七种，其中有几种为较为重要的药物学著作。

《神农本草经集注·序录》残卷（日龙谷大学图书馆），此残卷卷首亡佚约三四行，后面基本完好。卷尾有书题："《本草集注第一·序录》华阳陶隐居撰。"书后又有跋文二行作："开元六年九月十一日尉迟卢麟,于都写《本草》一卷,辰时写了记。"南北朝时梁陶弘景的《神农本草经集注》久已亡佚,现仅能在《证类本草》等药学著作中窥见其概略。《证类本草·序例下·诸病通用药》引陶弘景《神农本草经集注·序录》云:"有毒无毒易知,惟冷热须明,今依《本经》《别录》,注于本条之下。"下文小注云:"今详唐本,以朱点为热,墨点为冷,无点为平,多有差互。今于逐药之下,依《本经》《别录》而注焉。"而此残卷正云:"有毒无毒易知,唯冷热须明,今以朱点为热,墨点为冷,无点者是平,以省于烦注也。"由此推断,陶氏原书当也是用朱墨点以区别药性的。但本卷实际上并未如文中所说用朱墨二色抄录并标注,仅在部分热性药的药名第一字上方加以墨点,因此黑田氏等均认为此残卷非精良之抄本。然而《证类本草》经过多次改编,其所收藏的《神农本草经集注》的药品分类、文字次序等有些已失其旧貌。因此,本残卷的发现,仍有其重要的参考意义。

《神农本草经集注》残卷(藏于德国普鲁士学士院),此残卷出新疆吐鲁番,无卷题。内容仅存十二行,包括豚卵、燕屎、天鼠屎及鼶鼩鼠四药。据日本黑田源次考证,定是卷为上述题名。本残卷的特点是保留了陶弘景《神农本草经集注》朱墨分书的原貌,即《神农本草经》经文用朱书大字,《名医别录》文用墨书大字,陶氏《神农本草经集注》用墨书双行小字。由于敦煌出土的《神农本草经集注·序录》已将朱字统一写为墨字,因而本残卷是唯一保存陶氏朱墨间书古貌的《神农本草经集注》遗帙。以《新修本草》日本仁和寺古抄本与《证类本草》所载上述四药对照，"豚卵"条下俱较残卷少"用田舍牡者……天下良验，百如"合计三行文字；其他文字亦间有小异，如残卷作"天鼠屎味辛寒有毒"，《证类本草》作"天鼠屎味辛寒无毒"。由此可以补苴以《新修本草》作依据的《神农本草经集注》传本的不足。

《新修本草》残卷（P.3714），此残卷无首尾题，前后皆阙，王重民先生考证为唐高宗李治乾封元年（666）之前《新修本草》抄本残卷，并据日本仁和古寺发现的残本的体例及《证类本草》目次，定此卷为《新修本草·卷十》草部下品之上，适可补日本古抄本所缺。此卷存药物三十种，起于桔梗后段，依次为甘遂、葶苈、芫花、泽漆、大戟、荛花、旋覆花、钩吻、藜芦、赭魁、及己、乌头、天雄、附子、侧子、羊踯躅、茵芋、射干、鸢尾、贯众、半夏、由跋根、虎掌、莨菪子、蜀漆、恒山、青葙子、牙子、白蔹。其文朱墨杂书，据《证类本草·序例上·嘉祐补注总叙》说："凡字朱墨之别，所谓《神农本经》者以朱字。《名医》因《神农》旧条而有增补者，以墨字间于朱字；余所增者，皆别立条，并以墨字。凡陶隐居所进者，谓之《名医别录》，并以其注附于末。"就此卷而言，朱书为《神农本草经》文；墨书间于朱字者，为陶弘景在《神农本草经》旧条基础上所增补《名医别录》文；单纯墨书，大字为《名医别录》文，小字或为陶氏注文，或为《新修本草》唐人注文（冠以"谨按"，附于陶氏注文之后），如赭魁、及己、侧子、由拔根四药。此种朱墨间书的写法，在仁和古抄本中已不分，由此说明此残卷较仁和古抄本更接近于《新修本草》原貌。

《食疗本草》残卷（S.76），此残卷曾经引起国内外学者的注意。王国维、唐兰等考为《食疗本草》，罗振玉以《食疗本草残卷》为名收入《敦煌石室碎金》。日本学者中尾万三曾著《〈食疗本草〉之考察》一文，并辑有唐孟诜《食疗本草》佚文，后经范凤源译校，于1931年由上海大东书局出版，书名《敦煌石室古本草》。此残卷无首题，前后皆阙，残存一百三十七行，存食物药二十六种，起于石榴之后半，依次为木瓜、胡桃、软枣、桨（樏）子、芜荑、榆荚、吴茱萸、蒲桃、甜瓜、越瓜、胡瓜、冬瓜、瓠子、莲子、鹜覆子、栌子、藤梨、羊梅、覆盆子、藕、鸡头子、菱实、石蜜、沙糖等，约相当于《食疗本草》原书内容之十分之一。

此卷子为背面有"长兴五年正月一日行首陈鲁俏牒"及"乡贡进士刘"门状等内容之抄本[1]。卷中药名、药名下附方前

1　邱浩注：后唐明宗李嗣源长兴年号仅用四年（930—933），因而此卷子所记"长兴五年"当是后唐闵帝李从厚改元应顺元年（934）。《食疗本草》内容抄在原写有"长兴五年正月一日行首陈鲁俏牒""补茶陵县令将任郎试大理评事谭某书状""前吉州馆驿巡官将仕郎前守常州晋陵县尉刘廷坚诗""潘某书状""宗绪书状""乡贡进士刘书状"共六种内容粘接而成的卷子上，今首尾均残。考卷子原件乃上述六种当年废弃无用的门状或诗稿接裱而成，天头地角为连成一卷整齐划一，均被裁切过，"陈牒""潘状""宗绪状"有明显被裁切之字可证。由此判断，《食疗本草》当抄在接裱卷子废弃纸的背面，抄写年代不会早于"长兴五年"，即后唐应顺元年甲午，公元1934年。

"又""又方"、分隔句段用的圆点，俱用朱书，其他一律墨书，药性则用墨书小字旁注。按，敦煌出土的陶隐居《神农本草经集注·序录》谓："有毒无毒易知，唯冷热须明，今以朱点为热，墨点为冷，无点者是平。"而《证类本草·序例》所引陶氏《神农本草经集注·序录》则谓："有毒无毒易知，惟冷热须明，今依《本经》《别录》，注于本条之下。"可见这种改朱墨点标志药性热冷为小字旁注的做法，从后唐以来就已如此了。以此残卷与《证类本草》所引《食疗本草》对校，可知残卷内容较为详明，从中可以窥见孟氏原作之崖略。

四、唐人抄写医方

此类残卷数量最多，失考者亦多，兹择其可述者简述如下。

疗风方残卷（藏德国普鲁士学士院），此残卷出新疆吐鲁番，无首尾题，仅存疗风疾方三首，有"桑枝煎""疗一切风文仲四时服有效神方""□□镇心丸"方名。查《外台秘要》卷十四有《张文仲疗诸风方》九首，其"桑枝煎"与"四时俱服神方十九味丸"，与此残卷前二方略合，故黑田氏疑此卷为张文仲疗风方。张文仲，《旧唐书·列传·方技》有传，谓其为洛州洛阳人，与乡人李虔纵、京兆人韦慈藏齐名，尤善疗风疾。武后初为侍御医，曾奉敕"集当时名医共撰疗风气诸方"，乃撰"四时常服及轻重大小诸方十八首表上之"。《外台秘要》所收载者乃元希声所集张文仲疗诸风方，其中未包括残卷"□□镇心丸，疗人五脏风虚惊悸"之丸药方，此残卷是否即张文仲所撰《疗风气诸方》，因存方过少，尚难确认。

《刘涓子鬼方》残卷（藏德国普鲁士学士院），册叶装，首尾均缺，仅存一纸，正背面连续书写。有《刘涓子鬼方卷第九》尾题与《刘涓子甘伯济治秣陵令已用省验方卷第十》首题，核之《隋书·经籍志》载："《刘涓子鬼方》十卷龚庆宣撰。"可证今传世五卷本之非全帙。此残卷共存方十二首，以清顾修辑刻《读画斋丛书》所录五卷本校之，有三方略合，其余九方失载。卷十前有小序，叙编集甘伯济、刘涓子两人合治秣陵令发背应验旧方事，语气为秣陵令自撰。

《疗服石方》（罗氏家藏），此残卷存九十六行，前后均缺，不知总题。卷中有"解石方第七合廿七条"句，当为其篇章名。则此篇名前残卷为《疗服石方》第六残存内容，篇名后残卷为《疗服食方》第七残存内容，此卷罗振玉得之津沽，曾收入《贞松堂西陲秘籍丛残》，卷中医方主要治疗因服饵寒食散等石药后引发的各种病症。以《巢氏病源》《千金翼方》《外台秘要》《医心方》同类方校之，多有相合者，而文辞、次序、剂量等有所不同。此残卷海外未有，颇足珍贵。

医方书残卷（P.2565，P.2662），此二残卷首尾俱残，罗氏据字体、款式等推断原为一卷而断裂为二。由"元出《僧深方》"某无名方至杏仁、蔓菁子、大枣三味无名方，残卷 P.2565 在前，保存医方二十一首；残卷 P.2662 在后，保存医论一条，医方（含灸疗方）二十七首。其特点是医方后间或附有创制该方唐以前医家的姓名，如胡爽、张文仲、韦慈藏、苏楚等。文中有武周新字，因知为唐武后时（690—705）写本。如《疗瘦（瘅）病㞯（人）粪酒方》："右取众㞯（人）尿三升，众㞯（人）粪一升，六囮（月）六囜（日）曲末三升，豉心一升，葱白切一升，干粟米饭热一时，和内兑子中，夏囮（月）埋土下，冬囮（月）埋马粪中，三七囜（日）熟，去上盖取清。每囜（日）两服，服别：强者一升已下，弱者半升已来，病重者不过尽一剂，轻者差即休。"

医方书残卷（P.3093），此残卷亦无书题。首为炼汞方，后有白朱砂法、疾风方、地黄丸方等，末附冠名《定风波》三阕，述阴毒伤（寒）、挟食伤寒、风湿伤寒之脉证、病机、预后、转归等。如首阕："阴毒伤寒（寒原脱，据上下文义补）脉又微（微），四支（肢）厥冷厌难依（医），更遇盲依（医）与宣泻，休也，头面大汗永分离。时当五六日，头如针刺汗微微（微微），吐逆黏滑全沉细，胸（胃）脉墳（溃），思（斯）须儿女独孤栖。"可以看作汤头歌赋类医学文体之滥觞。

医方残卷（P.3043，P.2637），此二卷均无书题，主要记载养生调息，辟谷休粮之术，带有浓厚的道教、佛教色彩。如服气法、六字吐纳法（嘘、呬、呵、吹、嘻、呼）、妙香丸子方、涌泉方、观音菩萨最胜妙香丸法、出蛊毒方、佛说停厨经、吃草方、休粮方等，反映了古人追求祛病延年，服食高能量药物以辟谷休粮、在世不饥、身轻寿长的愿望。

敦煌医药残卷由于绝大部分流散国外，且多残缺不全，其书名、作者、著书与抄写年代、卷子缀合、残片补苴、内容分类等，都有待于进一步研究考证。本文仅是抛砖引玉，疏漏及谬误之处，敬希指正。

〔注〕：

① 陈可冀等.关于敦煌石室旧藏《伤寒论·辨脉法》残卷.人民保健，59（5）：5。

② 马继兴.中医文献学基础·敦煌卷子医书（内部稿）。

原载《甘肃中医学院学报》1984年第1期

敦煌写本歌词中有关医药资料

　　二十世纪初，大约清光绪二十六年（1900），在甘肃省敦煌莫高窟发现了石室藏书，据不完全统计，总数估计在六万件左右。约80％为佛教文书，约20％为非佛教文书，涉及语言、文学、艺术、宗教、医药等各方面的内容。这些遗书，绝大部分流落国外，如：1907年，匈牙利人斯坦因窃取石室内古本约一万四千件，运往英京；1908年，法兰西人伯希和窃取古本约七千件，运往法京；此外，俄人奥布鲁切夫、鄂登保等窃取古本约两万件，运往圣彼得堡，等等。据有关报道，敦煌遗书流散海外，大约四万余件，国内收藏约两万件。

　　在这数万件瑰宝中，涉及歌辞者，即有千余件。目前，我国主要只能从海外传回敦煌遗书图片中了解部分内容。其中涉及医药者，如斯坦因氏编号 S.4580 中有无调名辞一首："莨菪不归乡，经今半夏姜，去他乌头血傍了，他家附子豪强，父母依意美（薏苡米）长短，桂心日夜思量砂。"本辞写在《三归依》四首之前，后有"乾兴张法律"五字，盖此数辞之书手名也。唯调名不著，无法圈定句读，任半塘（名讷，字中敏，1897—1991）先生假设为"五五七七七六"六句，四平韵。盖仿唐杜牧之《重送》"金仆姑"为之，杜辞曰："手撚金仆姑，腰悬玉辘轳，爬头峰北正好去，系来可汗钳作奴。六宫虽念相如赋，其那防边重武夫。"录以备参。歌辞中嵌入莨菪、半夏、姜、乌头、附子、薏苡米（按考罗常培先生《唐五代西北方音》等书，"美""米"之音同[1]，故可互代。今日本呼美国为"米国"，其或为唐音之遗欤）、桂心等七药。

再如伯希和氏编号 P. 3093 中有冠名《定风波》辞三首，云："阴毒伤寒（寒原脱，据上下文义补）脉又薇（微），四支（肢）厥冷厌难依（医），更遇盲依（医）与宣泻，休也，头面大汗永分离。时当五六日，头如针刺汗薇薇（微微），吐逆黏滑全沉细，腊（胃）脉墳（溃），思（斯）须儿女独孤栖。""颊（夹）食伤寒脉沉迟，时时寒热破（汗）微微，只为藏中有结物，虚汗出，公（心）脾连腊（胃）睡不得。时当八九日，上气喘粗人不识，鼻颤舌摧容颜（颜原脱，据上下文义补）黑，明医识，堕（垛）积千金依（医）不得。""风湿伤寒脉紧沉，遍身虚汗似汤淋，此是三伤谁识别，情劝（切），有风有死有食结。时当五六日，言语惺惺

---

1 邱浩注：谨按，考《说文解字》，美"无鄙切"（无，古微母字。古无轻唇音，故上古轻唇音"微"母字归重唇音"明"母），米"莫礼切"。故美、米二字，上古音声母同归"明"母，韵母同属"脂"部（按王力先生古韵分部）。又：美，《广韵》《集韵》《韵会》均作："无都切，音眯。"米，《广韵》："莫礼切。"《集韵》《韵会》："母礼切。"故可知中古音"美""米"亦声母同、韵母同。即上古音、中古音，"美""米"二字读音均相同。

精身（神）出，勾当如同强健日，明医识，喘麤（粗）如睡遭沉溺。"本辞写于 P. 3093 卷子"☐子☐☐不佳"……"地黄丸"方之后，无题记年款。考卷前系道教炼汞方，其他方亦道家养生方为主，且三首《定风波》用字用韵较随意，当为唐时作品。三辞的内容，主要在阐明对三种伤寒证候（阴毒、夹食、风湿）之识别。

按：《定风波》又称"卷春空""醉琼枝""定风流""定风波令"等。《定风波》调乃盛唐所兴之曲调，最早见于约唐开元、天宝年间《敦煌曲子词》，此时期该调存世两阕，内容描写武士与儒士争功，各自强调武功或韬略能够平定战事风波，此二阕用字、用韵严格意义上并非合于词牌律令，但能吟能唱。该词牌正体定型于五代，清万红友《词律》称其体以五代词人欧阳炯所做格律为正体，双调六十二字，上片五句三平韵二仄韵，下片六句四仄韵二平韵。此外，还有双调六十三字、六十二字、六十字上下片平仄韵不同的七种变体。北宋词人柳永《乐章集》中将本词牌演为慢词，全用仄韵，另有双调九十九字、一百零一字、一百零五字三种变体。

此敦煌卷子《定风波》三章首作五十九字，次作六十字，三作五十九字，与五代、宋人词句小异，可见唐词律之宽矣。本辞以伤寒证候鉴别为内容，用《定风波》曲调，其目的或为便于在民间流传。北宋许叔微《伤寒百证歌》及清汪昂《汤头歌诀》均以近体诗形式出现，唯明高武《针灸聚英》中有八法八穴歌八阙，用《西江月》词牌，其欲复唐、宋人之古风欤？

明抄彩绘《本草品汇精要》残卷研究初报

（与高晓山合作）

1985 年

一、缘起

1964 年，中国书店出售给中医研究院中药研究所一部残缺不全的《本草品汇精要》彩绘抄本。1965 年经荣宝斋精裱装帧，我们与冉小峰等同志共同看过，初步认为是明代抄本。此书在中药研究所资料室专柜收藏（以下简称《药本》）。

1965 年、1978 年，作者之一（高）两次受中药研究所资料室负责同志杨清荣、王振勤委托，对《药本》做进一步研究。1978 年写出一份处理意见，惜未引起有关方面的注意。

兹将与北京图书馆馆藏清抄《本草品汇精要》残卷缩微胶卷（以下简称《北本》）、人民卫生出版社 1957 年重印商务印书馆 1937 年排印本《本草品汇精要》（以下简称《印本》）对校，得出初步研究结果报告，希望引起中医药学术界及各有关方面的关注。

二、概述

　　《药本》来源已不可考。中药研究所资料室购入时曾查询，未获结果。此书没有任何誊抄人及收藏者的署名、钤章、序跋、年月记载。目录第一页黄精下有一褪色蓝黑墨水手写"boang"，似为不规范的"黄"字拉丁文音标，推测是否曾经欧美人收藏。作为佐证：乌头图标题下有四个书写笨拙的铅笔字"晋州乌头"，乌字笔画且有误，倘与前述外文同出一人，更可证明前述推测，但尚乏直接证据。

　　原书无函，线装九册，其中一册为目录，书高 29 厘米、幅 22 厘米。封面为褪色旧蓝布，除书名签外，另有正方形卷名签，有黑色框栏。全书均用细质厚绵纸，工整手写体楷书抄写，纸质已变黄暗，边缘时见溃迹；书口标页码，但书口无一标书名、卷次者；素纸，均无栏格，半叶十行，行二十六字，注作双行，字数相同。据文献①：《本草品汇精要》明弘治本（香港大学收藏，二十世纪六十年代初由日本"杏雨书屋"私藏）、安乐堂本（罗马中央图书馆收藏），以及《北本》、中医研究院（现中国中医科学院）范行准先生收藏本，都是朱丝栏格、朱墨分书，图题、二十四则标题、引据书名均朱书加框；《药本》则一律墨书，无框。上述各本书口均有书名、卷次，《药本》无。明弘治本和《北本》都是半叶八行，行十六字，小字双行，字数同，《药本》亦异。

最近，章荣烈先生出示日本大塚恭男收藏的彩绘《本草品汇精要》抄本彩色照片（以下简称《大塚本》），与《药本》有近似之处：书页无栏格，素纸；书口无书名、卷次，亦为手写体正楷抄写。但《大塚本》朱墨分书；二十四则标题、引据书名均朱书加框；图题不仅加框，且蓝色涂地；书口无页码；全书四十二卷。以上各点又与《药本》有所不同。

《药本》第一册原题签"本草品汇精要目录"，封面与其他各册不同，没有方形卷名签；共十六叶，半叶十行，每行二药名，共收六百零五种药，重出四药，实际六百零一种药，每药名下注叶数（筒子叶），除最初的一卷外，其余均不注卷数，也不似《北本》《印本》注明出处、部、类。

与《北本》《印本》目录对照，可知《药本》目录未收《本草图经》《本经》外草、木蔓、有名未用、陈藏器余、海药余，其余各部、类均有，但药数有短缺，具有特色的今补药三十八种，《药本》收二十五种，则66%仍然保留。另一重要特点是《北本》《印本》金石药均列于一至六卷，居各类药之首，《药本》独居最后；其余各类除若干散乱者外，顺序与《北本》《印本》相同。历代官修本草中，金石药居最后者，《药本》为仅见。

《印本》卷首有进本草品汇精要表、序例、凡例，以及卷末附录，《药本》都没有。《印本》《北本》每卷前有目录，《药本》也没有。

　　《药本》正文现存八卷八册，叶号三百九十四，约相当目录所列页数的45%；现存药216种，相当目录内容的35.92%，分属于《印本》卷七至十五、十七、十八。其中卷七至十二《北本》也有，可以比较：这一部分《北本》收药287种，不算陈藏器余计199种，《药本》收药124种，为199种的62.31%；《北本》有图292，《药本》有图192，为292种的65.75%；《北本》一至六卷金石部内容，《药本》缺；相当《印本》卷十三至十五、十七、十八内容，《药本》有，《北本》缺。

　　《药本》第一二卷及三卷鸡舌香以前文字，有圆圈断句，以后均无断句，估计是抄后读者所加，不是原书所有。

　　《药本》虽封面卷数与《北本》《印本》不同，但正文相当《北本》《印本》各卷之首又有时注出与《北本》《印本》相同的卷数，如《药本》五卷首："草部中品之中，卷十一。"《药本》七卷首："草部下品之上，卷十三。"等。

　　文字内容方面，《药本》与《印本》《北本》主体相同，但也有不少出入，如《印本》《北本》中，《神农本草经》药有两种表示形式：第一种最多见，药名下小字注"出《神农本经》"，引文末注"以上朱字《神农本经》"；第二种少见，药名下无注，引文末注"《神农本经》"（如女贞实、五木耳之类）。《药本》则另一种，药名下无注，仅于引文末注"出《神农本经》"，《印本》第一类110种药中，《药本》有38种作这种形式。

　　《药本》比照《印本》，有14种药缺有毒、无毒、植生、蔓生等。

《印本》《北本》引文注均作"以上朱字《神农本经》""以上黑字《名医》所录",《药本》一律无"朱字""黑字",仅注"以上《神农本经》","以上《名医》所录"。

《印本》《北本》熟地黄正文均作"干熟地黄",《药本》作"熟地黄干者";《印本》《北本》黄连恶玄参,《药本》作恶铉参;《印本》《北本》续断质类玄参,《药本》作类元参;《印本》《北本》五味子名玄及,《药本》作元及;《印本》附子"通行诸经,引用",《药本》作"通行诸经"。这一类的不同,显然不是笔误或漏抄。

《药本》除附图药数目较《北本》少外,每药图数也常有减少,《北本》每药可多达四至六图甚至十图,《药本》最多只有三四图,多为一二图。《北本》图均在各药标题之后,正文之前,《药本》则有时在标题后,有时在标题前,有时插在近邻药正文间,有时在本药正文间。

《药本》各图均为彩色精绘,一丝不苟,设色均匀精细,而且至今色泽如新,与《北本》图形大多相同,或仅有微小差别,部分图较之《北本》图简化,最著者为狗脊图,但仍可辨识为同一祖图来源。

从以上概况推测,《药本》可能是流传于民间的一种简抄本,与《北本》或可能有相同的祖本,但绝不是从《北本》一类抄本直接转抄者。从体例、形式、文、图等区别来看,《药本》可能另有所本,与《北本》未必同一系统。

三、年代考查

《药本》没有任何明确的年代记录。只能间接考证。

《药本》用纸似明纸，封面形式亦为明代抄本常用形式。避讳方面：《北本》中玄字50个，均缺笔作玄字；痃字15个，12个缺笔作痃字；眩字19个，14个缺笔作眩字，可知避康熙帝名讳，兼及嫌名；胤字3个均缺末笔（《印本》仍作胤），当是避雍正帝名讳。《药本》玄字12个，除玄参图题缺点外，均不缺笔，痃字13个，眩字16个，铉字1个，均不缺笔。

《药本》植字105个，直字全部缺笔中两小横，此字清朝不涉讳，当是避明仁宗洪熙帝（朱高炽）嫌名讳，《北本》不缺笔。又，明季避光宗泰昌帝（朱常洛）名讳，常作尝、洛作雒②。《药本》常山、蜀漆图文中，常字七见，目录中以及大戟、狗脊文中三见，均未改；菖蒲、何首乌、威灵仙、枫香脂文中，四见洛字，亦未改。

根据上述材料推知：《药本》系明人抄本，抄写年代不迟于明光宗泰昌（1620）。

四、初步估价

《药本》是一部从未见著录的《本草品汇精要》明代节抄本，与其形式比较接近的只有日本《大塚本》。《大塚本》尚未见详细

　　研究报告，但就所见材料来看，两者亦有明显不同，《大塚本》
为四十二卷本，不是节抄本。

　　国内见于著录的《本草品汇精要》明抄本，这是唯一的一
部。另外，正式报告的明抄本，还有香港大学的弘治本。《大塚
本》很可能也是明抄本，中国台湾学者认为是清初抄本，中国大
陆学者多认为抄书年代不迟于明光宗泰昌元年（1620）庚申，但
形式、内容、编排等方面都与《药本》不同，独具特色。

　　《药本》字体工整，描绘设色极精，堪称善本。《药本》不但
保存了与《北本》同有的内容，可资互校，还保存了一部分《北
本》所没有的内容，为研究《本草品汇精要》原著提供了重要的
材料，是研究明代本草、药物的珍贵文献。

　　按《药本》分卷情况及目录内容计算，《药本》全书卷数约
为三十卷。《印本》药数 1815 种，除去有名未用 196 种，《本草
图经》《本经》外草、木蔓类 103 种，陈藏器余和海药余 503 种，
尚余玉石部至菜部合计 1013 种；《药本》有药 601 种，约占上述
玉石部至菜部合计的 59.32%。应该说，这是一部经过仔细选择，
注重实用的节抄本。

　　《明史·艺文志》记载，明代曾有孝宗[1]《类证本草》三十一

1　邱浩注：孝宗，名朱祐樘，生于明成化六年（1470）庚寅七月初三，卒于明弘治十八
年（1505）乙丑五月初七，享年三十六岁。弘治元年（1488）戊申登基，为明代第九位
皇帝。在位仁爱宽惠，勤政亲贤，兴利除弊，与民休息，躬行节俭，不近女色。明万历
间内阁首辅朱国桢曰："三代以下，称贤主者，汉文帝、宋仁宗与我明之孝宗皇帝。"

卷③，焦竑《国史经籍志》载《类证本草》三十一卷④。焦竑序
称："以当代见存之书统于四部，而御制诸书则冠其首焉。"这
部《类证本草》果然列于"制书类"的御制类中，前为《孝宗
皇帝实录》《宝训》，其后为《诗海珠玑》，再次为《武宗皇帝实
录》，可见也是把《类证本草》作孝宗御制书对待的。而且，《国
史经籍志》中另有《证类本草》三十二卷⑤，可见所谓孝宗《类
证本草》不是宋人《证类本草》之误，然而这一部书后世却从无
著录。

　　值得怀疑的是，《本草品汇精要》是唯一一部孝宗朝传世
"御制"本草，而且《明史·艺文志》和《国史经籍志》都有
《类证本草》而无《本草品汇精要》，是否《本草品汇精要》就是
《类证本草》？遗憾的是，《本草品汇精要》有四十二卷，《类证
本草》只有三十一卷，内容相差太多。

　　《药本》给我们提供另一线索：这是一部正文有三十卷左右
的"孝宗御制"本草，加上序例，与三十一卷之数极接近。明孝
宗在位只有十八年，不可能有两部官修本草。《本草品汇精要》
书成后即藏之大内，没有外传，外间所见倘为《药本》一类节抄
本，或迳称之为孝宗《类证本草》，也是可能的。因此，《药本》
是否就是失踪近五百年的"孝宗《类证本草》"抄本？如果是这
样，这将是我国学术界的一件大喜事。

　　虽然《药本》是一部残本，但从上述各点看来，这是一部极
其珍贵的文献，也是一件宝贵的文物，值得珍视。

我们有幸先睹《药本》，深为这部文献重见光明而赞叹！为我国学术界获得这样一部本草精品感到高兴！也为这部书几经沧桑竟未亡佚由衷庆幸！感谢那些近二十年来为保护这部文献呕心沥血的同志们。建议本草学者对《药本》组织力量进一步研究，让它尽早发挥更大的作用。

本文承中药研究所资料室同志们大力支持，提供方便；承范行准先生、章荣烈先生提供参考资料，一并谨致谢忱。

参考文献：

① 冈西为人：本草概说，197页，创元社 1977 版。
② 陈垣：史讳举例·卷八·第八十一·明讳例。
③ 明史·卷九十八·志第七十四·艺文三。
④ 明史艺文志·补编·附编：国史经籍志·卷一·制书类。商务印书馆 1959 版。
⑤ 同上书，卷四下·子类·本草。

原载《湖南中医学院学报》1985 年第 5 卷第 1 期

《本草品汇精要》及（该书）明抄残卷研究（述要）

——中华医学会甘肃分会"1988年西北五省/区第四届药学学术会议"发言

在明代成书的本草中，《本草品汇精要》是值得特别提出来的一部书。本书成书年代为明孝宗朱祐樘弘治十八年乙丑（1505）。全书四十二卷，收药一千八百一十五种，由太医院院判刘文泰任总裁，参加这一工作的共有四十一人，实际上是集体编纂。书成后，书稿存在内府，一直没有刊行。据文献记载，除弘治抄本外，尚有安乐堂本，故宫博物院藏精抄本（此本是否即康熙间续编时重抄之本待论），北京图书馆藏清抄残卷，以及范行准先生和日本大塚恭男藏抄本等。全书内容，直到1937年商务印书馆排印出版，才公之于世。

本书最大特点就在于体例明细，叙述精要，每药之下按二十四则细目，分别叙述。

（1）名：标署药物的名称、别名及其来源（纪别名也），如，"茯苓（茯菟）出《神农本经》""琥珀（石珀、水珀……）《名医别录》（别，原文抄作所）""草果今补"等。

（2）苗：叙述药物的生长形态（叙所生也），如，"杜仲，木高数丈，叶颇似辛夷，圆而有尖，亦似柘叶。其皮全类厚朴，但折之其中有丝，光亮如绵，相连不断，锥锉碎，其丝尚存，须经火炒方尽，故入药必以炒断丝为度""大黄，春生青叶似蓖麻，其形如扇，根如芋，大者如碗，长一二尺；旁生细根如牛蒡，小者亦如芋。四月开黄花，亦有青红似荞麦花者，茎青紫色，形如竹……"

（3）地：记述药物的主要产地（载出处也），如，"当归，生陇西川谷，今陕西诸郡及江宁府、滁州皆有之。（道地）以川蜀及陇西、四阳、文州、宕州、当州、翼州、松州者最胜""蜀椒，生武都川谷及巴郡，今归、峡及陕、洛间人家园圃多种之"。

（4）时：叙述药物的采收季节（分生采也），如，"苦参，春生苗，三月、八月、十月取根实""五加皮，春生苗，五月、七月取茎皮，十月取根皮""乌蛇，生无时，采无时"等。

（5）收：叙述产地加工和保存的方法（书蓄法也），如，"枸杞，阴干""女贞实，暴干""龙脑香，阴干，合糯米炭、黑豆、相思子同贮之则不耗"等。

（6）用：描述药用部位及材质（用其材也），如，"白术，根坚白不油者为好""地骨皮，用根皮""沉香，坚实沉水者良"等。

（7）质：描述药物的形状特征（拟其形也），如，"乌头，类附子而尖小""牛黄，类鸡子黄而轻松可析""槟榔，状如鸡子"等。

（8）色：描述药物的色泽（别青黄赤白黑也），如，"紫铆，色赤黑""厚朴，色紫""猪苓，外黑内白"等。

（9）味：描述药物的滋味（著酸辛甘苦咸也），如，"青黛，味咸""黄连，味苦""黄芪，味甘"等。

（10）性：描述药物的寒热温凉等性能（分寒热温凉收散缓坚软也），如，"肉苁蓉，性温缓""萆薢，性平缓""乌头，性温，又云大热"等。

（11）气：分辨药物的厚薄阴阳等属性（具厚薄阴阳升降之能也），如，"芦根，气薄者，阳中之阴""白头翁，气薄味厚，阴中之阳也""麻黄，气味俱轻，阳也"等。

（12）臭：分辨药物的香臭气味（详腥膻香臭朽也），如，"青黛，腥""木通，微香""鹿茸，膻"等。

（13）主：描述药物的主治（专某病也），如，"知母，主泻肾火，补虚痨""贝母，主化痰解郁""鹿茸，主助阳气，壮筋骨"等。

（14）行：记述药物的归经（专何经也），如，"附子，行手少阳三焦命门之剂，通行诸经引用""阿胶，行手太阴经、足少阴经、厥阴经""桔梗，行手太阴经、足少阴经"等。

（15）助：叙述药物的佐使关系（佐何药也），如，"半夏，射干、柴胡为之使""茴香子，得酒良""款冬花，杏仁为之使，得紫菀良"等。

（16）及：叙述药物的配伍禁忌（反何味也），如，"黄芩，畏丹砂""牡丹、藜芦，恶葱实""白芍药，反藜芦，畏消石、鳖甲、小蓟，恶石斛、芒硝""紫参，畏辛夷"等。

（17）制：叙述药物的炮炙方法（明炮爁炙煿也），如，"赤芍药，以竹刀去粗皮，细剉，微炒，生亦可用""紫参，火炙令赤""水萍，为末或捣汁用"等。

（18）治：综合历代本草中的治疗经验（陈疗疾之能也），如，山药条："《药性论》云：去冷气，止腰疼，镇心神，安魂魄，开达心孔，多记事。《日华子》云：长志安神，疗洩精健忘。东垣云：凉而能补，亦治皮肤干燥，此物润之。"酸浆条："陶隐居云：实小儿，食之能除热，亦主黄病。《别录》云：根捣汁治黄病。"紫参条："《药性论》云：散瘀血，去心腹坠胀，妇人血闭不通。"

（19）合：叙述单方的配合应用（治取相与之功也），如，"生地黄与木通同用，以导赤也""苍术合香附、抚芎，解诸邪""肉苁蓉合山芋、羊肉作羹，益人"等。

（20）禁：叙述药物的应用禁忌（戒轻服也），如，"防风，叉头者令人发狂，叉尾者发痼疾""蒲黄，妊娠不可生用""麻黄，不可多服，令人虚"等。

（21）代：叙述药物的代用品（言假替也），如，人参条："易老云：沙参代人参，取其味甘可也。"升麻条："瘀血入里，若衄血、吐血者，犀角地黄汤乃阳明经圣药也。如无犀角，以升麻代之，升麻、犀角，性味相远不同，何以代之？盖以升麻止[1]是引地黄及余药同入阳明耳。"麦饭石条："如无此石，取旧面磨近齿处石代之。"

（22）忌：叙述药物的忌口（避何物也），如，远志条"服小草丸忌猪肉、冷水、生葱菜""知母勿犯铁器""胡黄连与猪肉同食令人漏精"等等。

（23）解：叙述解救药物、食物中毒的方法（释何毒也），如，"胡黄连解巴豆毒""防己杀雄黄毒""胡椒杀一切鱼肉鳖蕈毒"等。

（24）赝：叙述辨认药品真伪的经验（辨真伪也），如，"蒲黄，松黄、黄蒿为伪""黄芪，苜蓿根为伪""人参，桔梗、荠苨为伪""麒麟竭，味咸有腥气者是，海母血为伪"等。

本书共收药一千八百一十五种，各药之下，按上述二十四则细目分别叙述；根据药物实际情况，二十四项，有则论之，无则阙之。凡形态、鉴别、采收、性能、炮制、应用各方面均有涉及，条分缕析，叙述简要，辑自历代本草，摘录至当，且有新的发挥。它的成书时间，较闻名世界的《本草纲目》尚早七十三年。谢观先生对此书评价颇高，他说："细阅内容，觉此书搜罗之广，较《本草纲目》为多；而分类去取之谨严，又较《纲目》为精审。"

1　邱浩注：谨按，止：仅，只。北宋沈括《梦溪笔谈·活板》："止印二三本。"

清康熙三十九年（1700）庚辰，康熙帝命太医院吏目王道纯、医士江兆元按明弘治抄本重行绘录一部，并从《本草纲目》等书中增补 480 余条，成《本草品汇精要续集》十卷，仍按原书体例，书成亦未刊行。1937 年商务印书馆将此本与正集一并排印刊行。

1964 年笔者供职于中医研究院中药研究所时，中国书店裴子英同志送来一部残缺不全的《本草品汇精要》抄本，仅存九册，目录一册，正文八册，细白绵纸，彩绘精抄，无板框界栏，半叶十行，行二十六字，小注双行二十六字。封面为褪色蓝布，除书名签外，另有方形卷名签。书中现存的 12 个玄字、13 个痃字、16 个眩字、1 个铉字，均不缺末笔，而北京图书馆所藏清抄残本中 50 个玄字、15 个痃字、19 个眩字，均缺末笔；且此抄本中 105 个植字，均缺中间两小横，推测当是避明仁宗朱高炽（洪熙帝，1378—1425 年在位）的嫌名；书中的常字，凡十见，洛字凡四见，均未以"尝""雒"代。据上述纸张、装帧、避讳等诸多迹象判定，本书抄写年代当在明光宗朱常洛泰昌元年、亦即万历四十八年（1620）庚申之前。

本书第一册目录签题"本草品汇精要目录"，目录载共收药 605 种，重出 4 种，实际收药 601 种，除目录外，进表、序例、凡例等等一概没有。正文存八册，载药 216 种。对比目录所列，较《本草品汇精要》全书 1815 种少 1214 种。以本书目录与现在通行的排印本校，可知本书未录《本草图经》《本经》外草、木蔓类 103 种，有名未用 196 种，陈藏器余、海药余 503 种，合计共 802 种。除去这些，应该录有药物 1013 种，而本书抄了《本草品汇精要》全书药物 601 种，超过了 1013 种的一半；除上述未抄药物外，全书各部、类药物均有，但药数有短缺；具有特色的"今补药"38 种中，此本收有 25 种。可见这是一部经过精选的，注重实用的节抄本。此外，在历代官修本草中（包括《本草品汇精要》其他抄本），金石类药物都列在最前面，而本书却放在最后，在本草书中为仅见者。

此本正文现存 216 种药物，相当于目录所列出去重复 601 种的 36% 左右，与目前通行的排印本相校，则分属于排印本的卷七至十五及十七、十八卷中，在文字内容和体例方面，虽主体大致相同，但亦有不同之处。如排印本所收的《神农本草经》药物，表示形式：一是在药名下双行小字注"出《神农本经》"，引文最后再注"以上朱字《神农本经》"；二是药名下无注，仅于引文最后注"出《神农本经》"五字。排印本引文注作"以上朱字《神农本经》""以上黑字《名医》所录"者，而此本则一律作"以上《神农本经》""以上《名医》所录"，无"朱字""黑字"字样。大概是因为前述明弘治抄本、安乐堂本、故宫藏本、北图藏本，都是朱墨分书，排印本据朱墨分书本排版，故一仍其旧；而此本为一律墨书，故省略了"朱字""黑字"字样。

上述明弘治抄本，现藏于中国香港大学图书馆，安乐堂本则藏于罗马中央图书馆，据此，则此本为中国大陆所藏《本草品汇精要》唯一的明抄本，可以说是独具特色的孤本，而且字体工整，彩绘极精，洵不可多得之瑰宝。

据《明史·艺文志》载有孝宗《类证本草》三十一卷，而无《本草品汇精要》。孝宗《类证本草》为三十一卷，较《本草品汇精要》少十一卷；而此节抄本除开始一卷注明卷数外，其余均未注卷数，按其目录内容计算原书卷帙，约三十卷。因孝宗《类证本草》后世一直未见其书，此本和它的关系如何？是否就是孝宗《类证本草》？还需留待进一步考证。

关于明抄残卷《本草品汇精要》的论证研究工作，1985年曾与北京中国中医研究院中药研究所高晓山研究员共同署名，于当年在《湖南中医学报》第5卷第1期发表过一篇《明抄彩绘〈本草品汇精要〉残卷研究初报》，可参阅，此不多赘。

珍本古籍《质问本草》简介

1986 年

《质问本草》全书分内、外二篇，计八卷，附录一卷。作者吴继志，字子善，琉球国第二尚氏王朝时期中山人，以医为业。乾隆四十六年（1781）辛丑至五十年（1785）乙巳，吴氏采集了琉球本土及土噶剌掖玖诸岛所产的药用植物数百种，制成标本，同时把根株枝叶、花萼果实等生长情况，绘图傍注。并将有些难以辨识的植物做成盆栽，通过琉球来华贡使和游学士子携入中国，与北京及江南、福建等省"钜儒大医"及药材专家，往返取证，获益良多。盖琉球原为我国属岛，其岛内产物，皆按时进贡，往来贡使及游学人员甚多。吴氏有了这个方便条件，屡次烦"游学诸兄"携草药与京都同仁堂及各地友人求证，甚至一次带来当地所产草本木本五十种之多，其事实详见本书卷一之往来函牍及序跋中。如此往返切磋，集结图文，编成了本书——《质问本草》。

清乾隆五十四年（日本宽政元年，1789）己酉成书后，原稿归日本萨藩南山所藏，吴氏未及刊行而卒，直至南山曾孙麟洲，始校订付剞劂，但仅印一版，故流传不广。我国著名生药学家赵药农（燏黄）先生谓其 1908 年（清光绪三十四）留学日本东京医科大学时，曾在下山顺一郎博士处得见此书。赵氏喜其图绘准确，说明简要，即在日本旧书店多方购求，终因绝版已久，始终未得，引以为憾。据《中医图书联合目录》（北京图书馆 1961 年9 月印行）著录，此书国内仅存三部，为日本天保八年（清道光十七年丁酉，1837）萨摩府学藏版始刊本。在此之前，日本书肆曾有此书抄本流传，但鲁鱼亥豕，纰缪甚多，故萨摩藩府世子麟洲继其曾祖南山之志，命侍臣鳌定刊行。此书本草图文，信而有征，最为翔实，绘刻精美，校刊精审，洵为不可多得之珍本。

本书的价值，一是：它所收载之药物图，全部是对照实物写真，并有部分细节的特写图，见其图，可以分其科属，定其品种，对植物地理学和分类学的研究，有资参证。较之吴其濬所著的《植物名实图考》，有过之无不及。二是：琉球及其北部诸岛的地理条件与我国台湾澎湖列岛及东南沿海诸屿大致相同，故所产药物亦基本相近，本书可作研究该地区药用植物及植物学的参考。三是：本书可以补充《本草纲目》等书药物品种的收载或药物绘图、形态描述等方面的不足。四是：经作者记录的琉球奉使来华和在华游学诸人的文牍，可以看到琉球与我国东方文化的共同渊源和友好交往关系，因此本书不但是本草学专著，而且是具有历史意义的文献。五是：作者与我国医药学家反复提问探讨当地所产本草名实、性状、功用等学术问题，实事求是、杜绝臆想的精神，是符合辩证唯物主义的，值得我们推崇和学习。

笔者昔年在京，曾获观中国中医研究院图书馆所藏此书，纸白版新，图绘精细，铁画银钩，墨香犹在，令人爱不释手。曾建议由中医古籍出版社影印出版，以飨同道。

原载《甘肃药学》1986 年第 1 期（试刊）

《黄帝虾蟆经》版本考

　　《黄帝针灸虾蟆经》一卷，不著撰人，始见于《隋书·经籍志》，国内目前未见刊本。见于著录者，国内现有三个馆（北京大学图书馆、中国中医研究院图书馆、南京图书馆）藏有日本文政六年（清道光三年癸未，1823）敬业乐群楼《卫生汇编》第一集刊本。

　　据日本宽政九年（清嘉庆二年丁巳，1797）丹波元简氏跋语云："右《黄帝虾蟆经》一卷，和气氏奕世所传。丙辰秋转借自白川侍从，抄而得之。按：《隋·经籍志》《黄帝虾蟆忌》一卷，正斯书也。渺茫不经，置而无论，千载遗编，倏发幽光，宜珍惜也。"文政四年（清道元元年辛巳，1821），其子元胤跋云："《黄帝虾蟆经》轴子一卷，先子借录之列相白河侯。其书虽全然出于假托，而《太平御览》引《抱朴子》曰：'《黄帝经》有《虾蟆图》，言月生始二日，虾蟆始生，人亦不可针灸其处。'《隋志》又有《明堂虾蟆图》一卷，徐悦《孔穴虾蟆图》三卷，则知晋宋间，已行于世。考日中有乌，月中有虾兔，其说来亦尚矣。《史·龟策传》曰：'日为德而君于天下，辱于三足之乌；月为刑而相佐，见食于虾蟆。'《淮南子·精神训》曰：'日中有踆乌，而月中有蟾蜍。'又《说林训》曰：'月照天下，蚀于詹诸；乌力胜日，而服于雏礼。'《参同契》曰：'蟾蜍与兔魄，日月气双明；蟾蜍视卦节，兔魄吐生光。'……据此，则其书似出于汉人者矣。旧抄颇多伪舛，然世久失传，无他本可校，今虽明辨其为误写，不敢妄改，唯换轴为册，付诸开雕。览者益足以知非晚近假托之书也。"日人涩江全善《经籍访古志》卷七云："《黄帝虾蟆经》一卷，是书和气氏奕世所传。栎窗（重按：即丹波元简之号）先生借之阁老白川侍从，抄而藏之，以为《隋·经籍志》载《黄帝虾蟆忌》即斯书。"

据此，《隋书·经籍志》之《黄帝针灸虾蟆忌》与《卫生汇编》第一集所收之《黄帝虾蟆经》为同一书明矣。光绪间，宜都杨惺吾（守敬），东游扶桑，搜罗秘籍，得另一刊本归，吴兴陈祖同氏假抄一过。三十年前，余曾获见此本，并据以录副，内有《医心方》引《虾蟆经》佚文十一条及华佗法、人神所在日注，为日本乐群楼刊本所无，1984 年中医古籍出版社据文政刊本影印时，以附录形式附之于后。可见此书东瀛刊本，至少有二。重昔年侍学息园时，曾闻先师龙友先生云：本书原有宋刊本，但不多见。傅沅叔太年丈亦云：昔年曾假得此书宋本抄存一帙云云。然则唐宋以来，此书中土固尚有存者，但不知新、旧《唐书》何以未载？惜宋本均未得寓目，不知现存之本与藏园所抄异同奚如耳。

据张星烺《中西交通史料汇编》云：丹波氏为汉灵帝后裔，流寓三岛，以医世其家。按：据日本富士川游《日本医学史》记载，丹波氏原为中国汉灵帝刘宏（168—189年在位）之后，避乱东渡日本。子孙有名康赖（912—995）者，因医术精湛，被日本天皇赐姓"丹波"。后世代为医。丹波康赖二十九世孙元泰改姓"金保"，为德川幕府医官，累世任医职。德川时期有元孝为侍医，改姓"多纪"，曾创办跻寿馆讲授医学，其子元德继之。元德之子元简及元简之子元胤、元坚，相承弗替，为彼国医家藏中国医籍之最富者。余尝见元坚行书条幅，款属"刘元坚"，其为汉灵帝之裔无疑矣。

总之，本书《中医图书联合目录》1961年版著录仅存日本文政刊本，然据文献记载及重之耳食，归纳之则有下列诸传本：①宋刊本，据萧、傅二氏言；②古抄卷子本，日本太医和气氏奕世所传，据《中国医籍考》；③卷子本，栎窗先生影写和气氏古本旧抄本，聿修堂藏，据《经籍访古志》；④传抄本，横披卷轴，抄和气氏古本，据《聿修堂藏书目录》；⑤一轴本，传抄和气氏古本，据《宝素堂藏书目录》；⑥一本一卷，日本抄本，据《观海堂书目》；⑦文政刊本，是书和气氏奕世所传……文政中，柳沜先生收入《卫生汇编》中刊行，据《经籍访古志》等；⑧杨惺吾自东瀛携归刊本，不详刊刻；⑨吴兴陈氏抄本；⑩傅氏据宋刊本抄本。

综观上述版本著录形式，可分为两大类：一为抄本，②为日本和气氏奕世所传古抄卷子本；③～⑥似皆为日本医家或学人据和气氏奕世所传古抄本辗转抄录之本；⑨吴兴陈同祖据杨惺吾携归刊本之抄本；⑩江安傅沅叔太年丈据宋刊本抄本。另一为刊本，①宋刊本，今已不可得见；日本文政间《卫生汇编》第一集刊本，其内容据日本和气氏奕世所藏古抄本校刻；⑧清末杨惺吾自东瀛携归刊本。可知⑧与⑨内容相同，均较文政刊本多《医心方》所引十一条与华佗法、人神所在日注。

据上述所知者，则本书大体可以归纳为三种版本体系：其一，宋刊本体系；其二，日本和气氏奕世所传古抄本及文政间刊本体系；其三，杨惺吾自东瀛携归刻本及吴兴陈祖同氏抄录本体系。然宋刊本及傅氏据宋刊抄本则始终未见；杨氏自东瀛携归者仅见传抄本，或即文政刊本之传刻者附以辑录《医心方》所引与华佗法、人神所在日注，以不知究为何时所刊，均引为憾事也。

辑 录

田晓青　黄旭东　郭　华
殷世鹏　黎斌宁　谈慧媛

编 校

邱　浩

覆瓿集

fu

瓿 bu

集 ji

张绍重——著

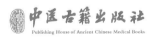
中医古籍出版社
Publishing House of Ancient Chinese Medical Books

先君子廉询公自戊辰皇姑屯事件没闲门养病不问
政事以诗酒书画自娱遂明清书法家墨迹甚
多终日临池不辍大多為门生或友人攫去余家收
藏十年浩劫中又大部為祝融氏所噬故存世者幾
如晨星岁戊戌浩然仁弟集图见示谓余曰彩
数载之力僅存太夫子遗墨如此拟影印成册以
存吉光庄羽余喜其用心良苦垔将家藏叔余之
件文其一並编入且為之题名曰瞻庐老人翰
墨存珍今述其颠末如上
共和第二庚子不肖男绍重谨述

《瞻庐老人翰墨存珍》序　庚子年（2020）

蕭龍友（六七〇—一九六〇）名方駿字龍友號蟄公息園息翁解放
後改不息翁四川三臺人清拔貢工書畫富收藏著名中
醫學家位列北平四大名醫之首擅長治療虛勞雜病論
治主張四診合參推崇傷寒論重視七情內傷致病醫藥
并重建國前與孔伯華創辦北京國醫學院建國後當選
第一二屆全國人民代表大會代表即提出設立中醫學
院的提案曾任中國科學院生物學地學部學部委員中
央人民醫院顧問中央文史研究館館員等職

萧龙友先生简介

汪逢春（一八八四—一九四九）名朝甲字鳳椿號逢春江蘇吳縣人受業于吳中名醫艾步蟾老先生壯歲來京懸壺京都數十年為北平四大名醫之一學術上擅長時令病及胃腸病對于濕溫病多有闡發中醫臨床家教育家畢生熱心于中醫教育事業提倡在職教育獎掖後學為培養中醫人材做出了貢獻一九四二年曾創辦國藥會館講習班一九三八年國醫職業公會成立被選為會長創辦北京醫藥月刊著有中醫病理學等

汪逢春先生简介

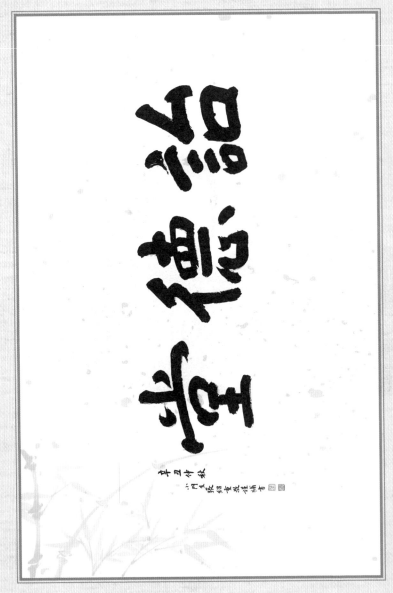

辛丑仲秋

江门王振纲童尚珏补书

补题艾步蟾先生故居"诒德堂"匾额　辛丑年〔2021〕

奉题

轩翁太夫子遗作问世

藥王再安匡時濟眾

扁鵲重生解厄回春

小門生張紹重敬書

敬题《力钧文献全编》书前

芹澥醫學三冊附　泊廬夫子故必史重傳學

奇齋時嘗獲見之辛卯春以五千金得於京師

琉璃厰書肆如獲至寶細審戢然猶是

先師遺跡墨瀋殆新追憶執經受業時恍如咋

日兩　夫子歸道山於茲五載矣今瞻遺墨不知

涕泗之何從　甲午暮春三初壽崟屨玩偶識

泊庐夫子藏力轩举先生《芹澥医学》三种题识　甲午年（1954）

崇陵病案序

力君軒舉小學家也平日以治經之法治醫所以能

深得内難傷寒之蘊奧而論證用藥見垣一方卓卓

乎為名手焉民國初元余曾與之相晤談醫亦相得

且偶談及為兩宮請脈事皆畧而弗詳今觀崇陵病

案一書然後知力君醫術之真有得也但力君之得

名在此而力君之遭忌亦在此至其所以遭忌之因

趙君樹屏序中已詳言之勿庸再贅大抵臣下為君

上治疾其難有四漢郭玉已先見及之矣在漢猶如

录力轩举先生《崇陵病案》之息园老人序

手拓荒園半敢寬　松落舊石
縱任盤桓吩知天地難霸
東為避虞機幸少安
含革繡列賓筵雲欲飛
賸五十孩得渤似為他日瑞
扶風重詠鹿鳴篇

藏園老人論劉一峰先吉
饋子鹿詩四首之二
浩然仁史嘱祭以存之
庚子清和月
增峰老人張紹齊時年九一

藏园老人谢刘一峰先生馈子鹿诗四首 忆及二首　庚子年（2020）

応秋先生精岐黄工書法收藏尓富回憶五十年荷重供職

中研院時興　先生同處一樓朝夕相處摩挲考古硯席

相共顔笑常親康戌冬重遷職殿臨行每不求能告辭

為憾不意竟成永訣今當百年冥誕謹集唐宋人句成廿

八字聊申緬懷之忱

形容雙畫語書存地迴難招自古魂莫然前路

無如乇天下誰人不識君

甲午仲冬　張紹重於　古雪城

任应秋先生（1914—1984）百年诞辰纪念题辞　甲午年（2014）

余兒時家中食指浩繁約有三十餘人凡攖內科

疾病則延先師蕭龍友法遠壽二先生診治外

科疾病必延外甥哈鋭川先生診治久之

哈荀興先君由醫患而成為摯友余則呼為

伯焉上世紀五十年代初余供職北京中醫學會

學會主委為余之大師兄趙樹屏副主委則為

白嘯山董沚懋哈玉民三先生至此始和玉民兄

為哈荀之哲嗣因工作關係時相往来遂成通家

之好玉民畢生致力於宏揚中醫事業惜天不

假年英年早逝余僅不惑惜哉頌者哌雪大

姐吉我明歲為玉民兄百年誕辰拉雜寫此以

誌緬懷之忱

丁酉金秋 張銘雪書於 古金龇時年八十有八

哈玉民先生（1918—1960）百年诞辰纪念题辞　丁酉年（2017）

鶴壽

庚子嘉平 張紹重書賀

陈彤云贤姊百岁华诞致贺 庚子年（2020）

老鶴不知年

養元仁兄先生 九秩荣庆

戊戌嘉平月 增峯弟張紹重頓首拜祝時年八十有九

李鼎先生九秩荣庆致贺　戊戌年（2018）

千年越醫
來日可追

为绍兴中醫藥雜誌題

丁酉仲冬 八十八叟張紹重

为《绍兴中医药》杂志题　丁酉年（2017）

水陸草木之花可愛者甚
蕃晉陶淵明獨愛菊自李
唐來世人甚愛牡丹余獨
愛蓮之出淤泥而不染濯
清漣而不妖中通外直不
蔓不枝香遠益清亭亭淨
植可遠觀而不可褻玩焉
予謂菊花之隱逸者也牡
丹花之富貴者也蓮花之
君子者也噫菊之愛陶後
鮮有聞蓮之愛同予者何
人牡丹之愛宜乎眾矣

宋周濂溪先生愛蓮說

安徽教授法云

辛丑夏張紹童書於七金城之

清漪軒時年六十有三

晖桢棣台　大衍之庆

辛未巧月　張紹重拜書敬祝

刘晖桢研究员大衍之庆致贺　辛未年（1991）

記得提攜喚小名便將冰雪許聰明果然幾度星霜

汝鵲鳳聲清四座驚　精囿藝是餘功金貂七葉將勿

同岑生茂寶閣情少老眼今朝為汝青

金誠姻再阮　余　母舅之曾外孫此　聰穎迅人的冠學診孜之不僅迅閑文將有詩集

問世為製鵑鵤天一閣寫奇駢　壬午暮春之初

增峯銘章時尭商岨

金诚姻再阮诗集问世致贺　壬午年（2002）

浩然有感成联属为书之　庚子年（2020）

光陰迅速縱時刻讀書寫字猶恐磋砣

必須無怠無荒趁此日埋頭努力

林文忠公家訓聯語

丁酉仲春 八十八叟增葊於金城

惟有克勤克儉免他年仰面求人

世道艱難即尋常喫飯穿衣亦非容易

𠊧氣𠊧蓄𠊧𠊧𠊧下𠊧𠊧𠊧固
𠊧固𠊧遱𠊧天𠊧𠊧中上𠇌
𠇌𠇌中下𠊧𠊧𠊧生𠊧𠊧𠇌

右行氣玉銘拓片，原作十二面，各三字，連重文共四十五字。見於三代吉金文存，孫其為

叙秘琴堂先生，謂其文辭奇古，字體亦秀整，而喜並為之釋文曰：

行氣，呵蓄字為㽙，世系字既反此。突給富字之異。則遹之，當讀為蓄。則神之，當讀為仲。則下之，則宜之，則固。

則明之，當讀為萌。則張之，長字之異，當讀為咸長之長。則退之，則天之。上天字，當讀為舣。幾兩幾字均讀多機。舂

才當讀為在。上蟄，古地字也。幾舂才下巡，當讀為順。則生，逆則死。

壬申桂子飄香之月

鐵嶺張紹重摹於金陵之洋洋緯齋

《行气玉佩铭》释文

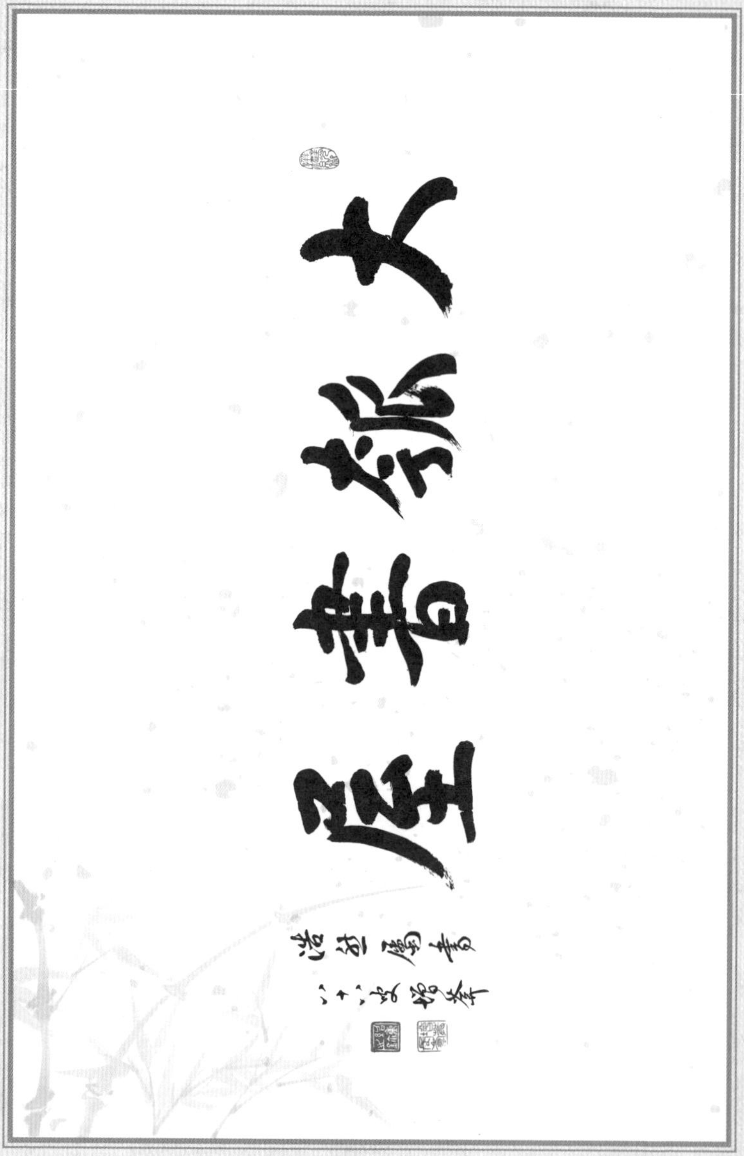

大瓠书屋

草訣百韻歌

草聖最為難

草聖最為難　龍蛇競筆端

學聖最為難　龍蛇競筆端

毫釐雖欲辨　體勢更須完

草诀百韵歌　壬午年（2002）

盲公導前盲婆後摸索一生隨命走奇途迷如漆黑茫之部
向人間問休咎善惡人死滅惡人生隨來世道喪公乎腳下高
低算不定盲公眼含盲婆師八闔詞錢一闆命富貴
尋考般之應瀦子丁當婦女兒童都喜聽
八字推詳一掌經明者贊嘆盲者雲明者忽盲者慘
平生有眼不識丁

兒呀見某公做俠圖數三五十餘寺矣丁丑首
秋雨連綿悶坐小齋撫其意童亲原野
松上　千里殘墨 [印]

盲公盲婆图　丁丑年（1997）

環滁皆山也其西南諸峯林壑尤美望之蔚然而深秀者琅琊也山行六七里漸聞水聲潺潺而瀉出於兩峯之間者釀泉也峯回路轉有亭翼然臨於泉上者醉翁亭也作亭者誰山之僧智仙也名之者誰太守自謂也太守與客來飲於此飲少輒醉而年又最高故自號曰醉翁之意不在酒在乎山水之間也山水之樂得之心而寓之酒也若夫日出而林霏開雲歸而岩穴暝晦明變化者山間之朝暮也野芳發而幽香佳木秀而繁陰風霜高潔水落而石出者山間之四時也朝而住暮而歸四時之景不同而樂亦無窮也至於負者歌於塗行者休於樹前者呼後者應傴僂提攜往來不絕者滁人遊也臨溪而漁溪深而魚肥釀泉為酒泉香而酒冽山肴野蔌雜然而前陳者太守宴也宴酣之樂非絲非竹射者中奕者勝觥籌交錯坐起而喧嘩者眾賓歡也蒼顏白髮頹乎其中者太守醉也已而夕陽在山人影散亂太守歸而賓客從也樹林陰翳鳴聲上下游人去而禽鳥樂也然而禽鳥知山林之樂而不知人之樂人知從太守游而樂而不知太守之樂其樂也醉而能同其樂醒能述以文者太守也太守謂誰廬陵歐陽修也

宋歐陽永叔醉翁亭記
乙酉夏紹市七十六歲學書

宋欧阳文忠公（修）《醉翁亭记》　乙酉年（2005）

壬戌之秋，七月既望，苏子与客泛舟游于赤壁之下。清风徐来，水波不兴。举酒属客，诵明月之诗，歌窈窕之章。少焉，月出于东山之上，徘徊于斗牛之间。白露横江，水光接天。纵一苇之所如，凌万顷之茫然。浩浩乎如冯虚御风，而不知其所止；飘飘乎如遗世独立，羽化而登仙。

于是饮酒乐甚，扣舷而歌之。歌曰："桂棹兮兰桨，击空明兮溯流光。渺渺兮予怀，望美人兮天一方。"客有吹洞箫者，倚歌而和之。其声呜呜然，如怨如慕，如泣如诉；余音袅袅，不绝如缕。舞幽壑之潜蛟，泣孤舟之嫠妇。

苏子愀然，正襟危坐而问客曰："何为其然也？"客曰："'月明星稀，乌鹊南飞'，此非曹孟德之诗乎？西望夏口，东望武昌，山川相缪，郁乎苍苍，此非孟德之困于周郎者乎？方其破荆州，下江陵，顺流而东也，舳舻千里，旌旗蔽空，酾酒临江，横槊赋诗，固一世之雄也，而今安在哉？况吾与子渔樵于江渚之上，侣鱼虾而友麋鹿，驾一叶之扁舟，举匏樽以相属。寄蜉蝣于天地，渺沧海之一粟。哀吾生之须臾，羡长江之无穷。挟飞仙以遨游，抱明月而长终。知不可乎骤得，托遗响于悲风。"

苏子曰："客亦知夫水与月乎？逝者如斯，而未尝往也；盈虚者如彼，而卒莫消长也。盖将自其变者而观之，则天地曾不能以一瞬；自其不变者而观之，则物与我皆无尽也，而又何羡乎？且夫天地之间，物各有主，苟非吾之所有，虽一毫而莫取。惟江上之清风，与山间之明月，耳得之而为声，目遇之而成色，取之无禁，用之不竭，是造物者之无尽藏也，而吾与子之所共食。"

客喜而笑，洗盏更酌。肴核既尽，杯盘狼藉。相与枕藉乎舟中，不知东方之既白。

古绿宋东城居士赤壁赋

壬辰冬至后五日

增荣张炯重书于古金城之浐滨 时年方八二

宋苏文忠公（轼）《赤壁赋》　壬辰年（2012）

亭以雨名志喜也古者有喜則以名物示不忘也周公得禾以名其書漢武得鼎以名其年叔孫勝狄以名其子其喜之大小不齊其示不忘一也余至扶風之明年始治官舍為亭於堂之北而鑿池其南引流種樹以為休息之所是歲之春雨麥於岐山之陽其占為有年既而彌月不雨民方以為憂越三月乙卯乃雨甲子又雨民以為未足丁卯大雨三日乃止官吏相與慶於庭商賈相與歌於市農夫相與抃於野憂者以樂病者以愈而吾亭適成於是舉酒於亭上以屬客而告之曰五日不雨可乎曰五日不雨則無麥十日不雨可乎曰十日不雨則無禾無麥無禾歲且荐饑獄訟繁興而盜賊滋熾則吾與二三子雖欲優游以樂於此亭其可得耶今天不遺斯民始旱而賜之以雨使吾與二三子得相與優游而樂於此亭者皆雨之賜也其又可忘耶既以名亭又從而歌之曰使天而雨珠寒者不得以為襦使天而雨玉饑者不得以為粟一雨三日繄誰之力民曰太守太守不有歸之天子天子曰不然歸之造物造物不自以為功歸之太空太空冥冥不可得而名吾以名吾亭

致和先生　雅屬

甲午長至　八十五叟張紹重書於古金城之淽瀞絃齋

宋蘇東坡喜雨亭記

宋苏文忠公（轼）《喜雨亭记》　甲午年（2014）

宋文天祥先生正气歌并序

《序》

天地有正气，杂然赋流形。下则为河岳，上则为日星。于人曰浩然，沛乎塞苍冥。皇路当清夷，含和吐明庭。时穷节乃见，一一垂丹青。在齐太史简，在晋董狐笔。在秦张良椎，在汉苏武节。为严将军头，为嵇侍中血。为张睢阳齿，为颜常山舌。或为辽东帽，清操厉冰雪。或为出师表，鬼神泣壮烈。或为渡江楫，慷慨吞胡羯。或为击贼笏，逆竖头破裂。是气所磅礴，凛烈万古存。当其贯日月，生死安足论。地维赖以立，天柱赖以尊。三纲实系命，道义为之根。嗟予遘阳九，隶也实不力。楚囚缨其冠，传车送穷北。鼎镬甘如饴，求之不可得。阴房阒鬼火，春院閟天黑。牛骥同一皂，鸡栖凤凰食。一朝蒙雾露，分作沟中瘠。如此再寒暑，百沴自辟易。哀哉沮洳场，为我安乐国。岂有他缪巧，阴阳不能贼。顾此耿耿在，仰视浮云白。悠悠我心悲，苍天曷有极。哲人日已远，典型在夙昔。风檐展书读，古道照颜色。

宋文文山（天祥）《正气歌》 甲申年（2004）

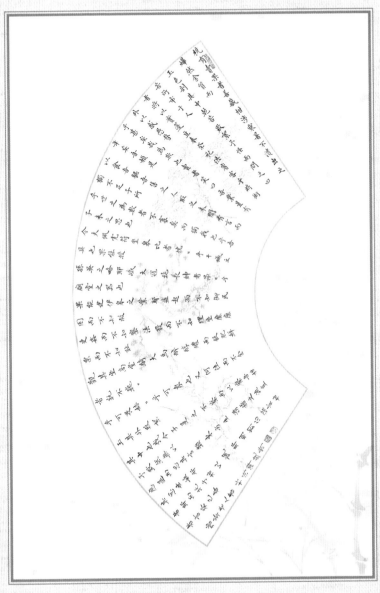

明刘文成公（基）《卖柑者言》扇面　癸巳年（2013）

春雨萧萧草满除，春风吾自爱吾
庐　高情时诵闲居赋，老眼慵抄种树
书　金马昔年贪梦传，文园今日病
相如　兼书尽生惜水一任门旬长
者车　临文澂明诗一首
戊子初夏　绍重于古金城

明文衡山（璧）诗一首　戊子年（2008）

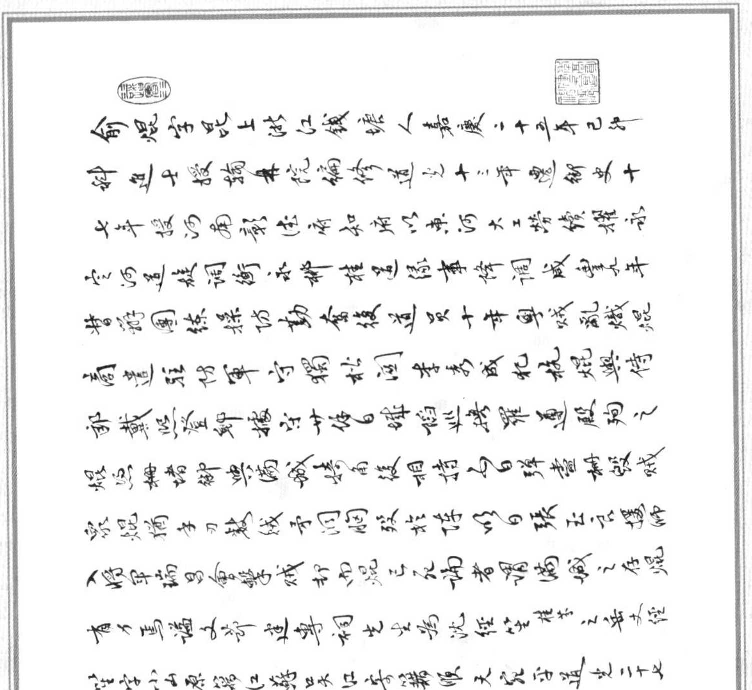

清俞昆上（焜）信札题识　甲午年（2014）

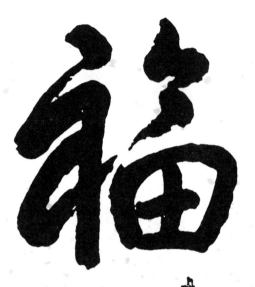

福

辛丑秋
增荦
老人時
年九十
有二

增荦书福

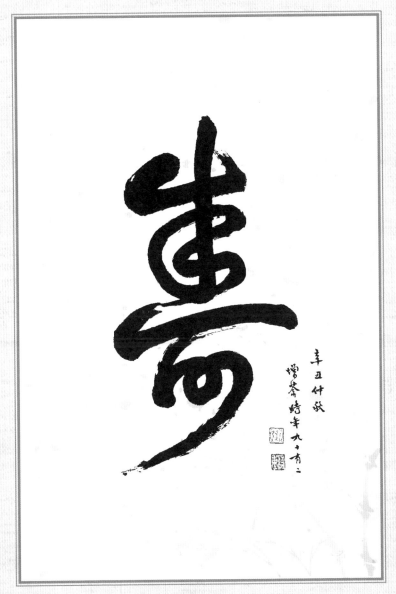

增荐书寿

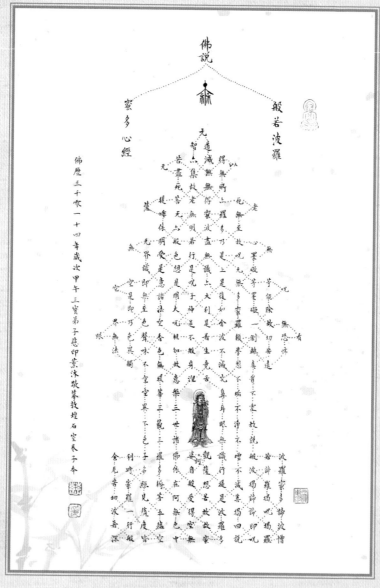

敬摹敦煌石室《心经》宝塔

目　录

第三章

德育美育

记萧龙友先师捐献文物在故宫景仁宫展出

2010 年

　　庚寅年（2010）九月，秋高气爽，故宫的景仁宫内，先师萧龙友先生捐赠文物精品展开幕式正在进行。此次展览，源自于两年前余在京时，承运贤侄告我曾与故宫博物馆相关领导商议，希望举办萧公的捐赠文物展。当时与承运同去故宫，与故宫博物院宣传教育部主任闫宏斌先生商定展出日期。此次展览，从提议到策划，以及邀请海内外亲友、食宿等费用筹集，均由承运、保玲伉俪一手操办。承运此举，盖有对其伯祖感恩之义。

　　回忆五十余年前，希韩二哥[1]逝于济南，承运孤露无依，先师龙友先生遂嘱其侄婿左君次修觅人将承运护送至北京，依伯祖父母及

1　邱浩注：据四川省三台市萧氏家族相关记载，萧希韩公（1895—1952），名世宝，字希韩，持先公之子，龙友公侄辈大排行行二，萧承运先生生父，其姊萧少瑜（世瑚）适左次修先生。萧持先公（1872—1940），名方骥，字持先，号典铨，以号行。雨根公次子，龙友公二弟，萧承运先生本生祖父。晚清曾任盐课司大使，民国初年改作盐场知事，于山东涛雒、官台、西繇及天津长芦等处盐场任职，于当地盐业颇有建树。

祖母生活，盖其时承运祖母李太夫人[1]在京与兄嫂同住也。师母饶太夫人命余在承运抵京之日，前往北京火车站接其到家。但因余与承运素未谋面，仅从左次修四兄函述知之大概情况，在北京火车站站台与一青年及围一白围巾之少年相遇，对视久之，竟失之交臂——此青年即今日大书法家欧阳中石先生，因中石为次修四兄之弟子，故命其护送承运至京也。次日，始由中石将承运送至兵马司（北京西城胡同名）家中，至此，承运即在京依其伯祖父母及祖母生活。

越数年，先生付余一便笺，为先生手书付其长子世琛（字元献，余之大师兄也）者。五十多年过去，原文已记不太清楚，大意是：运生（指萧承运，承运为持先二叔之孙，即龙友先生之侄孙也）已长大成人，大奶奶（指元献夫人沈氏）今年已六十岁，汝亦届《易》数六十四卦之龄，应使其改口称父母（重按：旧俗"缺次不缺长"，承运系希韩二哥之子，盖元献大哥无子，承运应入嗣大房为子）……云云。1958年，元献大哥逝世，承运即以嗣子身份于灵前行孝子之礼。

今承运事业有成，家庭和睦，有志弘扬先师龙友先生之学术，联络筹备先生捐赠文物于故宫博物院景仁宫办展，并拟为先生建立纪念馆。见之闻之，喜承运慎终追远之情，亦足以慰先师于九京也，遂援笔记之如上。距先生归道山已五十周年矣。

---

1 邱浩注：李太夫人（1894—1971），名昭云，山东省日照县人，萧持先（方骥）公继室。增莽恩师义母。又，萧持先公元配夫人、萧希韩公生母，本姓邓，四川省三台县人。

在故宫博物院举办"萧龙友先生捐赠文物精品展"开幕式上的发言

2010 年

尊敬的何鲁丽副委员长、孙孚凌副主席、郑欣淼院长、单霁翔局长，各位来宾，女士们，朋友们：

今天，我以感谢和激动的心情，参加这次盛会。感谢的是，在故宫博物院建院八十五周年之际，恰逢先师萧龙友先生诞辰一百四十周年，故宫博物院特地为先师举办了"萧龙友先生捐赠文物精品展"；激动的是，萧龙友先生毕生收藏的文物精品得以向社会展示，他对国家、对民族的炙热情感得以告慰，热衷公益、奉献精神得到弘扬和传播，中华文明由此又增添了光彩的一页。

回忆六十年前，追随杖履，垂十二年，作为先生的最后一个学生，也是仅存的一个学生，愧未能继承衣钵悬壶济世，亦未能弘扬先生之业绩，此乃时时内疚于心者。

先生少年学儒，壮岁从政，1928 年起，正式悬壶，三十余年，活人无算，凡疑难之症，先生诊治，泰然处之，手挥目送，条理井然，疗效卓著。现仅举一例，一代高僧，兼祧禅门五宗法统之虚云老和尚，于20世纪50年代（1952年10月）亚洲及太平洋区域和平会议召开之际，接受李济深副主席礼请来京。盖参会者有印度、缅甸、日本、斯里兰卡等国家代表，多为高僧大德，政府部门出于平等相待，促进友好考虑也。维时虚老已一百一十三岁高龄，长途跋涉，感冒风寒，牵及旧疾；高年患病，虚实夹杂，多兼气血两虚，故延请先师往诊。前后出诊十余次，我皆随侍左右。初诊时虚老精神萎靡，食欲不佳、胃纳极钝，经先生精心调理，二诊精神稍好。维以访者过多，未免伤神，遂建议其侍者，谢绝接待访问。十余次诊治后，虚老病已向愈，后以丸剂调理收功。综观本案，非常难得，百岁以上高龄老人患病，经月余调理而愈，先师之功力，可见一斑。

先师自奉俭约，偶有余钱，辄搜访金石文物，珍本古籍，几十年间，收藏甚富。如今天展出他所收藏的北宋拓本《兰亭》及宋人画《萧翼赚兰亭图》，皆为海内珍品。先师收藏的日本文久元年（1861）辛酉江户学训堂印本《医方类聚》，此书当时国内仅知有此一部，中医研究院于1955年成立后，即捐赠该院。先师生前曾语家人：百年后将所藏珍品捐赠国家。先师逝世后，伯瑜、仲圭师兄及重华、农华师姐从先师遗藏中精选数百件文物，其中与医学有关者，如清傅青主、徐灵胎、叶天士作品，以及非医家所作而与医学有关者，如罗两峰等画及白石老人为先师所绘《医隐图》等，均捐赠中医研究院；书画文物等大宗珍品，则捐赠故宫博物院，即今日所展出者。整个拣选过程，我都全程参与其事，当日情景，如在目前。

今日，在庄严辉煌的故宫，亲眼看到恩师萧龙友先生所捐赠的文物珍品得以与世人见面，恩师之博大胸怀和高风亮节更加令我钦佩赞叹不已。

高山仰止，景行行止，恩师医术博大精深，恩师仁德超凡入圣，恩师书法出神入化，恩师文物捐赠国家，造福民众，功德无量。此时此刻，范仲淹的名句"云山苍苍，江水泱泱，先生之风，山高水长"，就是纪念恩师心情最好的写照。

在此，我衷心感谢故宫博物院，愿萧龙友先生的精神与他所捐赠的文物一样，薪火相传，百世流芳。

漫谈医德医风

——1996 年 11 月 13 日在甘肃省文史研究馆座谈会上的发言

中共十四届六中全会通过的《中共中央关于加强社会主义精神文明建设若干问题的决议》非常重要，非常必要，非常及时，具有重大的历史意义和现实意义，是一个指导我国在世纪之交进行精神文明建设的纲领性文件。在发展社会主义市场经济和对外开放的条件下，在已经实现了十八年经济持续高速发展的今天，强调必须使物质文明和精神文明建设协调发展，把精神文明建设提高到更加突出的地位，进一步开创新形势下社会主义精神文明建设的新局面，具有重要的战略意义。

中共中央继制定国民经济和社会发展"九五"计划和 2010 年远景目标建设之后，就加强社会主义精神文明建设若干重要问题作出决议，适应改革开放和现代化建设的需要，符合全国人民的愿望，是深入人心的。《决议》语重心长地指出："精神文明搞不好，物质文明也要受到破坏，甚至社会也会变质。"邓小平同志曾经说过：十年改革以来最大的失误是教育失误。这句话对从事教育的人来说，震动是很大的，也促使我们深思一些问题，比如说高等学校的根本任务是什么？功能是什么？在我国，一般认为高等学校有三大功能：即为国家培养专门人才；通过科学研究，促进社会生产力的发展；通过多种方式为社会服务，密切学校与社会的联系。那么这三大功能是并列关系，还是主从关系？三大功能中最本质的功能是什么？从教育的属性看，教育就是根据社会的需要培养人才的活动，我们的高校，是社会主义的高校，我们培养的学生，是社会主义的一代新人，在教育中要把坚定正确的政治方向放在首位。

然而在前几年，我们的教育偏重于重视专业文化、业务素质，忽略了德育教育，学校虽然也开有德育课，但教师和学生都不够重视。近两年来，由于社会上风气的影响，一些丑恶的东西也侵蚀到了高校，在高校的学生中，存在的问题很多，一些迷信的东西，不健康的东西，在高校的学生中也屡屡出现。目前的高校学生，似乎只要进了校门，就端上了铁饭碗，于是经商者有之，花前月下，卿卿我我者有之，打架斗殴者有之，赌博者有之；至于学习，则等闲视之，频临考试，请人代考者有之，小抄夹带，更是家常便饭。像这样混个四五年，拿到了毕业证书、学位证书。尤其作为一个医学院校的毕业生，走上工作岗位以后，有些人竟不会问诊，至于开处方、写病历，更是不成章法。试问，这样的医生，又怎能救死扶伤？有些学生毕业后到社会上开诊所，更是只知道赚钱。近几年流行着这样一句话："城市里诊所比厕所多。"私人诊所多了，就难免鱼龙混杂，据某报载，某地一个被当地卫生行政部门批准的合法私人诊所，竟把一女患者的子宫及附件当作肿瘤全部切除。我最近了解到，本市某医疗单位做一例骨科手术，病人竟未能下台，事故的原因，与医生无关，问题出在麻醉上，据说该单位是在无正式麻醉师的情况下做的手术，这些不能不说是只顾赚钱的后果。

即使是正规医院，医生搭车开药之风也屡禁不止，有一朋友在本市某医院住院26天，仅氧气费就花了900元，但病人并不是一直不停地输氧。另据中央广播电台报道：北京一个病人开始因冠心病住阜外医院观察了十几天，并非心脏病，怀疑是甲状腺问题；于是又转同仁医院检查，住院23天，结果甲状腺也正常。两个名牌医院都未能确诊，但住院费确花去了不少，阜外每天120元左右，同仁每天竟高达260多元，后经核实，有750元是多收的。更奇怪的是，沈阳一患者因结肠手术住中国医大附属医院，仅住了83个小时，竟用去该院手套570双，纱布270块，消毒棉签600多个，这个数字的确使人莫名其妙。究其原因，恐怕是医护人员搭车开药造成的，严格地说，搭车开药应属于贪污行为。另外，医院的收费标准，也存在问题，例如，做一般手术，手术费仅十几元，难度较大的心脏手术，也不过收费50元，但药费、敷料费都高的惊人。原因是目前药品和器材的价格，是随着进价而定，而进价又与回扣有不可分割的关系，有的厂家，给医院药房的回扣竟高达50%～60%；还有的厂家，直接找到医生，让医生自己卖药，差价就装进了医生的腰包。

随着《决议》的贯彻执行，我们相信，上述现象将会逐步得到改善。这就需要出台一系列的政策法规，例如，将药价收归卫生行政部门管理，严格私人诊所的审批制度，加强广告法的管理，规定医院的合理检查制度、合理用药制度，规范药品的质量和包装问题等等。目前，在医务界已经出现了不少可喜的现象，例如青海医学院附院的记账监督卡制度和甘肃省中医院急诊科沈为众主任的先进事迹，象这样的正面报道，今后将会越来越多。

老骥伏枥志在千里

——在纪念甘肃省文史研究馆成立五十周年大会上的发言
2003 年

今天，我怀着无比激动的心情，参加庆祝甘肃省文史研究馆成立五十周年大会。回忆解放前夕，毛泽东主席在河北省曾对符定一先生说：共产党对德高望重、生活困难的学者的生活应有一个安排，应设立一个机构。中华人民共和国成立后，这个问题提上了议事日程，由周恩来总理负责，政务院副秘书长齐燕铭同志具体筹建。1951 年 7 月，中央人民政府政务院文史研究馆在北海公园北岸静心斋正式成立。当时由符定一先生任馆长，叶恭绰、柳亚子、章士钊先生任副馆长。第一批聘任馆员 26 人，成立当日我陪同先师萧龙友先生前往，目睹了成立大会的盛况。先父张济新（原名鼎铭）第二批受聘为馆员，但恰于受聘之日见背。第二批中记得还有彭主邕、钱来苏、王冷斋诸先生。

1953 年，在齐燕铭同志的关怀下，我参加工作，在馆中任职员，负责图书资料整理。以后，又陆续延聘了一些馆员，每次新馆员到馆，周恩来总理都亲自到静心斋与大家见面，嘘寒问暖，共话家常。从 1955 年以后，大批延聘馆员较少，多是陆续聘任，陆续到馆，大型迎新会，再未举行。嗣后，全国各地文史研究馆陆续成立，受聘者均为老年知识分子。文史馆的成立，是党和政府对德才双馨的老年知识分子的关怀，文史馆是具有统战性和荣誉性的研究机构，以敬老崇文为宗旨。五十年来，从中央到地方，各地党和政府的领导，对文史馆员各方面的关怀和照顾有加，使老人们真正做到老有所养，老有所乐，老有所为。

随者党的"十六大"制定的全面建设小康社会的第三步发展战略目标和教育兴国战略的全面实施，对文史研究工作也提出了新的更高的要求，使文史研究工作在新的历史时期有了前所未有的发展机遇。"三个代表"精神的深入贯彻，共产党人更加坚定不移地发扬、光大中华民族的先进文化，做中华民族先进文化的代表，大力支持中华民族传统文化瑰宝的发掘、整理研究，努力使中华民族文化、思想、精神一如既往地屹立于世界民族之林，正在逐步实现中华民族的伟大复兴。

在这样的发展、振兴时期，做为一名中医界的文史研究工作者，同大家一样心情分外舒畅，工作热情自然高涨，我愿努力将自己所学、所知、所思贡献给党和人民：进一步运用自己的文史知识，不断发掘研究传统文化中的修身励志精华，并努力使其发扬光大，服务于"以德治国"的伟大方略。进一步运用自己的传统医学知识，教书育人，使其不断继承发扬；深入研究中医学理论、精益求精临床技能，提高自己和学生的中医学水平，使我们更好地为实现第三步发展战略目标的广大人民群众维护良好的健康服务，为实现小康社会保驾护航。进一步运用自己的古籍版本知识，发掘整理更多的传承着中华民族优秀文化遗产的古籍文献，使广大人民群众更广泛、更深入地了解民族文化的瑰丽，为不断增强民族自信心和提高民族素质的战略布署服务。

"老骥伏枥，志在千里"，在如此波澜壮阔的时代，有各级领导的关怀和支持，相信我们团结奋进，文史研究工作一定能取得长足进步。

原载《甘肃文史》2003年第2期纪念甘肃省文史研究馆成立五十周年专辑

夕阳正好不黄昏

——"银龄行动"有感（与刘世琼合作）
2003 年

今年 7—9 月，我们受甘肃中医学院老干处派遣，参加国家老龄委和甘肃省老龄委组织的医疗专家组，前往张掖的肃南裕固族自治县进行"老年知识分子智力支援西部行动"（简称"银龄行动"）。历时两个月，行程 1800 多公里，经历张掖、临泽、肃南等三县六区，义诊 2000 多病人，为广大的人民群众送去了党的关怀，减轻或解决了他们的病痛，充分体现出老年知识分子的人生价值，将党的"三个代表"的重要思想付诸于实践，落实于行动。

一、老有所长，老有所为

我们学院参加"银龄行动"的三批医疗专家，都是年龄在 55 岁以上、职称在副高以上的中医专业人员，有的已"年逾古稀"。由于我们在医疗卫生战线上奋斗了一辈子，在用中医药防治疾病方面积累了比较丰富的临床经验，能够治疗临床常见病、多发病，能够减轻或解决病人的疾苦，故我们所到之处，都受到了广大人民群众的欢迎。我们的工作时间一般都在 8 小时以上，每天早上 8 点钟，病人就排着长长的队伍等候我们，中午 12 点过了还不愿意离去；下午 2 点就上班，傍晚 6 点还下不了班。针灸床位不够，就一个病床上躺两个病人进行治疗；缺少针具，我们就用自己带的针具。想到这些病人都是从很远的牧区赶来求医的，来回实在不便，大家都不忍心把他们留到第二天再进行治疗。所以，我们每天不治疗完最后一个病人，决不离开医院。特别是第三批老专家们，采用的是巡回医疗的方式，除了要克服旅途劳顿以外，每天还要接诊几十个病人。有的农、牧民因时间关系，或到我们住处求诊，或在路口碰上求诊，大家从不拒绝。虽然我们很辛苦，也很劳累，但大家心里都很高兴，因为我们又被"派上用场"了。

二、技术扶贫，智力支援

在肃南县人民医院，有一支以硕士研究生安永贵为院长的医疗技术专业队伍。他们年轻，懂技术，有热情。但由于年龄偏轻、临床经验不甚丰富，也缺少病人对他们的信任，所以诊疗病人不是太多。我们这次下去以后，手把手地进行技术培训，帮他们开展新的服务项目，落实新的治疗措施，确立今后的临床科研计划，深受县医院领导和医生们的欢迎。

　　肃南县呈狭长形分布于祁连山脉，东西长达 1200 公里，属高寒地区，地势较高，终年都看得见白雪皑皑的祁连山。加之牧民们过的是放牧生活，不避风躲雨，住在阴冷潮湿的帐棚里，常年缺医少药，所以风湿病多，类风湿关节炎多，慢性支气管炎和哮喘病多，这些病都是危害非常严重的疾患。风湿病和类风湿关节炎病人除了感觉疼痛难忍以外，关节变形，影响功能活动，如果久治不愈，还可能造成终身残疾。长时间地服西药，副作用太大；长时间地服中药，又影响脾胃功能。我们辅导医院医生采用刮痧疗法、火针疗法、艾灸疗法等外治法进行治疗，减轻了病人的痛苦，减少了他们的负担，避免了药物的副作用，很受患者的欢迎。慢性气管炎和哮喘病也是肃南的常见病、多发病。长期经常地咳嗽、气喘，不仅影响牧民们的生活质量，时间长了还容易形成肺气肿、肺心病，严重地影响着他们的身体健康。我们辅导当地医生采用内服、外治的方法进行治疗，并将多年积累的秘方、验方无私地奉献给病人，将科研项目《咳喘宁贴膏的开发与应用》课题中研制的"咳喘宁贴膏"免费提供给医院，所以治疗效果比较明显。

　　据信息反馈，肃南县人民医院今年下半年的门诊量比去年同期有很大的提高，"冬病冬治"气管炎病人比"冬病夏治"的气管炎病人多出了一倍。

三、老骥伏枥，志在千里

今年的"银龄行动"结束了。我们仅仅是尽了一点"举手之劳"，做了一点老年医务工作者应该作的事情，体现了一下我们老年知识分子的人身价值，却受到了肃南县政府和人民的热烈欢迎。当地的领导和农、牧民以裕固族迎宾的最高礼仪，载歌载舞地在山寨门迎接我们，给我们献哈达、献歌、献酒。我们到牧民的帐篷里看病，他们把我们请到高贵客人的座位上，端出奶茶、羊肉、点心，"歌声不断酒不断"，使我们深受感动。

从参加"银龄行动"一开始，我们就一直受到国家老龄委、省老龄委、张掖市领导和学院领导的关心和支持。省老龄委、张掖市领导多次到我们工作的地方进行慰问，问寒问暖，热了送瓜，冷了送衣，千叮咛万嘱咐，叫我们"一定要量力而行""不要累坏了身体"。省老龄委的李明远处长自始至终陪同我们，学院领导也让老干处派出专人护送我们下乡。

领导的关心和群众的欢迎使我们备受鼓舞。今后，我们一定还会用我们的一技之长，为保障人民的身体健康，为甘肃西部的发展及经济的腾飞，做出我们力所能及的一点贡献。

在"银龄行动"表彰会上的发言
2004 年

在去年（2003）金秋九月，我有幸参加了甘肃省老龄委组织的"银龄行动"——甘肃专家组到肃南裕固族自治县巡诊活动。在短短的十天时间，共去了肃南县的三个区乡，仅我个人诊治患者即有二百多人，并在党校进行了保健问题的讲座。

在这十天中，我深深地体会到农村的缺医少药。尤其是在祁连山脚下的肃南县，终年积雪，阴冷潮湿，因而慢性病就比较多，如风湿病、类风湿关节炎、慢性支气管炎等较顽固的病很多。限于当地条件和时间安排，只好采取应地制宜的简便的治疗，如针灸、中药煮散等方法，缓解了当地患者一些问题。

在肃南的十天，使我对当地的农牧民产生了同情和感情。农牧民们对我们的热情招待，使我们感到惭愧，仅仅为他们做了一点医药卫生的事，而老乡对我们是那样的热情款待，最好的酥油茶、手抓肉……都拿出来殷勤招待。

同时，我也感到当地有很多野生资源亟待开发，比如说满山遍野的沙棘，都是野生的绿色植物，还有大量野生大黄、麻黄、生地、车前子等中药材，这些都比人工培植的要好，可惜无人过问，一年一年白白地荒废掉了。希望当地政府能组织力量评估、合作开发，以促进当地人民收入的提高。

"银龄行动"是全国老龄委的英明决策，尤其医药服务上门，这对广大农村来说确实是一场及时雨。在甘肃省老龄委的领导下，我省各参与单位积极行动。我们医疗组在省老龄委刘主任和李处长的领导下，得到我院各级领导积极响应、配合安排，顺利地完成了任务。尤其是我们第三批，李明远处长全程陪同前往，使我深深地感受到组织的关怀和照顾，在此表示衷心的感谢。

短短的十天，工作做的很少，在今天的总结会上，确实感到惭愧。今后在身体允许的情况下，还是要为缺医少药的农村做些力所能及的卫生保健工作。

老工作人员的回忆

——纪念中央文史研究馆成立七十周年

2021 年

　　回忆七十年前，1951 年 7 月 29 日，中华人民共和国人民政府政务院文史研究馆（简称"中央文史馆"）在北海北岸镜清斋成立。第一批受聘馆员 26 人，先师萧龙友先生名列其中。

　　是日，秋高气爽，早九时，汽车来接，余即陪同先师前往，车由北海东侧之陟山门进入，直抵镜清斋门前。文史馆正副馆长 4 人中，除柳亚子先生外，符公宇澄，章公行严，叶公誉虎，皆为先君之老友，遂趋前执子侄礼。馆员 26 人中，亦不乏先君之故交，如齐白石、潘锡九、陈半丁、陈紫纶、夏蔚如、邵伯綗、邢冕之等，余均趋前请安。并晤馆办公室主任王笑竹同志及符宇老之夫人。少顷，周总理到，此为余初次谒见总理。当日午餐由政务院机关事务管理局之厨师料理，所用餐具亦为民初旧物，如高足之玻璃小酒杯均有描金篆书"公府"二字。下午二时许，仍由政务院之轿车送诸老归寓。

　　先君庶询公为第二批受聘之馆员，闻聘之日，因心疾突发而弃养，是为中央文史馆中受聘而未到馆之第一人。逝世后，周总理亲批治丧费五百万元（旧币），并派政务院工作人员协助丧葬事宜。1953春，经周总理指示，吸收绍重到中央文史馆工作。是时，馆办公室主任王笑竹同志已因故调离，时任馆办公室主任为廖华（陈继周）同志，秘书为河北霸县之冯复光先生，会计为陈君武同志（天津人），文书为任义如（河北人），后又调来秘书吕方同志，出纳翟怡同志。余到馆后，则执一切庶务方面的工作，如采购所需各类文具及日用品，并入住镜清斋东侧跨院之抱素书屋，每周六回家探母。

镜清斋原为北京图书馆（现国家图书馆）之书库，年久失修，其廊柱匾额髹漆皆剥落。中央文史馆入住后，因人员缺乏，无暇及此，余上班后，组织上即派余负责修缮之事。遂请北京"古建队"来维修。开工之前，余则每日与"古建队"之老师傅冯君商议修旧如旧维修之方法，最终议定采用中国古代建筑施绘传统工艺"一麻五灰"技术方案：凡廊柱及匾额之原有旧漆，均须用斧头砍去，直至露出原来之木，术语谓之"斩砍见木"，门额之匾，亦用此法处理。然后用猪血及白灰混合制成之血料及麻，重新裹缠于上，术语谓之"披麻挂灰"。经反复（三次以上）操作，麻及血料之涂层须达到一厘米以上，始为合格，再用粗细砂纸，顺序打磨数遍至极光滑。最后一道工序为用桐油加颜料制成"亮漆"刷之，始告竣工。

廊上开光之彩画，周边装饰及匾额上之字，尚需贴金，于是余持组织上介绍信至中国人民银行申请，购得纯金之金箔三具（具，金箔之计量名），每具有约十厘米见方之金箔五百张，每张金箔用极薄绵纸夹住，一整具外用麻绳捆扎。回廊上开光之边缘装饰，用贴金法。匾额上之字，则需要用扫金或泥金法，但此二法用金较多，术语谓之"一贴，三扫，九泥"，盖同样面积，贴金仅用一张，扫金则需三张，泥金多达九张；为节用金箔，决定用扫金法。历经年余，始竣工。

　　修缮工程结束后，余即着手筹划建立图书室事，经常至琉璃厂各书肆、中国书店海王邨书库及新华书店采书。1954 年，齐之彪先生逝世，收得花圈近 200 个，燕铭秘书长谓余曰："此物全部焚烧，亦属浪费。你可与花圈店协商，如能回收，即将回收之款，购成书籍，丰富馆藏。"余遂与花圈店协商，共换 200 余万元（旧币），购回古籍数部，又在旧货市场觅得樟木书箱一只储之。余拟数句曰："齐潜斋先生既殁，其哲嗣燕铭、毅侯昆季，以所得赙金购书一箧，以惠来叶。"并请邢冕之先生书于箱盖上，余手刻之。

　　1955 年，廖华同志调离，继任者为刘道衡同志（原湖南省统战部副部长）。刘主任自湖南来京后，偕其夫人刘梅同志即下榻馆中之罨画轩。是年（或 1956 年）[1]，全国美术家协会组织全

1　邱浩注：据《1949—1965 中国美术大事记》：1955 年 5 月 5 日，中国美术家协会第一届理事会第二次会议在北京举行，讨论中国美术继承遗产等问题。1956 年 7 月 25 日，中国美术家协会召集在京暨外地来京国画家座谈，对第二届全国国画展交换意见。

国画家在北京开会，书画名家受邀到馆中座谈，当场挥毫作画约30余幅。其中有一副，余之印象最深，画面为远处一座城楼，上方一轮明月，下方茅屋三楹，一老人依松树抬头望月。题曰："松窗望云关山月。"此画即为溥松窗、赵望云、关山月三人合作者。

在馆工作之日，余曾将宣纸裁成统一大小，每位馆老每人一张，请其或书或画，拟馆老全部交稿后裱成册页；当时因尚未收齐，故未及装裱。平时馆老到馆，亦不乏即兴之作，攒有二十余幅，作者有齐白石、陈半丁、楚中元、王冷斋、孙诵昭、孙墨佛等。另有许成琮先生捐赠之自书《褚遂良圣教序》楷书大中堂二幅。廖华主任请其同乡画成"商山四皓"大幅人物四幅，以及太平天国翼王石达开之石刻拓片五幅，亦裱成立轴。之后余离馆时，均列入移交。

1956年秋，因"技术人员归队"，余遂调离中央文史馆，调入中央卫生部中医研究院工作。余在文史馆工作四年，此四年中，共聘馆员四批，每批新馆员到馆，周恩来总理必到馆中与新馆员见面，并共进午餐。故余与总理，亦仅见过四五次而已。1961年那年，中医研究院老中医、骨科专家杜自明老大夫逝世，总理闻之后，坚持以患者身份亲自参加追悼会致哀，盖杜老经常至中南海为总理按摩沉旧性骨伤之右臂。追悼会在厂桥之嘉兴寺举行，当日九时许，总理轻车简从到嘉兴寺殡仪馆。余在寺门前迎接，总理下车后，稍一注视，问曰："你不是小张吗？怎么在这儿？"余曰："因为是萧龙友先生的弟子，故已调至中医研究院工作。"此时距余离馆已五年，而总理尚能将我认出，并准确呼出姓名，足征总理超人之记忆力，余时至今日仍感佩不已。

二十世纪九十年代末，中央文史研究馆刘松林同志来兰，向余咨询中央文史馆早期之事，余将上述馆藏之书画及图书情况告之。彼谓余所言书画一张皆未见，齐老支持所购之书亦未曾见，不知是为人窃去？抑或文革中被毁？则不得而知矣。

尚有一事，不能不记。当时馆中规定：每周二次例会，馆老到馆学习或座谈。1953 年 2 月 28 日，诸馆老到馆讨论人民政府拟制定《中华人民共和国宪法》之相关事宜，查安荪先生发言，历数其参加过多次制宪讨论，唯有此次乃真正为人民权益而立《宪法》，慷慨激昂，侃侃而谈。发言至中途，忽倾跌于椅上，余与任义如急忙将查老扶在沙发上，同时致电机关事务管理局，请其派车。少顷车至，余遂与任君扶其上车开往鼓楼医院（本馆的合同医院）。余坐于司机旁，任君扶持查老坐于后排，车行至中途，任君唤我曰："老张，查老没气了，怎么办？"余曰："勿慌，仍送去医院。"盖查老无眷属在京，只有一孙女，当时在抗美援朝部队中服务（医务人员），查老孤身一人，住于惠中饭店（政务院所辖，属于招待所性质）——馆中尚有数老居住于此，如周嵩尧先生（周总理六伯父）等亦居于此。车抵医院，余下车大呼："快拿担架，有急诊病人。"担架与医生至，检查后说："人已死亡，拉回去吧。"余曰："那就送到太平间吧。"办理停当，时已近晚 8 时。次日，遂向领导汇报，并由中央政务院出面与朝鲜前线联系，召其孙女回国处理查老后事。其孙女回国后，办完丧事，整理查老遗物，有一近十米的山水长卷，为查老早年所绘，遂捐入馆藏。据松林同志言，亦未见。

今当中央文史研究馆建馆七十周年之际，拉杂书此，或为建馆修志之一助欤。

清代爱国将领朱贵的故事

——2001 年国际儿童节在兰州东郊小学为学生讲故事

　　清朝乾隆四十二年（1778），在我省河州（今甘肃省临夏市）一个武将的家里，出生了一个男孩，名字叫朱贵。他从小跟大人耍刀弄棒，17 岁那年，中了武秀才，从军入伍，不久在新疆立了战功，得到了数次提升。清道光十八年（1838）当上了西宁镇的副将。朱贵带兵，军纪严明，爱兵如子，颇受士兵爱戴，据史书记载，当时各军队中，朱贵的部队称为劲旅。

　　清道光年间，英帝国主义者在中国大量推销鸦片，进而发动了鸦片战争。道光二十一年（1841），英国殖民者进犯浙东，接着攻打定海、镇海、宁波、慈溪，节节进犯。当时清政府几次从甘肃调兵计四千多人赴东南沿海御敌，但前线统帅奕经腐败无能，连吃败仗。次年（1842）初，朱贵奉命率甘军 400 多人，防守慈溪城西门外的大宝山，此山为慈溪要冲，离清兵大营很近。当时驻慈溪的清兵总共加在一起能有八九千人，如能密切配合，是可以战胜敌人的；但由于指挥者的无能，致使英军（炮兵、水兵、工兵等一共 2000 余人）直逼大宝山，向朱贵阵地猛攻。

面对武器先进、粮食丰足、人数众多的敌军，朱贵毫不畏惧，指挥部队以岩石密林为掩护，猛烈抗击敌人，从早晨战到傍晚，饥不得食，渴不得饮，也毫不退缩，打退了敌人的多次进攻，歼敌数百人。英军见正面攻打不下，便从山后向朱贵阵地包抄，占领了山梁，居高临下，用枪炮猛攻。在敌人的前后夹攻下，营寨起火，朱军将士遂与敌人的进攻展开白刃战，浴血拼杀，双方死伤颇多。但敌众我寡，形势极为不利，而守卫大宝山右侧刘天保部队却龟缩不出，朱贵三次派人向大营求援，但大营却拒不发兵。

在孤立无援的严峻时刻，年已65岁的老将朱贵决心与阵地共存亡，他把战旗插到高坡上，跃上战马，手持大刀，冲向敌人阵地，与敌人展开了肉搏战。连续杀死杀伤几十个敌人的同时，他自己也身中两枪，乘马也中弹死亡。他从马上摔下来，鲜血染红了战袍，但强忍剧痛，用尽全身力气，翻身跃起，从扑向他的敌人手中夺过武器，又猛刺过去，将敌人刺死。

在朱贵奋勇杀敌的鼓舞下，众将士都奋不顾身，许多人带伤赶来救护他，使敌人不敢近前。但这样敌人辨认出他是主帅，便集中射手向朱猛射。这时，一直跟随冲锋的朱贵四子朱玮南见父亲被打倒，便扑上去以身体掩护其父；随及玮南中弹身亡，接着朱贵也中弹殉国。朱贵次子昭南见父亲、弟弟都倒在血泊中，怒不可遏，遂挥动大刀，连续砍死敌人数名，最后被敌人围住，被剁的体无完肤，壮烈牺牲。朱贵幼子共南也连中三枪，昏死过去，苏醒后见父兄均已阵亡，便脱下衣服，掩盖好父兄尸体，拼命杀出重围。

甘军将士见主将父子都已为国捐躯，无不悲痛万分，遂与敌人死拼，最后全部为国捐躯。这次战役，朱贵所率435人全部牺牲。但英国侵略军被我军杀死的也近500人，其指挥官巴麦尊（译音）也被我军杀死。英国侵略军中有人说：中国官兵，尽似此君，吾辈难以生还。遂不敢继续向前推近，也不敢在慈溪逗留，仓皇载尸而逃。

第二年（1843），朱共南将父兄灵柩运回家乡，葬在河州城东之慈王村，并立碑叙述其事迹，此碑现存临夏州博物馆。浙东人民也在大宝山西麓修建了朱贵祠，塑朱贵父子及颜履敬像，并悬挂林则徐原题、李天马补书"忠规孝矩"匾额。颜履敬，甘肃皋兰人，清道光二十一年（1841）辛丑科进士，分发浙江知县（候补），自请赴前线督运粮饷。大宝山战役中，虽无临阵守土之任，但义愤填膺，不忍袖手，挥刀助战，与其仆人叶升均被敌军炮弹击中而殉国。1963年，朱贵祠被浙江省、宁波市两级政府定为重点文物保护单位。文革中祠被毁，浙江省人民政府于1984年、1998年两次拨款重修，规模较前更为宏大，并将该祠定为爱国主义教育基地。

热心家乡教育和公益事业的刘尔炘

——2001 年国际儿童节在兰州东郊小学为学生讲故事

当我们在丘壑起伏、古木参天、山环水绕、清静幽雅的五泉山度假时，被那一组组依山就势而建的嵯峨宫殿所陶醉时，你可曾想到过为重修五泉山而费尽心血的刘尔炘先生。

刘尔炘先生（1864—1931），字又宽，号晓岚，又号果斋，别号五泉山人，甘肃兰州市人，生于清同治三年（1864）。16 岁时考中秀才，22 岁中举，26 岁在京考中光绪十五年（1889）己丑科进士，在京城翰林院工作三年，辞官回到兰州，应聘为五泉书院主讲。1913 年（中华民国二年）以后，用他的全部精力致力于地方文化教育事业和社会公益事业。曾陆续创立了陇右实业待行社、兰州兴文社、金陇希社等，先后创办中学一所、小学四所，为甘肃培养了一大批人才。还创办了乐善书局，出版了不少有益于青少年的书籍，且开办了小型工厂，希望振兴甘肃实业。1918 年（中华民国七年），创办了兰州兴学社，资助皋兰、榆中、临洮、临夏、渭源、靖远六县的学生到省外深造，同时还开办了国文讲习所和国文专修馆，以培养高等人才。1929 年（中华民国十八年），甘肃大旱，颗粒无收，饿死了很多人，先生创办了丰黎义仓，平粜施粥，救活了不少人。

1920 年（中华民国九年），甘肃大地震，全国捐助了赈灾款不少，但款到甘肃时，灾情已经缓和，除少数用于灾民外，尚有余款四万多两白银。先生考虑到如处理不当，很有可能被当权者贪污，于是建议用来修缮兰州五泉山。先生的提议，得到了当时官民人等一致的赞同，以先生的名望，又向全省地方官绅、各界人士募集了一批款项。于是由先生统一规划，除修复了原有建筑，还新增了不少景点，使这一建自汉代（相传汉代大将霍去病在此开凿了五个泉眼，以后陆续修建了不少景点），在清乾隆（18 世纪）和同治（19 世纪）间曾两次毁于战争的名园，有了新的气象。在历时数年的修缮中，先生呕心沥血，日夜操劳，保证了工程的质量。建成后，又亲自撰写了很多匾额和楹联，使五泉公园成为兰州第一名胜。

先生毕生热心于教育和公益事业，创办了不少有益于社会民生的团体，巨万银钱经手，但他廉洁奉公，一尘不染。有这样一件事，在修缮五泉山时，有一个工头到他家商量事情，见他吃饭的桌子已很破旧，便悄悄地做了一个新桌子给他送去。这下可把先生惹恼了，他很生气地对那个工头说：请你把它拿回去，怎么可以用集资公用的钱给我刘某人做东西？记住，不论是谁，今后决不许这样！五泉山修完后，先生把工程收支情况开列清单刻在石碑上，公诸于众。

　　先生毕生著作甚多，有十七八种。他的学生也很多，可以说桃李遍陇原，甘肃近代不少名家如王烜、杨巨川、水梓、水楠、赵元贞、魏振皆等，都是他的学生。赵元贞创办的中学，以"志果"命名来纪念刘尔炘先生，以先生别号"果斋"的缘故。

　　刘尔炘先生是甘肃近现代史上社会影响巨大的一位著名学者和社会公益家，值得我们学习、缅怀。

实践是检验真理的唯一标准

——在中国农工民主党甘肃省委员会纪念中共十一届三中全会上的发言

1998 年

　　二十年前，席卷神州大地的"实践是检验真理的唯一标准"的大讨论，彻底否定"文化大革命"，正本清源，拨乱反正，提供了理论基础和思想前提。

　　百年痛史，十年内乱，使我们不能不认真重温历史，冷静思考未来。1976 年 10 月，党中央顺应党心民意，一举粉碎了"四人帮"。举国上下，一片欢腾，全国人民强烈要求结束动乱，把被颠倒的历史重新翻正过来，盼望着弃旧图新，拨乱反正，脱离苦海，重见光明。但是，由于长期"左"倾错误的影响，特别是当时的中央主要负责人推行"两个凡是"，仍然坚持以阶级斗争为纲，在思想上、政治上设置了许多禁区，使党在错误的路线上徘徊，"左"的思想无法清算，冤案不能平反，颠倒的是非不能复正，国民经济面临崩溃边缘。为了拯救多灾多难的中国人民于水火，1978 年 12 月，具有重大历史意义的中国共产党第十一届中央委员会第三次全体会议召开了。大会召开之前，在 11 月召开了中央工作会议，中央政治局根据邓小平同志的提议，讨论了工作重点转移问题。在会议上，陈云同志提出，开创并巩固安定团结的局面，是保证党的工作重点顺利转移的关键，为此要解决"文化大革命"中遗留的一大批重大问题，和一些重要领导人的功过是非评价。陈云提出：为正确解决薄一波等 61 人的所谓叛党集团评价，为解决陶铸、彭德怀等同志的问题，首先要肯定天安门事件是一次反对"四人帮"的伟大、爱国群众运动。1978 年 12 月 13 日邓小平同志在十一届三中全会闭幕式上发表了题为"解放思想，实事求是，团结一路向前进看"的讲话，提出了恢复和确定党的思想路线、政治路线和组织路线，以及改革开放等一系列重大战略决策，这个报告实际上成为中共十一届三中全会的主题报告。

十一届三中全会之后，恢复了中国共产党实事求是的优良传统和勃勃生机，全国人民欣喜地看到了我们国家的希望，告别了大动乱的中国和中国人民步入改革开放新时代，强劲的春风，唤醒了山川，吹绿了大地，滋润了涂炭的生灵，激起了解放思想的大潮。二十年来，我们解放思想，迈开步伐，在实践中认识错误，抛弃错误，纠正错误，发现真理，坚持真理，以"实践"标准和"三个有利于"（是否有利于人民生活的改善，是否有利于综合国力的改善，是否有利于社会主义生产力水平的提高）标准制定党的路线、方针、政策，全国上下实现了伟大的转变，彻底脱离了：马克思主义经典作家的话即是真理，"伟大领袖"的教导才是真理，此二者放之四海而皆准——凡是坚持经典作家和伟大领袖的语录就是坚持真理的误区。二十年来，我国国民经济持续快速升长，综合国力不断增强，人民生活日益改善，国际地位显著提高。全国的改革开放和现代化建设都在突飞猛进地发展。

让我们再来重温一下二十年来的辉煌成就：二十年来，提出了解决台湾问题，实现祖国和平统一的基本方针和"一国两制"政策；中美正式建立了外交关系；香港回归祖国，大大提高了我国的国际地位；纠正了国民经济比例严重失调问题；实行"调整，改革，整顿，提高"的方针。1979 年 10 月，小平同志在中央统战部宴请各民主党派的宴会上讲话指出，统一战线仍然是一个重要法宝，它已经发展成为全体社会主义劳动者，拥护社会主义的爱国者和拥护祖国统一的爱国者最广泛的联盟。在中国共产党的领导下，实行多党派的合作，这是我们具体历史条件和现实条件所决定的，也是我国政治制度中的一个优点和特点。小平同志的这番话，给民主党派带来了春天。在接见外宾时，小平同志多次提出，实现四个现代化，必须有一个正确的、开放的对外政策。实现中国式的四个现代化，中国本世纪（20 世纪）末的目标是基本实现小康。

小平同志的这些话现在已逐步变成现实，仅以我省（甘肃）张掖地区而言，改革开放二十年来，变化是巨大的。今年 9 月，我随甘肃省文史馆其他成员一行到河西考察，一进张掖，江泽民总书记题写的三个金光闪闪的大字——"金张掖"，随即映入眼底。进入市区，更令人耳目一新，过去大佛寺周围的小土房都为新建的二层仿古小楼所代替。在市郊的梁家墩乡，农民生活已达到小康水平。农民的住宅户均 360 平方米，生活显著改善。1997年，全区农民人均纯收入达到 2518 元，基本实现小康目标，现正向富裕型小康前进。地方工业，张掖市从无到有，从小到大，现已初步建立了具有相当规模的地方工业体系，门类比较齐全，结构较为合理，特色产品也具有规模。现有张掖糖厂、地区人造板厂、临泽玉米淀粉厂、张掖农药厂、滨河集团、丝路春集团等骨干企业，工业产值占工农业总产值的比例已达 64.9%。

改革开放二十年来，成绩辉煌，成果显著，国内各行各业都在阔步前进，这二十年，是近百年来我国经济、社会综合水平发展最快最好的时期。在即将进入 21 世纪的今天，在实现跨世纪雄伟目标的征途上，我们一定要以党的"十一大"精神为指导，高举邓小平理论伟大旗帜，同心同德，奋发图强，为实现甘肃跨世纪发展的宏伟目标而努力。

哲人虽萎　遗爱永存

——纪念邓小平同志诞辰 100 周年座谈会上的发言
2004 年

　　今年 8 月 22 日，是我们敬爱的邓小平同志（1904—1997）诞辰 100 周年。我们中华民族有一个很好的传统，那就是凡是对人民做出了杰出贡献的人，人民会永世不忘。我们都记得邓小平同志的名言："我是中国人民的儿子，我深情地热爱着我的祖国和人民。"同样，中国人民也热爱邓小平同志，感谢邓小平同志，怀念邓小平同志——邓小平同志把毕生心血和精力都献给了中国人民。《史记》有言："盖世必有非常之人，然后有非常之事；有非常之事，然后有非常之功。"（《史记·司马相如列传》）邓小平同志可谓以非常之人，建非常之功者。我们不妨回忆他七十年的革命历程：青年时代，就有了朴素的"工业救国"思想。1920年，他离开了养育他的巴蜀家乡，离开了深深眷恋着的华夏大地，踏上了赴法勤工俭学的道路，从此拉开一生革命生涯的序幕。求学是为了寻求真理，寻求救国出路，追求革命真谛，1922年，他就参加了旅欧中国少年共产党（后改为中国社会主义青年团旅欧支部）。1924年，转为中国共产党党员，走上了无产阶级职业革命家的道路。1929年12月，在广西同张云逸等发动了"百色起义"，开创了中国工农红军第七军和右江革命根据地。第二年，又发动了龙川起义，创建了中国工农红军第八军和左江革命根据地，并任政委和前敌委员会书记。1933年，中国共产党临时中央从上海迁到江西，推行"左"倾冒险主义，由于邓小平同志坚持执行以毛泽东为代表的正确路线，因而受到了错误处分。1934年，在中共历史上具有伟大转折意义的遵义会议上，确立了以毛泽东同志为代表的新的中央正确领导。邓小平同志担任了红一军团政治部宣传部部长及政治部副主任、主任。1937年日寇侵华，国共两党再次合作，中国工农红军改编为国民革命军第八路军，邓小平同志任政治部副主任。1938年任"一二九"师政委，与刘伯承师长共同领导，深入日寇占据边区，创建了晋、冀、豫等革命根据地。从1940年下半年起，刘邓大军率所部38个团，参加八路军向华北日军占领的交通线和据点发动大规模的追击战役，即著名的"百团大战"，给日、伪军以很大打击。

　　抗日战争胜利后，国共进行和平谈判的同时，国民党军队不断挑衅，终于爆发内战。刘、邓大军在解放战争时期，先有上党战役、邯郸战役的胜利，后有强渡黄河天险、挺进大别山、驰骋于江淮河汉之间的壮举。邓小平同志是淮海战役的组织者，接着指挥百万大军横渡长江，进军云贵高原，解放大西南。中华人民共和国成立后，1950年任西南军区政治委员，1951年领导和平解放西藏，实现了祖国大陆的完全解放。1954年，任国务院副总理、国防委员会副主席等职，为建国初期的建设做出了巨大的贡献。

邓小平同志的革命历程，是同中国共产党的创建和发展，中国人民军队的创建和发展，中华人民共和国的创建和发展，紧密联系在一起的。他是人民共和国的开国元勋，中华人民共和国成立以后，成为中国共产党以毛泽东同志为核心的第一代中央领导集体的重要成员。党的十届三中全会以后，他成为中国共产党第二代中央领导集体的核心，领导我们开辟了建设有中国特色社会主义的新道路。在这条道路上，国民经济迅速发展起来，综合国力愈益强盛起米，人民生活逐步富裕起来，社会主义显示出前所未有的生机和活力。邓小平同志这样说过："如果没有毛泽东同志，我们中国人民至少还要在黑暗中摸索更长的时间。"我们今天同样应当说：如果没有邓小平同志，中国人民就不可能有今天的新生活，中国就不可能有今天改革开放的新局面和社会主义现代化的光明前景。邓小平同志是全党全军全国各族人民公认的享有崇高威望的中国卓越领导人，伟大的马克思主义者，伟大的无产阶级革命家、政治家、军事家、外交家，久经考验的共产主义战士，中国社会主义改革开放和现代化建设的总设计师，建设有中国特色社会主义理论的创立者。

在中国共产党历史上，党领导中国人民进行了一场把半殖民地半封建的旧中国变成社会主义新中国的伟大革命。十一届三中全会以来，又领导中国人民开始了一场新的革命，要把中国由不发达的社会主义国家变成富强民主文明的社会主义现代化国家。在这两次伟大革命的进程中，实现了马克思主义同中国实际相结合的两次历史性飞跃，形成了两大理论成果，这就是毛泽东思想和邓小平建设有中国特色社会主义理论。两次伟大革命，两次历史性飞跃，造就了两个伟大人物，这就是毛泽东同志和作为毛泽东同志的战友、事业继承者的邓小平同志。

"文化大革命"是社会主义时期我们党执政史上犯的严重错误，邓小平同志受到错误批判和斗争，被剥夺一切职务，在他的政治生涯中，又一次受到严重挫折。林彪反革命政变阴谋被粉碎后，邓小平同志复出，1975 年担任中共中央副主席、国务院副总理、中央军委副主席、中国人民解放军总参谋长，主持党、国家和军队的日常工作。他力挽狂澜，强调要"敢"字当头，横下一条心，对"文化大革命"以来所造成的严重混乱局面，大刀阔斧地进行整顿。他为了党和人民的利益，置个人荣辱安危于度外，冒着再次被打倒的风险，同"四人帮"进行了坚决的斗争。这次整顿实质上是后来改革的实验，反映了广大人民群众的愿望，代表了党的正确领导，在短时间内就取得显著成效。由于整顿的深入，势必系统地纠正"文化大革命"的错误，1976 年 4 月，邓小平同志又被指责为搞"右倾翻案风"，再度被错误地撤销一切职务，这是他政治生涯中的第三次严重挫折。但是，整顿的业绩和他在整顿中表现出来的风骨，赢得了党心、军心、民心，为粉碎"四人帮"准备了广泛的群众基础。

1976年10月,"四人帮"被一举粉碎了、"文化大革命"彻底结束了,中国面临着重大历史关头,就是能否扭转"文革"十年内乱造成的政治严重局势,从经济困难中重新奋起,为中国社会主义发展开辟新的道路。在广大党员和人民的迫切要求下,1977年7月,邓小平同志恢复了原来担任的职务。在决定恢复他职务的中央全会议上,他这样讲:"我出来工作,可以有两种态度,一个是做官,一个是做点工作。我想,谁叫你当共产党人呢?既然当了,就不能够做官,不能够有私心杂念,不能够有别的选择。"邓小平同志以他的远见卓识,丰富的政治经验和高超的领导艺术,在千头万绪中抓住决定性环节,从端正思想路线入手进行拨乱反正。他强调"实事求是"是毛泽东思想的精髓,反对"两个凡是"的错误观点,支持开展真理标准问题的讨论,为党的十一届三中全会的召开做了思想准备。

1978年12月,党的十一届三中全会召开,在邓小平同志的领导下,重新确立"解放思想、实事求是"作为党的思想路线,确定把党和国家工作的中心转移到经济建设上来,做出中国实行改革开放的决策,随后又旗帜鲜明地强调必须坚持四项基本原则。党的"一个中心、两个基本点"的基本路线开始形成。这次全会,标志着中华人民共和国成立以来党和国家历史的伟大转折,开辟了改革开放和集中力量进行社会主义现代化建设的历史新时期道路。经过这次全会,邓小平同志成为党的第二代中央领导集体的核心。

邓小平同志领导我们党总结中华人民共和国成立以来的历史经验，以巨大的政治勇气和理论勇气，坚持科学地评价毛泽东同志的历史地位和毛泽东思想的科学体系，根本否定了"文化大革命"的错误实践和理论，同时坚决顶住全盘否定毛泽东同志和毛泽东思想的错误思潮。随着国内局势的发展和国际形势的变化，越来越显示出邓小平同志这个重大决策的魄力和远见。

1982 年 9 月，在党的第十二次全国代表大会上，邓小平同志提出："把马克思主义的普遍真理同我国的具体实际结合起来，走自己的道路，建设有中国特色的社会主义。"这是总结中国长期历史经验得出的基本结论，成为新时期指明我们前进方向的基本口号。1987 年 10 月，党的第十三次全国代表大会召开，根据邓小平同志的思想，大全系统地论述了社会主义初级阶段的理论，完整地概括了党在社会上义初级阶段的基本路线。

邓小平同志早就主张废除干部领导职务终身制，他本人几次恳切地表达了退休的愿望。党的"十三大"同意他只留任中央军事委员会主席，1989 年 11 月，十三届五中全会又同意他辞去中央军事委员会主席的职务。邓小平同志为第二代中央领导集体向新的中央领导集体顺利过渡，保持党和国家的稳定，创造了充分的条件，发挥了决定性的作用。

从领导岗位退下来的邓小平同志，仍然以高度的历史责任感，关注着改革开放和现代化建设事业。1992 年初，他视察武昌、深圳、珠海、上海等地，发表重要谈话，科学地总结了十一届三中全会以来党的基本实践和基本经验，从理论上深刻地回答了长期困扰和束缚人们思想的许多重大认识问题，不仅对开好当年10月党的第十四次全国代表大会具有重要指导作用，而且对整个社会主义现代化建设事业具有深远意义。以邓小平同志南方谈话和"十四大"为标志，中国社会主义改革开放和现代化建设进入新阶段。

邓小平同志离开我们七年了，但他的英名、业绩、思想将永载史册，永远铭刻在人民的心中。今天，在以胡锦涛同志为首的党中央坚强领导下，全党全军全国各族人民一定能够继承邓小平同志的遗志，坚定不移，满怀信心，把邓小平同志开创的建设有中国特色的社会主义的伟大事业推向前进，把我国建设成为富强、民主、文明的社会主义现代化国家。

回顾历史 展望未来 促进和平 加快发展

——纪念抗战胜利六十周年座谈会上的发言
2005 年

　　抗日战争是近代以来中国人民反对外敌入侵第一次取得完全、彻底胜利的民族解放战争，它使中华民族摆脱了受帝国主义奴役和压迫的命运，结束了一百多年来任人宰割的屈辱历史，是中华民族由衰败走向复兴的转折点。

　　研究历史是为了面向未来，无数先烈和革命前辈为实现民族独立所进行的艰苦卓绝的斗争，给后人留下了宝贵的精神财富。抗战精神是我们实现伟大民族复兴的巨大动力。日本侵华的历史，是中国人民心中永远不能抹去的伤痛，抗日战争的历史，是一曲中华民族在抗争中走向胜利的壮歌，"前事之不忘，后事之师"（《战国策·赵策一》），只有铭记历史，才能面向未来。我们要继承和发扬抗战精神，本着求真创新的态度，扎扎实实地工作，克服前进路上的一切艰难险阻，为构建和谐社会和小康社会而努力奋斗。

　　历史会永远记住这一天，1945 年 8 月 15 日，日本宣布无条件投降。在这一天，抗日战争以中国人民的胜利和日本法西斯的失败而告结束。岁月的脚步匆匆走过六十年，黄河边上的硝烟已随风飘散，历史仿佛已经远去。但是，从卢沟桥头卷起的那场中华民族抗击强暴、追求独立自强的战争留下的教训却是刻骨铭心，对于中华民族来说，那是永远的国殇，永远的奋斗，也是永远的追思。是追思英烈和伟岸壮阔历程的史诗，更是追求和平的渴望，永不再战的期盼，强国富民的决心，也是世代睦邻友邦的祈愿。

一、自尊必须自强，发展需要安定

六十八年前，一个中国人民刻骨铭心的日子——1937 年 7 月 7 日，枪炮声震惊了卢沟桥。日军以士兵失踪为借口，要强行进入宛平城搜查，遭到拒绝后即枪炮相加，全面发动侵华战争，不屈的中华民族从此开始了长达八年的全民抗战。

"七七事变"仅仅是近代日本侵华野心的总爆发。在此之前，日本就对中国这块富饶的土地觊觎已久，早在明治维新时期，日本在确立近代天皇制的同时，就制定了以鲸吞中国为核心的所谓"大陆政策"，在之后的七十多年里，日本曾发动了 14 次侵略战争，其中多次是对华战争。1894 年（清光绪二十年甲午）蓄意挑起中日甲午海战，迫使战败的清政府签订《马关条约》，割让辽东半岛、台湾与澎湖列岛；十年后，又在我国东北土地上发动日俄战争，强迫清政府承认日本在东北的势力范围。"进入大陆"的迷梦、畸形膨胀的野心，使得这个受中国传统文化恩惠最重的国家成为近代以来祸害中国最深的国家。

1927 年 6 月 27 日至 7 月 7 日，时任日本首相的田中义一在东京召开"东方会议"，抛出了对华侵略总战略：欲征服中国，必先征服满蒙；欲征服世界，必先征服中国。趾高气扬的日本，已掩饰不住要彻底奴役中国的野心。20 世纪 30 年代初，严重的经济危机加速了日本的侵略步伐：1931 年，制造"九一八事变"，占领我国东北地区，揭开侵华序幕，随后将枪口瞄向内蒙古、华北，步步进逼；1932 年，在上海挑起"一二八事变"；1933 年，侵占热河省。但是，日本帝国主义者没有想到，在日本百万军队的铁蹄下，中华民族面临死亡的绝境，没有屈服，反而觉醒，组成了最广泛的抗日统一战线，以全民族的力量与日本军队血战，直到胜利。取得这场胜利之后，中国人民绝不允许任何内部或外部的势力破坏中华民族的团结，也绝不允许任何人把台湾从祖国分裂出去。

中日两国之间为什么会开战？这背后的根源在哪里？一个岛国为什么能一步步地侵吞国土面积数十倍于它的大国？历史学家的评论一针见血：日本发动侵华战争，是其军国主义扩张野心不断膨胀的结果。

战争是两国实力的对抗，是精神的较量，更是物质的对抗。"七七事变"之后，中华民族奋起抗战。然而，虚弱的国力，有国无防的现实，没有做好开战准备的民心士气，让西方的观察家们在惊讶于中国人顽强战斗意志的同时，放出预言中国人在这场实力悬殊的厮杀中前景黯淡。让我们来看一看开战之时，中日两国的国力和军事力量的对比。1937 年全面抗战爆发前，日本工业产值为 60 亿美元，中国为 16 亿美元。日本年产钢 580 万吨，年产弹药可达 50 万吨，旧中国没有重工业基础，年产钢不过 4 万吨，年产弹药几千吨，武器主要靠进口。就军队装备而言，日本海军吨位为 190 万吨，是中国的 20 ～ 30 倍。日本作战飞机有 2700 架，而中国仅有 305 架。拥有近百万之众的中国陆军只是数量上的优势。日本 1 个师的武力装备，在战争之初相当于中国 1 个师武力装备的 3 倍；在战争的中后期，已经相当于中国的 8 ～ 9 倍。而我们从西部内地行军赶到东南、华北前线的川军官兵们，多数甚至没有见过坦克车，一些战士所拥有的武器还是大刀、长矛。他们上战场就像是羊入虎口，有些部队官兵还没见到敌人就牺牲疆场。

回顾这段以人力和火力相拼的历史，我们除了对抗战先烈血肉拼搏事迹的感动，更有对国力不济的无奈。在强大的物质力量面前，精神力量固然可贵，但往往呈现出一种苍白无力的悲壮。周总理曾对那场战争感慨：我们反对帝国主义的实力政策，对付帝国主义却不能不讲实力。只有在国家总体实力包括军事实力方面能赶上世界水平，中华民族才能真正地自立于世界民族之林。

日本的侵略对中华民族的伤害可谓创巨痛深，侵略战争使中国的现代化至少延误了五十年时间，晚清至当时近一个世纪中国人民积累的近代化和现代化的财富丧失殆尽。一项不完全统计表明，从"九一八事变"到1945年8月，按1937年的比值计算，日本侵略给中国造成的直接经济损失达1000多亿美元，间接经济损失达5000多亿美元。要知道，1000亿美元，相当于国民党政府277年的财政收入、26年的工业总产值，是自鸦片战争以来历次帝国主义侵华战争索要赔款总数额的数十倍。

落后就要挨打，自尊必先自强，发展需要安定，这就是那段屈辱与悲壮同行的历史留给我们的最为深刻的启示。

二、凝聚民族精神，万众一心，无往而不胜

抗日战争，被我们记住的不仅仅是伤痛、悲惨、哀怨，更有抗争、胜利、尊严。我们经历了落后挨打的耻辱，更证明了众志成城的民族力量，"夫人必自侮，而后人侮之"（《孟子·离娄上》）。从1840年第一次鸦片战争开始到1945年抗日战争胜利的105年间，中国为何饱受列强欺凌、丧权辱国？除了政治腐败、经济和军事落后外，其中一个重要原因，就是民国年间军阀割据、内部分裂，中国一盘散沙。正如毛泽东同志在抗战之初所指出：日本敢于欺负我们，主要的原因在于中国民众的无组织状态。克服了这一缺点，就把日本侵略者置于我们数万万站起来了的人民之前，使它像一匹野牛冲入火阵，我们一声唤也要把它吓

一大跳，这匹野牛就非被烧死不可。

面对日本帝国主义的铁蹄，中华民族的灾难深重到了极点；中华民族的浴血反抗也沸腾到了顶点。然而，1936 年，蒋介石却在东北奉行不抵抗主义，在全国继续贯彻"攘外必先安内"的政策，引发"西安事变"张学良兵谏蒋介石。民族大义面前，提出建立抗日民族统一战线的中国共产党，在"卢沟桥事变"翌日通电全国，号召全民抗战。危急存亡之秋，蒋介石最终发表讲话，认可团结救国的必要，国共再次携手合作，誓与日寇抗争到底。

"卢沟桥事变"后，全国军队总动员，到 1945 年夏，正面战场共进行 24 次大的会战和数以万计的较小规模的战役、战斗。淞沪会战、太原会战、徐州会战、长沙会战……一场场会战，一次次粉碎了侵略者"速亡中国"的迷梦，广大爱国官兵在漫长的战线和持久的作战中，顽强抵抗，他们以血肉之躯和敌人做拼死搏斗，表现出中华儿女为抗击外敌侵略而英勇不屈、视死如归的民族精神。中国共产党领导的人民武装迅速挺进敌后，构成对侵华日军两面夹击的战略布局。平型关大战，打破了日军不可战胜的神话；黄土坡一战，让日军哀叹"名将之花凋谢在太行山上"。地雷战、地道战、麻雀战，雁翎队、铁道游击队、敌后武工队，共产党领导的敌后抗日武装，如同一把把钢刀，插进了敌人的心脏。

在日本侵略者的面前，中华民族凝结成了一股绳，海内外华人一条心，在民族存亡的最后关头，爆发出了民族的最强音。因为，所有的中国人都懂得"一根筷子易折断，十根筷子变成钢"的道理。一旦中华民族团结齐心，攥紧拳头，就无坚而不摧，无往而不胜。"有钱出钱，有力出力"是抗战时期后方人民的一个响亮口号。各地民众自发组织义勇军等武装队伍，投入对敌斗争；青年学生们请愿示威、投笔从戎；社会上层人士呼吁团结对敌；新闻和文化界人士为抗日奔走呼号；世界各地的华侨、华人，与祖国大陆息息相通，义赈义捐，患难与共。

伟大的抗战，中华民族做出了空前的民族牺牲。从1931年至1945年，中国人民在抗日战争中共牺牲3500余万军民，占当时中国总人口的8%，多少热血青年，多少优秀儿女，都倒在了日本军队的枪炮之下。他们有父母，有妻儿，有理想，也有追求，但为了中华民族的解放事业，他们挺身而出，义无反顾。抗日联军司令杨靖宇，狼牙山五壮士，二小放牛郎，是千百万抗日军民不畏牺牲、血战到底的缩影。除了这些为后人传诵的英雄，更多为国捐躯的是普通士兵。他们中的很多人甚至没有留下遗骸、没有留下名字。在华夏大地上，他们已化作青山，化作河流，化作风雨过后的一道道彩虹。

1945年8月15日，日本无条件投降。经历了百年屈辱后，中华民族第一次以胜利者的姿态站了起来，终于赢得了她的地位、自信和尊严。中国成为联合国安理会五个常任理事国之一，我国的民族民主革命也发展到一个新阶段。抗日战争，是近现代史上中国人民反对外敌入侵第一次取得完全胜利的民族解放战争，也是中华民族走向振兴的重大转折点。毛泽东同志指出：我们中华民族有同自己的敌人血战到底的气概，有自力更生的基础上光复旧物的决心，有自主于世界民族之林的能力。如同浴火重生的凤凰，中华民族洗去了一百年的屈辱，挣脱了一百年的铁链，赢得了抗日战争辉煌的胜利，也赢得了世界人民由衷的尊敬。

三、和平发展是必由之路，战争是人类共同的灾难

反思战争，是为了避免战争。当我们回顾过去，不能不深刻思考和平的重大意义。只有和平才有发展，只有和平才有进步。中国人民遭受侵略、战祸之苦，深知和平来之不易。中华民族是一个热爱和平的民族，中国的现代化建设需要一个和平的环境。一个稳定的社会主义中国是世界和平的重要力量。

1945 年 8 月 15 日，日本不得不接受可耻的、注定的失败，历史再次证明，将国内矛盾转嫁给他国的侵略战争必然要失败，任何民族企图把自己的繁荣长久地建立在对其他民族的侵略扩张之上，其结果只能是搬起石头砸自己的脚。在国际关系上，日本只有告别过去，才能拥有未来。

然而，战后六十年来，日本政府，特别是右翼势力反省意识太弱，反思成果太小。当周边国家的政府和人民努力以最大的善

意来对待日本的时候，日本右翼势力却不断制造事端伤害那些被侵略国人民的感情。在日本，极右翼分子一直在为军国主义者招魂，在教科书中篡改侵略历史，日本的一些领导人不断参拜供奉着甲级战犯的靖国神社。

在"纪念抗日战争胜利六十周年的今天，我们必须对日本军国主义可能复活的危险保持足够的警惕"——中国日本史学会会长汤重南指出。军国主义是日本当年发动侵略战争的思想根源，由于战后没有得到彻底清算，日本右翼势力一直在试图为军国主义翻案，近年来军国主义在日本死灰复燃的迹象更加明显。一个不对罪恶忏悔和反省的民族，是难以获得世界的信任和亲近的，日本要想在世界舞台上成为一个政治大国，获得更大的发言权，就应当先让自己成为一个有责任感和尊严感的国家。只有正视历史，尊重历史，才能取得邻国的信任。

中国是维护世界和平的重要力量，中国人民自古以来爱好和平、维护和平。中国对战败的日本更多地给予了同情、理解和宽容，作为战胜国，中国并没有羞辱、伤害日本，而是把日本人民以及放下武器的士兵与日本的军国主义政府区别对待，认为前者也是受害者。中国国民政府在遣返日本战俘、移民的问题上，都给予了极大的方便。对于被关押的战俘，中国政府也给予了宽大处理，新中国成立后，在抚顺战犯管理所和太原战犯管理所的1000多名日本战犯，到1964年4月9日全部获得提前释放、遣送回国。为了中日之间的和平友好关系，中国放弃了战争赔款。

日中友好协会会长宇都宜德马曾多次讲到：假使中国要日本付出 500 亿美元的战争赔款，按当时日本的经济能力来说，也需要五十年才能付清，定会阻碍日本经济的成长发展，结果就不会有今天的日本。这一点是不应该忘记的。

落后就要挨打，发展才是硬道理，这是惨痛的民族历史给我们的最大启示。战后，中国始终坚持和平发展的强国之路。特别是改革开放后，中国牢牢抓住"一切以经济建设为中心"不放松，不断深化改革，扩大开放。不仅增强我国的实力，改善和提高了人民生活水平，而且也为世界的和平与发展做出了贡献，对维护地区和平安全发挥了重要作用。

历史证明并将继续证明，一切爱好和平的国家和人民有能力把侵略者赶出自己的国土，有能力结束一切形式的压迫和奴役，也一定有能力通过努力奋斗而实现和平与发展。在和平的形势下，一个大国的发展是可能的，并且这也是最为健康的发展。战后德国的重新崛起就是有力的证据。二战的胜利向世人昭示：世界人民有足够的智慧和耐心通过对话清除误解，通过合作谋求共赢，通过和平推动发展。只有那些仍牢牢抓住冷战思维、霸权主义和强权政治不放的国家，才是制造世界冲突和动荡的根源。

然而，自 20 世纪 90 年代以来，遭受国内经济衰退困扰的日本，开始对中国的和平发展越来越心存戒备，加上日本国内右翼势力抬头、军国主义阴魂不散，日本与某些西方国家一起大肆鼓吹"中国威胁论"。居于日本政坛主导的新保守主义势力，在对中国的问题上，一再伤害中国人民的民族感情，诸如侵占中国钓鱼岛，政府官员坚持参拜供有甲级战犯的靖国神社，反对欧盟解除对华军售禁令，对中国制定《反分裂国家法》妄加评论等等。与此同时，日本却在不断扩张自己的军事实力，所扮演的角色已经从战后作为美军后勤基地发展为前方支援，从专守防御变为向海外派兵，从国土自卫变为干预周边事态，甚至提出实行先发制人战略，这不能不引起亚洲邻国的警觉。

其实，"中国威胁论"根本站不住脚。作为深受帝国主义和霸权政治危害的国家，中国一贯反对用战争手段解决问题，而主张"和平共处"，在相互尊重对方的前提下，求同存异，通过协商对话来解决分歧、化解矛盾。在漫长的历史时期内，各国之间文化和经济等方面的竞争将难以避免，但是，这种竞争应当是和平友好、平等互利、互相促进的竞争。

六十年后的今天，我们站在新的历史潮头回顾抗战，就是要更好地珍惜和维护当今来之不易的和平，就是要从那段悲壮的历史中汲取伟大的精神力量，转化为抓住机遇加快发展的实际行动，坚定不移地走和平发展的道路，积极构建社会主义和谐社会，在强国富民中实现中华民族的伟大复兴。

发展社会主义先进文化　　加快我省特色文化建设

2003 年 11 月

　　社会主义文化，是社会主义现代化建设的一个重要组成部分，是凝聚和激励全国各族人民群众的重要精神力量。社会主义文化主要是以马克思列宁主义、毛泽东思想和邓小平理论为指导，以培养有理想、有道德、有文化、有纪律的公民，发展面向现代化，面向未来，民族的、科学的、大众的社会主义先进文化。

　　我们要从社会主义事业的全面发展和民族振兴的高度来认识社会主义文化建设的重要性，进一步增强建设社会主义文化的责任感和使命感，加快我省文化事业建设、创建特色文化大省的步伐。通过创建特色文化大省这一重大措施，更好地贯彻落实"三个代表"重要思想，发挥先进文化在以德治国、以德治省，实施西部大开发，全面建设小康社会中的重要作用，以先进的文化引导人，以高尚的情操鼓舞人、塑造人，以优秀的作品激励人，把我国社会主义现代化建设推向前进。

　　改革开放以来，尤其是近几年，我省的文化事业有了很大发展，一些优秀作品在省内外，乃至国际上都有一定的影响；但这还远远不够，与创建特色文化大省的要求还有一定的距离。相比东南沿海各省市，我们仍需进一步抓住机遇，狠下功夫，努力挖掘甘肃的特色文化资源优势，做到统一筹划，整体开发，创造出更多具有民族风格的文化精品；努力把先进性和民族性结合起来；努力提高文化作品的竞争能力，不断走向全国，进一步走向世界。

大力发扬甘肃特色，促进和扩大甘肃的对外开放，推动甘肃的全面发展，加快小康社会的建设步伐。同时，要特别注意我省独有的人文遗产，如敦煌石窟、炳灵寺石窟以及庆阳的周祖陵、平凉的崆峒山等处的开发研究，不仅仅只用来作为旅游的景点、获得其经济效益，更应认真发掘其文化内涵，揭示其在中华民族历史发展中的重要影响与历史地位，展示其对实现中华民族伟大复兴的精神作用，真正做到政治、文化、经济的统一发展。以敦煌学研究为例，近些年来，我国的敦煌学研究在文献整理与研究上，成绩是可观的，我省的专家学者也取得了卓著的成绩。敦煌在甘肃，甘肃在敦煌学研究领域应起主要作用。从整个敦煌文献的内容上看，还有很多题材需要更进一步地发掘、整理、研究，譬如敦煌医药文献、敦煌佛教史料等，我省学者仍需在这些领域深化研究。此外，在文献研究的基础上，还应进一步开发出有利于国计民生的特色产品，使甘肃敦煌学研究成为一种新兴特色文化产业。

　　总之，我们一定要忠实而完整地继承中华民族优秀文化传统，努力培育和弘扬民族文化精神。对祖先几千年留下来的丰富文化遗产，取其精华、去其糟粕，结合时代精神加以阐释、发展，做到古为今用。不断依据人民群众对精神文化生活的需求，积极进行文化创新，努力繁荣先进文化，把全省人民紧紧吸引在有中国特色社会主义文化的伟大旗帜下，开辟甘肃特色文化大省建设的新蓝图。

甘肃省文史研究馆纪念改革开放四十周年，文史论坛暨书画展开幕

——文史大讲堂揭牌仪式发言
2018 年 10 月

秋风送爽，桂子飘香，才赏中秋之圆月，又颂国庆之华章。今天是甘肃省人民政府文史研究馆纪念改革开放四十周年，文史论坛暨书画作品展开幕，并"甘肃文史大讲堂"揭牌的大日子，躬逢盛事，幸何如哉！

改革开放四十年来，伟大祖国逐渐强盛壮大，政治、经济、文化各个方面蓬勃发展，康庄大道，一往无前。国家强大，人民富足，文化健旺，民族自信心空前提升。遥想建国初期，筚路蓝缕，百废待兴，而因民族自信的不足，文化的自卑，掀起过变革汉字、废除中医的论潮。所幸有胸怀广远、志向坚确之士，前仆后继，砥柱中流，才使得中华民族的优秀文化绵延不绝，古人的智慧结晶得以传承和发扬，今日壮阔绚烂的文化长卷，才得以徐徐展开。作为曾亲炙历史的耄耋老人，抚今追昔，不胜感慨，真可谓——渡尽劫波身犹在，寒凝大地发春华。

　　文史大讲堂开张，是一个老文史馆员衷心企盼之事，今在目前，敢不私怀甚慰。孔子曰："德之不修，学之不讲，闻义不能徙，不善不能改，是吾忧也。"（《论语·述而》）今开此堂，修德讲学，金声玉振，必将启来学之步武，遗风流于后世；而今日举办文史论坛，群贤毕至，畅所欲言，乃雅集之盛况，又相与而辉映。讲堂、论坛之外，又有书画作品展，挥毫泼墨，点染丹青，喜见纸上歌舞，以颂升平。昔尧时有老人击壤作歌，今景星庆云，见于楮素，诸家笔力劲健，精神饱满，其亦击壤之世乎！

　　余少年时，侍北平四大名医之首萧龙友先生，先生别号息翁，中华人民共和国成立后，改号不息翁。今余亦老，于先生改号之意，领略益深。《周易·乾卦·大象传》曰："自强不息。"《礼记·中庸》云："至诚无息。"处处见古君子刚健不息之意。西汉马伏波云："丈夫为志，穷当益坚，老当益壮。"（《后汉书·马援传》）余虽无复筋骨之能矣，而老眼犹壮，喜见今朝之盛，敢无赞一辞乎？

　　最后，谨祝今天"甘肃文史大讲堂"揭牌大吉，及文史论坛和书画展举办圆满成功。

美育课讲义稿

一、绪论

美育和美学是相关而不相同的两门学科。从理论形态看，美育是人类运用审美原理在教育方面的一种实践及其概括和总结，而美学是人类审美实践活动的概括和总结。美育处于科学层面，属于应用理论范畴；而美学则处于哲学层面，属于基础理论范畴。美育是与教育学交叉渗透产生的应用学科。美学和美育有着密切的关系，美育是美学的一个有机的组成部分。如果说人类的审美实践源远流长，那么，人类的美育实践也同样如此。

我国在先秦时期，孔子继承了夏、商、周三代以来"诗教""乐教"等美育思想和美育实践。近代学者王国维（1877—1927）和著名的教育家蔡元培（1868—1942），也都大力倡导过美育。1980年周扬在《关于美学研究工作的谈话》中，一再呼吁和主张推进美育的研究和实践，他指出："我们要提倡整个中华民族的科学文化水平，加速实现我国社会主义现代化建设……要培养全面发展的社会主义新人……一个人要全面发展，不能缺少技术教育，也不能缺少美育。在现代化教育中，没有美育是不成的。"

（一）美育

美育作为一门学科，有过多种说法，或称"审美教育"，或称"艺术教育"，或称"美感教育"，或称"情感教育"，这些说法，各从不同的着眼点概括了美育的性质、特征和功能，各有其合理性。美育和德育，虽然两者都作用于人的心灵，都着重人性、人格的修养，但美育重在情感陶冶和审美修养，而德育重在意志行动的优化和伦理道德修养。两者的关系应该是以德养美，以美辅德。

从美育内容的对象形式看，它是社会美、自然美、艺术美以及人的美的一种综合系统。通过多样美的形态进行美育，使人了解美、懂得美，奠定感受美、创造美的良好知识基础和素质基础。从这个意义上讲，美育绝不是单纯的艺术教育，而是实实在在的涉及美的诸方面的人生素养教育。从美育施教的途径和方式看，它又是家庭美育，"团队"美育，学校美育及广泛的社会美育的综合工程，相互之间需协调互补，共同推进。

家庭美育：以父母为施教主体，以子女为施教对象的美育行为。家庭是社会的细胞，父母是子女最初的老师。父母的言行对子女有着直接而巨大的影响，父母的言行举止，无时无刻都给子女以有形和无形的影响。子女模仿的对象，首先也是父母，因此，良好的家庭教育，必然包含着美育，如父母的谈吐文雅，举止有度，着装得体，敬老爱幼，家庭和睦，待客礼貌等等。再如，以美的内容和方式进行教育，为子女讲述优美感人的故事，帮助子女欣赏艺术作品，教子女唱健康活泼的歌曲，开展家庭文娱活动等等。家庭的环境，也体现美育的内容，如：环境整洁、布置有序、美观舒适等；可以让孩子自己动手进行一些美化环境布置安排，帮助他们形成爱美的习惯等等。总之，家庭美育对人的成长，特别是对婴幼儿及青少年的成长，都是十分重要的。尽管它不完全，不系统，但它有特殊的影响力，是其他美育途径难以代替的。

"团队"美育：是指除学校以外的企业、事业、部队、机关乃至村社等以单位为组织形式的美育。工厂有工厂的美育，商店有商店的美育，部队有部队的美育，即使是农村，以村社为组织形式而活动于其间的人们，也同样有美育。由于各自的"团队"（如单位、部门）性质不同，当然会各有特色，但共同点也是有的，这些共同点概括起来主要有：一是所谓"团队"精神的培养，优良传统的形成；二是人际关系的协调，行为方式的规范；三是审美文化活动的开展，环境设施的美化优化。但是，应注意的是"团队"美育的对象是成人，是各种不同职业的人，既可以是美的创造者，又可以是美的欣赏者。"团队"美育的结果，将是个体成员审美素质的提高。

社会美育：是指在一定社会特定的历史条件下，由政府倡导、团体推行、全社会成员参与的一种具有广泛性、多样性的美育。这种美育对提高一个国家整体的国民素质、鼓舞和振奋民族精神，培养爱国主义情感都有重大意义。在 20 世纪 50 年代，以"爱祖国""爱人民""爱科学""爱劳动""爱护公共财物"为内容的"五爱"活动，既是一种全民性的德育，也是一次广泛的社会美育；20 世纪 80 年代，在社会主义精神文明建设中，全民性的"五讲四美"活动，特别是"语言美、行为美、心灵美、环境美"的明确提出，是又一次更具审美内涵的广泛社会美育。又如，我省（甘肃）规定的"三从八不"也是社会美育的内容。

　　社会美育的特点是政府倡导（包括某些部门），这种倡导有时甚至以法规形式固定下来。全民参与既是政府倡导的结果，也是全民需要的结果，在这种活动中，人们既是美育的施教者，也是美育的受教者。由于是政府倡导、团体的推动、全民的参与，就能够形成一种良好的社会风气，显示出一个国家与社会的文明状况，人民素养。"入其国，其教可知也。"（《礼纪·经解》）"其教"便包含了美育。再如，"警民共建""工农共建""厂校共建"等等活动，都属于多业协作，在这些"共建"中，无不包含有审美文化交流以及具体环境美化的内容。另外，优秀的民俗风情、优秀的文化艺术，总是包含着深度而又生动的审美价值。例如端午节纪念屈原，就具有培养人格精神和爱国情感的美育作用；而城乡的图书馆、文化站、公共娱乐场所等，除普及科学文化知识外，也有着美育效能；再如利用民俗节日（如云南白族的"三月三"、傣族的"泼水节"、彝族的"火把节"、藏族的"晒佛节"等）组织的融经贸与文化娱乐为一体的活动，都无不充满美学情趣而有了美育意义。城市的建筑、商店橱窗招牌设计与货柜的货物陈设方式、街道交通布局、照明设施外观、灯光色彩搭配、市容市貌格调以及活动于其间的人们的穿着举止，对于每个人都会产生无形而有质的美学影响，这种影响是潜移默化而持久的。我国在社会主义文明建设中努力发展卫生城市建设，改善所谓"窗口"行业的文明状况，实际上就考虑到它所包含的环境美育效应。

学校美育：是指在各级各类学校中，与德、智、体、劳等相辅并列的一种系统而规范的教育。学校如果缺少了美育，培养全面发展的"完整的人"的目标就根本不能实现。学校教育中提出的培养"复合型"人才，实际上是强化了学校美育。

爱美之心，人皆有之。美这种东西，在我们的生活中，到处都有，不论男女老少，时时刻刻都在接触美、欣赏美。我国古代教育中的"六艺"——礼、乐、射、御、书、数，其中礼、乐，可以说是最早的审美教育。我国古代的诗、词、文、赋，既是美的载体，写作过程也是美的创造，如屈原的《离骚》怨而不怒、哀而不伤是美的创造，庄子在《养生主》中描绘的那位解牛的庖丁，就是对寓言人物进行了美的创造。古今中外艺术家创作的音乐、绘画、文学是美的创造，而厨师、服装师制作的美味佳肴、漂亮的服装，也是美的创造。

我们每天一起床，就可以接触到自然界的美。清晨，微风拂煦、旭日临窗、草木青葱、小鸟欢唱、霞光万道、大地生晖，这是多么美的景色！面对良辰美景，谁不精神爽快，心旷神怡？此刻，在日常生活中所接触到的事物，无一不存在着美。在我们每个人的家中，也存在着美，如桌子、椅子、沙发、餐柜、衣柜、窗帘、书桌以及墙壁上的装饰，都存在着美；在人们的身上、衣着、发式，也都存在着美，都是可以欣赏的对象。

爱美是人类的特性，每个人都爱美，追求美，古往今来，广大人民群众为了过上美好的生活，都在不断地努力奋斗；多少志士仁人为实现美好的社会理想，抛头颅、洒热血，奉献付出，都是为了获得、创造美的生活。人们长途跋涉去旅游——三山五岳，五湖四渎，不惜劳力耗财，目的是为了领略名山大川的美。美有环境和时代的特定标准，如唐代女性，以丰满为美（可见敦煌壁画），而现代女性多追求苗条修长。相传从南唐后主李煜开始令宫人缠足，一直延续清末的“三寸金莲”，当时认为是美。目前，我国的少数民族中，遗留有文身的习俗，也认为是美。过去，国外有一个民族的妇女，在自己的上唇上钻一个洞，穿一个金属或竹子做成的叫“呸来来”的一个大环子，有人问这个部落的首领，为什么她们要戴这么大的一个环子？回答说是为了体现美，并且说这是女人唯一的装饰，男人有胡子，女人没有，如果女人没有“呸来来”，算个什么呢？像这些例子说明，不论古今中外，人人爱美，都想把自己乃至自己的国家和人民美化起来，不惜采取极端方式，古代或偏远地区的民族甚至不顾损伤肉体遭受痛苦。虽然并非人人都是美学家，但人人都有美的观念，美的趣味，美的理想，美的追求，都有一定的美的欣赏能力或创造能力。每个人都懂得什么是美，什么是丑，所以说美学是一门具有很强群众性，和人民生活联系得十分密切的学问。因此，我们提倡五讲四美，提倡真善美，反对假恶丑，得到整个社会的认同，如人们都知道廉洁是人的美德，而腐化则是为人所憎恶的。

（二）美学

至于美学，是一门非常诱人、与百姓生活息息相关的学科，在人们的生活中，无时无刻都有美，在在处处都有美，每个人生活中都在进行审美活动。但这不是说美学很容易学，美学是研究什么是美和审美认识规律的学科。规律是比较抽象的东西，而且美学所涉的面非常广，从社会科学到自然科学都有涉及，要掌握它也不太容易，有许多问题古今中外争论了两千多年，至今还未完全解决，这就足以说明它的复杂性。比如说美学的对象是什么？有人说美学是研究美和美的规律的学科；有人说美学是研究艺术的；有人认为美学是研究审美经验和审美心理的学科；还有人认为美学的研究对象是人和现实之间的审美关系……我们认为美学就是研究美的科学，既要研究社会、自然中的美，又要研究艺术中的美，一切事物中的美都要研究，研究美之成为美的规律；还要研究人如何欣赏美，研究欣赏的规律。

具体地说，美学的内容可分为三部分：第一部分是美论，论述美的本质、特征、功能，论述自然美、人的美、社会生活中的美、艺术美等美的形态，以及抽象的壮美、秀美、悲剧性、喜剧性等美的范畴；第二部分是审美认识论，论述审美认识、形象思维美感以及艺术欣赏等诸多方面特征及规律；第三部分是艺术论，论述艺术规律和艺术种类。对于广大群众而言，美学的对象主要还是欣赏现实生活中的美，自然界中的一草一木、一山一水、疏星淡月、万里长空、落霞孤鹜、蜂飞蝶舞、瀑布惊涛、悬崖峭壁……都能使我们赏心悦目，获得美的享受。

美学是一门涉及很广泛的学科，它与许多学科有交叉关系，尤其和哲学、心理学、伦理学的关系非常密切。我们开始就说，美学是哲学的二级学科，过去许多哲学家，都把美学当作哲学的一个组成部分研究，许多美学家都是在哲学的指导下，研究美学的。

但美学毕竟是一门独立的学科，美学与心理学的关系密不可分，但二者研究各有侧重，例如：听一支曲子，有人觉得很美，也有人觉得不美，一方面是由于个人的审美观点不同造成的，另一方面也取决于个人的情绪、性格、生活习惯、社会信仰等影响；再如，同是见到一轮月亮，有人觉得它带来团圆喜乐，有人却觉得它含悲常恨，曹孟德看到"月明星稀，乌鹊南飞"，于是"悲从中来"，李白"举头望明月，低头思故乡"，则惆怅满怀。这就是联想的作用，而联想和移情，则是心理学所研究的内容。

美学与伦理学的关系同样密切，美与道德应是一对亲兄弟，美与善无法分开，原则上说，美一定善，不善的东西一定不美，例如损人利己、贪污盗窃、虚伪狡诈等道德败坏言行，就是不美；人的公而忘利、与人为善、诚实守信等高尚情操，就是精神世界的美，如此种种，不一而足。但有特殊情况需区别，例如：

外表貌美的人，亦有口蜜腹剑、阴险毒辣者；毒品包装很精美，给人服用则害人不浅；道德修养不足者，亦会有一定功力的艺术作品。这就需要理清美学与伦理学的辩证关系。

二、美学与中华传统文化

（一）远古图腾崇拜

我国的史前文化，近年来报导比过去所知大有不同。从 20 世纪 70 年代起，浙江的河姆渡、河北的磁山、河南的新郑与密县等新石器时代遗址的陆续被发现、发掘，证明了中国文明在八千年前已初露曙光。

这些出土的八千年前的石器、骨器等文物，有尖锐状、球状、橄榄形等等，逐渐越做越规整，越做越精致，磨砺得很光滑，有些还钻有小孔、刻有花纹等，如带孔的小骨珠和骨刀、骨针等，前者做为装饰品，后者则是日常用品。远在山顶洞人时代，穿戴的骨制饰物等都用赤铁矿染过，呈红色，人死后尸体旁也撒有红粉，还包括大量绘制的用于原始巫术、礼仪等活动中的图腾装饰。

在我国的神话传说中，继燧人氏钻木取火之后，流传最广、材料最多，也是最出名的，莫过于女娲和伏羲的传说了，下面举几条：

"往古之时，四极废，九州裂，天不兼覆，地不周载……女

娲炼五色石以补苍天，断鳌足以立四极。"（《淮南子·览冥训》）

"俗说天地开辟，未有人民，女娲抟黄土作人。"（《太平广记》七十八卷引《风俗通》）

"女娲祷祠神，祈而为女媒，因置婚姻。"（《绎史》引《风俗通》）

"宓羲氏之世，天下多兽，故教民以猎。"（《尸子》）

从"抟土做人"到"正婚姻"（可能开始了氏族外婚制）到"教民以猎"，这些人类的原始历史进程标志，都集中在女娲和伏羲两位身上，这也就意味着，他们两位是最早期的中国远古文化的化身。那么，女娲和伏羲到底是怎么样的人物呢？他们作为远古中华文化的代表，究竟是什么形象呢？如果剥去后世层层人间化了的面纱，在真正远古人的观念中，他们的形象被神化为巨大的龙蛇，这在后世流传的文献中，可以看到蛛丝马迹：

"女娲，古神女而帝者，人面蛇身，一日中七十变。"（《山海经》郭璞注）

"燧人之世……生伏羲于成纪……蛇身人面。"（《帝王世纪》）

总之，中国远古传说中的"圣王""神人""英雄"，大部分都是"蛇身人面""人首马身""豕面人身""马面人身"等。但最突出的是"人首蛇身"，这从《山海经》中可以看到，如"共工""共工之臣"等形象，结合史料记载的频率，众多远古氏族的图腾、符号和标志，多是尊崇龙蛇。作为中华民族图腾象征的

"龙"，其形象是莽蛇为身，组合上多种动物优势形态而组成的，如配上驼的头、牛的耳、马的口、羊的须、鹿的角、狮的鬃、鬣的尾、鹰的爪、鱼的鳞、虎的四条腿，有机组合而成。与此稍后，又出现了"凤"，这也是一种图腾，对于这种鸟的文献记载也相当丰富，如《说文》："凤，神鸟也……五色备举，出于东方君子之国。"《诗经》上有"天命玄鸟，降而生商"之说，《山海经》中的记载更多。凤的别名有很多，如"玄鸟""彩鸟""五彩之鸟"都指的是凤。从大量的出土、传世文物中，我们可以看到各种"龙"和"凤"的图案，"龙飞凤舞"，形容了一种动态和谐、阴阳互补的美。

（二）原始歌舞

原始的歌舞，实际上是一种神圣而热烈的巫术礼仪活动，后世的歌舞、戏剧、绘画、神话、符咒等等，在远古是有机糅合在这个未分化的巫术礼仪活动的混沌一体之中，龙飞凤舞，如醉如狂，虔诚而粗犷，热烈而谨严。你不能藐视那已成为陈迹的、遥远的图像、纹饰，你不要无视那神秘离奇的神话传说……想当年它们是火一般炽热且虔诚的巫术礼仪的符号标志及信仰内容，当年那具有神力、魔法的舞蹈、歌唱、符咒，浓缩、凝固着原始人强烈的情感、思想、信仰和期望。

在古代传世文献中，保存了各种原始歌舞的史料，《尚书·益稷》"击石拊石，百兽率舞"，《礼记·春官宗伯》"若国大旱，则帅巫而舞雩"……这些就是我们现代歌舞的滥觞。原始的歌舞（乐）和巫术礼仪（礼），在远古是合二而一的，属于原始的祭祀或图腾崇拜活动。身体的跳动（舞），口中念念有词或唱诵高歌（咒语、诗歌），神圣而次序井然的迎神、拜神、祈祷（礼），各种敲打吹弹齐鸣共奏（乐），原本就完美组合在一起。古代祭祀既含巫术礼仪，又含原始歌舞，到后世，两者逐渐分化，前者演化为"礼"——政刑典章、制度礼俗，后者分化为"乐"——舞蹈、绘画、诗词歌赋。

　　1973年，在青海省大通县上孙家寨出土的新石器时代的彩陶盆（图1），其靠盆口部纹饰中的三组小人彩陶图案，体现了当时原始歌舞的真实造型：五人一组，手拉着手，面向一致，头侧有一斜道，似是发卞；每组外侧两人，一臂画有两道，好像提示空着的两臂摆动频繁之意；人下腹三道，接地面的两竖道，明显的是两条大腿，而下腹体侧的一道，似为饰物。她们那活跃、

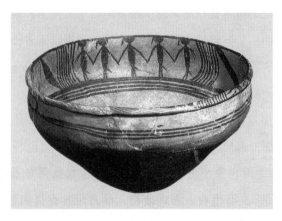

图1　青海省大通县上孙家寨出土新石器时代彩陶盆

鲜明的舞姿，是那么的轻盈齐整，协调一致，生意益然，稚气可掬。如果单纯地把这图像说成是先民们劳动之余，在大树下、小湖边，或草地上集体舞蹈唱歌，这是用现代人的思维揣度远古人；这种舞蹈纹饰仍然是图腾活动的艺术表现，描绘祭祀时欢庆、献享、祈祷的场面，决不是在大树下或草地上随便的翩翩起舞，本质应是巫术礼仪的活动。原始歌舞本来就是上古图腾崇拜或信仰祭祀的艺术表现形式，蕴涵着原始社会人们丰富的审美情趣与美学内容。

（三）上古器物纹饰

陶器的花纹来源于生产和生活，人们在实用之外，还追求美观，而这种美观被赋予非常重要的内涵和寓义，它是蕴含严肃庄重、神圣神秘的原始巫术信仰与图腾崇拜意义的。如仰韶文化（新石器时代的一种文化，约在公元前5000—前3000年），1921年首次发现于河南省渑池县的仰韶村。仰韶文化的半坡类型和庙底沟类型，分别属于以鱼和鸟为图腾的不同氏族部落，其中庙底沟类型向西发展形成的马家窑文化（1923年首先发现于甘肃省临洮县）的两个氏族部落则分别以鸟和蛙为图腾。

传说中夏禹王铸九鼎（象征九州），三代时奉为传国之宝，成汤迁之于商邑（今河南商丘），周武王迁之于洛邑（今河南洛阳），东周之际，楚庄王、秦武王等曾觊觎九鼎，据《史记·封禅书》记载："周德衰，宋之社亡，鼎乃沦没，伏而不见。"秦始皇统一六国之后，九鼎下落即已无法查考——古人以九为数之极，九者，言阳数之最也；又鼎者，青铜所铸，言其重也，成语"一言九鼎"本此——从此开辟了青铜器时代。上述的陶器纹饰，是描绘在陶器上的；由描绘在陶器上到铸造到青铜器上，花纹的风格由活泼愉快走向威严神秘。

青铜器的纹饰，以饕餮为代表，这种纹饰具有震慑邪魅、沟通神明、稳固权威的吉祥寓义。至于饕餮究竟是什么东西？《山海论》《左传》《吕氏春秋》《神异经》等众说纷纭，大致归纳，一种说法认为它是一种贪吃的恶兽，另一种说法是把它比喻为贪婪凶恶之人。在青铜器装饰上，它是一种兽面纹，至于是以什么兽为创作原型，各种说法都有，牛、羊、龙、鹿、山峭……多数学者认为它是牛头纹，因为牛健硕有力、温驯耐劳，在农耕社会极为重要。中华人民共和国建国初期，在西南少数民族地区的调查表明，牛头在当地普遍做为宗教仪式的主导标志，牛头骨被高高地挂在树梢上，牛头图腾对当地诸多民族部落具有极为重要的神圣意义，被认为可起到保佑功能。

各种各样的饕餮纹实际是原始社会祭祀礼仪的图腾符号，原始宗教信仰中它们被赋予具有巨大、超常的能量，图文刻画突出神秘、威摄、超凡、雄健和刚猛。如：商代兽面大钺（图2）；著名的西周蟠龙兽面纹铜罍（图3），满身布满了雷纹，和与饕餮纹有机交织在一起的夔龙夔凤。还有那各种钟、鼎、彝、尊、鬲、簋、卣、盘等等，它们的纹饰已经不是仰韶文化中的那种生动活泼、热烈奔放的写实图像了，也不同于那时陶器上的神秘、

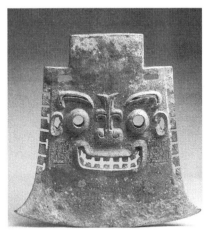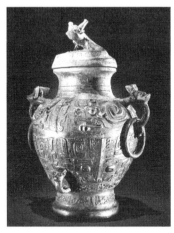

图 2 商兽面大钺"酗亚钺" 图 3 西周蟠龙兽面纹铜罍

抽象的几何图案；而是一种抽象变形了的、神圣化的、夸张而略显可怖的动物形象。青铜器饕餮纹会给人一种威力无比、神武雄壮的美。

（四）汉字与书法

这一节专门讲汉字，包括欣赏和学习练写书法。《说文解字》谈到的"六书"，是指汉字的造字方式，例如，某字表什么形（象形）？指什么事（指事）？是什么形什么声（形声）？学习书法，则要看习字是属于什么字体，如"真""草""隶""篆""行"中的哪一种。还要看是习哪一书家、哪一流派的艺术风格，这是指字体大类型中的小区别，如同是真书，欧、柳、颜、赵的风格冥乎不同。

字形和年代的关系，如秦的正体字是小篆，汉的正体字是隶。在秦小篆之外，周代古文有大篆，亦称籀文。籀文，目前我们能看到的传世文献中收录较丰富的，就是《说文解字》中所收载的约 225 个字。为什么叫籀文？汉代人说是指《史籀篇》中收的古字，因而得名。今天可见实物，字体就像大约周宣王时代石鼓上刻的字，"石鼓文"保留了籀文的古貌。

以文字所在器物命名该种文字的，石鼓文之外尚有甲骨文、钟鼎文、陶文、古玺文等。下面介绍汉字字体演变历史。

甲骨文：甲骨文是公元前 11—前 6 世纪的殷商时代，卜筮后将卜辞刻在龟甲、兽骨上（如龟下板、牛的肩胛骨等）的文字，也叫"契文""卜辞"。清光绪二十五年（1899）最初发现于河南安阳小屯村的殷墟，所以又叫"殷墟文字"。留存下来的甲骨文约有四千五百字，目前可辨识的约一千七百字，它是汉字中最古的成体系文字。甲骨文有着一种独特的、传神的线条美，它们那不刻意用数学比例，却又不失均衡、和谐比例的书法艺术线条，能显示出汉字笔画独有的起伏、转折、凹凸等诸种美感。

甲骨文的写和刻，是殷商时代无名的书写家和刻字家的作品，他们采用古朴、简单的手法，仅以两条曲线，就可生动地体现出人体美。如"天"字，"天"本意是顶巅，《说文》："天，巅也。"人之顶也，甲骨文的"天"字（图 4），不仅展示了人体四肢匀称之美，而且特别突出了头部之特征。古代书家对于女性身材的摹写，更极尽线条转折巧妙之能事，传达出静态韵律之美，

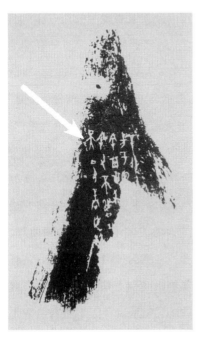

图 4　商甲骨文：天

如"女"字（图 5），形象地刻画了女性两手交叉在胸前、屈膝跪坐的形态，一条颀长的曲线自其首开始而至其微凸之肩背，再至微凹之腰际，然后自臀至股，自膝至胫，自腿至足，一笔下来，尽显女性婀娜之姿态美。在甲骨文中，还有动态美，如"舞"字（图 6），就是一个人手持牛尾做舞蹈之形，表达出身体于运动中的协调艺术美。

人体美和物体美的结合，

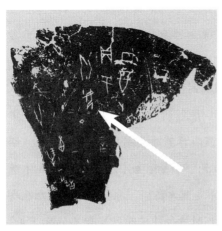

图 5　商甲骨文：女

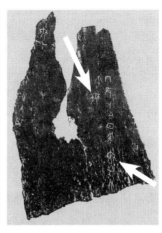

图 6　商甲骨文：舞

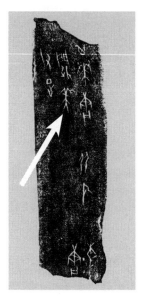

图7 商甲骨文：美

也是上古书家艺术表现中的热点，"美"字（图7）的字源就是一个十分有趣的例子。《说文》："美，从羊、大。"认为羊大则肥美。另一种说法是，"美"字是一个人戴着两双羊角而正立的形象，源于古人为了猎取兽类，头上戴着兽角，装扮成兽而诱猎动物。甲骨文的"美"字，寓意头上的羊角后来演变成了装饰品，做成帽子戴在头上来跳舞，也很好看，会意为"美"的感受。古代无名书家刻画的端正站立的人体美和硕大而弯曲羊角的装饰美，二美并具，形成了自然的人体与人为的装饰品和谐统一的美。

金文：又叫做钟鼎文，是铸造在青铜器上的铭文，属广义大篆类文字。至于金文如何刻划在青铜器上，因缺乏出土佐证，至今学界尚无定论。

青铜器是铜锡合金制成的器物，可分为礼器、乐器、酒器、食器、农具、兵器、车马饰、度量衡和杂器（灯、镜、熨斗等）等。重要器物大都有铭文，其内容多是记载王室政治的谋划、君王的功绩、祭祀、典礼、宴乐、田猎、征伐、盟誓、诰训、警策，以及家史、婚姻、族谱、土地契约、刑事诉讼、赏赐册命等等。总之，铭文如实记录了当时社会种种的真实情况，我们现在通过这些铭文，可以订补史书之不足。青铜铭文对研究古代语言文字、典章制度、文化习俗等，有着极其重要的意义。如"史墙盘"（图8）之铭文（图9）。

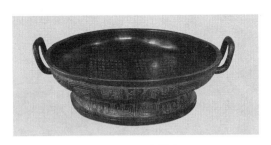

图8　西周史墙盘

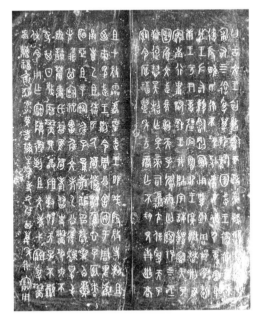

图9　西周史墙盘铭文

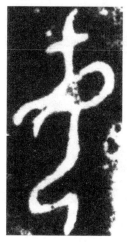

图 10　西周早期女
朱戈觯铭文：女

图 11　商妇好鼎铭文：好

　　金文中的书法，审美性亦强烈而丰富。如西周早期"女朱戈觯"中的铭文"女"字（图10），亦充分刻画出了人体美。"女"字在金文中其线条折笔圆润，比甲骨文的方折契刻线条显得更加柔和流畅，韵律感更强，因而强化了女性人体曲线美。再如商代"妇好鼎"中的铭文"好"字（图11），字形是左右两个相向拱手对坐的妇女，两头对视中央一小孩，身躯曲线十分优美；中间的一小孩，头形大而圆很突出，好像是从襁褓中挣扎着露出上身，两只小手上下不停地摇动，娇憨之态可掬。我们仿佛可以看出母子、亲人之间的欢愉逗笑、嬉戏呼唤——书法的艺术显现出家庭生活中和谐的美。

　　小篆：公元前221年，秦始皇统一了崤山、函谷关以东六国（齐、楚、燕、韩、赵、魏）后，建立了我国历史上第一个统一的、多民族的、中央集权的封建国家——秦朝。秦王朝建立后，采取了一系列促进社会发展的政策措施，统一文字就是其中的一个重要方面。春秋战国时期，由于长期的分裂割据，各诸侯国的文字形体差异很大，阻碍了经济互动和文化交流。秦统一六国后，命丞相李斯利用原来在秦国世代通用的文字加以整理和改革，作为通行全国的正式文字；凡与这种文字不同的六国异文一律废除——这种秦国文字，就是小篆。先秦文字经过这次改革，字体结构终于定形，偏旁予以统一确定，这对文字和文化的发展，具有深远的意义。从秦统一文字后，方块汉字的字形、字义基本一直沿用至今。

此外，秦始皇还统一了度量衡，凡衡器上的铭文，亦皆用小篆。同时废除了六国刀币、布币等，以半两钱作为全国的统一货币。半两钱圆廓方孔，每枚重量为当时的半两。这就使全国统一文字，统一衡器，统一货币，为"大一统"政治创造了基础。参见统一度量衡的诏版（图12）。

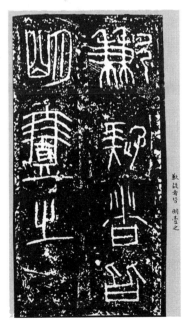

图12 秦诏版

隶书：继小篆之后，汉代出现了隶书，也叫"佐书""吏书"，是由小篆简化演变而成的一种字体，即把篆书圆转的笔划改为方折，在结构上，简化篆字象形为笔画化，以便书写，普遍使用于汉魏。晋卫恒《四体书势》说："秦既用篆，奏事繁多，篆字难成，即令隶人（指胥吏）佐书，曰隶字。"

早期隶字，字形构造保留篆字形体较多，如可、寶、谓等，称"古隶"；后来在使用中，逐渐加工、发展，成为笔势、结构与小篆完全不同的另一种字体，称"今隶"，它突破了篆字多象形的局限，奠定了楷书的基础。隶书的出现，标志着汉字演进史上的一个转折点。如汉无名氏书《史晨碑》（图13）。

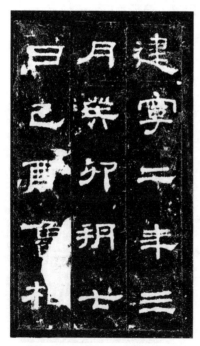

图13 汉《史晨碑》

草书：为书写便利而产生的一种字体。始于汉初，当时通行的叫"草隶"，意即草率的隶书，后来逐渐发展为"章草"。"章草"与"今草"的区别，主要是章草保留着隶书笔划的形迹，每个字笔画连写，但字与字之间独立不连写，广泛流行于两汉。相传西汉史游写《急救章》"赴速急就"而采用此种写法，故名"章草"。

东汉张芝又创造了脱去章草中保存的隶书点画波磔的行迹，使上下字之间的笔势牵连相通，按约定俗成的规律，笔画省略，简化结构，偏旁假借，以点画为简约符号代替偏旁或笔画繁多字形，比章草书写更加自由、便易的草书。唐代的张旭和怀素，在前人基础上书写更加纵横不羁，笔势连绵回绕，字形变化繁多，称为"狂草"。如唐怀素《自叙帖》（图14）。

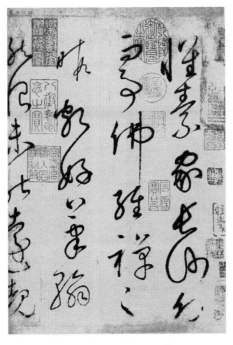

图14 唐怀素《自叙帖》

楷书：也叫"真书""正楷""正书"。楷书的形成，是为了减省汉隶的波磔、较草书笔画结构更严谨演变而成的，形体方正，笔划平直，可作楷模，故名楷书。它始于汉末，盛行于魏晋。东晋以后传世书法，南方正书多书卷尺牍，流畅秀美；北方正书多碑刻铭文，刚劲古朴，北魏时期流行的"魏碑"，主体为正书风格，但尚存有朴拙的隶意。正书一直通行至今。

在正书中，晋代的钟繇（图15）与王羲之（图16）、王

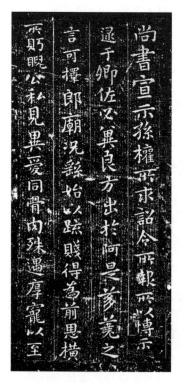
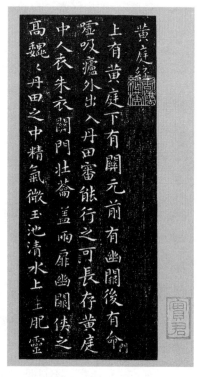

图15　晋钟繇《宣示表》　　　图16　晋王羲之《黄庭经》

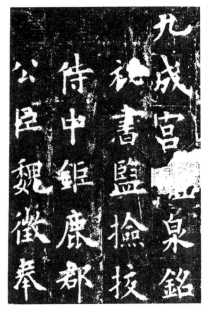

图 17　唐欧阳询《九成宫》

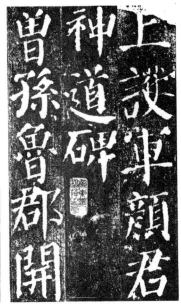

图 18　唐颜真卿《勤礼碑》

献之父子均以小楷见长，作为楷书的奠基人，"钟王"作品为历代宗法，著称于世。隋唐以后各家风格不一，最著名有代表性的，如唐代的欧阳询《九成宫》（图17）、颜真卿《多宝塔》《颜勤礼碑》（图18），柳公权《玄秘塔》（图19）、元代的赵孟𫖯《洛神赋》《胆巴碑》《玄妙观重修三门记》（图20），世称欧颜柳赵。

　　总之，中国字的书体，大类型不外真、草、隶、篆四体。其他如行书，为便于楷书速写产生，是介于正书和草书之间的字体；还有一些花体字，不过是字体书写艺术设计产生的变体，可

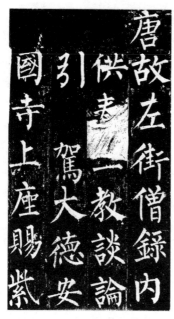

图 19　唐柳公权《玄秘塔》　　　　图 20　元赵孟頫《玄妙观重
　　　　　　　　　　　　　　　　　　　　　　　修三门记》

看作是一种艺术美化字，如鸟虫书等。另外，武则天称帝时，曾自创"武周新字"。我们现在能看到的有十八个，如天、地、日、月、星、年、正、君、臣、照、载、国、初、证、授、人、圣、生（图 21）。当时诏令用这些字，但只是武则天一朝而止。这些字多属"会意"造字，与"鸟篆"等花体字不同，不是书写字体的创意，而是字形的造字创新。

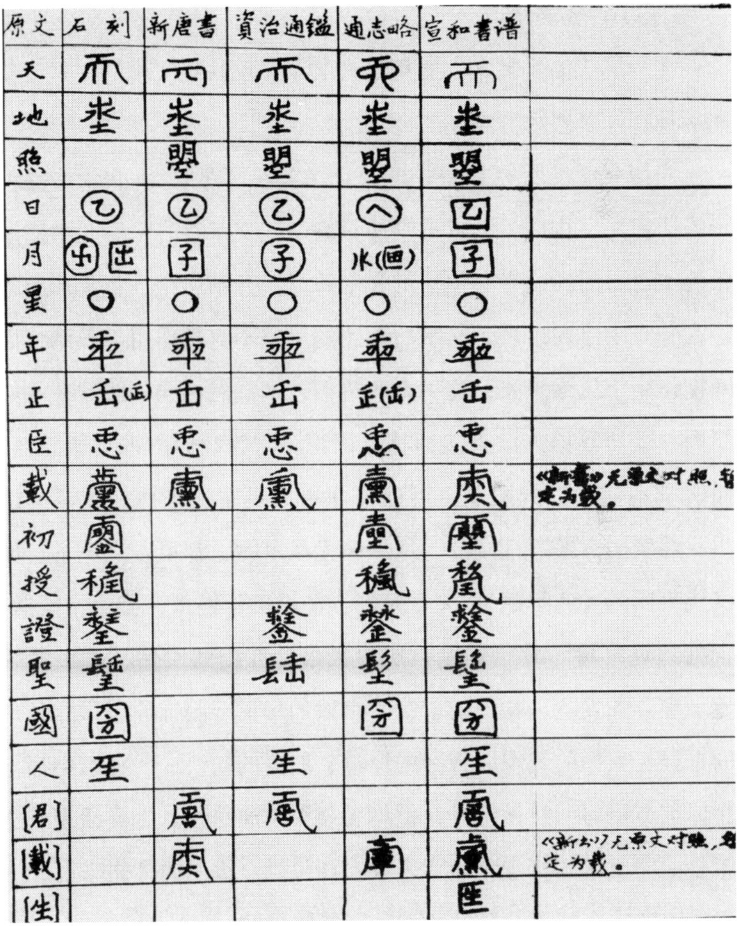

图 21　武则天改制文字对照表

注：上图方括弧内字为石刻中未见改制的，圆括弧内为别体

（五）古典文学

文学属于语言艺术，运用语言文字来反映现实生活，这就使文字具有许多艺术特点。

中国文学的特点之一是形象化，重在"意象"。文学作品由于是语言文字构成，读者见到的只是一些文字符号，不是事物形象的本身，因而读者必须借助文字符号，开动思维，事物形象才能在脑海中浮现出来。文字所表达的形象不直接作用于眼睛，而间接作用于思维想象，这一点和造型艺术截然不同，造型艺术如绘画、雕塑等给人以直接的感性认识，它为我们的视觉所感知。而文学不受画面的限制，可以描述更大更多的东西，壮丽的山川、巍峨的宫殿、辽阔的土地……无尽事物，都可置之笔下。如汉代班固的《两都赋》，文章是那样的堆砌、铺张、弘丽、概括，含括地理环境、政治规则、历史人事、江山的宏伟、城市的繁盛、商业的发达、物产的丰饶、宫殿的华贵、服饰的奢侈、鸟鱼的奇异、人物的气魄、狩猎的惊险、歌舞的欢快……在赋中都不具体细节描写，只做铺排，但均表现得淋漓尽致、生灵活现。这就是中国文学的特点，尚意表象，如果用今天的语体文来写，上述丰富的内容绝不是区区三五千字能体现的。

中国文学的特点之二是作家拥有更多的主观性，可以明显地表达对于所描写事物的态度，直接抒发自己的情感、理想，也可以间接用语言暗喻对有形、无形所有事物的情感倾向。如《红楼梦》中尤三姐因得不到柳湘莲的爱情而自杀时，作者用"揉碎桃花红满地，玉山倾倒再难扶"暗喻修辞，来表达对她的同情与婉惜。唐李商隐《锦瑟》一诗颔联："庄生晓梦迷蝴蝶，望帝春心托杜鹃。"而是看似客观地用典表述，实际隐含一种更为深沉的眷恋，更富哲理的哀婉。所有这些暗喻、用典，都不是对情节、人物等本身的描写，而这些带有主观情感的修辞运用恰当，不但能增添形象的感染力，而且能使读者产生更多共鸣。

中国文学的第三个特点是善于全面描写事物及其发展过程。这恰是文学突出的优点，正由于它是用语言文字作为描写工具所带来的。语言是思想的外壳，是思想的直接表达展现，思维可以无所不及，能够触及现实世界及想象世界的一切方面和一切领域；而凡是思维能触及到的领域和事物，语言一般都能表达出来。以人为例，音乐只能从音响方面去反映人物性格，不能展示人的外貌动作；美术可以刻画人的外貌行为，却不能表现人的声音。至于人的气味、体温，二者更是难为其能。文学不仅可以描摹人的声音，刻画人的外貌、动作、神情，而且能描写人的气息，能细腻分析人的心理状态，总之，人所有的一切方面，文学都能形象地反映。读过《红楼梦》的，都能从书中描写领略到王熙凤漂亮的面孔，婀娜的体态，华丽的衣饰，还能感受到她那泼辣的性格和尖酸刻毒的心肠，仿佛能听到她那带刺的笑声，闻到她身上散发出来的胭脂味。作家能像孙悟空一样钻进人的肚子里，将人物心理的一切细微末节，用文字表述出来。《诗经·关雎》："窈窕淑女，寤寐求之。求之不得，寤寐思服。悠哉悠哉，辗转反侧"。主人公内心的每一细微活动，复杂的感情变化，都能让读者清楚地体查。这些惟妙惟肖处，不是我们的猜想，是作家用文字具体地描写出来的。

中国文学的第四个特点是能将移情和联想的结果具体表现出来。绘画也好，雕塑也好，都做不到这一点，文学却可以将移情的内容具体地写出来，例如："似曾相识燕归来""楼上花枝笑独眠""明月窥人人未寝"等。不仅诗歌可以如此，散文也可以这样，中外皆然。造型艺术是无法刻画出联想的结果而直接表现在作品上的，国画可以将松树象征崇高坚毅，梅花象征坚贞纯洁，鸳鸯象征情侣，香草象征美人，但只能抽象地表达出一种神韵，不能从画面上看出人与物的综合体——不能在梅花上出现人头，直接注明梅花象征某人品行高洁、不染一尘——虽然美术绘画也可以看到如"美人鱼"等画像，但那是西洋一种带有童话想象的创作，一般国画艺术品是不会这样的。文学表现上就比较自由了，文学可以充分运用联想比喻，把形体上、色彩上、性质上相关、相似、近似的不同事物的形象，运用比喻修辞组合或融合在一起。例如："他好像一只飞鹰""他像一匹难以制服的野马""她像梅花那样的纯洁"，这里，人与鹰、野马、梅花融合在一起，体现为一个统一的形象，意象中既出现了人，又可以出现鹰、野马、梅花。人与动植物在生理上不可同日而语，但文学用一个"像"字，就把它们内在的神韵关联在一起了。

中国绘画和雕塑一般看不到的人与物的组合，要么画一个烈性子的人，要么画一匹野马。有国画家，画一只昂首高鸣的公鸡，借喻人清醒与不屈的精神，为了使欣赏者明白，在画上题上"风雨如晦，鸡鸣不已"，这是请文学来帮忙点题。文学不仅能将两个不同事物形象组合在一起，一个对象还可以有多种形象比喻，如《洛神赋》同时用四个比喻，从不同角度来赞美洛水女神，"翩若惊鸿，婉若游龙，荣曜秋菊，华茂春松"。晋代的画家顾恺之根据《洛神赋》，画过一幅《洛神图》，只能画出漂亮的女神，而不能将惊鸿、游龙、秋菊、春松与女神组合成一个统一的图象。

中国文学的第五个特点是善于使用夸张的描写。各种艺术都可以使用夸张的手法，但文学用的更普遍，这是由于文学使用语言文字这一工具决定的。绘画用线条、色彩描摹事物，形象鲜明、明确；文学用语言文字描写事物，没有线条、色彩的直观性，对比绘画，其形象没有那么鲜明、直观，加之对某些抽象事物描述，如人的情感等，读者往往不容易一下子把握到事物确切而细微的特征。为了弥补这个弱点，文学使用了夸张修辞手法，抓住事物一些富有代表性的特点，加以夸张扩大，并将事物其他琐屑的地方删去，使这个事物独到而微妙的特征特别突出，给人以强烈的印象。

所以夸张的表述，也可以叫作印象的描写。例如诗歌中"白发三千丈，缘愁似个长""一风三日吹倒山，白浪高于瓦官阁"。散文中也常用夸张"……只见赵氏扶着床沿，一头撞去，已经哭死了……灌醒了后，披头散发，满地打滚，哭得天昏地暗，连严监生也无可奈何"。文学上描写事物、情感都可以使用夸张，越是难用文字表达而又不易为人们感受到的东西，被夸张得越厉害。如哀愁这种情感，是看不见的，李白诗用"白发三千丈"去比拟它、夸大它；李清照词有"只恐双溪舴艋舟，载不动、许多愁"，通过比拟（将情拟物，将"愁"拟作有重量的物体）这么一夸张（愁绪绵绵，重到连小舟都承载不了），给人的印象就强烈了，读者就容易清晰地感觉到诗人哀愁这种情感是多么深沉、压抑了。用语言文字表现某些颜色是不如图画直观的，往往非夸大突出事物特征不可，例如"眉黛远山绿"，"垂杨学画蛾眉绿"，再如"记曾共西楼雅集，想垂杨还袅万丝金""握手河桥柳似金"。运用夸大修辞就是为了给予读者强烈的印象，例如："蜀道之难，难于上青天。""万里赴戎机，关山度若飞。""力拔山兮气盖世。"等等。

近代文学家王国维说："凡一代有一代之文学，楚之骚（骚，指抒发忧愁的一种文体）、汉之赋、六代之骈语、唐之诗、宋之词、元之曲，皆所谓一代之文学，而后世莫能继焉者也。"下面具体介绍中国文学每一时代的代表，诗经、楚辞、唐诗、宋词、元曲等。

1. 诗经

《诗经》是我国最早的诗歌总集，原来只称《诗》，后来被儒家列为五经之一，故称《诗经》。孔子于春秋时代选编，共三百零五篇，分为《风》《雅》《颂》三大类，《风》有十五《国风》，《雅》有《大雅》《小雅》，《颂》有《周颂》《鲁颂》《商颂》。内容大抵是周初至春秋中叶的作品，创作于今陕西、山西、河南、河北、山东等地。相传周代有派专人搜集民间诗歌的制度，称为"采诗"，也叫"采风"。其中"国风"部分，就是当年收集到的作品被孔子选辑入本书，是《诗经》精华部分，主旨多为对爱情、劳动等美好事物的吟唱，以及游子怀土思乡、征夫怨妇眷恋情感的抒发，也有不少篇章讽刺政治的黑暗和混乱，反映了劳动者对贵族统治集团压迫和剥削的反抗与愤怒。《大雅》《小雅》部分，主要是上层人物宫廷宴飨、朝会时的乐歌，歌颂周王室祖德功绩，祈丰年、讽时政。《小雅》中有一部分诗歌类似《国风》，是关于战争与劳役的作品。《颂》是宗庙祭神祀祖的礼仪舞乐诗歌。

《诗》篇章的形式以四言为主，普遍使用赋、比、兴手法。赋者，敷陈其事而直言者也；比者，以彼物比此物也；兴者，先言它物以引起所咏之辞也。西汉司马迁《史记·太史公自叙》曰："《诗》三百篇，大抵贤圣发愤之所为作也。"其中的优秀篇章，描写生动，语言朴素优美，音节自然和谐，富有艺术感染力。长期以来，《诗经》一直受到很高的评价，它是我国诗歌的滥觞，对我国二千多年的文学发展有广泛而深刻的影响，同时是很珍贵的古代诗歌史料。

孔子曾赞叹："《诗》三百，一言以蔽之，曰：'思无邪。'"

（《论语·为政》）《诗经》中的一些篇章，有的歌咏纯洁爱情（如《关雎》），有的针砭剥削压迫（如《硕鼠》），有的抒发忠义遭忌、报国无门之仁臣之忧（如《柏舟》），有的怀念前人善行德政（如《甘棠》），感情真挚，不一而足。

2. 楚辞

《楚辞》是继《诗经》之后，在公元前4世纪左右，长江中下游流域出现的诗歌总集。以伟大的爱国诗人屈原的《离骚》（离，忧也；骚，楚辞体裁）等创作为代表，包括宋玉、贾谊等人的作品，辑为一集，名曰《楚辞》。它标志着中国古典诗歌又跨进了一个完全崭新的阶段，它的光彩照耀着从周末到汉初的诗坛，风靡一时。《楚辞》创造出一个新的诗体——楚辞体，运用楚地（今两湖一带）方言声韵、语言特点、修辞样式，创作感情真挚奔放，想象瑰丽奇特，具有浪漫风格的作品，其内容大多是楚地的山川风情，人物历史。实质上，《楚辞》这种诗体，原本是楚地祭神歌舞的延续（如《九歌》）。

《楚辞》的特点之一是作品句式具有浓厚的地方色彩，如语气词"兮""些"的运用，数量很多，成为语言形式的一个显著特征。特别是"兮"字的运用，其在句中的不同位置，对诗的节奏变换和表情达意上，都起到显著作用，成为区别于其他诗歌体裁的显著标志。

特点之二是充分反映了作品所产生时代政治变革斗争，具有鲜明的时代特色。特别是屈原的作品（屈原，战国楚人，楚怀王时做过三间大夫。主张彰明法度，举贤授能，东联齐国，西抗强秦，在同当时楚国的反动贵族斗争中受诬被免职，遭放逐。长期被流放在沅湘流域，因而更加接近人民生活，对楚国的腐败政治愈加认清本质，但又无力挽回危机，遂投汨罗江而死），如《九歌》《离骚》等，反复陈述他的政治主张，尖锐地揭露了当时阻碍变革反动势力的腐败，弘扬爱国爱民精神，具有深远的历史意义。

特点之三是作品不仅代表着那个时代文学艺术的最高成就，而且承载着楚地根底深沉的文化体系。这种文化体系中充满了浪漫的激情，保留着绚烂鲜丽的南方远古礼乐典章传统，还保存着巫术、宗教习俗，充斥楚地上古神话想象的奇异传说。

《楚辞》不仅是战国楚文化的代表，且一直影响到汉代文化。汉朝建立以后的一段很长时间中，《楚辞》依然是文学艺术的主要表现形式，直到汉武帝时代才为典型汉赋所取代。《楚辞》、汉赋，一脉相承，《楚辞》不但是汉代主掌了四百多年文学艺术思潮赋体文学的先河，而且对后世历代中国文学艺术也产生过较大的影响。

3. 汉赋

赋是继《楚辞》之后，汉代流行的文学体裁。讲究铺采排比、摛文韵律，兼具诗歌与散文的形式，在当时颇为盛行。最早出现在诸子散文中的，称"短赋"；从《楚辞》向赋的过渡，称"骚赋"；汉代确立典型赋的体裁，称"辞赋"；魏晋以后或向骈对方向发展，称"骈赋"，隋唐由骈体转入律体称"律赋"；宋代或用散文形式写赋，称"文赋"。比较有名的赋如汉班固（孟坚）的《两都赋》，司马相如（长卿）的《子虚赋》，梁江淹（文通）的《恨赋》《别赋》，晋陆机（士衡）的《文赋》，三国曹植（子建）的《洛神赋》等。

4. 唐诗

唐代的诗歌标志着我国古代文学发展到一个重要的阶段，呈现出诗坛上空前繁荣的景象。唐诗代表了我国古代诗歌的最高成就。据目前所知，传世唐诗有近五万首，题材非常广泛，全面而深刻地反映了唐代的社会生活（如杜甫的《三吏》《三别》等）。

唐代是诗人辈出的时代，清康熙间（1662—1722）钦命曹寅主持编纂《全唐诗》，历时近四年成书，共九百卷，收诗四万八千九百余首，作者二千二百余人。虽然书中也出现令人不太满意之处（如重收、误收），但此书仍是迄今最完备的唐诗总集。这二千多作者，来自不同的社会阶层，有出身世家豪族的贵族，也有工匠、渔夫、樵夫、婢妾等底层人民。唐诗主要的作者是寒素之家的知识分子，他们大多数曾经颠簸于江湖，经历过种种坎坷不平的遭遇，比较接近劳动人民，如杜甫虽"生常免租戍，名不隶征伐"，但系念国家命运、关爱劳动人民，写出了像《三吏》（新安吏、潼关吏、石壕吏）《三别》（新婚别、垂老别、无家别）这样"诗史"性质的诗篇。唐代诗人的作品在揭露社会矛盾，同情人民疾苦方面比以前诗歌更多，他们对帝王、后妃、权臣以及各级官吏、差役所组成的统治机构的腐败和黑暗，大胆加以揭露和谴责，有时甚至把矛头指向皇帝，以讽谏时政，如杜甫的《兵车行》《忆昔》《解闷》，李商隐的《马嵬》等等，都是直指最高统治者的失政。

唐诗的另一个重要描写内容，为山水田园风光，像孟浩然的《彭蠡湖中望庐山》，王维的《鸟鸣涧》，元稹的《田家词》，王建的《田家行》，柳宗元的《田家》，聂夷中的《咏田家》等。他们从发掘自然美作为题材写诗，具有向往自然、回归田园、恬然安乐、生机勃勃的美学追求。

唐诗的格律，下文《古体诗与近体诗》之中会作介绍。

5. 宋词

宋词是唐代即兴起来的一种新的文学形式，从敦煌石窟的资料来看，词早在唐代首先盛行于民间。到宋代，词空前地繁荣、发展和规范，因此习惯上唐诗宋词并称。词和诗不同的是，每一个"词牌"的字数都有规定，词中每句字数多少据"词牌"设定，其韵脚、平仄也都有严格的规定，所以作词叫"填词"。

词的格式可分为小令（五十八字以内）、中调（五十九至九十字）、长调（九十一字以上）三种。至于词牌的名称和来源，也可分为三种：一是乐曲的名称，如《菩萨蛮》，相传是源于唐代女蛮国进贡的歌女，她们头梳高髻，戴着重冠，满身璎珞，样子很像菩萨，因此教坊谱写了《菩萨蛮》曲；另外《西江月》《风入松》《蝶恋花》等，则属于来自民间的曲调。二是摘取一调词中的几个字作为词牌，如《忆秦娥》，因为最初用这个格式写出的第一首词，开头是"箫声咽，秦娥梦断秦楼月"（李白词），所以此词牌又叫《秦楼月》；《忆江南》原叫《望江南》，后因白居易有一调《江南好》词："江南好，风景旧曾谙：日出江花红胜火，春来江水绿如蓝。能不忆江南。"所以又叫《忆江南》；《念奴娇》又叫《大江东去》，因为苏东坡的《念奴娇》词第一句是"大江东去，浪淘尽，千古风流人物"，而末一句是"一樽还酹江月"，故而此词牌又叫《酹江月》。三是本来就是词的题目，即词牌名即词的主题，如《踏歌行》，咏的是舞蹈；《欸乃曲》，咏的是泛舟；《渔歌子》，咏的是打鱼；《浪淘沙》，咏的是海浪淘沙等等。但是，后来的词作往往不用词牌本意，就是说词的主题不一定局限于词牌原始专指的意项，往往于词牌下写有一段话，说明作词原委、旨趣、主题等，称"词题"，这类词作的词牌只是标志一种格式而已。另外，词的区别尚有单调与双调之分，单调往往像是一首诗，但文字编排是长短句罢了，如《十六字令》《如梦令》等。双调就是一阕词分作两片，两片的字数相等或基本相等，如《沁园春》《满江红》等。

　　在宋初，词人所咏的词牌以小令为主，有的是整齐的七言，如《浣溪沙》；有的是以七言为主的长短句，如《蝶恋花》，这时他们还只是习惯于选择近乎诗体的词调来填词。但是，当时社会上已经形成了"变旧声，作新声"的风气，民间流行的新调越来越多，越来越复杂。当时有个词人叫柳永，他和乐工们合作，创新了大量篇幅较长、句子错综不齐为特色的所谓"慢"调。柳永的词大都在一百字以上，而以前的词最长的也只是三五十个字，如南唐后主李煜的《浪淘沙》是五十四字，而在此之前的《浪淘沙》只有二十八字——皇甫松的《浪淘沙》："蛮歌豆蔻北人愁，蒲雨杉风野艇秋。浪起鸧鹒眠不得，寒沙细细入江流。"而柳永的《浪淘沙慢》，则增至一百三十五字。因为词可以配乐演唱，故此随着乐曲繁衍，而成长篇的趋势。长调虽说是以柳永为代表，但在柳永之前，唐、五代敦煌卷子中的《内家娇》（一百零七字）和《倾杯乐》（一百二十二字），两调都在一百字以上，只是创作数量有限。在宋词里，有"俚""雅"之分，柳词属于"俚"的范畴，但柳的写作技巧纯熟，善于"状难状之景，达难达之情，而出之以自然"，因而受到大家的喜爱。柳词的缺点是过于俚俗，有些是迎合市井民众口味的东西。

宋词中值得特别一提的是北宋中后期的苏东坡，东坡词打破了狭隘的传统观念，开拓了词的内容，提高了词的意境，一洗过去绮丽香泽之态，摆脱了宛转绸缪之风，使人登高望远，昂首高歌，创立了词作豪放的风格，如《念奴娇》"乱石穿空，惊涛拍岸，卷起千堆雪"的古战场描写，给当时浮靡的词坛开辟了有发展前途、气魄雄浑的新天地。宋代俞文豹《吹剑续录》："东坡在玉堂，有幕士善讴，因问：'我词比柳词何如？'对曰：'柳郎中词，只好十七八女孩儿执红牙拍板，唱杨柳岸晓风残月；学士词，须关西大汉执铁板，唱大江东去。'"这说明了苏词的特点。

到了南宋，词发展到了高峰，中原的沦陷和南宋的苟安，激起了南宋词人的普遍觉醒，整个词坛的精神面貌为之一新，就连闺阁词人李清照也一变她专写别愁离恨，如"故乡何处是，忘了除非醉""点滴霖霪，愁损北人，不惯起来听""物是人非事事休，欲语泪先流"……写出了破国亡家的千古哀愁，而有了忧国忧民的社会意义。岳飞著名的《满江红》词，表达了怀着忠贞无比的爱国热情反遭朝廷冷落、报国无门的无奈，表现出抗金反侵略豪迈的英雄气概，成为千古绝唱。

在前代词坛上，有两个词人的作品，格律工整，情真意切，百读不厌，最易使人产生共鸣。一个是南唐后主李煜，一个是清代康熙年间的纳兰性德。

李煜的南唐国在宋开宝八年（975）被宋太祖消灭，他被宋朝廷从南京押到汴京，囚禁了两年，最后被宋太宗毒死。他的词作可以分为两个阶段，前后风格截然不同。前期，描写了他当一国之君时的豪华优逸生活，洋溢着安享太平之乐的欢愉之情，如《浣溪沙》："红日已高三丈透，金炉次第添香兽。红锦地衣随步皱。佳人舞点金钗溜，酒恶时拈花蕊嗅。别殿遥闻箫鼓奏。"把宫廷雍容华贵的情景描写得十分逼真。

后期，他由一代偏安的国君变为阶下囚，现实的残酷，迫使他从醉生梦死中清醒过来，因而，这一时期的作品，多是怏怏愁思，缠绵悱恻，恋旧哀婉之作，如《虞美人》："春花秋月何时了，往事知多少，小楼昨夜又东风，故国不堪回首明月中。雕栏玉砌应犹在，只是朱颜改，问君能有几多愁，恰似一江春水向东流。"再如，《浪淘沙》："往事只堪哀，对景难排。秋风庭院藓侵阶。一任珠帘闲不卷，终日谁来？金锁已沉埋，壮气蒿莱。晚凉天净月华开。想得玉楼瑶殿影，空照秦淮。"这些词都深刻体现出他国破家亡之后的悲凉感受，在枯寂冷落、充满恐惧的痛苦日子里，对照昔日帝王生活，无限地留恋，感慨身世，却无法改变现实，流露出浓郁的伤感情绪。他的词造句明净优美，真情流露，都是信手拈来，却又典雅圆润，蕴含着高贵气息。李煜不是一名为人君的材料，却是一名杰出的词人。

另一位词人纳兰性德，满洲正黄旗人，康熙进士，词以小令见长，多婉约情调，间亦有雄浑之作。婉丽词风作品，如《梦江南》十二首，选四首如下："江南好，城阙尚嵯峨。故物陵前惟石马，遗踪陌上有铜驼。玉树夜深歌。""江南好，怀古意谁传。燕子矶头红蓼月，乌衣巷口绿杨烟。风景忆当年。""江南好，真个到梁溪。一幅云林高士画，数行泉石故人题。还似梦游非。""江南好，佳丽数维扬。自是琼花偏得月，那应金粉不兼香。谁与话清凉。"从这四首小令中，可以看出纳兰性德才华卓绝，写景纯属自然，而苍凉悠远之境，意在言外。雄浑之风作品，亦为擅长，如《临江仙·卢龙大树》："雨打风吹都似此，将军一去谁怜。画图曾见绿阴圆，旧时遗镞地，今日种瓜田。系马南枝犹在否，萧萧欲下长川。九秋黄叶五更烟，只应摇落尽，不必问当年。"

　　另外，选其两调《菩萨蛮》回文词，以见工巧："雾窗寒对遥天暮，暮天遥对寒窗雾。花落正啼鸦，鸦啼正落花。袖罗垂影瘦，瘦影垂罗袖。风翦一丝红，红丝一翦风。客中愁损催寒夕，夕寒催损愁中客。门掩月黄昏，昏黄月掩门。翠衾孤拥醉，醉拥孤衾翠。醒莫更多情，情多更莫醒。"

　　性德除词作外，其他文字亦清新可爱，惜英年早逝，卒年仅三十岁。

　　6.元曲

　　元曲与唐诗、宋词，是鼎足而立的一代文学之胜，曲与诗、词，各具特有的艺术魅力。曲，本是民间流传的"街坊小令"与"村坊小调"，始于宋金，鼎盛于元。与词相仿，每一曲牌有固定的句式、字数、平仄等格式要求，虽有定格，允许变化，即允许衬字、增句、平仄通押。与词比较，灵活性强，故而更贴近世俗生活，更接近现代语言，更具有开放色彩，更符合多民族审美心理，以雅俗共赏见长。元曲，是唐诗和宋词的继承与发展，是传统文化和多民族文化融合过程中，产生的新的艺术结晶。

　　元曲可分为两类文体：一是散曲，包括小令、带过曲、套数；一是杂剧，包括由套数组成的曲文，间杂以宾白和科介，专为舞台上演出。散曲的曲牌各式各样，为只是用于清唱的歌词。小令又叫"叶儿"，体制短小，通常只是一只独立的曲子。带过曲，同一宫调的曲牌带过另一个曲牌，即联缀两三个同一宫调的小令表达共同的内容。套数又称"散套""套曲""大令"，将同一宫调的若干首相互贯联的，不同曲牌的曲子连缀在一起，有首有尾，按序排列，一韵到底，少则数首，多则数十首，形成一套整体曲目。杂剧是用于表演的剧本，元杂剧每本一般分四折，在开头或折间另加楔子，每折以宫调同韵的套曲为主组合成曲文，穿插宾白和科介，专为舞台演出而创作。唱（曲文）、科（动作）、白（对白）为元杂剧三要素。

对元曲形成作出开创性贡献的是山西太原人元好问（1190—1257），字裕之，号遗山。他生当金元之际的乱世，饱受了国破家亡之苦，把自己身世感怀和对广大老百姓的深切同情寄托在向往回归大自然当中，如他的名作散曲双调《骤雨打新荷》："绿叶阴浓，遍池亭水阁，偏趁凉多。海榴初绽，妖艳簇红罗。老燕携雏弄语，有高柳鸣蝉相和。骤雨过，珍珠乱撒，打遍新荷。人生百年有几，念良辰美景，一梦即过。穷通前定，何用苦张罗。命友邀宾玩赏，对芳樽浅酌低歌。且酩酊，任他两轮日月，来往如梭。"曲作寄情骤雨前后的景物，上调白描充满生机的园林风光，表面在写夏日骤雨，蕴含对民族压迫的无声抗争；下调抒发从容淡定的乐观超然情怀，文字上毫无剑拔弩张的味道。运用了烘托、对比、暗喻等手法，开始寥寥几笔就勾勒出庭院中多姿多彩的自然景象，色彩鲜明浓丽；一阵骤雨，生机勃勃的新荷遭受风雨洗礼。接着转入对景抒怀，心契自然美景，及时行乐，面对无可奈何的个人家国命运，淡定拓落，从容洒脱，穷达由他，洋溢乐观。

　　散曲体裁上属于诗歌，杂曲则属于戏剧。元代既是散曲家又是剧作家的代表人物有：马致远、郑光祖、睢景臣、乔吉、张可久等。张养浩、徐再思等为散曲大家，关汉卿、马致远、郑光祖、白朴被称作为元杂剧四大家。由于历史的、文化的偏见，元曲这一文学，一般不被人们重视。直到民国初年，王国维的《宋元戏曲考》问世，元曲才逐渐被人们珍视。对元曲的搜集、整理、研究、普及等多方面的工作，和唐诗宋词比起来，不成比例，这也是造成元曲研究成果比诗词少的原因之一。

　　7. 古体诗与近体诗

　　上面讲了《诗经》《楚辞》、汉赋、唐诗、宋词、元曲，是中国文学史粗线条的介绍。下面让我们再来了解一下古代诗歌大致分类：古体诗和近体诗。

　　古体诗如先秦《诗经》、汉代"乐府诗"。再往上溯，可以说《诗经》的先河是劳动人民的劳动号子，比如两个字不同声调发声的"邪许"。后来逐步发展成了四言、五言、六言、七言诗。在唐以前，诗的格律不是那么严格，一首诗可长可短，诗中句子字数也可以不同，现在我们称这类诗叫作古体诗。唐以后诗人创作古体诗，称作"古风"。古体诗的另一个显著特点，就是擅用重言和双声叠韵词来描写事物的状貌，重言如：喈喈——鸡鸣，潇潇——风雨，依依——杨柳，霏霏——下雪，喓喓——虫声，纠纠——武夫，坎坎——伐木等。双声词如参差、栗烈、踟蹰、奋飞等。叠韵词如绸缪、涕泣、沃若、飘摇、窈窕、崔嵬等。

下边举几首古体诗：相传帝尧之时，天下太平，有老人击壤而歌（壤——一种游戏用具，相当于梆子）："日出而作，日入而息；凿井而饮，耕田而食。帝力于我何有哉！"有一故事，春秋时秦相百里奚，微时为人做工，秦穆公以五张羊皮之酬将其赎归。后为秦相，堂上乐作，有一洗衣妇，自言知音，因抚弦而歌："百里奚，五羊皮，忆别时，烹伏雌，舂黄齑，炊扊扅。今日富贵忘我为……"下堂问之，则其妻也。又如汉高祖的《大风歌》："大风起兮云飞扬，威加海内兮归故乡，安得猛士兮守四方。"西楚霸王项羽的《垓下歌》："力拔山兮气盖世。时不利兮骓不逝。骓不逝兮可奈何！虞兮虞兮奈若何！"呜咽缠绵，从古以来，真英雄必非无情者。这些诗都是随感而歌的。汉代诗每属古体诗，如《孔雀东南飞》和《古诗十九首》等，是以五言为主逐渐走上规范化的，其格律不像唐代律诗那么严格（不限字数，可以重字，不讲究平仄、对仗、黏对、押韵等）。魏晋以后、唐以前，则四言、五言、六言诗均有，如曹操的《短歌行》《龟虽寿》等。

唐代暨以后的诗，格律比较严格，称为近体诗。近体诗每句字数必须相等，讲究平仄、黏对、押韵、对仗。诗是为"吟"而写的，要"吟"出诗的味道来，有两个原则必须遵循，一是押韵，二是平仄；不押韵，平仄不调，是吟不出诗味来的。如王之涣的《登鹳雀楼》："白日依山尽，黄河入海流。欲穷千里目，更上一层楼。"这是属于仄起的；平起的，如李端的《听筝》："鸣筝金粟柱，素手玉房前。欲得周郎顾，时时误拂弦。"所谓平仄，即平、上、去、入四声，除平声外，都属于仄声（仄者，不平也）。目前，普通话里平声字分为阴平和阳平，入声字已读不出来了，只在部分方言里还有遗存。

一般说来，四句一首叫绝句，五言称五绝，七言称七绝。八句一首叫律诗，五言称五律，七言称七律。超过八句，最短五韵十句，多则长达五十韵、一百韵的叫排律，又称长律；其体两句一韵，没有句的限制，但各句间要遵守平仄、粘对的格式要求，除首尾两联外，中间各联都用对仗。排律多为五言，如韩愈《学诸进士作精卫衔石填海》。排律之中，还有一种试帖诗，大都为五言六韵或八韵，以经传成语或古人诗句为题，限定韵脚，科举考试以此出题。

需要指出，唐人也喜欢写"古风"形式的古体长诗，古体长诗与排律（长律）的区别是，古风不需要对仗，不讲究押韵、平仄、粘对，平铺直叙即可，如李白的《将进酒》，白居易的《长恨歌》《琵琶行》等。另有一种不是隔句用韵，而是每句押平声韵，且通篇不换韵、不拘句数的七言古体诗，称为"柏梁体"，据说汉武帝筑高台，以香柏为殿梁，于柏梁殿中与群臣联句赋诗，句句用韵、一韵到底而得名，如曹丕的《燕歌行》、杜甫的《饮中八仙歌》等。

（六）国画

中国画的历史，十分悠久，在原始社会，绘画伴随人类的劳动开始产生，山岩作画以及之前讲过的陶器上的花纹装饰，就是我们祖先的原始绘画艺术。到了夏商周时代，绘画进入了一个新的阶段，青铜器上的装饰纹，是那时绘画艺术的代表。

1. 秦汉至隋唐绘画概述

从马王堆一号汉墓中出土的"帛画"可以看出，在秦汉时代，绘画已经有了一定的水平。尤其到了汉朝，随着经济的繁荣，制笔业与造纸术得以推广，绘画得到了长足发展，史书记载有了人物画，当时宫廷里的画家毛延寿，就是汉元帝时著名的画工。

三国两晋南北朝时期，佛教在我国得到了广泛传播，反映到艺术上，出现了大量宣传佛教教义的绘画，传世最著名的当推敦煌石窟艺术。敦煌壁画，反映了当时社会生活的种种场景，得力于那时画工艺术上卓越的绘画技巧。两晋南北朝时期，画家如顾恺之、陆探微、张僧繇与曹不兴合称"六朝四大画家"。传说张僧繇画龙，一般不点眼睛，如果点上眼睛，龙就会飞去，"画龙点睛"的成语就来源于此。

到了隋唐时代，山水、花鸟、人物的题材，作为独立的画科成熟起来。尤其是山水，形成了种种不同艺术风格和流派，有以隋代展子虔为代表的设色山水，有以初唐李思训为代表的金绿山水，有以中唐王维为代表的水墨山水，还有以晚唐王洽为代表的泼墨山水。同是山水画，也可分成工笔和写意两种。隋唐著名画家很多，如阎立本、吴道子、韩滉、周昉，善于画马的曹霸、韩干，善于画牛的戴嵩等，作品传神，都是彪炳史册的。

2. 宋代文人画暨之后画派概述

宋朝是山水花鸟画蓬勃发展的时期，著名画家北宋有董源、李成、范宽，世称北宋三大家；南宋有马远、夏圭、李唐、刘松年，世称南宋四家。宋人作画，有时不署款，如南宋无款《腊咀荔枝图》，写一腊咀栖止于荔枝枝头，神态生动，勾画细致，笔风柔和，枝头果实累累，或红或青，色泽鲜润，为写生画中之佳品。再如《落花蜻蜓图》，写夏月荷花初绽的景色，翠叶飘举，芙蕖初放，叶端一蜻蜓掠过，栩栩如生，其画法为没骨法和彩笔勾勒相间，工整细腻。图中蜻蜓翅纹分明，具有透明感，色泽艳而不腻，红花绿叶，相映成趣。

宋代文人多能书善画，北宋时期的书法家苏轼、米芾及其子米友仁等，即为杰出代表。自古"书画同源"，书法和绘画在产生初期就是一对孪生兄弟，有不可分割的关系，后来虽然分化为两种不同的艺术形式，但书法的用笔和绘画的用笔同源共祖，所以有许多类似之处，比如书法的笔画要求连贯有力，一气呵成；国画的线条也要求一以贯之，笔笔之间具有内在的联系。所以历代的名书家，往往也是名画家，其作品即所谓"文人画"。北宋苏轼第一个比较系统阐明了文人画理论，提出"士人画"概念："观士人画，如阅天下马，取其意气所到。"（《东坡题跋·跋宋汉杰画》）提出"士人画"与"画工画"并驾齐驱，各有所长，"吴生虽妙绝，犹以画工论。摩诘得之以象外，有如仙翮谢笼樊。吾观二子皆神俊，又于维也敛衽无间言"（《凤翔八观·王维吴道子画》）士大夫擅画者，大多见广学深，修养醇厚，境界高雅，故此文人画突出强调神韵和意趣。

北宋时期，宫廷画院备受朝廷重视，大约源于晋代的"界画"（又称"宫室画""屋木画"）迎来鼎盛发展。界画，即作画时使用界尺画线，以绘亭台楼阁为主，创作宗旨为工整写实、造型准确。北宋著名的风俗画——张择端《清明上河图》，便是界画的代表作，其中舟桥房屋使用界画法。宋徽宗赵佶，虽然政治无能，但在书法和绘画方面，却是有独特造诣的名家，他的写生花鸟画栩栩如生，人物、山水也别具一格。他完善了宫廷画院制度，培养了许多杰出的宫廷画师，将宫廷画推向了历史最高峰。他命文臣编辑的《宣和画谱》，是中国绘画史上最有影响力的画谱。

到了元代，水墨山水方面有很大发展，著名的"元四家"——黄公望、王蒙、倪瓒、吴镇，都各自有各自的风格。赵孟頫也是水墨高手，除山水外，画马也是他的强项。元代的壁画，上承唐宋，雍容磅礴，如著名的"永乐宫壁画"。

明清时期，画派极多。明代按地域划分大致有浙派、吴派等，按技法划分大致有水墨山水派、勾花点叶派等。明代中期"吴门四家"沈周、文徵明、唐寅、仇英是文人画家的代表。清代初年著名的画家有"四王吴恽"——王时敏、王鉴、王翚、王原祁、吴历、恽寿平，合称"清六家"。清康熙中至乾隆末有"扬州八怪"：汪士慎、金农、高翔、李鱓、郑燮、李方膺、罗聘、黄慎（晚清李玉棻《瓯钵罗室书画过目考》载）。有人提到其他扬州画家，如华嵒、闵贞、陈撰、高凤翰、边寿民、杨法等也可列名，因此，"八"只可看作是约数。他们的画以写意花卉兰竹为主，亦长于山水、人物，善于以生活中最平实的景物入画，寓以清正、高远的人格意境，各有各的风格，和当时的正统画法不同，故被人称为"八怪"。晚清的赵之谦，虽是著名书家，但他常以篆籀法作画，也别具一格。

近代吴昌硕据说原来并不会画，后来用写草篆书的笔法作大写意，终成一代著名的画家。其他如陈师曾、齐白石、黄宾虹、张大千、溥心畲、潘天寿、徐悲鸿等等，将中国画优良传统延续下来。

3. 国画透视特点

按绘画创作的题材，中国画基本上分三大类——人物画、山水画、花鸟画，每类中有工笔和写意之分，历史演进中虽形成不同的流派，但中国画创作均强调"外师造化，中得心源"（唐张彦远《历代名画记》引唐张璪语），与西洋画平分秋色，风格迥异。

西洋画注重透视原理，西洋画的构图方式被称为"焦点透视"或"远近法"，而中国画则不拘束于此。中国画的透视，如王维的远人无目、远树无枝，这符合"近大远小"的透视原理；

但中国画画家的观察点不固定，不受有限视域的限制，而是根据作画者想表达的需要，移动立足点，全方位观察，或在不同时段观察，各角度、各时段所观察到的景观，都可以有机组织到作品的画面中。为了显示中西画法的区别，人们就把中国画的构图方法称为"散点透视"或"积累远近法"。焦点透视接近于摄影，立体感、真实感很强；散点透视则截然不同，立体感、真实感，均较弱。

然而散点透视有它独特的优点，首先，它突破了时间和空间的限制，可在一幅画作中体现出不同时段、不同角度的整体景观。譬如，人民大会堂有一幅大画《江山如此多娇》（傅抱石、关山月合作），从时间上看，包括春、夏、秋、冬四季的景色；从空间看，既有江南景物，也有北国风光，东边日出西边雪。这样的构图，对焦点透视来说，是不可绘图的；但散点透视绘画却极好地表现了伟大祖国辽阔无垠的锦绣江山，给人一种雄伟壮盛的完整感。其次，它便于画家的"遗貌取神"，即将与主题有关的特征集中表现出来，而将与主题无关的枝枝节节一概删除。换句话说，散点透视既可把本在视圈之外的物象移入画内，也可把本在视圈之内的物象予以摒弃，达到集中表达作者思想情感的目的。突出主题，删除无关，必然留白，其优点类似乐谱上的休止符，起到"此时无声胜有声"的效果，用绘画的术语来说，便是以白当黑，化实为虚，利用留白空间造成联想，使无图处皆成妙境。

4. 国画设色特点

另外，中国画的设色也和西洋画不同。西洋画是用色彩去描写特定的光线下物体交映出来的色与光之间的复杂变化，是以纯色平涂为主，可以色调如实写真，也可以把复杂的自然景象概括为一个主要的色调。中国画则采取了"随类赋彩"（南朝谢赫《古画品录》）的方法，一层含义指绘画的色彩按照不同的物象给以分类，而贴切地表现事物特征，比如：人物画，人的面、胸、手分为一类色，人的头发、胡须、眉毛一类色等；山水画，山石一类色，木本一类色，草本一类色等；花鸟画，果实一类色，花瓣一类色，绿叶一类色，残叶一类色等；也可按季节类分所绘物象的色彩，譬如水的颜色，宋代画家郭熙提出"春绿、夏碧、秋青、冬黑"（《林泉高致》），等等。后世工笔画家一般都是按照事物特性而类分赋彩的。另一层含义指画家主观赋予所绘内容色彩，如墨荷、墨竹、朱砂梅花等，不是物象自然本色，而是画家主观意象的赋色，以便直抒胸臆。

此外，中国画中特有的水墨画，有独到的"墨分五色"，唐张彦远《历代名画记》："山不待空青而翠，凤不待五色而彩。是故运墨而五色具，谓之得意。""五色"说法不一，或指焦、浓、重、淡、清，或指浓、淡、干、湿、黑，也有加上"白"（无墨空白），合称"六彩"的。总之，将墨汁兑水多少，调节墨色多层次的浓淡、干湿、有无之变化，以体现画作虚实互补、动静结合，飘逸或厚重的神韵。

5. 国画神似与寓意

欣赏中国画，要注意的几个问题：首先，中国画强调神似，白石老人曾说："作画妙在似与不似之间，太似则媚俗，不似为欺世。"遗形得神，是欣赏中国画与画作主旨息息相通的诀窍。其次，中国画讲究借景抒情，借物喻理，借题发挥，作者的思想情感，对事物的好恶褒贬，通过所绘内容强烈表达或含蓄暗示，要能读出画外之音。比如，表达对歪风邪气的讽刺、对邪恶势力的咒骂，白石老人曾画过两幅这种题材的画，作画的时间是日本侵略中国时期。一幅是讽刺当时汉奸的，画面是一个儿童玩具不倒翁，题诗一首："能供儿戏此翁乖，打倒休扶快起来。头上齐眉纱帽黑，虽无肝胆有官阶。"一幅是咒骂日本侵略者的，画面是一个火炉，火炉上有一个蒸笼，旁边放着一篓螃蟹，题了七个字："看尔横行到几时。"再有，中国画注意诗、书、画、印整体谐调的美，欣赏者当全面、整体品味一幅画作。

（七）民间美术之年画

民间美术是劳动人民美化生活环境、获得美感享受的途径。其形式丰富，种类繁多，诸如窗花、吊钱、剪纸、泥塑（不倒翁、兔儿爷、天津泥人张）、年画等。这里重点讲年画，民间木版水印年画是民间美术中较大的一个艺术门类。贴年画，从早期的自然崇拜和神祇信仰，逐渐发展为驱邪纳祥、祈福消灾和增强欢乐喜庆气氛、装饰美化环境的节日风俗活动，表达了民众乐观积极的思想情感和向往美好生活的愿望。民间年画历史悠久，全国各地几乎均有生产，比较著名的有山东潍坊、四川绵阳、陕西凤翔、山西平阳、河北武强、天津杨柳青等地。年画的流行十分广泛，通俗普及，为广大人民群众所喜爱，曾经有过颇为兴盛的发展。无论是题材内容，刻印技法，还是艺术风格，各地有各地的特色，它不仅对民间美术的其他门类曾产生深远的影响，而且与其他绘画形式相互融合，成为一种成熟的画种，具有雅俗共赏的特点。

1. 年画的历史简述

年画的起源，可以追溯到很远，"门神"是年画创作最早的形式，伴随人类远古时期的自然崇拜和神灵信仰就有了。火的使用是人类告别古猿的一个重要特征，对火的依赖促成了早期人类对火的崇拜。出现了家庭以后，人们对火的自然崇拜逐渐地演化出灶神的信仰。聚族而居，人们认为祖祖辈辈生活居所中的门（两扇对开曰门，多指院落大门）与户（单扇开关曰户，多指内室之门）具有神秘的力量，对门与户产生了崇拜的心理，希望门与户能够辟邪驱灾，保护人们的安全，因此产生了摩拜门神与户神的观念。人们时常要外出从事各种生产、生活活动，希望顺利安全，因此对行走的大路也产生了敬畏，也作为祭祀的对象，产生了行神（路神）崇拜。再加上一位中溜神（土神）崇拜，《礼记·郊特性》："家主中雷而国主社。"唐孔颖达疏："中雷谓土神。"即构成传统祭祀所说的"五祀"。在《周礼》《仪礼》《礼记》等古代典籍中，都有关于"五祀"的记载，此处采用东汉郑玄注《礼记》之《月令》《王制》说，即对家宅内外户、灶、中溜、门、行五神的祭祀。

随着社会的发展，人类对自然物崇拜的基础上，演进出具社会性的人格神的信仰。群众依据民间传说、宗教故事以及历史资料，逐渐创造出来与衣食住行相关的各种神灵。如对门神的崇拜，传世与出土先秦时代文献未见直接关于门神具体的形象记载，只可见东汉王充《论衡·订鬼》引用《山海经》曰："沧海之中，有度朔之山，上有大桃木，其屈蟠三千里，其枝间东北曰鬼门，万鬼所出入也。上有二神人，一曰神荼，一曰郁垒，主阅领万鬼，恶害之鬼，执以苇索而以食虎。于是黄帝乃作礼，以时驱之，立大桃人，门户画神荼、郁垒与虎，悬苇索以御凶魅。"从上述引文中可以看出，由门神信仰产生的门神形象画，可以看作是民间年画的前身。

魏晋南北朝时期，画鸡在门上是门画的新形式，南北朝宗懔的《荆楚岁时记》记载："正月一日……贴画鸡户上，悬苇索于其上，插桃符其旁，百鬼畏之。"唐代佛教盛行，寺庙、石窟遍布村镇山林，寺庙中的厨房、库房等门上也都绘有门画，如将军、朝官以及鹿、蝠等诸状，均以吉庆祥瑞之题材作门画，皆取美名，迎祥纳福。传说唐玄宗时，曾令吴道子依其梦境绘钟馗像，遂出现了新年张贴钟馗像的风俗。北宋熙宁五年（1072），宋神宗赵顼"令画工摹拓吴道子'钟馗像'镂板，印赐两府辅臣各一本。是岁除夜，遣入内供奉官梁楷，就东西府给赐钟馗之像"（沈括《梦溪补笔谈》），可以说是木版印刷钟馗像年画的开始。

　　木版印刷技术是年画广为流通的一个重要条件，唐代有了木版印刷术，宋代是兴盛时期。宋代的绘画艺术较前也有很大发展，尤其是徽宗赵佶喜好绘画，完善宫廷画院制度，促进了绘画从实践到理论的发展。当时很多宫廷画家创作了大量的风俗画，如《婴戏图》《货郎图》《开泰图》等，有力推动了民间绘画的繁荣。宋代产生出许多民间画匠，如善画楼屋的赵楼台、善画娃娃题材的杜孩儿等，就是当时很有名的民间画工。他们往往采取木版印刷的技术，在集市上出售作品，这种方法直到清末的年画作坊里，仍在沿袭使用。在宋代，宫廷画家与民间画工的创作认同不存在明显的鸿沟，在茶馆、戏楼等场所，时常悬挂名人或画院画师的绘画，以招徕顾客；画院的人也常购买民间画工描写农村生活的风俗画或娃娃题材的作品，以应宫中之需。宋代年画除少量手绘之外，大量的是雕版印刷；而年画的雕版刻印是从雕印"神马"演变而来的。当时有专门的"神马"刻印铺，平日刻印佛像、神像，入冬后刻印灶神、财神、钟馗、桃符、虎头之类体裁，在市场上出售。除此之外，如南宋还印有《四美图》（王昭君、赵飞燕、班婕好、绿珠）等。

　　以后元明清各代都有不同题材、丰富多彩的年画，如《福禄寿三星图》《五路财神图》《九九消寒图》《耕织图》等。再如根据民间故事，将门神定为秦琼、尉迟恭二人，成为门神画最普遍的形式。

2. 年画的创作题材

年画创作题材十分广泛，渗透到社会生活的各个方面，粗略来分，包括以下几个大的方面。

（1）神仙题材：这类题材不仅是年画的起源，而且是年画早期的表现内容。在很长一段时间里，神仙题材的年画，一直占有很大的数量。内容的来源取材于儒、释、道诸神以及民间的俗神、行业祖师等。神仙题材的年画，除门神张贴在门上，室内外根据神仙名称还有其他固定位置。此外，有一些不用于贴只供焚化的"神马"类年画，这类纸马数量多，神位杂。总之，都是寄托一种对美好生活的理想、祈福和希冀。

（2）小说戏文故事题材：这类内容大部分取材于神话传说、历史故事、民间传说、演义小说以及传统戏曲等。这类年画常见的有《三国演义》《水浒传》《西游记》《封神演义》《杨家将》《红楼梦》《白蛇传》《西厢记》等系列。这类成系列题材的年画占有一定的比例，深为广大群众所喜爱，它们不仅具有装饰美化环境的作用，而且人们在欣赏这些故事的过程中可以增长知识，接受到传统的道德教育。在过去民间社会物质文化生活艰苦、贫乏的条件下，这类年画丰富了人民的精神文化生活，相当于一部部形象、直观的蕴涵美育、德育、文学、历史等启蒙教科书。

（3）民俗风情和现实生活题材：这类题材属于风俗画范畴，在中国绘画史上历史久远，尤其在宋代，有许多关于村社、丰稔以及新年、元宵、二月二、端阳、中秋等节令画。此类画大都表现合家欢乐、人丁兴旺、生活富足等寓义，取材多为社会风俗场景，如庙会、花会、五谷丰登庆丰年、庄稼忙、耕牛壮等等。在清末还出现了反对帝国主义入侵的爱国题材，或者表现政治改革的、社会新鲜事物的内容，以及取材于民间寓言、笑话，如老鼠娶亲等图案的年画。

（4）吉庆祥瑞题材：这类题材包括一些如虎、鹿、狮、鹤、喜鹊、白头翁、龙、凤、麒麟、鲤鱼等祥瑞的鸟兽，和牡丹、玉兰、莲花、菊花、梅花等花卉，还有石榴、佛手、葫芦、柑橘、仙桃等果实，以及传说中的摇钱树、聚宝盆等等吉祥物。这些吉庆祥瑞的题材，或取其形象，或取其谐音，表达了群众驱邪消灾、迎祥纳福的愿望，其象征寓意如：平升三级（瓶内插三个戟），太平有象（大象身上立一个瓶），等等。

3.年画的表现内容

根据上述的题材，年画印制表现出的具体内容，可以分成以下相对独立的几大类。

（1）门神类：即春节时张贴在门上的年画。门神是主要的也是历史上最早的门画，后世包括文门神和武门神。文门神通常用福、禄、寿三星，状元及第，五子登科等，大都贴在二道门或户内单扇的房门上。武门神一般绘画成武将形象，画幅据门扇面积大小不等，选材既有上古神荼、郁垒，唐将秦琼、尉迟恭，也有父子、夫妻类如关公—关胜、韩世忠—梁红玉等，大都贴于入户的大门上。在农村，有应各地不同风俗，贴在牲口圈上的门神画；在水乡，船的舱室门上也贴有相应内容的门神画。

（2）喜庆迎祥类：吉庆迎祥内容，画面具有浓郁的喜庆欢快气氛，如"同庆丰年""庆赏元宵""天官赐福""花开富贵""招财进宝""日进斗金""连年有余"等等。

（3）娃娃、美人类：这类内容产生于现代，来源于现实生活，形象和色彩具有大众化的审美情趣，风格上体现出亲切甜美的特点。从隐喻的意义上看，此类年画多象征夫妻和美、早生贵子、佳人娇丽等，因此大多张贴在卧室、新房或闺房。

（4）民俗风情类：以表现社会风情、劳动生活为主，有着浓郁的生活气息，喜庆造型和祥瑞色调是对现实生活的理想美化，讴歌辛勤劳动、提倡道德正义，如《渔家乐》《男十忙》《女十忙》等。

（5）小说戏文类：此类年画具有连环画、插画和组画的性质，称"布画"（布制居多，亦用韧性强的纸绘制）或"吊挂"，是春节期间自头年腊月二十三至新年正月十五或二月二之间，吊挂在街头供人观赏的年画。所表现内容除了大量的戏曲故事，一些民间传说、神话故事、历史演义、传奇小说等内容也被选用，如《打金枝》《空城计》《杨家将》《宝莲灯》《西厢记》等等。造型大都采用戏曲装束，是人民群众喜闻乐见的、认为有看头、有讲头的年画形式。这类年画除了装饰美化环境，增强节日气氛外，还具有启蒙教育、寓教于乐功能。画中主题内容具有故事性、情节性和趣味性，通过画面的故事情节，判别正义与邪恶，忠义与奸佞，善良与丑恶，寄娱乐、教育于其中。

（6）符像类：此类内容有较强的宗教信仰内涵，张贴以辟邪祛灾、纳福迎祥为目的，画面常以神像或符号为表现形式，如"钟馗""关羽""八卦太极图""太上老君急急如律令"等。这种年画和门神画有所交叉，但又有其独特性，一是符像类常作为固定神祇供奉，如土地神像；二是某些符像常在祭祀后给予焚化，如灶君像。在古代，这类年画曾占了年画的较大比例，随着人们科学观念的提高，目前已经较少见了。

（7）杂画类：此类内容包括"灯画""窗花""桌围画""墙纸""拂尘纸"等等，这些都属于广义年画范畴。灯画除春节装饰在灯罩上，还可作元宵节"打灯虎"游戏的道具；窗花是用来贴在窗子（纸窗、玻璃窗）上的装饰；桌围画又叫"桌裙画"，贴于八仙桌周匝；墙纸是春节时用来糊墙壁的年画；拂尘纸贴于室内碗橱（嵌在墙内）、碗架、衣柜、什物架上，用以遮尘。

此外，年画常与剪纸艺术作互补或替代装饰，美化环境。有一种剪纸艺术，春节时以红纸剪成吉祥文字或图案，称"挂钱"或"吊钱"，贴在门楣、房檐或财神洞、仓库、牛棚、猪羊圈、鸡鸭舍的门框上方，也颇具艺术价值。

4.年画的审美与寓意

民间年画与文人画是同源的，是一种雅俗共赏的艺术形式，它不仅鲜活表达了民间文化的价值观念，同时深刻体现出民间的审美理念。民间年画在题材选取和表现技法上，从文人画中汲取营养，文人画在发展中也吸收了民间年画贴近生活、反映现实的有益成分，二者既相互独立又相互借鉴，雅与俗互补且渗透。

色彩鲜艳明快是民间木版年画突出的艺术特征。民间年画鲜丽浓烈、丰富鲜明的色彩选择与搭配，除了与追求颜彩刺激人的视觉产生舒适、美好、愉悦的心理感受有关，民间传统文化观念和审美理念也深刻影响了年画色彩的使用。民间年画既追求红火热烈、喜形于色的视觉冲击，又讲究和谐统一、平衡协调的视觉享受。

民间美术中以象征寓意为表达思想的手段较为普遍，尤其在民间年画中使用更为广泛。象征寓意是以暗喻、谐音、象征等方法，采用广大人民群众所熟悉、喜爱的内容或形象，表达人们的思想情感和愿望诉求。如以牡丹象征富贵，桃子、仙鹤、松树、灵芝喻意长寿，石榴暗喻多子，龙、凤、麒麟代表祥瑞，等等。另外，以"蝙蝠"谐音"福"，五只蝙蝠与寿桃图案，寓意"五福捧寿"；以"莲"谐音"连"，以"鱼"谐音"余"，画莲花鲤鱼寓意"连年有余"，等等。巧妙地运用象征寓意，一方面展现了民间艺人的聪明智慧和艺术才能，一方面表达了人民群众乐观积极的生活态度，反映在画面上，既欢快好看，又经得起品味。象征寓意是民间年画中富有美学表达的艺术手法，其蕴含的丰富的内涵和美好寓意深为人们所喜爱。

三、中医美容

中华民族是一个崇尚美的民族，在女性来说，更是天生注重美。但美并不是一定要浓妆艳抹，我们认为天生丽质，不事铅华，才是真正的美。《诗经》上不乏赞美女性的诗句，"窈窕淑女""手如柔荑"（荑——一种初生的茅草，用以表示纤细）、"肤如凝脂"，等等。古代的四大美人——春秋时期的浣纱女西施、汉代的王昭君、三国的貂蝉、唐代的杨玉环，另一说法是汉代的王昭君、班婕妤、赵飞燕和晋代的绿珠，她们就是天生丽质，不借助于化妆的代表。

但恰到好处的化妆、装饰，可起到增进或点缀的美容效果。我国的美容史，历史悠久，渊源流长。据考古学家发现，早在山顶洞人时期，人类就凭着对珠玉审美的原始感觉，利用石珠、兽牙、贝壳、鱼骨、鸟骨等物，制成美的装饰品。殷商时代，人们把当地产的兰花叶，捣烂取汁，用来饰面，这就是最早的胭脂。五代马缟《中华古今注》："燕脂，盖起自纣，以红蓝花汁凝作燕脂。以燕国所生，故曰燕脂，涂之作桃花妆。"春秋时女子用白米研制敷面膜，取黑青颜料画眉，《楚辞》中"大招"篇"粉白黛黑，施芳泽只"，施粉面如白玉，描眉青黑如漆，巧于香料化妆，近人芳香扑鼻，就是指的这类修饰。西汉宣帝时京兆尹张敞，直言敢谏，颇有政绩，但他每日上朝前，必在家中给妻子画眉，因而被人在汉宣帝前参劾。皇帝在朝堂中当着许多大臣问他有无此事，他对皇帝说："臣闻闺房之内、夫妇之私，有过于画眉者。"（《汉书·张敞传》）皇帝也就一笑了之。于是"张敞画眉"的佳话，就流传至今。东汉有"城中好高髻，四向高一尺。城中好广眉，四方且半额。城中好大袖，四方全匹帛"（《后汉书·马援传》）的歌谣，这是讲究发式、眉妆、服饰的美。唐代白居易在《长恨歌》中所写的"回眸一笑百媚生，六宫粉黛无颜色。春寒赐浴华清池，温泉水滑洗凝脂"（《长恨歌》），可以知晓杨玉环以洗浴促进、养护美容。

至于中医美容，是一门专门的学问，为千百年来劳动人民的智慧结晶。历史上医药学家经过长期不懈的努力，在美容学的领域里，做出了很多贡献，但在古代未形成一门独立的学科，只是在宫廷、官宦、富贵之家应用的比较普遍。有关美容的方法、方剂、药物散见于大量的古籍之中，归纳起来，可分为保健美容与治疗美容两大类。

属于保健美容的，大致有滋润皮肤、抗皱除斑、护发悦色、化妆理容等方法。例如：唐代武则天取益母草捣烂，和面粉、滑石粉、胭脂等调成润面用品；唐德宗的女儿永和公主的"澡豆"方，用豆末和诸药制成，以洗手面，即今日之洗面奶的前身；以及清慈禧用米粉、蛋清敷面做面膜剂等。还有梳头、洗脸、漱口、扣齿、干洗脸等方法，都属于保健美容法。保健美容无论男女老少都可施行，其目的是要达到对体表各部分的护养，以期更加美观。

至于那些乌发、止痒、祛斑、减肥、补虚强壮、芳香祛臭等疗法，则属于治疗美容法，主要是通过治疗疾病来达到美容养颜的目的，涉及的方法非常广泛，凡药物方剂、针灸按摩、食品蔬菜等，都可以作为美容方法使用。实际上，有些方法具有保健与治疗两种作用，往往是无法严格区分开的。治疗美容侧重于对某些疾病治疗而达到美容目的，如痤疮、酒渣鼻、斑秃、脂溢性脱发、多毛症、少白头、雀斑、白癜风等，可分为毛发美容、皮肤美容、形体美容等。

（一）情志饮食、生活起居与美容

总之，要使自己容光焕发，肤如凝脂，符合"着粉则太白，施朱则太赤"的美容标准，治疗和保养固然重要，但生活中的喜怒哀乐，饮食中的辛苦酸甜，睡眠、起居、衣着等等，都会对人的容颜有所影响。故日常生活习惯、情绪涵养等，于美容至关紧要。

谚语："笑一笑，十年少；愁一愁，白了头。"历史上伍子胥过昭关的故事，就说明了情绪影响人容貌的重要性。"嫣然一笑""放声大笑""捧腹大笑"，虽然都是在笑，但第一种仅是面部的肌肉活动，第二种则加上了发音器官的活动，第三种则全身肌肉，以致骨骼都动员起来了。笑可以扩张胸肌，使肺活量加强，还因腹肌的收缩和舒张促进产生胃液，帮助消化，有利新陈代谢，加快血液、淋巴循环。从美容角度讲，可增强头发、肌肤的营养，加速代谢产物的排泄，促使毛发保持润泽、黑亮，面部红润、神采奕奕，全身肌肤光滑滋润。所以适当的笑，对身体是有益的；但大笑不已，长时间的笑，变成了出怪相，则所得效果相反，喜则气缓，过喜伤心，历史故事中也有老人因大笑而致死的记载。

饮食对人的美容影响很大，皮肤对营养失调最为敏感，几乎所有的营养缺乏都会在皮肤上留下症状，如缺乏蛋白质和脂肪酸，皮肤就会变的粗糙，灰暗无光；缺乏维生素 A，皮肤就会产生鳞屑、丘疹；缺乏维生素 B_1，就会使面部浮肿；缺乏维生素 B_2，就会产生脂溢性皮炎、口角炎；缺乏维生素 C，就会产生紫斑等。因此，保证摄取足够的蛋白质、脂肪、维生素，对美容有重大的意义。另外，严重的脱发，如脂溢性脱发，有可能是缺乏维生素 B_2 和锌；头发变黄，有可能是过多地摄取了甜食。应该做到常吃富含蛋白质、植物油、维生素和矿物质食物，并做到不偏食，则能保持头发的秀美。饮食和体型，有着密切的关系，一般来说嗜甜和高脂肪的人则偏胖，嗜酸和冷食的人则偏瘦。因此，要想有一个健美的体型，调整饮食是不可缺少的项目。

自然界一年四季的寒暑变化都会对人体产生影响，如冬天易发冻疮、皲裂，夏天易发痱子、癣等。如果要保护好皮肤，就要注意夏天不要多曝晒在日光下，因为过分的日光照射，会加速皮肤老化，加重原有色素沉着。夏季洗完澡或游完泳时，要用毛巾擦拭，使皮肤微红，这样可使皮肤细嫩、柔软。冬季气候干燥，嘴唇容易干裂，这时不要经常用舌头舔嘴唇，往往越舔越干，甚至会干裂出血。容易长冻疮的人，要注意冻疮局部的清洁卫生和保持湿度和温度，严重时涂些防冻的霜膏。

日常生活中使用的浴液，具有去除污垢、汗液及老死细胞的作用。洗澡时，需讲究用水和用皂。含矿物质较多的水，称硬水，如井水、河水，所含矿物质主要是钙盐和镁盐，这种水往往刺激皮肤和毛发，使皮肤易干燥、裂口，使毛发干涩不爽，故不宜用以洗澡；雨水、雪水、蒸馏水等含钙、镁矿物质较少，属于软水，对皮肤及毛发少有刺激，用它洗澡更为合适。肥皂也分为软皂和硬皂，含碱比较多的为硬皂，如洗衣肥皂；含碱量在0.25%以下的为软皂，如各种香皂。洗澡时选择肥皂的原则是，油性皮肤可适当使用硬皂；中性和干性皮肤可应用软皂；如患有皮肤病，则应使用含硫黄的肥皂。

在使用化妆品时，也要根据自己的皮肤类型选用，不可人云亦云。如干性皮肤易生皱裂，比较娇嫩，不耐日晒，宜选用蜜类、奶液、冷霜、香脂之类；油性皮肤，易生粉刺，忌用油性重的香脂，应选用水分较多的护肤霜之类。

（二）中医美容方法之剂型

在众多美容疗法中，以药物、方剂使用最受欢迎和重视，因是经过历代医家及广大人民反复实践而形成的颇具效果的方法。古代美容方法和制品，除胭脂、指甲油、面粉、眉黛等，还有油、澡豆、面脂、膏、粉散、熏香等剂型，《千金翼方·妇人一·妇人面药第五》记载："面脂手膏，衣香澡豆，仕人贵胜，皆是所要。"

（1）油剂：油剂的制法是采用植物油（芝麻、胡麻）、动物油（猪、羊脂）、黄腊等为基质，根据使用需要，加入相应的药物，多具有祛风、除湿、滋肤、香泽、洁发等药效。或浸泡，或熬炼，或研细末加入。油剂可分为头油或肤油两种，肤油中又以面油应用普遍，一般具有美发、乌发、洁发、生发、洁面、润面、悦色的作用。

（2）澡豆：澡豆是古代用以洗涤的一种粉末。它与一般粉剂的区别是以豆粉为原料，胡豆、绿豆、大豆均可，然后根据不同需要加入润肤、增白、去皱、退斑等药物，再加猪脂和匀，过筛制成。主要用作洗涤手、面，也可用作沐浴，还可调成软膏做面脂使用，具有使皮肤光泽润滑、增白化斑的作用。既可作为皮肤的增白剂、润肤剂和保养品，又可作为治疗面黯和皮肤干燥的药品。

（3）面脂：古代妇女交往间往往以面脂互相馈赠。它是以各种动物脂肪、脑、骨髓等作为基质（《本草纲目·百病主治药·面》中即有"猪𩪣膏，马𩪣膏，驴𩪣膏，犬胰并脂，羊脂、脑、牛脂、脑及髓，熊脂，鹿脂、脑，麋髓、脑，（以下小字）并入面脂，去黯䵟，灭痕，悦色"的记载。面脂的原料，以脂肪应用为主，其中猪脂因来源方便，用的最多），再配上所需药物，加工而成。炼脂是有一定讲究的，《备急千金要方·七窍病·面药第九》："凡合面脂，先须知炼脂法。以十二月买极肥大猪脂，水渍七八日，日一易水，煎，取清脂没水中。炼鹅、熊脂，皆如此法。"药物之制法，多为投入油脂中微火煎熬，煎至药枯即成，如煎古方面脂，纳诸药煎至白芷色黄即可，去滓，加入适量黄蜡，至滴水成珠为度；如有香料（麝香之类），则于此时加入拌匀即可。面脂具有润肤、抗皱、退黑、祛痰等作用，可用于平时的保养及相应的治疗。

（4）膏剂：膏剂在美容方面应用较广，与面脂大同小异。制作方法可分为：①将药物浸于植物油中，再置火上，慢火煎黄、勿令焦，去渣，入黄蜡适量，凉后即可。②将药物研极细末，加赋形剂调匀即可。膏剂以面膏、手膏、唇膏为主，可用以润肤、增白、止痒、润燥等。

（5）粉或散剂：制法较为简单，将药物研细过筛，即可施用。如爽身粉等。

（三）中医美容之方剂

中医方剂应用于美容，历代医籍中多有记载，下面分类介绍几种。

1. 美发剂

（1）大豆100克，浆水1000毫升，二味煮取300毫升。用以上煎液洗发，可以润发，长期使用可起黄发变黑之功。方中大豆，以黑大豆为佳；浆水制法：用粟米煮熟，浸于冷水中，5～6日后产生白色泡沫，去沫取其上层清液即可。本方具有祛风润燥的作用，发黄多为燥邪所致，故本方可使黄发转黑。

（2）海艾汤：海艾（艾产于浙江宁波者）、菊花、荷花、防风、藁本、藿香、甘松、蔓荆子、荆芥各7克，加水3000毫升左右，煮沸，倒入钵或盆内，先用热气熏面部，候汤温用以洗头。可治脱发，但需坚持使用。

（3）二仙丸：侧柏叶300克，全当归150克。共研极细末，水泛小丸，每日服2次，每次60丸，温开水或淡盐汤（黄酒亦可）送下。可治气血两虚、血燥所致之脱发，以发者血之余也。

（4）乌发丹：侧柏叶30克，核桃仁3个，榧子仁3个同捣烂，加开水适量浸泡，凉后用以搽发。长期坚持使用，能至老发黑而不秃。此为慈禧所用的护发保健方，坚持使用，定会受益。

（5）柏叶散：侧柏叶150克，何首乌75克，白芷75克，地骨皮75克。上药研为粗末，每用20克，加生姜汁10毫升，水400毫升，煎沸去渣，睡前用以洗发，能营养头发。本方原为男性洗须用方。

2. 皮肤美容剂

（1）八白散：白芷、白丁香、白僵蚕、白丑、升麻、白蒺藜各55克，白及、白芷、三奈各38克，白茯苓、白附子各10克。上药共研极细末，每晚临睡以水调敷面，次晨用莹肌如玉散化汤洗去。有润泽皮肤之功，可治皮肤瘙痒及痤疮等，本方为历代宫廷美容方。

　　附：鲁府莹肌如玉散方：楮实 95 克，白及 20 克，皂角（去皮弦）900 克，糯米 210 克，绿豆 140 克，白丁香、砂仁（连皮）、三奈、芝麻各 10 克，甘松 13 克。上药共研细末，和匀备用。

　　（2）玉容西施散：绿豆粉 75 克，白附子、白及、白蔹、白僵蚕、白芷、天花粉各 37 克，甘松、三奈、茅香、零陵香各 19 克，防风、藁本各 7 克，肥皂角（去皮弦）1 个。上药共研细末，每取适量化水洗面，能令面白如玉。并治面上一切粉刺、黑斑等。

　　（3）千金白面方：牡蛎 112 克，土瓜根 37 克。二药共研极细末，临睡前以白蜂蜜调搽面部，次晨以清水洗去。能令面黑者，洁白如玉。

　　（4）白杨皮散：白杨皮 30 克，桃花 40 克，白瓜子仁 50 克。三味共研极细末，每日服 3 次，每次服 1 克，清酒送服。能令人皮肤光泽洁白，治面及手足俱黑。

　　（5）杏仁膜：杏仁去皮尖捣如泥，蛋清调成糊，临睡前用以敷面，次晨洗去。可治黄褐斑。

　　（6）正容散：牙皂、紫背浮萍、白梅肉（取未成熟梅子，夜以盐水渍，昼则日晒，凡十浸十晒即成）、甜樱桃枝各 37 克。同研细末，每早晚取少许，置手心内，加水调匀搽面，片刻后用水洗去。可治雀斑。

　　（7）慈禧沐浴方：谷精草、茵陈、决明子、桑枝、白菊花各 40 克，木瓜、桑叶、青皮各 45 克。煎水去渣，用以洗浴。清风热、清头目、利湿，对皮肤病真菌有抑制作用，可预防皮肤病，保持皮肤柔润不皱。

（8）治唇干方：生地黄、麦冬、山药各 10 克，当归、白芍各 7 克，党参 4 克。水煎，调白参少许，徐徐服之。取其滋阴养血之意。

（9）治唇裂方：煅石膏 10 克（如用生者更佳，用量加倍），生地黄 20 克，黄连、竹茹各 2 克，石斛 7 克，甘草 6 克。水煎徐徐服。取滋阴降火之意。

（10）紫归油：紫草、当归各等分，用芝麻油煎至药色析出，去渣，置阴凉处，3～5 日后，用棉签蘸搽口唇。可治唇干唇裂。

3. 形体美容剂

千金减肥散：桃花适量（以半开者为佳），阴干，研细，每日空腹服 1 克。长期服食，能使人体态苗条，面容光洁，颜色红润。桃花有逐痰利湿之功，用其达到减肥目的，盖肥人多痰湿也。

4. 口腔美容剂

（1）含香丸：丁香 20 克，细辛、桂心各 56 克，川芎 37 克，甘草 110 克。共研细末，炼蜜为丸，每丸重 3 克，临睡时服 2 丸。可治口气臭秽。汉代郎官奏事时，均需口含丁香。

（2）生香膏：干甜瓜子去壳研细，加蜜适量调成膏状，饭后取少许口含或敷于齿上。有清肺热、除口臭之功。

（3）玉池散：升麻、藁本、甘松、佩兰、白芷、川芎、地骨皮各 37 克，细辛、生地黄、大青盐各 75 克，皂角 112 克。共研极细末，每日早晚用以刷牙，可固齿洁口。道家谓口为玉池，《黄庭内景经》云："口为玉池太和宫。"取为散名。

（4）固齿散：牙皂、干姜、升麻、木律（梧桐泪）、熟地黄、墨旱莲、槐角子、细辛、荷蒂、青盐各等分。上方除青盐外，共入瓦罐内用煅炭法煅透，再与青盐研匀，用以刷牙或洗发。可固齿，且可乌须发。

5. 其他美容剂

（1）五香散：沉香、木香、檀香、零陵香各 10 克，麝香 1 克。共研细末，绢袋盛贮，挂于腋下或衣襟上，可除腋臭。

（2）薰衣香：白芷 100 克，甘松、零陵香各 50 克，三奈、檀香、丁香各 30 克，辛夷 70 克，川芎、细辛各 20 克。共研细末，加麝香少许和匀，用以熏衣。

（四）中医美容之食物

（1）大枣：本品含有蛋白质、糖、维生素 A、维生素 B_2、维生素 C 等，有补肝和胃、养血生津、润肤悦色之功。常用于治疗消瘦、白发、脱发，亦可作为润肤、增白的洗涤用品。

附方：

①益脾饼：治脾胃寒湿，饮食减少的消瘦。白术 120 克，干姜、鸡内金（炒）各 60 克。共研细末，用熟枣肉 180 克，同捣匀，制成小饼，炭火上炙热，每早用做点心，细嚼食之。

②参枣饮：乌枣五枚（去核），党参 15 克，水煎代茶饮。可治白发脱发，有益气血、养须发的作用。

③麻枣膏：黑芝麻九蒸九晒细研，用熟枣肉为丸。适量服、长期服用，可治白发。

（2）大蒜：本品除含蛋白质及维生素 C 外，尚有挥发油、大蒜辣素等，有去寒湿，解暑气，辟瘟疫，消痈肿之功。美容方面多用于治疗秃疮、冻疮、甲癣等。

附方：

①生发水：蓖麻油 3%，水杨酸 0.3%，薄荷脑 0.2%，乙醇 60.5%，大蒜无臭有效物 0.5%，水加至 100%（水为 35.5%），混合静置，澄清后外用。有生发功效。

②独胜膏：夏历六月，取独头蒜捣如泥，于中午日光下晒热。涂搽于冬季易发冻疮处，一日三次。可预防冬季冻疮。

③醋蒜液：取较大蒜瓣十粒捣烂，置带盖大口容器中，加醋 100～150 毫升浸泡。两小时后，将手指浸于蒜液中，每日泡 3～5 次，每次 10 分钟，泡后将药液盖严，可反复使用。浸泡前用小刀刮除患甲表面的增厚部分，数周后可见效。治甲癣甚效。

（3）石榴：本品方用部分为石榴果皮。

附方：

①治手足癣：石榴皮 60～150 克，加水浓煎，外涂患处，一日多次。

②乌发方：诃子皮、当归、酸石榴皮、百药煎各 40 克，没

食子 80 克，五倍子 20 克，共研细末备用。另取大麦面、荞麦面各 10 克，加醋适量调成糊，再加入铁砂 60 克，调匀备用。用皂角捣碎，煮水候温，洗净头发；取适量铁砂面糊涂于头发上；将剩余面糊与上药调匀，遍涂头上，用布包裹，次晨用温水洗净。有乌发之功。

（4）冬瓜：本品为常用蔬菜，有减肥、利尿、消肿之功，皮子均可入药。

附方：

①冬瓜减肥汤：治肥胖或小便不利。冬瓜 1 斤，去皮，切厚片炖，加适量调味品，煮汤食用。

②冬瓜膏：治面容苍黑，颜色发暗。取大冬瓜 1 个，竹刀切去青皮，切片，加水 2 斤，酒 3 斤，煮烂，去渣过滤，取浓汁。加蜂蜜 600 毫升收膏，密闭收贮，外用。

③《外台》润肤方：白芷 150 克，川芎、藁本、葳蕤、冬瓜子、川楝子各 110 克，瓜蒌子 10 克，红枣肉 20 枚，橘子（去皮）10 克，冬瓜瓤汁 600 毫升，桃仁 220 克。上方除桃仁外，加水 3500 毫升，煎取浓汁约三分之一。另用酒 1700 毫升，与猪胰四具同捣取汁，加入桃仁，同捣成膏，用于洗手、面。

（5）白果：本品有敛肺气、缩小便、止白带、疗疥癣之功。用于美容则可治疗消瘦、粉刺，并可使皮肤白嫩。

附方：

①白果炖鸡：银杏肉、莲子、糯米各 15 克，胡椒（捣）3

克，与乌鸡一并同炖。炖法：将鸡宰杀后，去净毛及内脏，洗净，将上药装入鸡腹内，用线缚紧，加水适量，大火炖至极烂。调食盐适量食。可治身体虚弱，气血不足之消瘦。

②治痤疮：临睡前用温水将脸洗净，再将新鲜白果切出平面，频搽患处，边搽边切去用过部分。每次 1～2 粒，一般 4～7 次见效。

③健乳润肤汤：猪肚 1 个（约 1000 克），芡实、黄芪、豆腐皮各 30 克，银杏肉 60 克。将猪肚整个洗净，与芡实、黄芪、白果同入砂锅中加盐、葱、姜及植物油适量，同煮约半小时，加入豆腐皮，文火炖至汤呈乳白色（约 1 小时以上）即可食。能使乳房健美，皮肤细嫩。

（6）生姜：本品有散寒、开胃、发表之功，用于美容，以外用为主。

附方：

①生姜、辣椒各 15 克，白萝卜 30 克，水煎，洗冻疮。又方：用生姜捣汁，加热使浓，涂冻疮亦效。

②生姜汁外搽腋下，可治狐臭。

（7）西瓜：本品有清热、解暑、利尿、除燥之功。

附方：

①西瓜子（去壳）250 克，白杨树皮（橘子皮亦可）100 克。共研细末，每日 3 次，饭后用米汤调服一调羹，1～2 个月可使皮肤变白。

②用吃剩的西瓜皮（中间部分）搽脸，数分钟后洗去，稍涂面脂。可使皮肤白嫩，但需坚持使用。

③先用温水将脸洗净，然后敷上一层薄薄的西瓜瓤，15分钟后取下，用毛巾搽干，稍涂面脂。坚持施用，可消除面部皱纹。

（8）黄瓜：本品有清热解毒利尿之功，美容则用于治疗面部黑斑，并可减肥。

附方：

①黄瓜汁、硼砂各适量，调匀外搽患处，可治白癜风。

②黄瓜汁、葛粉、蜂蜜各适量，调匀外涂，可治面部黑斑。

③黄瓜加大米适量，煮粥常食，可达到减肥效果。

（9）猪肉，猪油：本品为日常食物，常用得法，可补虚润燥，滋阴解毒，用于美容则有下列三方。

附方：

①猪肉与红枣同炖，有补虚强壮作用，用于病后体虚，形体清瘦。

②皲裂膏：荆芥、防风、桃仁、红花、当归各9克，猪油250克。将油加热，入药煎枯，去渣。外用，有滋阴润燥作用，可治手足皲裂。

③羊胆膏：羊胆1枚，猪脂60克，细辛0.4克。同煎去渣，临睡涂面，次晨洗去。治面黑，用于产后面黑更佳。

（10）绿豆：本品有厚肠胃、益气力、润皮肤、和五脏、资脾胃之功，并有清热解毒、利水化斑、护肤的作用，美容常用于治疗粉刺、雀斑、黄褐斑、扁平疣等。

附方：

①玉容粉：绿豆粉 50 克，干荷花瓣 50 克，白芷 13 克，滑石 13 克，白附子 43 克，冰片、密陀僧各 5 克。共研极细末，用代搽脸粉。可治雀斑，痤疮等。

②玉容散：治黄褐斑，痤疮等。绿豆粉 90 克，白菊花、白附子、白芷各 30 克，食盐 15 克，冰片 1.5 克。共研细末，用清水调匀外搽，用代肥皂洗面，10 分钟后洗去。

（11）黑芝麻与麻油：本品可润五脏，填骨髓，补虚益气。油涂斑秃处，可生毛发。

附方：

①茶麻丸：黑芝麻（炒）、茶叶（去根、筋）各等分。研细末，炼蜜为小丸，每服 15 ～ 20 克，每日 2 次。可治肝肾不足之皮肤燥涩及脱发。

②乌梅适量，浸于麻油中，外涂白发根部，可使白发转黑。

③当归 20 克，茶叶 4 克，香油 150 克，酥油 75 克。文火炼至药焦，去渣，加黄蜡适量成膏。外用，可治手足皲裂。

④大黄、肉桂各等分。研细末，用芝麻油调成糊状。外用，可治手足冻疮。

（12）蜂蜜：本品有和营卫、润脏腑、通三焦、调脾胃之功。美容则用于手足皲裂，冻疮等。

附方:

①冻疮膏:蜂蜜 70 克,猪油 30 克。将猪油加热,与蜂蜜调匀即可。外涂患处,日 1～2 次。

②菊花蜜:蜂蜜 30 克,菊花 10 克(鲜者佳)。清水少许,同置容器内,上笼蒸 10 分钟,取出晾凉。用代搽脸油,适用于干性皮肤。

(13)辣椒:本品有温中、散寒、燥湿的作用,美容则常用于斑秃、冻疮的治疗。

附方:

①预防冻疮:于初冬时每日取辣椒根、茎、叶全草一株,水煎,熏洗发冻疮之部位。可预防冬季发生冻疮。

②辣椒软膏:辣椒 25 克,芝麻油 95 毫升。同入锅中加热,炸至辣椒焦枯,去渣,加黄腊适量制成软膏。外用,可治冻疮。

③辣椒酊:干辣椒 15 克,浸于 75% 酒精中,一周后去渣滤清。外用,可治斑秃。

(14)醋:本品有散瘀解毒、止痒化斑之功,美容常用于护发及治疗癣疾。

附方:

①治手足癣及脚气:荆芥、防风、草红花、地骨皮、明矾各 15 克,皂角、大枫子各 30 克。加米醋 3 斤,同置盆中浸泡 3～5 日,每晚用以浸泡患处 30 分钟。每剂药可连用两周。

②荆防洗剂:治手足癣及慢性湿疹。荆芥、防风、透骨草

各 30 克。水煎去渣，加醋 250 毫升，用以浸泡患处，每日 1 次，每次半小时。

③治头部瘙痒及脱发：醋 150 毫升，加热水 200 毫升，趁热用以洗头，每日 1 次。

（15）糯米：本品有补中益气之功，美容常用于治疗虚劳不足的消瘦。外用可用于治鸡眼。

附方：

①糯米炖猪肚：治虚劳不足的消瘦。猪肚 1 个，糯米适量。将猪肚洗净，并将洗净之糯米装入猪肚中，置容器内，稍加调料，入蒸笼蒸熟食之。

②水晶糕：足部鸡眼。生石灰 20 克，糯米 50 粒。将石灰置容器内，加冷水少许，将糯米置于石灰上，一昼夜后将糯米捡出，取适量敷于患处。注意保护周围皮肤。

四、中华美食

在原始社会里，原始人穴居野处，茹毛饮血，传说直至燧人氏发明"钻木取火"，才开始了熟食，这样就提高了食品的质量，改善了营养摄入。在大约公元前 17 世纪的商代，汤王时有一位贤相伊尹，相传他改良了烹饪器具，发明了羹、汤液等食品和药品制作形式。到了周朝，《周礼·天官冢宰·医师》记载了专职从事饮食调理工作的"食医"，食医的排序是在"疾医""疡医"

和"兽医"之前的。食医的职守是负责国君、后妃、王室及贵族的饮食调配工作，相当于今天的营养师。我国的"食医"是世界上最早见于文字记载的营养师。

由《周礼》所载可以看出，古人非常重视膳食养生，饮食对身体健康至关重要：无病强身，未病先防，有病调养，疾愈康复，都可见到膳食不可忽视的作用。我国自古以来有崇尚营养搭配的美食文化传统，目前，具较高认同度的、以地域划分的，有八大菜系：川（成都、重庆）、鲁（济南、曲阜）、粤（广州、潮州）、苏（扬州、苏州、无锡）、浙（杭州、宁波、绍兴）、闽（福州、泉州、厦门）、湘（长沙、洞庭）、徽（歙县、绩溪）。另外，加上京菜（北京菜）和楚菜（湖北菜）合称十大菜系。需知，如西北的陇菜等地方特色菜未被计算在内。

（一）八大菜系

（1）川菜：川菜在国际上也是为人瞩目的中国菜。川菜的最大特点是调味变化的多样性，以口味多、广、厚著称，享有"一菜一格，百菜百味"的美誉。它们的味别主要有咸鲜、家常、麻辣、椒麻、鱼香、姜汁、糖醋、五香、红油、蒜泥、芥末、怪味等几十种，其中家常、鱼香、怪味、麻辣，是川味特有的风味。

（2）鲁菜：鲁菜起源于春秋战国时期，形成于秦汉以后，元、明、清三代盛行于北方。鲁菜的烹调技术独特，如爆、摊、扒等。爆法讲究急火快炒，突出菜肴的鲜、香、脆、嫩。刀工精细，火候掌握得当，爆炒有：油爆、汤爆、葱爆、酱爆、盐爆、火爆等。摊法是鲁菜独创的一种烹饪法，摊菜的做法有些类似一般的"煎"。扒法制法复杂，加工讲究，成品整齐成型，味浓质烂。

（3）粤菜：粤菜有它的独特烹调技法，如煲、焗、软炒、烤、炙等。粤菜中有许多特殊调料，如蚝油、鱼露、柱侯酱、沙茶酱、豉汁、咖喱粉等。

（4）苏菜：是江苏风味菜的简称，苏菜又可分为南京、淮扬、苏锡三方风味。如南京菜以烹制鸭菜而负盛名，可做成多种鸭肴；淮扬则以淮安、扬州为主，淮扬菜的主要特点是选料讲究、制作精致、强调本味，注重刀工、火工；苏锡菜擅长烹制海鲜等，口味偏甜，时令菜较多。

（5）浙菜：浙菜选料讲究，恪守"细、特、鲜、嫩"四条原则，细：即精细，注重选取原料的精华部分；特：即特产，选用地方特产，突出地方特色；鲜：即鲜活；嫩：即柔嫩。浙菜主要由杭州、宁波、绍兴、温州四方风味组成，其中杭州菜名声最大，是浙菜的代表。

（6）闽菜：闽菜中又可分为福州、闽南、闽西三种风味，但其主体风格主要表现在四个方面：刀工精细，汤菜居多，调味奇特（甜、酸、淡）、别开生面，烹调细腻、雅致大方。

（7）湘菜：湘菜主要特点，有以下三个方面：刀工精妙，如"发丝百叶""梳子百叶""溜牛里脊（其片薄如纸）"等。口味独特，偏重酸辣，所用调味品多是当地土产，如浏阳豆豉等。烹制讲究，擅长煨、炖、腊、蒸、炒诸法。

（8）徽菜：又名"皖菜"，因起源于徽州，故名。以烹制山珍海味、海鲜鱼鳖见长，并讲究食补，如"雪天牛尾狸"（即果子狸）等。徽菜在烹制技法上擅长烧、炖，十分讲究火候，菜肴善于保持原汁原味，不少菜肴都是采用木炭火，以微火长时间炖，并以原锅上桌，香气四溢，诱人食欲。

以上是八大菜系，下面特别介绍一下京菜。

（二）京菜

京菜：所谓京菜，大体包括具有北京风味的山东菜、宫廷菜和清真菜三种风味与特色的菜肴。其基本特点是：选料考究、刀工精湛、调味多变、火候严谨、讲究时令、注重药膳。选料、刀工：如涮羊肉，用西口大羊，0.5千克羊肉能切出20厘米长5厘米宽的片80多片。佐料：如夏季的水晶肘子和中外驰名的北京烤鸭，有花椒盐、姜、醋、香油、甜面酱、大葱丝等佐食。火候：如北京缸瓦市"砂锅居"的蒜泥白肉，鲜猪肉要在一口直径四尺、深二尺半的特大砂锅中焖煮一夜，出锅后不久即售光，老北京有"砂锅居的幌子，过午不候"的民谚，可以说是典型的北京味。

（1）宫廷菜。简单谈谈宫廷菜，宫廷菜讲究的是制做精致、色香味美，口味要求清、鲜、酥、嫩。用料要求道地名贵，如熊掌、飞龙等要东北的，鲥鱼要长江的，银耳要四川的，海参、鲍鱼要山东的，水要用北京玉泉山的……讲究菜肴装盘的造型，对餐具也非常讲究，如夏天的凉碟用玉制的，冬天的水炖盅用描金、火锅用纯银或银镀金等。

（2）清真菜。下面特别谈谈清真菜。上面我们讲了八大菜系，这只是就我国内地的菜系而言，放到世界餐饮业的大家庭中，中国菜只是其中的一个门类，归属于以中国菜为代表的"东方菜系"；东方对应西方，还有就是以法国菜为代表的"西方菜系"。东、西菜系均属于世界上的三大菜系内容。世界第三个菜系不是以地域来命名的，而是以土耳其菜为代表的"清真菜系"。

世界三大菜系的形成，受诸多因素的影响，如历史、地理、经济结构、发展水平、食物资源、宗教信仰、文化传统、风俗习惯等等。清真菜系主要流传于中亚、西亚、南亚、东南亚、北非、西非、东非、南欧等广大地区。据报道，食用清真菜系的人口大约有20亿，全世界2000多个民族中，约有500多个民族享用清真饮食，多于食用东方菜系或西方菜系的人口。土耳其被誉为穆斯林美食之乡，另外，在开罗、安卡拉、伊斯兰堡、耶路撒冷、巴格达、德黑兰、雅加达、吉隆坡等地，提起那里的特色菜肴，无不以清真菜著名。"清真"二字，现代汉语作纯洁质朴讲，而穆斯林文化则认为：清——清静无染，真——真乃独一，蕴含伊斯兰教信仰含义。由此，清真饮食绝对不用猪肉、自死动物、动物血作食材；伊斯兰教信徒，还恪守不食非诵"安拉"之名而宰杀的牛、羊、鸡、鸭等动物肉。在我国信奉伊斯兰教的有回、维吾尔、哈萨克、柯尔克孜、乌兹别克、塔吉克、塔塔尔、东乡、撒拉、保安等十多个民族，他们都食用清真饮食，人口约2000万。

　　清真菜传入我国，溯其源头，早在1300多年前的唐朝就已传入。当时世界上主要有两大帝国，一个是我们的大唐帝国，另一个是阿拉伯帝国。那时阿拉伯帝国的航海业很发达，大量穆斯林商人万里迢迢从海上丝绸之路来到中国经商，大多居住在我国的广东广州、福建泉州、浙江杭州、江苏扬州等地，他们最早把清真菜带到我国来。金元之际，随着西征的蒙古大军，又有很多穆斯林从陆上丝绸之路来到我国，定居在我国北方、西部各大城市，如北京、太原、西安、乌鲁木齐等地。随着中国穆斯林的增多，专供穆斯林食用的菜肴、食品得到了充分的重视和发展。人们把按照伊斯兰教习俗加工制作的各种食品，一律称作清真食品。由于清真食品清洁卫生、风味独特，也备受非伊斯兰教信仰群众的欢迎，其中很多菜肴被载入我国古代的食谱中，如元代《居家必用事类全集》中，就收入十二种清真菜和点心，有河西肺、古剌赤、哈耳尾、八耳塔、哈里散、卷煎饼、糕糜、酸汤、即你匹牙、秃秃麻食等，这些名字都是阿拉伯语译音；元代饮膳太医忽思慧著《饮膳正要》一书也收了不少清真菜肴，有马思答吉汤、炙羊心、炙羊腰等；明代的《事物绀珠》上面也不时出现"清真"字样的菜肴。清真菜，元代开始就进入了宫廷，清代历朝帝后的御膳中总有1～2品清真菜，如乾隆朝御膳房有全羊席，以羊肉、羊头、羊尾、羊蹄、羊舌、羊脑、羊眼、羊耳、羊脊髓、羊肠等做原料，制作出 1200 种菜肴。

今天，清真菜已成为我国菜肴的重要组成部分。由于地域的不同，习惯上把清真菜也分为三个流派：一个是西北清真菜，善于利用当地的牛羊肉做原料，如手抓羊肉等；二是华北清真菜，除牛羊肉外，还用海鲜品鱼虾、禽类、蔬菜、水果等做原料，刀工精细，讲究色、香、味及火候；三是西南和沿海地区的清真菜，善于利用家禽、菌类和海鲜，口味比较清淡，注重保持原汁原味。目前，我国上市的清真菜肴有 500 多种，清真风味小吃约有 1000 多种，既有传统，又具创新，既保持世界清真菜的共性，又融入我国传统烹制方法的特色。

（三）陇菜

另外，西北的陇菜自成体系，如甘肃的特色菜——兰州百合菜，就独树一帜。兰州的百合与我国其他地区的百合大有不同，如川百合、南京百合多有苦味，而兰州的百合则纯甜毫无苦味。我国的植物分类学家孔宪武先生说："兰州百合味极甜美，纤维很少，又毫无苦味，不但闻名全国，亦可称世界第一。"兰州百合的营养成分，据甘肃省农科院测定（干重百分比）含蛋白质 3.36，果胶质 5.61，蔗糖 10.39，还原糖 3.00，淀粉 11.46，粗纤维 0.86，脂肪 0.18，钾 0.38，磷 0.07，灰分 1.35，既是优质食材，又是道地药材。

下面介绍几种百合菜肴。

（1）拌百合花：鲜百合花 250 克（若干者水发后用），调料各适量，拌匀即可。

（2）百合水晶冻：百合 150 克，琼脂 2 克，红樱桃 10 只，百合花少许，将百合洗净放小碗中造型，用樱桃及百合花点缀。将琼脂加糖适量化开，浇入已蒸熟的百合碗中，待凉扣出即可。

（3）冬梨百合：百合 300 克，冬果梨 200 克，山楂条、青梅各 50 克，淀粉、玫瑰各适量。百合洗净后切成四瓣，冬果梨去皮、核切条，将百合与梨相间摆在碗底，百合、梨之间夹入山楂条，将碗填满，撒上白糖，蒸熟。扣入盘中，再浇上勾好的淀粉、糖汁即可。

（4）麻姑献寿：百合泥 250 克（至少 200 克），蕨蕨 50 克，山楂条 50 克，小香菇 25 克，白糖 100 克，糖玫瑰 10 克，香油、食用红色素各适量。制法：将百合蒸熟，碾成泥，加适量蒸熟之面粉，塑成麻姑形状，置盘中上锅稍蒸，将辅料点缀于周围即可。

（5）丝路驼铃：百合泥、熟面粉、熟猪油（清真用牛油或鸡油）、菠萝罐头、糖、淀粉等适量。制法：与（4）同，只是将百合泥制成骆驼，卧于盘中，将菠萝切碎，置于周围，形同沙漠。

（6）酿百合：小百合 12 个，鸡茸 150 克，火腿末、百合花、油、葱、姜、盐、味精各适量，兑水、淀粉勾汁。鸡茸置于百合心中入盘蒸熟，浇上勾汁即可。

（7）百合栗子鸡：百合 150 克，栗子 15 克，甜杏仁 12 克，核桃仁 50 克，红枣 5 枚，鸡一只（约 1000 克），葱、姜、料酒、酱油、盐、白糖、味精适量，同入锅，炖至酥烂。

（8）百合腰花：百合 300 克，腰子 250 克，酱油、料酒、淀粉、葱、姜、蒜、盐、味精各适量，大火爆炒，出锅装盘。

（9）百合肝尖：百合 200 克，猪肝 200 克，水发木耳 25 克，料酒、酱油、淀粉、葱、姜、蒜各适量。大火爆炒，出锅装盘。

（10）百合甜鸡：百合 250 克，鸡一只（约 1000 克），桂圆肉 30 克，枸杞子 30 克，大枣 5 枚，冰糖 100 克，共入鸡腹，蒸熟即可。

（11）百年好合：莲子 150 克，百合（大）一个（200～300 克），冰糖 200 克，置盘中蒸熟，用水、淀粉适量勾汁。

（12）百合芝麻糊：百合粉 120 克，炒黑芝麻 100 克，藕粉 50 克，牛奶 200 毫升，玫瑰 6 克，冰糖 60 克，研匀即可。

（13）百合玉液：百合粉 80 克，炸核桃仁 80 克，生核桃仁 50 克，牛奶 200 毫升，白糖 50 克。百合粉、核桃加水磨细过滤取汁，与牛奶、白糖混合，煮沸即成。

（14）百合安神粥：百合 250 克，红枣 100 克，大米 300 克，白糖 50 克，常规煮粥食。

（15）百合鹌鹑：百合球芯 200 克，鹌鹑（8～10 只），生姜、葱、胡椒粉、食盐、料酒适量。将百合瓣装入鹌鹑腹中，置容器内，加盖，上笼蒸熟，拣去葱姜即成。

（16）百合夹沙：百合 100 克（切末），肉片 150 克，蛋皮

（加盐及少量淀粉）、淀粉、盐、葱、姜适量。做成夹沙，入油锅炸黄即可。

（17）百合枣：白合500克，枣泥适量。先制成百合泥，包入枣泥馅，做成枣形，入锅炸，装盆，浇上糖、蜜、淀粉汁即可。

（18）百合金橘：百合500克，橘子瓣、红樱桃适量。将百合洗净，摆在碗中蒸熟，扣在盘中，将橘子、樱桃间排摆在周围，使之呈葵花形，浇入勾好之糖汁即可。

（19）百合溜鱼片：百合100克，鳗鱼（中段佳）250克，黑木耳、葱、姜、料酒各适量。将百合瓣洗净，鳗鱼切成片上浆（加蛋清），入油锅滑开，另将木耳与葱、姜起锅时和入，翻炒片刻即可。

（20）百合炒肉片：百合250克，猪肉片200克，常规炒。

（21）银、杞明目汤：银耳3克，枸杞5克，百合100克，鸡肝100克，绍酒、姜、盐、味精适量。鸡肝片用淀粉上浆后，入汤锅中与配料同煮即可。

（22）参、百汤圆：党参15克（研细），黑芝麻30克（炒熟研细），白糖、糖玫瑰适量，共加油（鸡油最佳）制成汤圆心子，用糯米粉包成汤圆，煮食即可。

（23）太极百合泥：百合泥500克，豆沙500克，分别用油、糖炒过，装盘拼成太极图型，半黑半白，甜香适口。

（24）百合炒肉丝：百合200克，肉丝（里脊最好）、青菜适量，葱、姜、盐、料酒、淀粉各少许。百合洗净后顺长切成丝，与配料常规爆炒。

五、中华药膳

药膳是一种特殊食品，由食物、药物、调味品三部分组成。取药物之性，用食物之味，二者相辅相成，适当加入佐料调和，有相得益彰之妙。它既不是一般的中药方剂，又不同于普通饮食，是一种既有药物功效又具食物美味的，既能治病强身又能充饥适口的食物，故又称"食疗"。

中医食疗学是一门古老的学科，是祖国医学的一个重要组成部份，通过审症求因，辨证论治，选择用膳，以达到防病治病，滋补强身，抗老延年的目的。药膳，有着丰富的内容和悠久的历史，数千年来，它为中华民族的繁衍昌盛做出了贡献。

（一）食疗起源与典籍

食疗学起源甚早，传说中的神农尝百草，开拓食物来源而发现药物，故有药食同源之说。古人认为，安身之本必资于食，救疾之速必凭于药，食物与药物并论。认为可供食用的动、植物，其五色五味以及寒热补泻之性，皆禀于阴阳五行，因此，食疗与用药的道理是一致的。《吕氏春秋·本味》篇曰："调和之事，必以甘酸苦辛咸，先后多少，其齐甚微，皆有自起。""和之美者：阳朴之姜，招摇之桂。"姜、桂既是药物，也是调味品。传说夏代杜康发明了酿酒术，酒既是饮料，又是入药之品，可以"通血脉，行药势"，还可以作溶媒，制成药酒。在漫长的饮食文化演进中，先民们由饮食宜忌而摸索出中医的食疗学。据《周礼·天官冢宰·医师》，西周时，国家设有专门负责为周天子、王室及贵族膳食搭配、调剂的"食医"，相当于今天意义上的营养师。

食疗典籍，浩如烟海，《神农黄帝食经》《魏武四时御食制》及北魏崔浩的《食经》、梁代刘休的《食方》等书已经散佚，辑佚的最早中药书籍《神农本草经》中记载了多种既是食物，又可作药用的品种，如山药、莲子、龙眼、百合、大枣、芝麻、核桃、薏苡仁等。最早记载食疗方的古籍当属《黄帝内经》，提出了"五谷为养，五果为助，五畜为益，五菜为充，气味合而服之，以补精益气"（《素问·脏气法时论》）的膳食调配原则。该书所载的十三首方剂中，属于内服的有十方，可归入药膳范畴的就有六方之多，如乌鲗骨丸，方用乌贼（即墨斗鱼）骨四份、茜草一份研末，麻雀卵和为丸，用鲍鱼汤送服，可称是典型的药膳方。

汉代张仲景的《伤寒杂病论》中，亦有当归生姜羊肉汤、黄连阿胶鸡子黄汤、猪肤汤等著名的食疗方。唐代孟诜《食疗本草》、昝殷《食医心鉴》、南唐陈士良《食性本草》（三书均亡佚、后有辑本），收录了隋唐的宫廷食单等，是为食疗的专著。现存的成体系介绍食疗最早古籍，当推唐代孙思邈《备急千金要方·卷廿六食治方》。北宋陶谷的《清异录》果、蔬、禽、兽、鱼、酒浆、茗荈、馔羞等门类记载了不少食疗内容。再如北宋陈直的《养老奉亲书》，是一部集中论述如何使用药膳防治老年病的专著，全书收存药膳方占全部方剂的百分之七十，"凡老人之患，宜先以食治，食治未愈，然后命药""缘老人之性，皆厌于药，而喜于食"。元代饮膳太医忽思慧的《饮膳正要》，则记载了大量元代宫廷的食疗方，其中很多品种为今天的清真菜所传承。此外，如清代袁枚的《随园食单》、章穆的《调疾饮食辨》、王孟英的《随息居饮食谱》等，对于食疗学均各有贡献。

历史上有记载的食疗古籍有近百种，虽大多亡佚，但散见于本草、方书、医论、农书、博物、小说、笔记等古籍中的食疗内容则不胜枚举，值得整理继承，发挥现实功用。

（二）药膳分类与制作

1. 肉食类

（1）枸杞肉丝：保肝明目，健脾补肾。适用于老人及病后虚弱者。枸杞子 50 克，瘦肉丝 120 克，料酒、酱油、淀粉、白糖、味精各适量，植物油 50 毫升，常规烹炒。

（2）绿豆水晶肘：适用於心烦口渴者，夏季在高温环境中工作者尤宜。去骨猪肘子 1000 克，绿豆 500 克，葱、姜、盐各适量，入锅炖烂，冷冻后切片装盘。

（3）红枣煨猪肘：补肝益胃，滋阴养血。适用于阴虚，血小板减少者。去骨猪肘子 1000 克，红枣 500 克，冰糖 100 克，砂锅炖煮至软烂。

（4）蒸猪肚：补脾益气，固精缩尿。适用于病后虚弱，气血不足及遗尿者。猪肚子一个（约500克），枸杞子、党参、附片、山药、十荔枝（去壳）各10克，红枣、桂圆（去壳）各20克，冰糖30克，白胡椒粉3克，盐、熟猪油各适量。将猪肚洗净，切成5厘米长、2厘米宽的块，与诸药同入瓷钵中蒸半小时，再加入鸡汤约500毫升，用文火煮至软烂即成。

（5）枸杞炖羊肉：益精明目，补肾强筋。肾虚患者尤宜。羊腿肉1000克，枸杞子20克，葱、姜、盐、味精、料酒、植物油各适量。将羊肉切块炒透，入砂锅炖至软烂即成。

（6）归地烧羊肉：益气补血，温中补虚。羊肉500克，生地黄、当归各15克，干姜10克，猪油、酱油、食盐、白糖、料酒各适量，操做法同前条。

（7）银耳肺羹：补肺和胃，益气滋阴。适用于咳嗽痰稠、口干、气短等肺阴虚之症状。水发银耳15克，猪肺一个，鸡汤、葱、姜、盐、料酒、胡椒粉、味精各适量，入锅炖至软烂即可。

（8）花生炖猪蹄：润肺，和胃，通窍。花生米（不去仁皮）150克，猪前蹄一只，同入砂锅中炖至极烂，稍加食盐即可。

（9）杜仲炒腰花：补肝肾，壮筋骨，降血压。适用于肾虚腰痛、腿软、阳痿、眩晕、尿频等症。无病食之，亦可强健筋骨。杜仲12克，绍酒25毫升，猪腰子250克，葱50克，酱油、醋、淀粉、姜、盐、糖、花椒粉、味精各适量。先将杜仲加清水熬成浓汁（约50毫升），用以浸拌腰花，常规炒制。

（10）首乌肝片：补肝肾，益精血，乌须发。适用于肝虚亏损所致之头晕眼花，视力减退，须发早白，腰腿酸软，兼可用作慢性肝炎病人的膳食。制首乌40克，猪肝250克，水发木耳25克，青菜叶少许、绍酒、酱油、醋、淀粉、葱、姜、盐、味精各适量。先将首乌加水浓煎取20毫升，与猪肝拌匀，常规炒制。

2. 禽蛋鱼类

（1）当归炖鸡：补血调经，保肝润肠。对头晕、眼花、耳鸣、心悸、盗汗等症，妇女月经不调、痛经，老人便秘均宜。母鸡一只（1500克左右），当归30克，醪糟汁60毫升，葱、姜、盐、胡椒粉各适量。入锅同炖3小时即成。

（2）枣菇蒸鸡：补脾胃，滋肝肾。对贫血及消化不良者均宜。净鸡肉150克，水发香菇20克，红枣10枚，水淀粉6克，酱油、盐、葱、姜、白糖、味精、香油各适量。鸡肉洗净，切成一寸长、两分宽的条状，红枣洗净去核、切成四瓣，香菇、葱、姜切丝。同入容器内蒸至熟烂即可。

（3）杏仁蒸鸡：润肺止咳。对慢性支气管炎、肺结核钙化后便秘等均宜。母鸡一只（约1000克），甜杏仁50克，料酒、盐、白糖、胡椒粉、葱、姜、植物油各适量。蒸炖均可，以蒸为宜。

（4）虾仁韭菜炒蛋：补肾阳，固肾气，通乳汁。适用於肾阳不足所致之病，对便秘亦宜。虾仁30克，韭菜250克，鸡蛋一枚，食盐、淀粉、酱油、菜油、麻油各适量。韭菜洗净切段备用，鸡蛋打散，与淀粉、少许麻油共调成糊状，加虾仁拌均。用菜油炒蛋糊至凝结，放入韭菜翻炒，最后加少许酱油及味精即可。

（5）银耳鹌蛋：补益肝肾，滋阴补虚。适用於口干舌燥、大便秘结、咳血等症。银耳 15 克，鹌鹑蛋 10 克，冰糖适量，同炖即成。

（6）山药黑鱼片：益肾气，健脾胃。主治盗汗，遗精，小便频数，纳呆，多病体弱等。黑鱼片 500 克，熟山药 50 克（研细末），葱、姜、胡椒粉、盐、味精各适量，鸡蛋二枚。将鸡蛋与淀粉、盐，同入碗中搅成糊状，与黑鱼片拌匀，浸约半小时，入热油锅中炸至鱼片发黄。倒出余油，烹入葱、姜丝，加水少许烧沸，下山药末及鱼片，加入调料，炖十分钟即可。

3. 菜蔬类

（1）姜汁菠菜：通肠胃，生津血，解酒毒，降血压，并助消化，有通大便之功。菠菜 250 克，焯水后切成碎末，生姜 25 克打汁，酱油、香油、味精、醋、花椒油各适量，拌匀即可。

（2）核桃仁炒韭菜：温肾阳，固肾气，通血脉，滋阴肺。适用于腰膝冷痛、遗精阳痿、小便频数、赤白带下等症。胡桃仁 60 克，韭菜白 250 克，食盐适量。干核桃，预先用水浸制去皮；如用鲜核桃，去皮即可。常规炒制。

（3）香菇炒芹菜：平肝清热，益气和血。适用于肝阳上亢之头痛、眩晕，兼有镇静、降压作用，亦可降血脂。芹菜 400 克，水发香菇 50 克，食盐、味精各适量。常规炒制。

4. 粥类

（1）猪肾粥：补益肾气。适用于四肢酸软、肾虚腰痛等症，常食为佳。猪腰子 100 克，大米 120 克。

（2）羊肝粥：补肝明目。羊肝 200 克，大米 250 克。

（3）羊肾粥：补肾壮阳。适用于肾虚腰痛等症。羊腰子 100 克，大米 200 克。

（4）薏苡仁粥：除湿热，利肠胃。适用于水肿及风湿性关节炎患者。生薏苡仁 50 克，大米 100 克。

（5）核桃仁粥：补胃强身。兼可治尿道结石。核桃仁、大米各等分。

（6）莲子粥：健脾固精。适用于脾虚泄泻等症。莲子（亦可用莲子粉）、大米各等分。

（7）杏仁粥：止咳平喘。适用于慢性支气管炎及久嗽者。甜杏仁（去皮尖，打碎）50 克，大米 250 克。

（8）山药粥：健脾补肾。适用于脾虚泄泻及慢性肝炎、糖尿病等。山药 200 克，糯米 150 克。

（9）羊肉粥：温补肾阳，补血调经。羊肉 100 克，大米 150 克。

（10）枸杞粥：补肝肾，明目。适用于头晕眼花、耳鸣、遗精、腰膝酸软等症。枸杞子 50 克，大米 100 克。

5. 糕点类

（1）茯苓包子：健脾宁心，利水渗湿。适用于脾虚湿盛而见腹胀、食少、便溏、小便不利、心悸、失眠等症。茯苓50克，面粉1000克，少许发酵粉；猪肉500克剁碎烂，胡椒粉5克，葱、姜、绍酒、酱油、香油、骨头汤各适量，调成馅备用。先将茯苓加水4000毫升，煎取浓汁，反复煎3次，共取浓汁约500毫升，放凉，用以发面。常规包馅蒸煮即可。

（2）豆蔻馒头：芳香化湿，行气健胃。适用于湿阻中焦而见胸腹满，不思饮食者。白蔻仁粉30克，面粉1000克，酵面50克。将白豆蔻粉撒入发面揉匀，按常规制成馒头，蒸煮即可。

（3）怀山药炸糕：健脾固肾，利水除湿，补肺肾，益脾胃。对脾虚泄泻、饥不思食等症适用。怀山药粉300克，面粉100克，豆沙100克，白糖150克。将山药粉、面粉加水和成面团，擀成手掌大面皮，豆沙与糖制成馅心，用面皮包裹，制成小圆饼，入油锅炸熟即可。

（4）八珍糕：益气和中，健脾养胃。适用于脾胃虚弱、食少腹胀、便溏泄泻等症。党参、茯苓、白术、扁豆、莲子、薏苡仁、山药、芡实各60克，粳米粉、糯米粉、白糖各2500克。共研细末，水调和匀，入模脱块成形，蒸熟即可，久藏需烤干。

（三）辨证施膳

由于药膳是祖国医学的一个组成部分，因此它无论在药物和食物的配伍组方上，还是在辨证用膳上，都是以中医药学的基本理论为指导。其药物和食物的配伍组成，是按照中医方剂学的组方原则，针对临床表现的各种证候，按药物和食物的性能搭配调治，组合成多种药膳方，用药物的偏性和食物的特性来矫正脏腑机能之失衡，补虚不呆滞，祛邪不伤正，使机体恢复正常。如用当归生姜羊肉汤治血虚有寒之腹痛，就是以甘温补血、行血止痛的当归为主，辅以辛温的生姜以温中散寒，重用血肉有情之品的羊肉以补虚暖中，三者结合，共奏温中、补血、祛寒、止痛之功。

1. 辨证施膳法

辨证施治是祖国医学特点之一，药膳的使用也是以这一理论为指导的。在辨证的基础上有针对性地给以药膳——辨证施膳，这样才能充分合理发挥药膳的作用。依据"辨证施膳"的原则，药膳可分为汗、温、清、补、消、理气、祛湿等法。

（1）汗：即解表法。辛温解表，适用于外感风寒表证，如姜糖饮（生姜、红糖）、葱豉粥（葱白、豆豉各15克，大米100克，盐3克，麻油5克）；辛凉透表，适用外感风热或温病初起，如菊花粥（菊花、大米、白糖）等。

（2）温：温中散寒法。治疗脾胃虚寒、食欲不振，腹痛吐泻等。如砂仁炖牛肉，牛肉1500克（切），砂仁、陈皮、桂皮各5克，生姜25克，胡椒10克，葱、盐适量，同炖至烂，用以佐餐。

（3）清：清除热邪之法。如用西瓜汁以清气分热，用西瓜番茄汁以清营凉血，冬瓜青笋汤以清脏腑热等。

（4）补：益气补血法。本法功效增强体质，适用于体虚者，但应分清脏腑证候。如用虫草炖鸭（雄鸭1只，虫草、葱白各10克，生姜、胡椒各5克，食盐3克）治疗肺肾两虚之喘嗽、自汗、阳痿、遗精及病久虚弱。用当归生姜羊肉汤（当归、生姜各30克，羊肉500克）治疗血虚有寒之腹中冷痛，妇女产后虚寒腹痛和属于虚寒的痛经。用地黄甜鸡（生地黄250克，母鸡1只，饴糖150克，龙眼肉30克，大枣5枚）治疗心脾虚弱的气血不足和肾阴亏损、盗汗等症。用雪花鸡汤（党参15克，雪莲5克，薏苡仁100克，生姜、葱白各5克，鸡1只约1000克）治疗脾胃虚寒、腰膝酸软、乏力、阳痿、妇女月经不调，以及风湿痹痛、水肿、小便不利等症。

（5）消：即消食导滞法。治疗脾失健运、消化异常而引起的嗳腐吞酸，痞胀厌食等症。如山楂粥（山楂、大米），锅巴粥（即饭锅底之焦米煮粥），山药糕（山药、面粉、白糖）等。

（6）理气：舒畅气机法。以调理气血为主。如用陈皮鸡块（陈皮25克，嫩公鸡1只，生姜、葱各10克，食盐、冰糖适量）治气滞，用蜜饯双仁（杏仁、核桃仁、蜂蜜）治气逆，以橘红三花鸡（嫩母鸡1只，化橘红10克，玫瑰花6克，玳玳花6克，佛手花6克，黄酒15克，葱、姜各10克，食盐1.5克，胡椒粉2克）治气郁。

（7）祛湿：常用燥湿化浊、清热除湿、利水渗湿等法。如薏苡仁粥（薏苡仁150克，茯苓100克同煮）、赤豆鲤鱼汤（赤豆

100 克，鲤鱼 1000 克，加适量调味品炖汤）等。

2. 常见病粥疗

下面介绍两种常见病的粥疗防治。

1）老年人便秘的药粥谱

老年人便秘轻中度者应称为大便燥结，不应称为秘结。因为秘结多指大便不通，往往一周或十天半月不解；而燥结只是排便艰难而已。以下介绍的药粥为防治老年人大便燥结。

（1）牛奶粥：李时珍在《本草纲目》中说牛奶粥能"补益劳损，润大肠……老人食之甚宜"。粳米 100 克，按常规煮粥，将熟时，加入鲜牛奶半斤，稍煮即可。

（2）胡桃粥：适用于体虚肠燥患者。粳米 100 克，胡桃仁 4 个捣烂，与米同煮即可。

（3）芝麻粥：适用身体虚弱、头晕耳鸣、大便燥结者。粳米 100 克，炒熟黑芝麻仁 30 克，研碎同煮即可。

（4）酥蜜粥：适用于阴虚劳损、肺结核患者大燥秘结者。粳米 100 克，酥油 30 克，蜂蜜 50 克，先将粳米按常规煮粥，然后将酥油、蜂蜜调入，使成稠粥即可。

（5）柏子仁粥：适用于心悸失眠、大便燥结者。粳米 100 克，柏子仁 30 克，蜂蜜适量。将柏子仁洗净捣烂，与粳米同煮成粥。食时兑入蜂蜜即可。

（6）无花果粥：适用痔疮患者便秘者。粳米 100 克，无花果 30 克，蜂蜜、冰糖各适量。先将粳米按常规煮粥，待粥熟后放入无花果稍煮，食时加入蜂蜜和冰糖即可。

2）妇女更年期综合征的药粥谱

妇女更年期综合征是指妇女在绝经前后常见的一系列症状，可出现月经紊乱，头晕耳鸣，心悸失眠，烦躁易怒，潮热出汗，倦怠乏力，浮肿便溏，冷漠多疑，严重者可出现精神焦虑、恐惧、抑郁等。除药物治疗外，在饮食方面，可用药粥调理，用作辅助治疗剂。

（1）百合粥：百合30克，粳米100克。先煮粳米成粥，再加入百合同煮至熟透软烂，最后加适量冰糖煮至融化即可。可用做早晚点心。

（2）酸枣仁粥：酸枣仁30克，水煎，去渣取汁，入粳米50克同煮。每日一剂，10天为一疗程。

（3）首乌粥：首乌30克，用纱布包好，与粳米50克同煮，粥熟后取出布袋即可。

（4）淡菜皮蛋粥：淡菜20克，皮蛋1个，与粳米50克，同煮成粥即可。

（5）生地黄精粥：生地黄、黄精各30克，加水煎取药汁，去渣，加粳米50克，同煮成粥即可。

（6）麻雀粥：麻雀5只，去毛和内脏，炒熟，加酒1小杯，煮沸，加粳米60克煮粥，熟后加葱白3根、盐适量即可。

（7）核桃莲子粥：核桃仁20克，莲子15克，芡实15克，粳米100克，同煮成粥。

（8）山萸粥：山萸肉 15 克，糯米 50 克，同煮成粥，加红糖适量。每日晨起空腹用作早点，10 日为一个疗程。

（9）益智仁粥：益智仁 5 克研细备用，糯米 50 克，加水适量煮粥，熟后调入益智仁末，加盐少许调味每日作早点服。

（10）山药粥：生山药 60 克，蒸后压成糊，加酥油和蜂蜜，入锅同炒后备用。另取粳米 60 克煮粥，然后再将炒好之山药加入粥内调匀。每早作早点服。

（11）大枣粥：大枣 10～15 枚，与粳米 50 克，同煮成粥，加白糖适量调味。每日早晚作点心。

（12）芹菜粥：新鲜芹菜 250 克，粳米 100 克，煮粥。可作早晚点心。

（13）胡萝卜粥：胡萝卜 50 克，切成细丝，加粳米 50 克，煮粥即可。

（14）合欢花粥：合欢花 30 克，粳米 50 克，同煮至花、米均烂即可。

（15）当归粥：当归 15 克，煎取浓汁，去渣，加粳米 50 克、红枣 5 枚，同煮成粥，加白糖适量。可作早晚点心。

中国的食疗药膳，很早就传入欧洲和东南亚。流传到欧洲盛行于意大利的"大黄酒"，据说是元代时意大利旅行家马可·波罗从中国得到配方传到他的故乡去的。"大黄酒"原方见于唐代孙思邈的《千金方》和《千金翼方》中。此酒现在是意大利的专利名酒，凡到欧洲旅游者，几乎都要品尝大黄酒，饭前开胃，饭后消食，经常饮用，可延年益寿。在东南亚一带盛行的"肉骨茶"，就源于我国闽粤。当初华人到南洋创业时，为了强壮体质、抵御外邪，将党参、当归、川芎、肉桂、甘草、枸杞、胡椒、丁香、茴香等中药、香料配成茶包，与猪腔骨、排骨等一起炖煮，形成当地广为食用的药膳。肉骨茶分为新加坡的潮州派（香料味较重），及马来西亚的福建派（中药味较重）。

近年来，中国的健康饮料（如王老吉凉茶等）和食品（如秋梨膏、茯苓夹饼等）已涌入了国际市场，与世界名牌汽水、罐头、糕点等争奇斗艳，享有盛誉。同时，伴随着餐饮业，我国食疗与食补技术开始进入国外许多相关专业领域，在防病、养生实践与科研方面均取得不少成果。

总之，自先秦以来直至明清，有关食疗的专著与散见于经史子集、佛经、道藏的记载，有待全面系统整理，因其中蕴含极为丰富、今天仍有很高实用价值的宝贵内容。药膳食疗，这是一个值得深入挖掘与广泛推广的中医健康领域。

（本文系授课初稿，经门人邱浩订补附图）

苏门学士雅集图赏析

（与秦明智合作）

　　清金廷标山水人物横幅，纸本，横350厘米，纵130厘米，甘肃省会宁县博物馆藏。金廷标，字士揆，生卒年不详，浙江乌程（今湖州）人，一作桐乡人。画家金鸿（字耕山）子，继承父技，善写真，能妙绘人物仕女及花卉，尤工白描，设色淡逸明洁，线条刚劲遒健。清乾隆二十五年（1769），高宗南巡，廷标进白描《罗汉册》，称旨，命入内廷供奉，所绘写意秋果及人物曾得高宗题咏。入直数载，卒于京寓。

　　该画为设色山水人物画，在一片松竹繁茂、山花烂漫的园林中，流水潺潺、石桥飞架的小丘旁，山石错落间，诸多文人雅士正在举行一场雅集。画左上方，石桥左侧翠竹林中，一老僧跌坐于蒲团上，与席地而坐的一学士讲经谈禅。石桥右侧山崖之下，中间一学士高举手臂挥笔题壁，小童捧砚侍立，一学子旁立观看。画左下方，翠竹林隔溪水对岸，棕榈树旁，以石为案，一学士凝神作书，三人站立身后观赏，左侧一人头笼纱巾，右侧一人是白发苍苍束缊撮的老翁，二人当中有一童子扶过头藜杖同观；

作书者对面靠右侧，一人祖帻，坐石凳上趴伏观书。画中间下方四人，散坐于树石之间，或弹阮，或观书，或挥扇，神情闲怡，各得其乐。画右侧苍松之下，芭蕉树旁，备有书案几凳，一络腮长髯老人居中挥毫，三学子围坐观赏。老者身右侍立二高髻侍女，近旁有二童子生火煮茶。画左上方，石桥右侧，有一仆夫过桥送茶，当送予石桥左侧翠竹林下谈禅之老僧与学士。左下角题"臣金廷标恭绘"，钤阳文"臣廷标印"。

从画上的人物组合及衣着服饰看，我们认为它是作者精心绘制的一幅苏门学士雅集图。

苏轼（1037—1101），字子瞻，号东坡居士。四川省眉州眉山县人，祖籍赵郡栾城县（今河北省石家庄市栾城区）。宋仁宗嘉祐二年（1057）进士。神宗时上书言新法不便，先后被贬为杭州、湖州、黄州、惠州、儋州等处地方官，甚至被监视居住，一生历尽坎坷，但从不悲观，凡到一处，勤政躬亲，造福百姓，且诗词书画，自得其乐。苏轼是一位文学家、艺术家、美食家，于诗词、曲赋、文章、书画及六经、史传、诸子、医药、水利、丹道、禅宗，无所不精。他的文名列唐宋八大家之一。诗词一扫柔靡纤弱之气，创清新豪放之风，成为宋代诗词革新的主将。书法师古不泥，潇洒传逸，天真烂漫，自成一格，被列为宋代四大书法家——苏、黄（庭坚）、米（芾）、蔡（襄）之首。善画山水、墨竹、人物，曾作《应生弥勒图》，人称"笔法奇古，遂妙天下"（宋释德洪《东坡画应身弥勒赞并序》）。今有诗文集近百卷及多幅书画墨宝传世。

当时一批文人学子，或受知于苏轼，或游于苏门，如黄庭坚、秦观、晁补之、张耒，人称"苏门四学士"；加上陈师道、李荐，又称"苏门六君子"。学士们皆长于文章、诗词，各有诗文集传世。其中以黄庭坚、秦观声名尤著。黄庭坚（1045—1105），字鲁直，号山谷道人。江南西路洪州府分宁县（今江西省九江市修水县）人，祖籍浙江金华。诗词力求奇崛险僻，自辟门径，影响深远，与苏轼并称"苏黄"，被尊为诗家江西派之祖（北宋吕本中《江西诗社宗派图》）。善真行草书，为宋代四大书法家之一。秦观（1049—1100），字少游，号淮海居士。淮南路高邮军人（今江苏省高邮市），祖籍浙江会稽。以诗文受知于东坡，东坡对其赏识有加，过扬州，曾亲往看望秦观。秦氏尤工于词，善烘托渲染，人称辞情兼胜，声誉鹊起，《四库全书总目提要》赞秦词："情韵兼胜，在苏、黄之上。"李调元《雨村词话·卷一》倍加赞誉，称其："首首珠玑，为宋一代词人之冠。"有《淮海集》传世。东坡还结交了不少佛教、道教人士，最有名的当属禅门大德佛印禅师。佛印名了元，能诗文、禅偈，与东坡、山谷相善，常有诗偈唱和。释仲殊，安州（今湖北省孝感市安陆县）人，原名张挥，"举进士"（曾被举荐参加进士科考），后弃家为僧，居杭州宝月寺，善诗词，近人赵万里辑有《宝月集》。有杨世昌者，四川绵竹武都山道士，曾向东坡学画。轼谪居黄冈，世昌之子京自庐山过访。杨京善画山水，能鼓琴。

　　品鉴全画，最右边一组画场作画图人物较多，相对宏大，就是主题所在。坐在主位上挥毫作书竖幅的人当属苏东坡了，其所戴头巾，当是东坡巾。据《辞源》"东坡巾"条记："其巾制有四墙，墙外有重墙，比内墙稍窄小，前后左右各以角相向。戴之则有角，介在两眉间。"并附有图。现将山水人物图中主座挥毫之人所戴东坡巾与《辞源》描述之东坡巾做一比较，可以看出二者是很相似的：画中帽前面正中的一条竖线，就是内墙的合缝线并外墙形成前端的一角，紧相邻的两条线各向左右延伸，构成相对窄小的外墙。其不同点是：其一，《辞源》附图东坡巾中线两旁的线，即表示外墙之斜线交于帽口沿的正中，画中东坡巾则与中线相平行。其二，中线两旁的外墙线，《辞源》附图东坡巾只用斜钱表示，而画中东坡巾外向左右延伸，或许是有意加重墙体的凝量感吧。自宋之后，东坡巾仍有流行，明杨基《赠许白云》诗有："麻衣纸扇跋两屐，头戴一幅东坡巾。"（《眉庵集》）表明伟岸、潇洒的东坡巾，在相当长的时间里，仍为高士、名流所爱好。主位对面右侧藤椅上坐一人，束发无须，年纪较轻，有可能是东坡的幼子苏过。据文献记载：轼屡遭谪贬迁徙，过皆随侍左右。东坡谪居儋州，过亦随往。斯时老病交加，生活极其穷困，过常与父咏诗缀句，以慰寂寥。轼死于放归途中之常州，过葬父于汝州郏城小峨眉山，遂依叔父辙家居颍昌（河南许昌）。身后侍立二侍女，可能是东坡之妾朝云、暮云。朝云，钱塘人，姓王氏，自十二岁陪侍东坡左右。轼谪迁惠州，朝云相随，后卒于惠州，年三十四，东坡为之立碑撰铭，作诗以悼之。

左侧棕榈树旁的一组画面，挥毫作书横幅之人当是山谷道人黄庭坚。其人中年有须，宽衣博带，着幞头，正在长卷上作书，观赏者皆为普通百姓。庭坚屡遭元祐党籍之祸，晚年被贬涪州别驾，黔州（今四川省彭水县）安置，迁戎州（今四川省宜宾市）安置。继而因在湖北江陵所撰文，仇家诬有幸灾谤国之句，就此被除名。后又被羁管宜州（今广西省宜州市），当地秀才、僧人、旅店房主都先后接待他住过，但每居一所均被地方官以有罪在身，"抵之罪"（南宋杨万里《宜州豫章先生祠堂记》）而遭逐，"官司谓余不当居关城中"（北宋黄庭坚《题自书卷后》），只好栖身戍楼，并死在那里。这组画面，可能是对山谷道人惯于接近社会底层人士的写照。

东坡至交最具影响的高僧，当推佛印，因而翠竹林下结跏趺坐的老僧，无疑就是佛印了。

此画入藏会宁县博物馆的时间，约在 20 世纪 70 年代初。当时文化馆（今博物馆）的庄田夫先生下乡去采风，下榻郭城人民公社。时值冬季，庄氏到柴房取柴供暖，于废纸及柴堆中见有画轴三四卷，遂抽出检视，有金廷标、余省、张若霭、方琮等，均为臣字款，其中一件（方琮的《夏云多奇峰图》），上有乾隆御题。共三件横幅，一件立轴。此画即其中之一，根据其长宽，似是宫中落地罩上之装饰品，日久更替取下，流落民间者。当时据公社干部介绍，柴房中的东西，皆文革中抄家之物，作为废品，以备食堂烧火之用。

郭城为会宁县北乡较大乡镇，人文荟萃，光绪三十年（1904）甲辰科进士万宝成，即会宁郭城驿人（今会宁县郭城驿乡，2000年撤乡建镇）。万宝成（1873—1943），字玉田，清同治十二年（1873）生，能文善书，尤长于楷。中进士后，于光绪三十二年（1906）作为甘肃籍首批五名留学生之一，由政府派赴日本早稻田大学学习法律政治。在日期间，与陕甘籍在日留学生，创办《关陇》杂志，宣传民主思想。光绪三十四年（1908）归国后，供职于户部，任主事。辛亥革命后任山西省定襄县知县，民国二年（1913）当选为第一届国民参议会议员。民国十五年（1926），无意仕进，闲居北京，以收藏书画自娱。民国三十二年（1943）卒于北京，即葬于北京。后举家返陇。

20世纪80年代，屡次捐款资助甘肃教育事业的万静基（1900—1996，字瑞容）女士，即万宝成先生之女（《甘肃文史》2001年第2期，张尚瀛馆员《关心甘肃教育事业的万静基女士》一文中，谓其为万宝成之侄女，误），归国华侨冯翰英（1894—1979，宁夏海源县人）先生之妻，1949年于兰州人民图书馆（今甘肃省图书馆）工作。冯氏于1970年归国，定居兰州，1979年逝世。冯氏逝世后，静基女士前后数次向甘肃省、家乡会宁县教育部门捐款，累计达数万元，1999年获得甘肃省人民政府"捐资助学先进个人"称号。1996 年，静基女士以 97 岁高龄逝世，遗嘱将其临终积蓄 8 万元，悉数捐给会宁县教育委员会，做为教育奖励基金。

"文革"中，郭城万家，由于历史关系，屡被抄家，此画当即为万家故物。

漫谈扇文化

1997 年

　　扇，又名箑，古代兼取凉和仪仗的双重功能。我国的制扇历史十分悠久，西晋崔豹《古今注·舆服》载："五明扇，舜所作也。"目前所发现的最早实物扇 [1]，是 1982 年 1 月在湖北江陵马山砖厂一号战国墓出土的短柄竹扇。据发掘《简报》介绍，扇为竹制，用极细薄的红、黑两色篾片编成矩形纹，纹饰十分规整，连柄通长 40.8 厘米，形如厨刀。靠近柄的一侧有两个长方形孔，扇子遮面时，眼睛可以透过双孔向外看，故扇子古又称"便面"。湖南长沙马王堆一号汉墓，也有竹扇实物，据发掘《简报》介绍，西"边箱"中长柄大竹扇一件，连柄长 176 厘米，宽 45 厘米，扇面长边长 76 厘米，短边长 55 厘米；北"边箱"中小竹扇一件，连柄长 52 厘米，宽 22 厘米，扇面长边长 39 厘米，短边

1　邱浩注：谨按，据《考古》杂志 2008 年第七期刊登江西省文物考古研究所徐长青、余江安等人撰文《江西靖安县李洲坳东周墓葬》，该文载："3. 竹器……扇（便面）G16：13，刀形。扇面用精细的竹篾编成，扇柄长 37 厘米。此器保存完好，是目前我国考古发现的时代最早、最完整的扇类实物。"此墓葬年代应在春秋中晚期，故较增荇恩师所见关于最早实物扇报道有更新。

长 29 厘米。扇面均作梯形，编织细密，大扇扇面有水竹青篾编成的"灵芝"形纹饰，小扇扇面没有花纹，大、小扇扇柄和边缘均用丝织物包缝。

马王堆汉墓中出土的大竹扇从尺寸上看，和现在我们用的扇子大相径庭，如果马王堆一号汉墓的《遣策》上无"扇"字记载，真不敢相信那也称扇子，因为它像是一扇窗门，扇面占了一扇窗子的面积。考其缘由，扇曾是仪仗中的一种饰物，西晋崔豹《古今注·舆服》："雉尾扇，起于殷世，高宗时有雊雉之祥，服章多用翟羽。周制以为王、后、夫人之车服，舆车有翣，即缉雉羽为扇翣，以障翳风尘也。"又名"掌扇""障扇"，由侍者手持，为帝王出巡时遮尘蔽日，并可增加威严，这从唐阎立本《步辇图》上可以得到佐证。据此可知，在汉以前，扇并非仅仅是生风驱热之物。

以扇取风的记载，首见于西汉董仲舒《春秋繁露·卷第十三》："以龙致雨，以扇逐暑。"相传三国时期诸葛亮手执的羽毛扇，则是以雕翎为原料，手挥羽扇，既可驱热逐暑，亦显风度翩翩。流传至今，南方尚有羽扇出售，文人多喜之。

扇，由最早的竹扇、羽扇逐渐发展成绢制的纨扇（团扇），以下主要介绍用来取风的文人用扇。文献可征的有西汉班婕妤的《团扇歌》（又名《怨歌行》）："新裂齐纨素，皎洁如霜雪。裁作合欢扇，团团似明月。"唐张彦远《历代名画记》中有三国时杨修为曹操画扇，偶滴墨点于上，即顺势画成一只蝇子的记载。

传世唐代李思训的《九成宫纨扇图》，这是我国见于扇面最早的"工笔界画"。其特点是以界尺引线为画线法，将九成宫鸟瞰图画于纨扇上，堪称"中国之最"。南唐顾闳中的《韩熙载夜宴图》第四段，描写韩熙载祖胸露腹，摇扇听乐，旁有一女，手持长柄团扇，上绘有山、树等图案，可知至迟五代时在扇上已普遍出现了绘图。从故宫博物院出版的《宋人画册》上，我们可以看到很多两宋的纨扇画。这些纨扇画，将绘画艺术融于小小的纨扇之中。题材广泛，例如在尺寸之中，有千里江山或群山积雪图，其气势之雄伟，刻画之细腻，令人叹为观止。在扇上作书，则以东晋"书扇"的故事流传最早。《晋书·王羲之传》："（王羲之）尝在蕺山，见一老姥，持六角竹扇卖之。羲之书其扇，各为五字。姥初有愠色。因谓姥曰：'信言是王右军书，以求百钱邪。'姥如其言，人竞买之。"

扇还有另一种形式——折扇，又叫摺叠扇、聚头扇、聚骨扇。折扇最早出现在北宋，宋太宗端拱元年（988）日本僧人来华进贡的物品中就有折扇（《宋史·日本国》）。北宋郭若虚《图画见闻志》卷六"高丽国"云："（高丽国）使人每至中国，或用摺叠扇为私觌物。其扇用鸦青纸为之，上画本国豪贵，杂以妇人、鞍马，或临水，为金沙滩暨莲荷、花木、水禽之类，点缀精巧……谓之倭扇，本出于倭国也。"此时我国折扇尚未流行，一说当时认为折扇是低俗、不登大雅之堂之物，仅是仆隶所用，清高世奇《天禄识余》："折叠扇，古名聚头扇，仆隶所执，取其便于袖藏，以避尊贵之目。"明张弼《张东海先生诗集》曰："中国古无折扇。尝见王秋碉记：元初，东南夷使者持聚头扇，当世讥笑之。"参考明陈霆《两山墨谈》记载，可知明代以前，折扇很少流行，迨到明成祖朱棣，颇喜折扇，屡以折扇赐大臣，内府又仿而制之，因之传播日广，世俗之见，日趋改变。在明代，折扇首先是在宫廷中使用，逐步为文人仕女所喜好。明代的折扇产地，主要在四川和江苏。又，明宫廷尤贵川扇，明沈德符《万历野获编》："四川贡扇：聚骨扇，自吴制之外，惟川扇称佳……今四川布政司所贡，初额一万一千五百四十柄。至嘉靖三十年，加造备用二千一百，盖赏赐所需。四十三年，又加造小式细巧八百，则以供新幸诸贵嫔用者，至今循以为例。"据此可知，女用扇为细巧小式，沈氏区分说："其精雅则宜士人，其华灿则宜艳女。"

明代以来，折扇无论扇骨、扇面，日趋精细。扇骨用象牙、玳瑁、乌木、鸡翅木、檀香木、棕竹、白竹、湘妃竹、凤眼等；更有"夹骨子"，是将某种竹材作大骨，其他材质作小骨；常见扇骨装饰手法有雕刻、镶嵌、髹漆、镂空、烫花、镶贴等。扇面则有泥金、洒金、片金、发笺、集锦、绘绢、磁青、素白，等等。

至于折扇的扇面书画，更是丰富多彩，有书画的扇本身就是集诗、书、画、印于一身的艺术品。明代的唐伯虎、沈周、仇英、祝允明、文征明、董其昌，清代的四王、吴、恽以及扬州八怪如郑板桥、罗两峰等，近现代的任伯年、黄宾虹、溥心畬、齐白石、张大千、朱屺瞻、王雪涛等，都有大量的扇面作品存世。京剧四大名旦梅兰芳、尚小云、程砚秋、荀慧生，也都有书画扇面作品流传。作为艺术品，扇子相比大幅书画、卷册，更具流动便捷、袖珍精巧的特点。在某些高雅的文化场合，扇子具有高妙而独特的作用，一扇在手，不仅给持扇者带来徐徐清风，而且在友朋之间相互观摩，增进友谊，更见高雅脱俗。

目前，在苏州著名的王星记扇庄，生产的工艺柜香扇，更是驰名于国内外；黑纸扇也是王星记的特产。一代制扇宗师龚玉璋先生制作的细如发丝的竹丝扇，被称为"天下第一扇"。此外，素有"葵乡"之称的广东新会，制葵扇已有一千五百多年的历史。葵扇造型别致，堪称是一种独特的工艺品，1951年，曾在巴拿马国际博览会上获金奖。为此，郭沫若先生特为其赋诗曰："清凉世界，出自手中。精逾鬼斧，巧夺天工。"

1997年为兰州电视台"今天到您家"栏目"怡然自得话藏扇"
提供的解说词

第四章

诗文序跋

坐久落花多赋

桃靥罢开，柳腰低籰。乍绿瘦兮红肥，杂黄娇兮白婧。愿教花事未了，消息频探。谁料花光难留，风情无那。几多过客，尚偕紫陌之游。细数残英，共藉苍苔而坐。

王摩诘之过杨氏别业也[1]，啼到婴儿，唤听鸠妇。助撚吟髭，使开笑口。漫讶三弓之地，正逢雨过园亭。独斟七碗之茶，不觉风生户牖。掩映花丛流水，逝者如斯。勾留花坞夕阳，迟之又久。尔乃琴好同眠，酒难独酌。小憩则支床有龟，坐看则对竹思鹤。此间可乐，宛从香国以流连。小住为佳，如见锦城于隐约。触目皆诗情画意，天气艳阳。放怀在老带庄襟，客心洒落。

则见飘绛雪，坠红霞，阶前历乱，窗外横斜。静里久居，碎锦坊谁摧羯鼓。闲中久领，移春槛任闹蜂衙。竟教落地无声，片片射雌雄之树。回忆生香不断，双双开姊妹之花。影斜

桑拓，蕊坠藤萝。赏心如此，适意若何？坐爱逍遥之馆，久留安乐之窝。过墙之蜂蝶懒来，花飞阵阵。入夜而雨风交妒，落更多多。

及夫叙罢幽情，抚兹雅趣，声韵松涛，响余竹露。呼童莫扫落花，莺啭空枝，有客言旋，踏花则马嘶归路。若无言而一别，留司空图典雅之诗。愿赴约而重来，赏潘安仁闲居之赋。

注：此余受业于家聘西席汪子云先生时之窗课也。同时尚有数篇，稿皆失于"文革"中。本文偶于旧书中检出，乃仅存儿时之稿也，遂录于此。

寿某公八秩

（代他人作）

春光新启芙蓉国，江山自生文藻。燕社良辰，风尘歌吹，肯信卷帘人老。疏襟朗照，引绿野吟情，黄庭墨妙。笔底河东，狂澜先障百川倒。

人间万千广厦，愿为寒士庇，长系孤袍。槎上张骞，山中李广，风度独萦谈笑。晚晴杲杲，拥赤帜神州，天留绮皓。待祝期颐，河清征寿考。

调寄《五福降中天》

偶　成

　　壬辰清明，扫墓归途，为友人邀赴颐和园。意在玉兰，而春寒未解，花仅半放，因赋《临江仙》以寄情。

　　杰阁长廊依旧好，垂杨散尽宫鸦，六朝如梦掷繁华，
　　物情随意远，游兴趁人赊。
　　任是天荒香旖旎，临风玉削琼葩，徐妃半面总兰奢，
　　芳时成久负，莫教夕阳遮。

寄调《临江仙》

夏日偶成

　　无端柳絮落樽前，又是蔷薇四月天。
　　物我静观原契合，人天冥会本无间。
　　识空境灭情何在，燕逐莺啼事可怜。
　　香炷一炉经一卷，悠悠从此送万年。

稷园[1]晚步

松阴小桥接上苑，林下莺歌倦。

人前不敢言，红叶何从见。

宫外御沟流水浅。

调寄《双调·清江引》

蛰庐夫子赐诗，依韵奉和

得瞻道范慰怀思，泰斗声华勋业奇。

宗匠怜才宏汲引，后生何幸际良时。

同门英俊多名士，小子裁成待吾师。

拥篲堂前缘不浅，高山仰止倍钦迟。

注：陈云诰[2]，字紫纶，号蛰庐。清光绪进士、翰林院编修。中央文史研究馆首批馆员。

1　邱浩注：稷园，因其明清时期为皇家社稷坛而得名。明永乐十八年（1420），遵《周礼·考工记》"左祖右社"规制，改建辽代兴国寺为社稷坛。民国三年（1914）辟为中央公园。民国十四年（1925），于园内拜殿停放孙中山先生灵柩，举行公祭。民国十七年（1928），更名中山公园。

2　邱浩注：陈紫纶（1877—1965），又字子纶、璜子。清光绪三年（1877）丁丑生，直隶易州人（今河北易县），1965年卒于北京。清光绪二十九年（1903）癸卯补行辛丑、壬寅恩正并科二甲第八十三名进士（朱保炯等编《明清进士题名碑录索引》卷下），同年选庶吉士，散馆授编修（朱汝珍编《词林辑略》），《清史稿·本纪·德宗本纪二》载：光绪三十四年九月"戊戌，予进士馆毕业陈云诰等叙进有差"。清宣统三年（1911）辛亥设弼德院，任参议。清光绪三十四年（1908）戊申，中华民国建元（1912）壬子后，以前朝遗老自居，拒不出仕新朝。

赠陆和九先生

铁笔毛椎两擅场，　敢同流俗滥谀扬。

卅年京国居萧寺①，　一领青衿旧沔阳②。

老不自知多见怪，　差强人意是真狂。

高歌放眼秋光老，　共赏黄花晚节香。

注：①先生居宣南龙泉寺近三十年。
　　②先生为沔阳制府陆立夫¹先生曾孙，中央文史研究馆首批馆员。

上元大雪成七绝四章

丙申（1956）春于镜清斋中之抱素书屋

其一

粉絮轻盈糁画廊，但闻碎玉响修篁。

红栏於外青鸾尾，一夕都成白凤凰。

其二

星桥火树冷光凝，漠漠薄云月暗升。

飞雪满天门不出，今宵孤负上元灯。

1　邱浩注：陆立夫（1792—1853），名建瀛，湖北省沔阳人。清道光二年（1822）壬午恩科进士，选庶吉士，散馆授编修。大考升翰林院侍讲，旋转侍读。道光二十六年（1846）丙午擢云南巡抚，俄调江苏巡抚，继擢两江总督。清咸丰三年（1853）癸丑二月，江宁城破时殉节。赐谥"文节"。诗文多散佚，存《木墀香馆赋》，有《陆立夫议奏》行世。

其三

皋亭云气隐巑岏，偏是连朝暮色难。

昨梦扫开松下雪，四山孤月宫门寒。

其四

冰雪余寒梅信迟，未花先许看琼枝。

琼枝消尽春风暖，再看千林玉雪姿。

镜清斋小聚黄昏阻雨口占

芸窗寂寂雨潇潇，玉笛谁家寄兴遥。

同契芝兰应有愿，西风独瘦沈郎腰。

无　题

香丛艳似锦，探花信，三月暮春天，只庭院寂寥，罗窗深掩，夕阳芳草，红到愁边。漫回首，莺声浑易老，蝶梦续应难，几折曲栏，一弯斜月，燕啼秋雨，人倚轻寒。

天涯凝眸处，临风翠袖薄，独立更阑，无那柔情萦絮，新柳含烟。试芳期细数，寸心如月，华年似水，底事情牵，鹦鹉撩人软语，钩上珠帘。

调寄《内家娇》

题俞振飞画枇杷成扇

黄梅绿李好分甘，转眼风光入夏酣。

翠茏争携窨上种，叫人能不忆江南。

访曹银洲老人

甲辰（1964）冬于遵义南坪

四面环山一草庐，数竿修竹笋稀疏。

何时许我来居此，携杖登山看日出。

甲辰除夕次遵义之南坪 上讷荪叔 [1] 北京

前辈风怀孰与京，寒门承问最关情。

持家妇拙娱亲少，肄业儿顽习懒成。

回首都门千感集，举头皓月四方明。

来年许我登堂谢，为祝期颐进一觥。

1　邱浩注：讷荪叔，即恽公孚（1885—1978，名宝惠）先生，江苏常州人，恽澄斋（1862—1917，名毓鼎，清光绪十五年己丑科进士）先生长子。清末以恩荫入仕，民国曾任北洋政府国务院秘书长等职。1960年，将保存于世的其父《澄斋日记》共三十六册，起于清光绪八年（1882）迄于民国六年（1917），全部"归之北大图书馆"。恽公孚先生与增荪恩师尊翁庶询老人为金兰旧交，故师尊称其"讷荪叔"。

上恽讷莽叔

昔韩昌黎有言："吾年未四十，而视茫茫，而发苍苍，而齿牙动摇。"侄今年正四十，齿牙脱而落之者三枚。戏占二十八字，录呈海正。

齿牙相继来辞我，我欲留之不可留。

舌剑唇枪具健在，始知刚者不如柔。

四一初度口占

四十一年一掷梭，北达沈水南龟蛇。

遵义城中曾小驻，娄山关下亦经过。

而今合家移陇坂，姐氏滞京岁月磨。

不须遥问登高处，似闻京国击壤歌。

辛亥春抵会宁客桃花山下口占五十六字

锻炼支援两所需，医疗重点陇西区。

巧循扁鹊游秦路，更踏玄奘赴印途。

会师楼前初下骒，土高山下暂操觚。

此行愿望期能达，健者无殃病者苏。

赠会宁黑虎学校七年级教师赵之敏君 并引

　　壬子之年，时维五月，榴花吐艳，正龙舟竞渡之时，山雨时来，卜今秋丰稔之岁。余于昨年，参加引黄工程，客居黑虎，日以刀圭为事，诊务之余，识之敏赵君。隔墙之外，正先生执鞭之室；授课之余，亦学子复习之所。语云：观千剑者能剑，吟千赋者能赋。余以时聆雅教，技痒难禁。今者将移居于河口，迁徙于泵房，骤远朗朗之书声，将闻潺潺之水响。从来离别伤神，况更同声相应。不揣敝陋，聊咏短章，虽不如江淹之赋，亦欲效李白之诗云尔。

　　风流赵夫子，清新迥不群。

　　学子砚磨铁，先生鬓似银。

　　一笔兼书画，三餐井臼勤。

　　为引黄河水，得聆雅颂音。

注：君能书善画，一日三餐，躬操井臼。

赠金诚

　　与复兴[1]姻再偅不晤五载于兹矣，风闻其欣偕凤侣。今春三月，得其首都来书，始悉其已抱麟儿。端阳后四日，余自金陵返京，其

1　邱浩注：复兴，即金诚先生。父系为清宗室铁帽子王之首和硕礼烈亲王爱新觉罗·代善之孙顺承郡王（亦铁帽子王）一支。中华民国建元后改姓"金"。民国三十四年（1945）日本战败无条件投降之年生，增葬恩师尊翁庶询老人曰：中华民族自此复兴矣！遂赐名"复兴"。后更名"诚"。

女已牙牙学语矣。口占五十六字以赠，见意而已，工拙所不计也。

方喜闻君偕凤侣，旋欣面我抱麟儿。

春来天地呈新象，人有室家异旧时。

流泽久钦重堂荫，飘香终是桂花枝。

齐眉自古成佳话，和乐长吟燕婉诗。

题金诚诗集

金诚姻再阮，为余母舅苏公方城之曾外孙，幼即聪颖过人，弱冠学诗，孜孜不倦。近闻其将有诗集问世，为制《鹧鸪天》一阙写寄燕都。

记得提携唤小名，便将冰雪许聪明。果然几度星霜后，雏凤声清四座惊。

精国艺，是馀功，金貂七叶将勿同。半生落寞关情少，老眼今朝为汝青。

简金明姻再阮

闻首都地震，嫂氏居京不识其近况如何？打油廿八字，询复元[1]再阮。

---

1 邱浩注：复元，即金明先生，金诚先生胞弟。1949 年中华人民共和国成立之年生，增莘恩师尊翁庶询老人曰：中华民族自此一元复始矣！遂赐名"复元"。后更名"明"。

昨岁我曾得汝句，"新屋光足破欲塌"。

今年忽逢大地动，不知汝屋可倾斜？

太平天国癸好三年，南京大地震，当时之复辟势力鼓吹"天人感应说"。洪秀全有句云"地转实为新地兆"，谓为破旧立新之征兆。

丁巳元日口占

蹉跎志业愿终虚，性拙谋生老更疏。

生意向荣输岁首，杀机永宓卷阴符。

熏炉焰起堆红玉，蜡烛花开结火珠。

寿母喜添新甲子，何妨乘兴饮屠苏。

叶龙飞君调广州海洋研究所 书此赠之 并引

戊午之年，上元之夕，龙飞同志奉檄荣迁。从兹五羊城里，海洋所中，生力顿增，攀科学之高峰，攻关有力，穷海底之深渊。重于七零之春，调来陇坂，桃花山麓，邂逅识君，于兹八载，骊歌乍赋，不禁依依。从来临别伤神，况更同声相应，不须折柳，便已沾巾。

会师楼下识先生，器宇轩昂品最清。

赫赫事功资力果，钻研原子服心精。

治海治洋功力厚，为学为人贯以诚。

今日枝阳别君后，南天遥望角亢明。

注：叶君为广东人，为钱三强先生之高足。

挽柯与参先生五言八韵

太息秋风紧，灵椿一夜凋。

枝阳云暗暗，兰市雨潇潇。

陇原遍桃李，魂应慰寂寥。

佳儿骍且角，淑媛秀而苗[1]。

顾我交逾旧，裁笺喜见邀。

四月犹趋谒，殷勤话旧交。

抓纲兼治国，医林春已到。

愿公长安息，大治期非遥。

戊午四八自寿

四十八年一掷梭，五七六月等闲过。

东鳞西爪般般错，北辙南辕事事讹。

不怪运蹇多坎懔，自知才短易蹉跎。

而今只恨身为累，形影相随有病魔。

注：余患有先天性骶柱裂，时时作痛，俯仰维艰。

1　邱浩注：此联用辞，源自《论语》。上句源自《论语·雍也第六》："子谓仲弓曰：'犁牛之子骍且角，虽欲勿用，山川其舍诸？'"下句源自《论语·子罕第九》："子曰：'苗而不秀者有矣夫，秀而不实者有矣夫。'"又，柯与参（1903—1978），甘肃省宁县人，著名中医、中医教育家、爱国民主人士。

题耿刘同曾 [1] 绘京兆画眉图扇面

庚申（1980）春，同曾贤姪赠我《京兆画眉图》便面，率题《五律》一章于其上。

妙笔传佳话，风流冠古今。

汉廷能吏手，绝代美人心。

欲把双眉扫，何嫌半额侵。

由来多善画，谁似此情深。

咏金铃子 并引

秋虫中有名金铃子者，较蟋蟀小而鸣声极清脆，似金铃，故名金铃子。予儿时先母吴太夫人每年必蓄此，贮以牛角小盒，上嵌玻璃，藏之杯中，小巧可爱。此即明袁宏道《促织志》中所谓"金钟儿"者是也。今秋在京购得，因赋《沁园春》以记之。

貌瘦于蚤，身小于蝇，细吟韵幽。似敲诗急钵，铃圆个个，摇花碎佩，玉戛浏浏。巧制角笼，晶围金屋，隔夕防饥饭粒投。宵眠伴，警钟儿枕上，疎梦清悠。

1　邱浩注：耿刘同曾先生（1939—），中央卫生部中医研究院（今中国中医科学院）建院元老扬州耿鉴庭（1915—1999）先生之子。大约清乾隆三十年（1765）前后，山东东阿一带黄河泛溢，耿氏先人与同邑刘氏结伴避灾，辗转落户扬州。后耿氏曾孙与刘氏曾孙女结为姻亲，生子耿耀庭（1870—1951，字蕉麓）。因舅氏无出，耀庭公遂尊父母之命兼桃之，循明末"陆费"氏成例，复姓"耿刘"，又名耿刘霈。鉴庭先生为耀庭公之子，又名耿刘永。耿刘同曾先生自入学后，即以耿刘同为名用至今。

澹霜浓露还愁，容易匆匆度九秋。记商飚动树，承来叶上（是虫喜跃栖于花草叶上，每于叶上可得），凉音和雨，听彻楼头。比蝠羞明（是虫见暗则鸣，遇明则止），如蝉避雪，脆羽寒欺怎久留（不能过冬）。重凄惋，纵红闺爱惜，幻影浮萍。

垃圾滩记

京城之西，阜成门外，有阜成路焉。路之北侧，白堆子一带，居民楼鳞次栉比，楼前新修柏油路，绿杨夹道，一望无垠，使人有清新之感。楼之最西尽头，曰十一楼，楼前为阳台，楼后则此楼出入之路也。二月前，楼后忽飞来垃圾"滩"一座（"滩"者，尚未成"山"之谓也），方之戈壁，允无多让。两月来，此"滩"茁壮成长，与日俱增，人如进此楼门，必须迂回而入，偶有风起，则此楼灶间之内，灰尘满案，使人有哭笑不得之感。爰为写真留念，并属笔记之，改词半阕于下：

门前垃圾何日了，每日增多少？

楼前昨日又吹风，回首尘埃灰屑满厨中。

题《中医函授通讯》¹创刊五周年

创建于今阅五年，莘莘学子意欣然。

栽得桃李三千树，遍布神州大地间。

记农工民主党甘肃省第一次代表大会

丁卯立春后四日，我党甘肃省第一次代表大会在友谊饭店召开。是日也，天清地宁，惠风和畅，中共甘肃省委副书记卢克俭同志，省委统战部马祖灵、张士恒部长，甘肃省政协朱宣人副主席，我党中央组织部副部长蒋春松同志，以及各民主党派主要负责同志，光临指导。全体代表，济济一堂，畅所欲言，各抒己见，洵盛况也。归来口占《浣溪沙》一阕。余不长于小令，欣喜之余，固无暇记其工拙也。

友谊堂前盛会开，金城代表四方来，欢腾阵阵掌如雷。

京兆风流今胜昔①，汾阳木易俱英才②，鹏飞端赖巧安排。

注：①张言同志当选为第一届主任委员。
　　②郭宪章、杨丽青同志当选为副主任委员。

1　邱浩注：《中医函授通讯》，中华中医药学会主办、辽宁中医学院函授部具体承办，以中医函授教育为主的期刊。1982年1月创刊，双月刊，2000年12月结刊，共发行117期。2001年1月更名《中医药学刊》。主编杨连生，1982—1984年顾问团成员有：方药中、沈仲圭、李玉奇、卢玉起、陈翼、孟宪民、胡炳文、姜春华、董建华，1984年第6期起，增加了茹古香。

梦游太液池偶成

离京十有七载，不胜莼鲈之思。去秋（1986 年秋）参加在沈阳召开之全国中医高等院校《中医文献检索与利用》统编教材研讨会，归途过京，如在昨日。而今距参与筹建中医古籍出版社之役，亦三载有余矣。首都建设，日新月异，旧时古迹多已维修一新，新建园林亦如雨后春笋。偶至北海，忆昔年假馆锄书时，曾下榻静心斋中之抱素书屋，今均已对外开放。拱桥之下，双凫戏水，沁泉廊边，曲水潺潺，小憩其中，心胸颇畅，旧地重游，不禁感慨系之。出园西去则五龙亭也，万佛楼也，小西天也，均已重新维修。归来时萦梦寐，梦中得句一联，醒后凑成一律，见意而已，工拙所不计也。

> 波光摇绿上衣裾，双桨轻翻映日出。
>
> 烟锁树腰如束练，沙抛江面乱翻珠。
>
> 五龙亭畔香炊粟，双鹤台前静听鱼。
>
> 一带粉墙三面竹，虽然人世亦仙居。

无题六章　见意而已　工拙所不计也

其一

一碧山前万绿围，密荫满地午风微。

心闲与鹤同忘俗，身懒如云久不归。

留句藉邀高士赏，看书惜与主人违。
我家三径荒凉久，松菊年年掩故扉。

其二

不向扬州落魄过，天孙消息隔银河。
才名共信张华博，酒债谁怜杜牧多。
百岁韶华归草木，一生事业属烟波。
人间即此为家好，我有灰光旧钓蓑。

其三

廿年落拓布衣身，愧煞风流石季伦。
驴背重逢前度客，蛾眉合数个中人。
疏栽修竹妨欺月，徧植名花待早春。
鸿爪偶留京兆宅，寸心从此不沾尘。

其四

卜位仙源几岁华，钓竿樵笔小生涯。
陶翁事业存三径，苏氏文章出一家。
诗兴浓时全付酒，茶香清处最宜花。
只恐渔父舟重到，隔岸桃花莫认差。

其五

窗满花阴日上迟，乱红深径卷帘时。

二分明月樊川宅，一代高风靖节诗。

吟事莫因桃叶减，酒杯全赖菊花支。

姓名不为轻狂讳，恐有人疑杜牧之。

其六

别却京华廿二年，桑麻景物总依然。

一池水与邻家共，两岸田和客路连。

秋夜莲田连夜雨，晚晴茅屋几家烟。

明年有待桃花后，再上西山听杜鹃。

竹枝词二首 兰州街头所见

其一

赤日炎炎似火烧，自助锅前乐陶陶。

呼幺喝六高阳汉，更有冰凌把暑消。

其二

白墙红顶小尖屋，内有金城绝代姝。

人人争说百事特，果然滋味与他殊。

补记：二十世纪九十年代初，兰州市盛行夏季食火锅之风。边啖火锅边啜冰激凌，亦一景也。同时街头多设白墙红顶小亭，专售百事特牌冷饮，顾客趋之若鹜。

祝郑魁山七十七岁诞辰

康强矍铄真无敌，如龙马，如松柏，鹤算刚逢重七，登仁寿域。正天朗气清，仲冬初吉，齐眉举案，阖家共庆同欢喜。

书生回忆往昔，溯四七年前，订交京邸。互相切磋，朝夕相处。况有宁馨江郎，鹏程万里，更经文纬武，继承祖泽。京陇至今，颂无量寿佛。

调寄《五福降中天》

题张建蕃先生草书唐宋人诗册后

（吕）绥生教授以建蕃乡兄手书唐宋人诗册见示。拜观之余，打油二十八字，录呈一笑。

从来草圣重张颠，今日张颠是建蕃。

笔走龙蛇学虞礼，名篇四十慕先贤。

萧龙友先生诗翰

三台萧龙友夫子，清同治九年（1870）庚午生于四川省雅安县学署，时先生曾祖韵镬公任雅安县学教谕，四世同堂，一时传为佳话。先生幼即聪颖过人，力学不倦，颇为重堂所喜。继因母病，本"为人子当知医"之意，遂于举业之余，攻读医籍。登光绪丁酉科（1897）四川省拔贡，旋充正蓝旗官学教习，又得亲炙都中名医，医术因之日精。教习期满，出宰山左，遍访名医，时常义诊。辛亥革命后，公务闲时，应诊不断。北洋政府瓦解后，遂以医为专业，悬壶京市，逾三十年，被北京市民誉为"京城四大名医"之首。

诊务余暇，则莳花种竹，赋诗作画，积稿甚多，惜"文革"中皆为祝融所噬。偶检旧箧，得先生与张伯驹（丛碧）、寿石工诸先生北海修禊诗手稿，书法秀丽。亟付影印，以公同好，并系二十八字于后：

> 息翁诗律号精成，老去还怜医掩名。
>
> 世论悠悠遗钵在，白头惭愧老门生。

原载《上海中医药大学学报》1997 年第 2 期，桔井艺谭

诗翰见封三

庆国颂十章

建国五十周年庆

后魏程麟驹（骏）撰《庆国颂》序曰："道合天地，明侔日月，则天与唐风斯穆，顺帝与周道通灵。"（《魏书·列传·卷四十八·程骏》）自昔而言，媚兹一人，移在今日，诚非溢美。兹值建国五十周年，光华复旦，人在春台，见绚丽之河山，胪欢腾于薄海，颂赓庆国，式符祥图。

马恩列斯，殷圣作哲，昭其灵思，福我邦国。

旭日东升，大道公行，握图革代，涤旧布新。

立我蒸民，伟哉后稷，计口授田，功侔往绩。

仁邻乐浪，为暴所侵，义旗高举，克歼鲵鲸。

呈奇炫巧，科学辉煌，古为今用，探秘岐黄。

润之思想，小平理论，卫星屡射，扬我国魂。

同心同德，拔山举鼎，香港回归，举国欢腾。

唯山效灵，有水藏珍，一国两制，再迎澳门。

天安瑰丽，祝兹令辰，大衍之庆，四海同春。

觥觥吾党，巍巍江公，承先启后，万禩昌隆。

世纪之交颂西部开发

春催西部展鸿图，四海同心德不孤。

生意向荣输岁首，新潮如涌颂嘉谟。

熏炉焰起堆琼玉，蜡烛花开结庆符。

锦绣簇成新世纪，何妨乘兴饮屠苏。

赠梁钜用姻兄 并引

钜用姻兄以二十年来得自各国各地之石，叠成假山数座，大好河山，尽收眼底，匠心独运，丘壑在胸。真所谓纳须弥于芥子者矣！欢喜赞叹之余，口占二十八字赠之。

案头山色壁上书，涤去尘俗百妄除。

神仙伴侣清闲福，卧看繁星万点疏。

哭萧重华（琼）五姐

两代论交近百年，京华相聚意欣然，

燕市文星今骤殒，奉觞遥奠泪如泉。

贺飞达公司成立

金鸡初报晓，燕北有飞达。

古老轩岐业，今朝世界夸。

图林景色美，医疗技艺佳。

服务四海阔，保健五洲嘉。

樊保良君及其夫人蔚娥女士七十双庆

道骨仙风品最奇，如龙马，如松柏，鹤算刚逢古稀，登仁寿域。正天朗气清，暮春初吉，曲水兰亭，右军初试鼠须笔。

书生谬托知已，敢阿其所好，聊赞什一。雍州才子，长安世系。又在民院负笈，精研蒙藏，更著作等身，屡获佳绩。千里陇原，多公门桃李。

调寄《五福降中天》

《忆江南》四阕 遮阳山记游

其一①

遮阳好，到处是青山。

镌诗石上熙宁字，三醉石边千丈潭，风景胜江南。

其二②

遮阳好，玉笋峰接天。

龙潭照壁如刀削，垛子崖上黑褐衫，三丰入龙潭。

其三③

遮阳好，更有一线天。

九曲峡中最窄处，溪流静静水潺潺，真可比江南。

其四④

遮阳好，瀑布在花溪。

石崖相连孤峰耸，更有悬崖岩洞奇，风景世间稀。

注：①遮阳山西溪口有宋人题字数处，纪年依稀可辨。另有一"三醉"石刻。
石隙中水流形成之瀑布，名千丈潭。

②玉笋峰又名垛子崖。相传明洪武间张三丰来遮阳寻找法王，跌入龙潭而
仙去。升仙时将道袍挂于崖顶，当地民谣有："垛子崖上黑褐衫，把人惹了
一河滩……"云云。

③九曲峡最窄处曰"一线天"，仰观天若一线，俯察流水潺潺，与杭州之
"一线天"，有异曲同工之妙。

④九曲峡口二百米处，溪流在巨石间形成瀑布，悬崖上有岩洞数处，风光秀美。

原载《甘肃文史》2005 年第 2 期

仙吕 一半儿

乙酉秋，师大霍旭东兄夫妇及伏生俊琏，在桃花岛酒楼召饮，遂偕老妻及郭华女弟同往，归来成此。

风光最好是兰州，一片清凉一片秋。

知己相偕桃花岛，任勾留，一半儿清茶一半儿酒。

兰州街头所见，仍用前调，戏成二阕。

其一

风光最好是兰州，五泉山下艳迹稠。

荳蔻含香玉笋柔，任君偷，一半儿樱桃一半儿藕。

其二

金城七月秋光好，兰垣瓜果知多少。

堆积如山白粉桃，有人挑，一半儿葡萄一半儿枣。

题裴广铎兄遗作展

论交三十有三年，金城相逢意欣然。

君去期年瞻遗墨，不禁老泪又涟涟。

辛卯十月　苏峰亭孙倩[1]得子喜赋

太平无事老顽童，遂向人间做太公。

漫诩女孙劳绩大，全凭苏伯①一索功。

佳儿佳父松间鹤，梦熊梦罴天贯虹。

京兆书香终有绪，青箱留与会雕龙[2]。

注：①"伯"读作"霸"，苏氏为商末冀州侯苏护后裔。

浣溪沙　忆郭郁臻棣[3]

水远山长一字无，窗前犹记共读书，韶华最忆是燕都。

不照菱花知瘦损，却寻蝶梦已模糊，还君双泪是明珠。

赠周锦先生 并引

壬辰嘉平，余之京师。复兴姻再阮语余曰：有周锦先生者，精研御膳之大师，近有《御膳大观》之作。余闻之甚喜，而以行色匆匆，未能识荆为憾。爰口占《临江仙》一阕以赠，见意而

1　邱浩注：孙倩，孙女婿之雅称。

2　邱浩注：青箱，指世代读书崇文之家教家风，源自刘宋沈约撰《宋书》卷六十《王准之传》："高祖彬，尚书仆射。曾祖彪之，尚书令。祖临之，父讷之，并御史中丞。彪之博闻多识，练悉朝仪，自是家世相传。并谙江左旧事，缄之青箱，世人谓之'王氏青箱学'。"雕龙，寓能为文也。

3　邱浩注：郭郁臻，增莘恩师二三十岁时朋友。甲辰年（1964），恩师赴贵州遵义社教；回京不久，"文革"开始。庚戌（1970）春，恩师奉檄迁甘肃会宁，后再无音讯。

已，工拙所不计也。

厨盘进食簇时新，更兼满汉八珍，驼峰熊掌猩猩唇。人间夸异味，胜似忆鲈莼。

日午殿头宣索脍，盈盈琥珀红殷，玉罂满斟情未已。香醪小瓷榼，花气酒中馨。

赠袁第锐先生 并引

屡于报端拜读恬园老人大作，心仪久矣，而识荆乏术。乙亥冬，重膺文史馆之聘，到馆之日与先生同车。途中口占五十六字，见意而已，工拙所不计也。录呈教正。

七四春秋两鬓霜，巍然一殿鲁灵光，
当年尚忆峥嵘日，胜会重逢选佛场。
岁转壶中新甲子，名扬海内旧词章，
同堂友事兼师事，也列门墙弟子行。

寿袁第锐先生八秩

恬园老人八秩（2002 年）大庆，集句六章为祝，并祈郢正

其一

华亭霁色满今朝（唐 刘方平），长见台星在碧霄（唐 卢　肇）。
正值江南新酿熟（唐 顾非熊），登歌还引紫琼箫（宋 虞　集）。

其二

八十老翁头似铁（宋 陆　游），九重春色醉仙桃（唐 杜　甫）。

这般意思难名状（宋 邵　雍），似倩麻姑痒处搔（唐 杜　牧）。

其三

小集梅梢话晚晴（宋 杨万里），闲中扶杖绕阶行（清 查慎行）。

千磨万击还坚劲（清 郑　燮），任他朝市自营营（唐 白居易）。

其四

宅在街西最静坊（唐 张　籍），漫卷诗书喜欲狂（唐 杜　甫）。

不因醉本兰亭在（唐 李商隐），江砚宣毫各别床（唐 王　建）。

其五

小池新绿雨添痕（宋 俞　桂），踏雨来敲竹下门（唐 姚　镛）。

自是君身有仙骨（唐 杜　甫），天下谁人不识君（唐 高　适）。

其六

（佚）

杨爱军将返临洮书此赠之　并引

戊子之年，时维八月，山风清劲，鸿翔万里之天，皓月明莹，桂吐三秋之景，爱军老弟负笈于伏生（俊琏）之门，今者硕士结业，将返珂乡执教。熙洲城里，陡添生力之军；文溯阁中，骤少锄书之客。其返乡之本意，一以慰老母倚闾之思，一以慰家乡学子之望，此真孝子之深情，才人之壮志。重于昨岁之秋，识君于九州山麓，研席相共，一载於兹，批阅丹铅，互为师友。骊歌乍赋，不禁依依，从来临别伤情，况更同声相应，不须折柳，便已沾巾。集句二章，聊以将意。

其一

与君相见即相亲（唐 王　维），同是天涯沦落人（唐 白居易）。
劝君更进一杯酒（唐 王　维），真能一举扫千军（宋 姜　夔）。

其二

与君俱是异乡人（唐 韦　庄），远隔天涯共此心（唐 李商隐）。
天下三分明月夜（唐 徐　凝），依旧红霞作近邻（唐 谭用之）。

集句七绝十章

戊戌金秋，恰逢我校建校四十年庆，戏集古句，成七绝十首。游戏笔墨，不值一笑也。

其一

四十年来多少人（唐 方　干），红旗半卷出辕门（唐 王昌龄）。
位极人臣功济世（宋 寇　准），天下谁人不识君（唐 高　适）。

其二

屈指于今四十年（宋　韩　维），临风独立意悠然（宋　陈　著）。
忽然觉得今宵月（宋　杨万里），愿作鸳鸯不羡仙（唐　卢照邻）。

其三

点染青山四十年（明　居　节），满堂还喜会群贤（宋　孙应时）。
少壮况逢时世好（五代　徐　铉），往来莫厌喜随缘（宋　陈　藻）。

其四

盛事龙头四十年（宋　王　迈），临风独立意悠然（宋　陈　著）。
欲开新酒邀嘉客（宋　王安石），只有今朝一日闲（唐　韩　愈）。

其五

四十年来赞太平（宋　石　介），开门小立月明中（宋　杨万里）。
展匀芳草茸茸绿（宋　朱淑真），小集梅梢话晚晴（宋　杨万里）。

其六

悠悠如此四十年（元　王　冕），愿作鸳鸯不羡仙（唐　卢照邻）。
忽然觉得今宵月（宋　杨万里），东来西去只悠然（唐　罗　隐）。

其七

一梦人间四十年（宋　陈师道），故园东望路漫漫（唐　岑　参）。
天下三分明月夜（唐　徐　凝），寻思百计不如闲（唐　韩　愈）。

其八

收得声名四十年（宋　陈　岩），世事分明在眼前（明　朱　权）。

忽有好诗生眼底（宋　陈与义），月明桥上看神仙（唐　张　祜）。

其九

见说声华四十年（宋　戴　栩），只有今朝一日闲（唐　韩　愈）。

劝君更尽一杯酒（唐　王　维），唤取佳人舞绣筵（唐　杜　甫）。

其十

感旧重怀四十年（五代　徐　铉），东来西去只悠然（唐　罗　隐）。

落花芳草无寻处（唐　刘长卿），轻舟已过万重山（唐　李　白）。

己亥除夕集句成悼亡诗二十首

其一

三百六十日云终（唐　周弘亮），愧我思君失旧容（唐　于　鹄）。

欲问孤魂向何处（唐　李商隐），飞花入户笑床空（唐　李　白）。

其二

静夜名香手自焚（唐　皇甫曾），病煎愁绪转纷纷（唐　元　稹）。

落花寂寂啼山鸟（唐　王　维），哀怨教人不忍闻（唐　盖嘉运）。

其三

有时颠倒着衣裳（唐 杜　甫），楼上残灯伴晓霜（唐 张仲素）。

从今直到清秋日（唐 陆龟蒙），一度逢花一断肠（唐 崔　涂）。

其四

物在人亡无见期（唐 李　顾），转枕挑灯候晓鸡（唐 权德舆）。

忍使孤魂愁夜永（唐 薛　涛），离心忽忽复凄凄（唐 杜　牧）。

其五

看花无语泪如倾（唐 戴叔伦），人间难免是深情（唐 罗　虬）。

背灯独共余香语（唐 李商隐），不及相随同死生（唐 张　谓）。

其六

贵将藜藿与君同（唐 严　维），几处移家逐转蓬（唐 刘长卿）。

不堪惆怅当年事（唐 赵　嘏），风景令人忆帝京（唐 白居易）。

其七

泉台杳隔路茫茫（唐 戴叔伦），不是愁人亦断肠（唐 戴叔伦）。

独倚破帘闲怅望（唐 元　稹），九原何处不心伤（唐 李　绅）。

其八

白日寻思夜梦频（唐 令狐楚），西斋长卧对瑶琴（唐 刘　沧）。

我滴两行相忆泪（唐 元　稹），唯有青山伴老身（唐 刘长卿）。

其九

魂归冥漠魄归泉（元 贾云华），回首浮生泪泫然（唐 罗　隐）。

今朝又送君先去（唐 元　稹），孤灯挑尽未成眠（唐 白居易）。

其十

有时颠倒着衣裳（唐 杜　甫），月明还照半张床（唐 元　稹）。

魂销事去无寻处（五代李　中），浑似南柯梦一场（唐 吉复卿）。

其十一

一寸相思一寸灰（唐 李商隐），偶思前事立残晖（五代 李　中）。

只言岁岁长相对（唐 崔　颢），肯信愁肠日九回（唐 崔　橹）。

其十二

形容变尽语音存（宋 苏　轼），地迥难招自古魂（唐 韩　偓）。

窗残夜月人何在（唐 胡　曾），醉里时时错问君（唐 元　稹）。

其十三

牙床角枕睡常迟（唐 白居易），收将凤纸写相思（唐 李商隐）。

思量往事今何在（唐 雍　陶），万种恩情只自知（唐 韩　偓）。

其十四

共老林泉忍暂分（唐 皮日休），独悲孤鹤在人群（唐 皇甫曾）。

却知夜夜愁相似（唐 雍　陶），念君怜我梦相闻（唐 元　稹）。

其十五

泪湿罗巾梦不成（唐　白居易），水流花落叹浮生（唐　温庭筠）。

心摇只待东窗晓（唐　陆龟蒙），月照平沙万里空（唐　周　朴）。

其十六

夜深无伴倚南楼（唐　韩　偓），潘岳闲居欲白头（唐　许　浑）。

终知此恨销难尽（唐　温庭筠），为君分作断肠流（唐　韩　喜）。

其十七

一片伤心画不成（唐　高　蟾），所思多在别离中（唐　王　涣）。

炉畔自斟还自醉（唐　崔道融），忆君时复下阶行（唐　杜荀鹤）。

其十八

行过水西闻子规（唐　李商隐），人言柳叶似愁眉（唐　白居易）。

牢落闲庭新病起（唐　顾非熊），一杯重奠泪双垂（宋　吉复卿）。

其十九

丁丁漏水夜何长（唐　张仲素），天上人间两渺茫（唐　曹　唐）。

空堂寂寞闭灯影（唐　陈　羽），九原何处不心伤（唐　李　绅）。

其二十

泉台杳隔路茫茫（唐　戴叔伦），被冷灯残拂卧床（唐　白居易）。

夜深起凭阑干立（唐　白居易），一曲淋铃泪万行（唐　杜　牧）。

集句四章哭凤岐棣台

2020 年 5 月

其一

与君相识即相亲（唐 卢 象），思量前事不堪寻（唐 罗 隐）。

一叫一回肠一断（唐 李 白），白日高悬只照心（唐 司空图）。

其二

江村摇落暮蝉鸣（唐 李 中），一片伤心画不成（唐 高 蟾）。

今朝又送君先去（唐 元 稹），月落长安半夜钟（唐 李 洞）。

其三

魂归冥漠魄归泉（元 贾云华），不堪行坐数流年（唐 李 绅）。

以手抚膺坐长叹（唐 李 白），孤灯挑尽未成眠（唐 白居易）。

其四

形容变尽语书存（唐 苏 轼），地迥难招自古魂（唐 韩 偓）。

窗残夜月人何在（唐 胡 曾），只留清气满乾坤（元 王 冕）。

再集二绝忆凤岐

其一

知君已入神仙地（唐 刘方平），事去人亡迹自留（唐 刘长卿）。

如今再到经行处（唐 王 播），几回抬眼又低头（唐 韩 偓）。

其二

与君俱是异乡人（唐 韦 庄），平生心迹最相亲（唐 白居易）。

来去腾腾两京路（唐 白居易），更无消息到如今（唐 李 远）。

上毛主席书

1951 年 8 月 23 日

主席宸下：

窃绍重一介书生，罔有知识，曷敢以躃踊号哭之声上达聪听。惟念曩日宇澄符（定一）先生已将老民张济新姓名，上达存记。不幸年老体弱，境迫忧积，无福静待 优卹，奄奄病榻，遂于本月廿二日身故。平日既苦辀饥，疗疾又乏药料。绍重侍奉无状，百身莫逭，而药裹之资，暂皆束手，丁此艰窶无告，固不得不上叩 阍闱，呼天籲诉也。

亡父现年八十四岁，铁岭家乡，久无立锥之地；世习儒业，得膺光绪丁酉科拔贡，出仕历官府、厅、州、县，实心职责，未能搜摸，以致囊无铢蓄。民建国后，亦偶权浙江省长及京地尹崇。谢事以来，贫乃益甚，妇孺数辈，躃居奉天会馆，寒侵暑喝，风湿永犯，实亦促短年寿之近因也。建国前夕，为保护古都，曾与康文佩女士等，与傅宜生接洽，促进北平和平解放。

　　亡父与宇澄先生，曩在湘省，本系旧识，学术品行，互相了解。绍重枕块昏迷，辄敢具状陈情，泣求转达　宸座，妄希分时霖之惠，垂恤存殁，则残喘余生，矢当摩放顶踵，以图报称。临楮哀鸣，惶恐不知所云。

　　伏维

矜鉴

　　　　　　　　　　　　　　　　　　棘人张绍重敬上

　　　　　　　　　　　　　　　　　　一九五一年八月廿三日

致章行严先生函

1951 年 8 月 30 日

行翁老伯大人尊鉴:

绍重侍奉无状，大故粹遭，仰蒙　厚馈下颁，衔感曷极。本不敢妄有渎陈，伏念亡父生前，夙承存注。当政府议设文史馆之始，即与奔走之役，不意闻聘之时，乃即见背之日，无福受禄，夫复何言！水月镜花，赍志遗憾。昨者符宇老嘱即上书主席，申诉哀情，业已代为转呈，原稿附上，敬呈乙览。

伏思亡父自光绪丁酉后即服宦政，历游南北，宦辙所及，清廉持躬，平生品谊，当在洞鉴。身后几难成殓，亡者窀穸待营，生者衣食尤亟。上遗二母一姑，均属垂暮之年，下有绍重姊弟二人，又都毫无技能。家姊现虽服务市府，工薪所入，尚不足以赡养；绍重现从龙友夫子习医，业尚未成，亦须续求进步，以备将来出路。但事消费，殊非长策，稔知长者高谊薄云，情深故旧，爰敢泣血陈情，烦渎聪听。

伏望垂悯孤弱，体恤未亡，恳于便中向　主席前嘘之口角，代乞　鸿慈，假之羽毛，以展鸿翮。匪特绍重母子有生之日，皆戴德之年，即亡父泉下有知，亦当感激也！临颖诚恐。

伏维

矜鉴

愚姪张绍重顿首

一九五一年八月卅日

复某君书

丙申年（1956）

××先生足下：

不亲雅教，倏又经年，昨奉手书，敬悉一是。吴君师出名门，学识谅必兼优，自应借重。唯是会务早经就绪，员额又有定规，增置为难，纷更不便，是以原有人员，诸仍旧贯。长裘千丈，窃有慕于香山；广厦万间，实怀惭于杜老。嘱件唯有储之夹袋，静候机缘，再为设法，以副雅谊。方命之处，尚祈鉴原！

即颂

近安

弟绍重手上
丙申年

致王录坤师姐

庚戌年（1970）

大姐、汝需兄如晤：

　　庚戌元宵，自首都檄调陇坂，遂于节后整装奉母，携妇将雏，启程赴陇，月杪抵会宁。馆舍粗定，即赴会宁北乡之土高公社巡回医疗。土高者，距县城二百余里，与宁夏接壤。境有土高山，海拔二千余公尺，土高公社，因此山而名焉。税驾之日，途中得五十六字，录呈星联学姐、汝需老兄斧削，并望有以教我。

　　锻炼支援两所需，医疗重点陇西区。（当年红军长征过此，遂改县城西门曰会师门）

　　巧循扁鹊游秦路，更踏玄奘赴印途。（都中医疗机构全迁甘肃者甚多）

　　会师楼前初下骤，土高山下暂操觚。（余巡回医疗之处恰在土高山下）

　　此行愿望期能达，健者无殃病者苏。

离京半载，时生莼鲈之思，临行匆匆，未能走辞，憾甚！回忆十五年前，乃兹府畔，北河沿边，初兰阁里，琥珀席上，离痕欢唾，都成思量。最怜阿耄，兼思小妹，月明之夕，辗转不眠，绝句一首，集星姐句。姐其能忆及否？

云山叠叠水重重（今日之情景也），

妙论纷披风欲生（十五年前之情景也）。

潇湘清梦凭谁寄，

千里相思共月明。

临颖不尽

伏维珍摄

弟重手上

庚戌季夏

祭王录坤学姐文

乙卯年（1975）

维公元一九七五年六月二十七日，同学弟张绍重谨以一瓣心香致祭于星联学姐[1]之前。再拜而言曰：

呜呼！重之与姐情同手足，义逾同胞。既同习岐黄于玄斋，复共攻书法于瞻庐，砚席相共，言笑常亲。忆昔乃兹府畔，椿树巷中，时作竟夕之谈；东华门里，北河沿边，常下陈蕃之榻，比来三十有一年矣。

曩者，重檄调陇坂，五载于兹，犹复书札往还，唱酬时作。今岁五月中浣，尚得约晤之书；讵料匝月之间，竟因心疾而去。抚手书之犹存，更心伤而倍切，姐之仙去，距重之抵京，仅半旬耳。恨我来迟，未能一倾积愫，其幻耶？其真耶？然而重居姐

---

[1] 邱浩注：王录坤（1919—1975），字星联，一字存温，号初兰阁主人。生于民国八年农历己未年十月二十日（1919年12月11日），卒于公元1975年6月12日。山东诸城人。渔洋山人王士禛（1634—1711）嫡裔。适王汝霈先生。习岐黄于泊庐太夫子，汪逢春太夫子书斋一名“玄珠青简之斋”。攻书法于瞻庐老人，增莑恩师之先君号“瞻庐”。有脉案处方及《初兰阁诗存》手稿若干叶存世。

处，十日于兹，未见音容，知非幻矣。

　　兹者，汝霈老兄，定能抚雏儿以成长，而阿耄姐弟，亦均能善体亲心，吾姐其可以含笑即安于九京矣。重也不文，迫近"三七"之辰，仅以胸臆之言，陈之左右，姐其知否？

　　尚飨

复兰州陈守中医师书

1983 年 12 月

守中仁兄足下：

夙耳鸿名，鲜聆麈教。前于晖棣[1]处，得悉足下古道热肠，笃于旧谊，求之当今之世，直可麟凤视之。

仆檄迁陇右，瞬经十载，碌碌终日，为人作嫁。蹉跎岁月，一事无成，珠玉当前，竟未能早亲芝宇。武林邂逅，始接清芬，晤谈之下，方信名下无虚。愧我荒疏，惟恨相见之晚。第恨阳关遽赋，各自东西，秋水伊人，谁能遣此？人之聚散，冥冥中其有前缘耶？石头城下，匆匆握别，候驾三日，未见文旌莅止，度已崶返金城矣。

---

1 邱浩注：晖棣，指中国中医科学院刘晖桢（女）研究员。因其私淑汪逢春太夫子，增荐恩师从同门论，故称"棣"（弟），典出《诗·小雅·棠棣》。

归后屡思奉候，祗以公私蝟集，竟至无暇握管。不期朵云忽降，先承报李之书。雒诵回环，弥滋惭恧。迟复为歉，尚祈鉴原。年终如返枝阳，定谋省城一晤。

匆复。顺颂

冬安

弟绍重手上

癸亥年冬月

凉州记游

丙寅年（1986）

　　丙寅九月，余参加甘肃省高校图书馆工作委员会评估会，参与评估全省高校图书馆一年来之工作。金城（兰州）市内竣事后，全体评委兵分两路继续评估，东则天水、庆阳，西则张掖、武威。余与"兰大"庄君、"铁院"王君一行七人首途河西，在凉州（武威）小驻。夙闻此地自汉唐以来，为我国西陲通都大邑，军事重镇。丝绸之路即经此而通往西域诸国，亦官吏要员驻留之处及中外商贾云集之地。兼之该地近年出土文物之多，自来名胜古迹之众，向往久矣。借此机会，观摩参访，岂可交臂失之？

　　遂于工作之暇，与同行诸人驱车前往位于武威市东区之文庙（现作武威市博物馆）参观。该庙始建于何时，已不可考。规模宏大，布局严整，占地约一万五千余平方米，历代匾额，高悬殿宇，画栋雕梁，蔚为壮观。棂星门内，古柏参天，浓荫匝地，环境优雅，置身其间，大有一洗尘嚣之感。庙内所有殿堂廊庑，皆为陈列文物之所，琳琅满目，美不胜收。余从事中医文献研究，故对《武威汉代医简》尤为注意。观其内容，内、外、妇、五官各科病名、症状及相应方剂、针灸等治疗均有涉及，记录方剂三十多个，使用药物达百种以上，对用药名称、剂量及方剂名称、冶合加工、使用方法、用药禁忌，记载颇详，保存东汉早期西北地区医药原始风貌，弥足珍贵。

西夏文，西夏景宗李元昊正式称帝前于广运三年（1036），命大臣野利仁荣仿照汉字创造的一种文字，用了约三年时间，造出约六千字。此行观摩了馆藏《重修护国寺感应塔碑》（俗称西夏碑），此碑为我国现存时间较早、体积硕大、内容最丰富且最完整的西夏文与汉文对照字数最多之碑刻。该碑镌于西夏开国君主夏景宗天祐民安五年（1094）甲戌，距今已有近九百年历史。碑身正面为西夏文，碑阴为汉文，四周饰以忍冬花纹，左右各刻有一伎乐天女，古朴可爱，令人摩娑玩味，不忍离去。

我们顺路参观了举世闻名的"马踏飞燕"铜奔马出土处——雷台汉墓（据出土马俑胸前铭文记载，此系"守张掖长张君"之墓）。在这座"地下博物馆"中，1969年曾发掘出东汉晚期铜奔马、铜俑、金、石以及漆器等大批文物，率皆制作精巧，造型美观。尤其是铜奔马，造型奇特，三足凌空，一足踏燕，表现了"天马凌云""马超龙雀"或称"马踏飞燕"的主题。奔马体态剽悍，气宇轩昂，胸颈和臀部肌肉壮实发达，四肢轻盈矫健，再现了汉代大宛"汗血马"的雄姿，为我国古代艺术宝库中不可多得之珍品。

清晨出发，归来已近午后四时，置身于祖国灿烂的文化宝库中，竟流连忘返矣。

记吉祥

2009 年 12 月 25 日

　　吉祥者，余之爱犬也，生于一九九八年十一月二十八日（农历戊寅年十月初十日），按照农历，是日恰同余之诞辰。纯种之京巴也，生甫弥月，余抱之来，畜之洴澼绕斋中。性聪颖，解人意，幼时颇顽皮，喜啮履。稍长，有客来访，辄迎门直立而拜，客皆喜之。老妻钟爱逾恒，呼之曰"祥祥"或"祥子"焉。余每外出归来，闻余之咳声，即于门前迎候，入室则摇尾索抱。余每晨礼佛诵经，偶亦卧于拜垫之侧。一日，老友裴君广铎见之，曰："此物颇有慧根，转世为人，可无疑焉。"

　　八龄之后，每客来，则仰卧于地而拜焉，从不吠，小区比邻咸谓"此吾小区内之最乖之明星犬"焉。体素健，近二年来，偶婴小疾，初患眼疾；愈后又患肛门瘤，经手术亦愈。今年患咳数次，皆治疗一二次即愈。本月二十日，又患咳兼喘，抱至金医师处，经注射、服药稍减。二十二日晚，仍随余卧于床侧。二十三日凌晨五时许，下地至厅内，迄未归；六时许余起床，则已化去矣。时二零零九年十二月二十三日（农历己丑年十一月初八日）

也。老妻伤痛之至，为之不食者竟日。

计住世十一年零一月。遂携至金城北山之九州台，瘗于半山坡中。自其逝日起，余每晨早课，为之加诵《往生咒》三遍，发愿回向至其百日。冀其往生西方净土，或如裴君所言，转世为人。

二零零九年十二月二十五日增莽老人记于金城之洴澼絖斋

纪念任应秋先生百年诞辰 [1]
2014 年

　　应秋先生，精岐黄，工书法，收藏亦富。回忆五十年前，重供职中研院时，与　先生同处一楼，朝夕相处，摩挲考古 [2]，砚席相共，颜笑常亲。

　　庚戌春，重迁陇坂，临行匆匆，未能走辞为憾，不意竟成永诀。今当先生百年冥诞，谨集唐宋人句，成廿八字，聊申缅怀之忱。

1　邱浩注：2014 年，任应秋教授（1914—1984）诞辰一百周年，增莘恩师为任老纪念活动题辞。

2　邱浩注：北京中医药大学图书馆任应秋教授捐赠古籍中，藏有一部清同治元年（1862）壬戌仲春旌孝堂藏板《医学指归》，上下卷卷端均钤有"绍重所藏"白文方章。另有一部，扉页作"邵武原板丹溪心法附余""福建多文堂梓行"，明嘉靖十五年（1536）丙申方广序，白口，单鱼尾，四周单边，半叶十一行，行二十四或二十五字，"玄"字不辟讳。两函十六册，每函八册，蓝布四合套，分别贴有增莘恩师亲笔题写书签"丹溪心法附余，上，嘉靖刊本""丹溪心法附余，下，增莘藏书"。增莘恩师回忆：此二书我已毫无印象。估计是当年在"中研"（今中国中医科学院）大白楼五层上班时，拿给任老的，那时任老在六层工作。我二人经常在一块欣赏鉴定古籍、字画。

形容双尽语书存[1]（北宋 苏 轼），

地迥难招自古魂（唐 韩 偓）。

莫愁前路无知己，

天下谁人不识君（此联上下句出唐 高 适）。

甲午仲秋张绍重于古金城

---

1 邱浩注：北宋苏轼《子由（苏辙）将赴南都……》两绝句其一，原句作："犹胜相逢不相识，形容变尽语音存。"

纪念哈玉民先生百年诞辰 [1]
2017 年

　　余儿时，家中食指浩繁，约有三十余人，凡患内科疾病，则延先师萧龙友、汪逢春二先生诊治；外科疾病，必延外科专家哈锐川先生诊治。久之，哈翁与先君由医患而成为挚友，余则呼为哈伯焉。

　　上世纪五十年代下半叶（一九五六年秋至一九五九年春），余供职北京中医学会，学会之主委为余之大师兄赵树屏，副主委则为白啸山、董德懋、哈玉民三先生，始知玉民兄为哈翁之哲嗣。因工作关系，时相往来，遂成通家之好。玉民兄毕生致力于宏扬中医事业，惜天不假年，英年早逝，年仅不惑，惜哉！顷者，彤云大姐告我，明岁为玉民兄百年诞辰，拉杂书此，以志缅怀之忱。

　　　　　　丁酉金秋张绍重书于古金城　时年八十有八

1　邱浩注：2018 年，哈玉民先生（1918—1960）诞辰一百周年，陈彤云教授邀请增莪恩师题辞。

《甘肃中医药大学图书馆古籍图录》序

印刷术、火药、指南针，为我国之三大发明。英人弗兰西斯·培根在 17 世纪时说："这三种发明将全世界事物的面貌和状态都改变了，从而又产生无数的变化——印刷术在文学、火药在战争、指南针在航海。历史上没有任何帝国、宗教或显赫人物，能比这三大发明对人类的事物有更大的影响力。我们现在很清楚地知道发明是来自中国的。"如果再加上造纸术，则成为我国的四大发明。

唐贞观间，我国发明了雕版印刷，代替了竹木简牍、缣帛纸卷抄写。迨至宋元，雕版印刷大行于世，官刻有广文馆进士韦宿、大理评事张致用等，私刻则更多。进至明代，官私刻家更为蓬勃发展，如监本、内府本、藩府本，以及家刻本等，不可胜数。值得一提的是，自明万历迄清顺治初年，历时四十余载，校刻成书六百余种之汲古阁主人常熟毛晋。毛氏藏书名震海内，雕椠布寰宇，经史百家咸备，其有功于艺文，诚非浅尠，有明十三朝，无出其右者。再如明崇祯间吴兴人闵氏及凌氏，为刻印套版之最著者。闵齐伋所刻之《老》《庄》《列》三子，《楚辞》与唐韩、柳诸集，皆为精刻朱墨套印本。凌汝亨、凌蒙初氏所刻，稍逊于闵刻，精品亦美不胜收。

图录之著，属于版本目录之学，自清光绪初年南皮张之洞《书目答问》问世，而后莫友芝之《邵亭知见传本书目》《宋元旧本书经眼录》，以及民国纪元后潘明训（宗周）之《宝礼堂宋本书录》，潘承弼、顾廷龙之《明代版本图录初编》先后刊行，对版本目录之学，厥功甚伟，且于学子之见闻亦广矣。自2007年以来，国家图书馆陆续出版了三批《国家珍贵古籍名录图录》，汇集了全国的珍善本古籍书影，洋洋大观，美不胜收，嘉惠后学，岂浅鲜哉！

目前，从事古籍保护工作的队伍，日益壮大，但随之遇到的问题，就是青年人当今很难看到宋元实物，只能借助于《图录》一睹宋元版本。可这只能从中看到版式及字体，至于纸墨，则无从知晓为憾。然而"慰情聊胜于无"（晋·陶潜《和刘柴桑》），能看到《图录》，已经很有帮助了。

我校自1978年建校以来，即注重图书资料之搜集，图书馆建馆之初，即有古籍室之设。三十余年以来，由古籍室到古籍部，藏书达1997部，其中善本160余部，如元至治三年阮桂荣序刊本之《闻人氏痘疹论》，可称镇馆之宝。他如明成化刊《奇效良方》，虽有抄配，求之今日，亦为不可多得之本。再如《家藏蒙筌》一书，虽为清道光刊本，但据目前所知，国内仅存二部，其一藏中国中医科学院，但稍有残缺。我馆所藏，虽亦有残损，但仅为序文及部分目录，与正文无涉，无伤大雅，堪比孤本。文史古籍方面，亦不乏佳刻。

《图录》对于从事古籍保护整理的工作者来说，是很有裨益的。如二十世纪六十年代初《中国版刻图录》的编纂，就为全国图书馆界培养古籍整理人才做出了积极贡献，对平时见不到宋元实物的青年人来说，可从其中一饱眼福。总之，《图录》的问世，是古籍保护整理工作中的一件好事，今当我校图书馆所藏古籍《图录》编成之际，喜而书之如上。

岁在柔兆涒滩之寎月[1]增莽张绍重书于古金城之泮澼絾斋

1　邱浩注：即农历丙申年（2016）三月。柔兆涒滩，先秦太岁纪年之古称。《尔雅·释天》曰："太岁……在丙曰柔兆。""太岁……在申曰涒滩。""三月为寎。"

《病脉易知》序

医道至博，医理至精，中国医学以辨证论治为大法，而证如何辨，病如何知，则又系乎脉。脉生于心，敷荣于脏腑，贯串于周身，人有病，必见于脉。祖国脉学，《内》《难》尚矣，十二经有十二脉，奇经有八脉，此二十脉皆为医者据以查考病情之具。张长沙得其蕴奥而施之于临证，辨别于证候，应变随机，以立治则，据以处方。《内经》早有春弦夏洪秋毛冬石之喻，实即"浮沉迟数"之象；晋王叔和撰《脉经》，并增出《脉诀》二十七字；宋林亿校正医书局而后，元明诸家论脉者多从之；明李士材于《诊家正眼》中又增一"疾"字，是为今之二十八脉。殊不知诀多而象晦，说杂而理歧，故习之者辄有心中了了，指下难明之叹。

静海朱展溪先生，肱折斯道，潜心著述，于诊馀之暇，集数十年之经验心得，撰成此篇，名曰《病脉易知》，以脉勘症，使病无遁形。脉与症合，则按症施治；脉症不合，推其病原，决定取舍。纲举而目张，义括而词洁，脉象主病，了如指掌，初学者资以启发，临床者用于参考。神乎其技，存乎其人，是在习之者能融会而贯通焉。其有裨于拯济人民疾苦，发扬祖国医学，岂曰小补。

先生以学道爱人之旨，不弃蒭陋，嘱为之序，谊不敢辞，遂推其意而识于端，是为序。

一九五六年岁次丙申仲秋张绍重谨识于北京中医学会

《灸经图》序

溯自九十年前，敦煌石窟为道士王圆箓发现以来，泰西学者趋之若鹜，窟藏卷子泰半为匈牙利人斯坦因、法人伯希和所窃去，日、俄所得，亦复不少，国内所存，仅什一焉。上虞罗贞松世伯，收藏富甚，曾得敦煌卷子本医籍数种，民国初年，曾与先师龙友夫子谋付枣梨，以飨同道，以世事沧桑而未果。中华人民共和国成立前夕，紫溪仁兄继承先志，以北平图书馆收存之英、法等国所藏敦煌遗书之医籍照片，与日本友人黑田源次氏之《法国巴黎国立图书馆藏敦煌石窟医方书类纂稿》并黑田所藏相关照片，以及家藏敦煌医籍，辑成《西陲古方技书残卷汇编》一书，共收医籍残卷、残简五十种。

庚申之春，余役于中国中医研究院中医古籍出版社时，曾拟影印以公同好，复以种种原因未能实现。

曲成仁弟为老友郑魁山教授之高足，精研针灸之术，肱折斯道十有余稔，顷以所辑《敦煌灸经图》残图及古俞穴资料见示。披阅之下，感其对于《明堂图》之历史沿革，《敦煌灸经图》之医理研究及其写绘特点、古穴源流，参考各家资料，考证甚详。

并浼江夏周仲实先生复原孔穴人形图十余幅。此书虽仅为敦煌医籍中之针灸部分，然对于发掘整理敦煌遗书、深入针灸孔穴之研究，厥功不为不伟。此书问世，不仅嘉惠后学，亦可慰萧、罗二公于九京矣。爰乐为之序。

《穴名微释》序

　　针灸之术，为祖国医学之重要组成部分，《素问》《灵枢》及《难经》中，皆详述其理论及治法。西晋皇甫谧之《针灸甲乙经》，则撰集"黄帝《素问》《针经》《明堂》三部之书"（《针灸甲乙经·林亿序》），为我国现存最早之针灸学专著，对后世影响颇大。唐孙思邈之《千金》、王焘之《外台》中的针灸部分，主要取材于《甲乙经》。宋王惟一之《铜人腧穴针灸图经》，其穴位及主治亦本于皇甫氏之《甲乙经》。金元明清以还，针灸著作，代不乏人，如金何其愚之《子午流注针经》，元窦汉卿之《针经指南》，明高武之《针灸聚英》，杨继洲之《针灸大成》，清李学川之《针灸逢源》，以及清末孙鼎宜之《明堂孔穴针灸治要》等，不胜枚举。然古书渊奥，于初学者，尚有难以理解之处。

　　祖国医学，创自岐黄，汤剂之外，自砭石至针灸，实为济世救人简便之法也。战国时之长桑、扁鹊诸先哲，操起死回生之术，古称为神手，究其故，无非精研针灸而独擅其妙耳。盖疗病之法简捷而收效神速者，莫针灸若也。汉代仲景"勤求古训，博采众方"，手定汤液方剂，以治伤寒杂病，著作宏博，议论深透，为历代医家所景仰；晚清以降，学医者多专于运用汤剂，而针灸之法，因问津者少，遂渐趋失其传矣。

若平仁弟，毕业于甘肃中医学院针灸系，勤学好问，博采众长，精研针术，孜孜不倦。近日出其所著《穴名微释》见示曰："此为初学者设，非敢言著作也。"余浏览一过，见其对于穴位主治及命名之义，叙述甚详，博而能约，信而有征，洵佳作也。其有助于学人，岂浅鲜哉！因书数语于简端。

《北平四大名医医案选集》序

　　戊子年（2008）新正，海鹰来电，贺节之后，告我前参与编选整理之《北平四大名医医案选集》即将付梓，嘱我作序。小子何人，焉敢为四老之书作序？继而思之，能为四老之书作序，复幸何如之！况余与四老皆有渊源，此或亦海鹰嘱我作序之初衷欤？

　　溯自八十载前，余家即与汪逢春（1884—1949）先生通家往还，盖先生与先母吴太夫人为江苏吴县同乡也。民国甲戌（1934）秋，余年甫五龄，患痢，几殆矣。经先生投药数剂，病即霍然。先君谓先生曰："此子体弱，愿君为我育之。"余遂拜先生为义父。民国戊子（1948），余始随先生侍诊，化雨春风，未料己丑（1949）秋，先生即于晨课坐禅时仙去，盖先生为虔诚佛子，每日晨起记录先一日日记后，必入佛堂诵经坐禅也。

　　先生舞象之年拜师吴中名医艾步蟾太夫子，寓京后又入力轩举（钧）太夫子门下。一生行医，活人无算，施医舍药，妙手回春。无暇著书，医案积稿甚多，逝世后，即由岳龙璞师兄携去整理。"文革"期间，龙璞蒙"封建余孽"之冤而死，盖其令祖为清末四川总督锡良也。医案及已整理之稿，付之一炬。一代名医，毕生心血，均被祝融氏吞噬，伤哉！所幸六十余年前，诸师兄曾辑有《泊庐医案》，壬午（2002）春，余与刘晖桢（汪老私淑弟子）所编之《中国百年百名中医临床家·汪逢春》一书，即以此本及余所藏之《丸散膏方底簿》与少数先生亲笔处方整理编写而成者。上述为今仅存之先生医案也。

萧龙友（1870—1960）先生，与先君瞻庐老人为光绪丁酉（1897）科拔贡同年。盖清制乾隆七年（1742）后，每逢"酉"年各省开拔贡一科，次年入京朝考。光绪戊戌年（1898）保和殿朝考，先君为奉天府（今辽宁省）第二名，分发江西知县（曾在上饶、新喻、南丰等处任职）。先生为光绪丁酉四川省拔萃科第一名，戊戌变法"制科改试经义"，次年未能中式，入国子监深造，后充正蓝旗官学教习。光绪甲辰至宣统辛亥（1904—1911），曾任山东嘉祥、济阳、淄川知县。民元后调京，于北洋政府供职。因母病，自幼发奋自学农黄之道，及长，儒而通医，故公务闲时，应诊不断。民国戊辰（1928）后，弃官行医，悬壶京市，逾三十年，四诊详参，药到病除，德术双馨，被北京市民誉为"京城四大名医"之首。

诊务余暇，莳花种竹，赋诗作画。民国年间，京中文士尚修禊雅集，先君与先生二老因以重逢，先生诊余，诗酒往还，摩挲考古。汪老逝世后，先生谓先君曰："逢春（汪老原名凤椿，又讳朝甲，民国初于京师悬壶时以逢春行）既逝，老年侄学业不可荒废，曷令其随我侍诊。"先君诺之。余遂于己丑（1949）秋追随先生。蒙先生耳提面命，视同犹子。自此时起，先生应诊脉案，由余为之留底。先生处方从不假手他人，一律亲自书写。先生书法，出入二王，于右军《兰亭》有独到功夫，故其方案，书法秀丽可观，以致有专事收集，以为珍藏者。

孔伯华（1885—1955）先生，名繁棣，以字行。素王后裔，数代儒医传家，渊源深厚。令祖宪高公，游宦在外，精通医理，时常义诊。先生自幼耳濡目染，弱冠即为人疗疾，应手辄效。居河北易县时，曾得中医前辈梁纯仁、蔡秋堂二先生指教，医术得以大进。时日既久，精悟益深。民国初年，来京应聘于外城官医院任医官职务。不久辞却医官，正式悬壶。安老怀幼，济人于危，怜贫恤寡，施医舍药。因疗效卓著，求诊者几于户限为穿。深感中医后继乏人，遂于民国庚午岁（1930），与先师龙友先生共筹资金、同邀业内耆宿，创办北平国医学校，筚路蓝缕，披肝沥胆。教学提倡中医固有理论为主导，学以致用，注重疗效，医道医术，德业并举。"七七"事变后，萧、孔二公倾囊维持。民国甲申（1944），日伪当局企图接管学校，孔老不忍数年心血供敌伪驱使，兼之经费不继，故忍痛停办该校。历时十五年，造就中医人才颇众。

孔老奖掖后进，不遗余力，余虽未蒙亲炙，偶一晤及，即谆谆以熟读医经相勖，又嘱以法古而不能泥于古，临证须实事求是，不可脱离客观实际。二十世纪五十年代初，一日于先师龙友先生处，与孔老相遇，谓余曰："汝学业有成，可以应诊矣。吾尝取《庄子·逍遥游》中语，以'不龟手庐'为斋名，汝何不取其下文名斋？"余谨受教，遂以"洴澼絖"名余斋。此虽小事，可见老辈关怀后进，无微不至也。附记于此，亦一段医林趣事矣。

施今墨（1881—1969）先生，原名毓黔，字奖生。与余同为中国农工民主党同志，施老长女越华大姐与余同供职于中国中医研究院中药研究所，而稚墨兄与熊琦大姐夫妇与余二十世纪六十年代初则朝夕往还，情同手足。

施老自幼随其舅父李可亭公习岐黄术，光绪末年就读于京师法政学堂。以医者身份为掩护，积极参与"光复"活动；辛亥革命后，不以"元老"自居，民国丁巳（1917），应顺直水利督办熊希龄之邀，出任北京香山慈幼院副院长之职。后于京中悬壶开业。民国辛未（1931），被聘中央国医馆副馆长。民国壬申（1932），于北京独自创办华北国医学院，出任院长。中医教学为主，兼设西医基础及外文课程，提倡中医理论革新。民国戊寅（1938），于《华北国医学院毕业纪念刊》中明确指出："中医之生命，不在外人，不在官府，而在学术也。"

一日，施老弟子郭玉珍师妹持先生手书《海拉尔随笔》一则赐余，并谓："先生尝曰：为医者不但要温故，而且要知新。决不能墨守成规，应当不停地吸收新生的东西。"盖施老毕生积极提倡中医革新与中西医结合。对待中医流派，施老尝语其及门曰："中医流派颇多，皆应取其所长，弃其所短；更应因人而异，因时而异，因地而异，随时掌握应变情况，既不泥古，又不离宗，才能融合蕴化，辨证施治。此为善医者也。"傥论宏言，均足为今日从医者之取法。

施老平日诊务繁忙，门诊处方皆为门人代书，亲笔书写极少。余藏有施老手书二方，系为其亲家母（长子施稚墨之岳母）所拟，其时先生已七十八岁高龄，字迹仍圆润秀丽，弥足珍贵。

信笔写来，皆五十余年前事，回忆执经问业汪、萧二老，蒙孔、施二公奖掖之情，恍如昨日。而今四老先后归道山，已四十年矣！思念至此，不禁泫然。

戊子初夏后学张绍重顿首拜识于古金城之泮滂绹斋

《不息翁诗存》旧序

　　三台萧龙友夫子，精岐黄，工书画，尤喜吟咏，诗词存稿，多随手放置。丁酉（1957）秋，绍重为先生整理藏书，得零笺寸楮甚多，乃为之按编年整理，并浼江夏彭演苍兄抄录成册，按其年代约在丙寅至己丑（1926—1949）之间，亦即先生五十五岁以后八十岁以前之作。抄成共得三十余册。人事倥偬，未暇装订，十年浩劫，古籍文稿，尽付劫灰，本意无复存在矣。庚戌（1970）春，余迁古凉州之会宁，行装甫卸，检点烬余，忽见残稿一束，视之则演兄所抄之诗稿也，仅存丙戌至己丑四年（1946—1949）之作，不禁大喜过望，遂援北墙宗丈例，以干支命名，厘为四集。此仅存之师门诗稿也。癸丑（1973）上元装成，奉题二十八字于后。

　　息翁诗律号精成，老去还怜医掩名。
　　世论悠悠遗钵在，白头惭愧老门生。

受业张绍重敬识时客枝阳¹之桃花山下

1　邱浩注：枝阳，甘肃省会宁县古称之一。下文落款金城，甘肃省兰州市古称之一。

《不息翁诗存》序

　　《诗存》编成，藏于箧中二十六年矣。乙丑（1985）春，余调金城，即思寿之枣梨。然总以种种原因，因循未果。庚申、辛酉间（1980、1981），绍重于役于中医古籍出版社时，曾与耿鉴庭兄言及出版之事。惟该社初衷，以影印中医古籍为主，兼及时贤著作；先生虽为医家一代宗师，然诗集终非医学著作。鉴兄亦为之扼腕久之，最终未能实现。

　　前年在京，偶与承运贤侄谈及，承运力促其成，并慨然任出版之役。盖先生为承运之伯祖也。

　　出版之事，既已落实，遂将前编之《诗存》及近年在零篇寸笺中蒐集之先生遗诗，辑成《拾遗》一集。至此，共得诗五集，曰《丙戌集》《丁亥集》《戊子集》《己丑集》《拾遗集》，约一千五百余首。然此仅先生诗作十之一也。就闻见所及，不揣固陋，酌加注释。先生喜用《广韵》，其中僻字颇多，为便于读者计，亦加注直音。非敢云博，聊以备参云尔。

　　公元二零零九年岁次己丑仲夏门人张绍重谨再识于古金城之泮澼絖斋

《不息翁诗存》后记

光阴荏苒，《诗存》落实出版后，又两年过去了。期间念及先生诗作，用典颇多；所涉人物遍及各界，既有达官显要，也有文人学者、高僧大德及各阶层人士；时间跨度则长达数十年，其中人物多已作古，名胜古迹或荒芜失修，或已拆除无存，对今天五十岁以下的人来说，读来难免顿兴茫无头绪之叹。遂拟为之酌加注释。吾生也晚，前辈轶事亦仅限于耳食，加之学识浅陋，管窥蠡测，妄拟鹏量；然不揣冒昧，率而操觚，乃就闻见所及，聊为注释。其中写景之作，易于理解，则付阙如。所注各条，挂一漏万，涉猎君子，幸垂教焉。

清样排成后，先生外孙蒋代明（肖和）贤姪又以先生翁婿合作四屏图片（原件不知现存何处，图片为中贸圣佳国际拍卖公司提供），及代明所作先生画像一幅并新发现遗诗与早年照片见示。因版已排成，姑附之于每册之前。

《诗存》出版过程中，承蒙欧阳中石教授于百忙中题写书签，王永强先生协助审阅，承运贤姪多方筹措出版资金，并得到其挚友香港张雨芳先生和中和商投资控股有限公司资助，以及林春城先生、李勇先生、万迪欣女士，谢惠、康宁、刘笛编辑、韩笑小友等鼎力支持，在此一并致以衷心的感谢！

公元二零一一年岁次辛卯重阳节八十一叟绍重谨识于古金城之泮澼紒斋

《瞻庐老人翰墨存珍》序

　　先君子庶询公自戊辰（1928）皇姑屯事件后，闭门养疴，不问政事，以诗酒书画自娱。箧藏明清书法家墨迹甚多，终日临池不辍，大多为门生或友人携去；余家所藏，十年浩劫中又大部为祝融氏所噬，故存世者几如晨星。岁戊戌（2018），浩然仁弟集图见示，谓余曰：穷数载之力，仅得太夫子遗墨如此，拟影印成册，以存吉光片羽。余喜其用心良苦，亟将家藏劫余之件，交其一并编入，且为之题名曰《瞻庐老人翰墨存珍》。今述其颠末如上。

共和第二庚子不肖男绍重谨述

《简明针灸学》序

辛卯（2011）仲冬，数年不见之老友王君，突来造访，告我近年来定居澳大利亚，结识当地名人很多，并持一书稿见示，谓余曰："此澳大利亚华侨名医吴本豪医师之新作《简明针灸学》初稿，请君一阅。如能写一序言，则固所愿也。但不敢请耳。"余受而读之，服吴君用功之勤，搜集材料之富，经络体针之外，旁及火针、耳针，并附以历代名家歌赋，以为他山之助。在前人经验之基础上，加以个人实践中之体会，详加阐述，诚所谓法于古而不泥于古者也。且深入浅出，颇切实用。

六十余年前，余初立雪于先师龙友先生之门，先生曾语余曰："中医已历数千年，其中先圣先贤之学说，有应发明而未发明者，有已发明而又晦盲者。去其糟粕，存其精华，我辈之责也。"吴君之作，恰与先师之言相合。

针灸学为祖国医学之重要组成部分，近年来发展尤为迅速。溯自二十五年前，世界针灸学会联合会在北京成立，目前已有五十个国家和地区、一百四十九个团体会员，针灸学在国际上蓬勃发展，方兴未艾。

本豪先生，出身于沪上中医世家，牙牙学语，其令祖即授以入门医籍，令其诵读。年方弱冠，其医学已卓然成家矣，牛刀小试，疗效甚高。壮岁旅居澳洲，设医馆于悉尼，一以解除当地患者之病苦，一以弘扬中医学术，遥闻颇得好评。诊务之余，笔耕不辍，余于两年前，尝读其大作《简明中医学》，即服其功底之深；今又见其新作，盖《简明中医学》之姊妹编也。吾知此书问世，当不胫而走，洛阳纸贵，不筮可决也。

辛卯嘉平月八十一叟张绍重序于古金城之泮湴绒斋

《青囊辑便》标点本序

　　岁丁亥（2007），余膺甘肃省图书馆之聘，为之鉴定尘封数十年之藏书，约有四十余箱，琳琅满目，不乏善本。寒暑更易，历时近二载，得孤、善本约十之二三，其中尤以清道光二十六年（1846）丙午安怀堂主人序刊之《青囊辑便》为最。查《中国中医古籍总目》所收全国一百三十余家图书馆著录古籍，未见此书入藏，当属孤本。遂与中国中医科学院老友薛清录先生联系，建议将此书收入《中医古籍孤本大全》中，蒙采纳，该书于二零一五年由中医古籍出版社影印出版。

　　考安怀堂主人，不知其姓氏，据陕西中五台道观贺信萍道长考证，可能是晚清川南自贡地区为抵御太平天国农民运动而建的三多寨中的刘氏安怀堂。其主人名刘臣举，祖籍江西彭城，为汉高祖刘邦后裔，出身名门，诗书传家，家业殷实，有一义子，即戊戌维新变法六君子之一的刘光第。然《青囊辑便》序刻于清道光年间，川南自贡三多寨中安怀堂建于之后咸丰年间，且僻居山乡，刊刻此书者是否属刘氏，待考。

　　本书分内、外、妇、儿四种，列有七十余门，所收方剂，大

多简便易行，切实可用。翔云仁弟，有鉴于此，乃将此书推荐与
澳洲吴本豪先生，请其标点句读，酌加注释。翔云则与医学博士
李凤荣女士共同合作，襄助其完成。

本豪先生，幼承家学，事业有成，余尝见其大作《简明中
医学》与《简明针灸学》二书。此书告成，鼎足而三，其嘉惠后
学，岂浅鲜哉！厥功不为不伟。书成，问序于余，余乐观其成，
喜而为之序。

公元二零一八年岁次戊戌大寒日增莘老人张绍重识于古金城之
洴澼絖斋　时年八十有九

《药性赋》详注序

　　《药性赋》一篇，为历代习医者所重视，其以韵文写成，读之朗朗上口，便于记忆也，惟过于简洁为憾。

　　凤荣世讲，受其外祖父朱子明先生之熏陶（朱公学贯中西，兼精针灸，为凤荣之启蒙师也），自幼即向往医学，及长学医有成，现执业于澳大利亚之悉尼，疗效甚佳，患者盈门。今春归国，持书稿一束语余曰："此为后学诊余时间之习作，请先生为我斧削。"余视之，则为《药性赋》之注释。披阅之下，喜其资料翔实，述古之余，兼及今人临证之经验，搜罗之广，颇切实用，并可补原文过简之憾。药性一赋，苦无注本，今得凤荣之书，可补此赋之阙，嘉惠后学，岂浅鲜哉！

　　方今祖国医学，遍及四海，华人医师在海外执业者固多，海外学子来华习中医者，亦不鲜见。此书对临床医师，可供用药之参考；对习中医之中外学子，可作筑基之课本。嘉惠医林，厥功甚伟，故乐为之序。

　　　　己亥初夏增荈老人张绍重识于古金城之浒澥绒斋　时年九十

《拙斋文存》序

金诚姻再阮，先母舅苏公方城之曾外孙也。生于日寇投降之年，故先君锡以嘉名曰"复兴"焉。复兴幼即聪颖逾恒。十六岁始学诗，继则专攻园林，然亦未尝辍笔。数年后其诗词习作已卓然可观矣。十五年前曾有诗选问世，今又喜读其新作，诗词之外，举凡清代轶闻，满族旧事，故都园林，古树名木，无不涉及，而尤以旧京西城掌故述之甚详。夫风雅之事未绝，在贤者宝之，俯拾皆是，俾后者有以观览。余揽是编，见世代沧桑如风拂云断，历历过老眼，感慨油然而兴焉。辞章也，轶闻也，掌故也，实系乎世运之升替，风俗之变迁，其中之消息自难逃于高明之眉睫。而宛转低眉，一唱三叹，若非怀抱风流，又焉能为此。余生于京师，弱冠弄翰，及长播迁，于今幡然老矣。读复兴是编，故乐而为序焉。

公元二零一二年岁次壬辰增荐绍重书于洴澼絖斋

《浊世尘不染——刘氏三世书画集》序

一农先生，老教师也，执鞭之余，究心书画，取法古人之外，又不失个人风格。数十年来，其作品大部分为友人持去，迨至十年浩劫，部分又为祝融氏所噬，故至今存世者极少。一竹居士将其仅存者，付之影印，以留鸿爪，迨吉光片羽之谓欤！

先生哲嗣，子侣先生，克绍箕裘，亦执鞭而任教。授课之余，琴棋书画，无所不能，诗词歌赋，皆为所长。早悟三空，兼工八法，留存手迹，稀如星凤，此册所收，弥足珍贵。

先生之文孙季良兄，除继承乃祖若父之文学外，酷爱摄影，其作品屡获嘉奖，并曾应邀为国际友人拍照，可见其技术之精妙。惟性喜杜康，日与麴糵为伴，以致影响其健康，骤于去岁辞世，方逾耳顺之年，惜哉！

己亥花朝增荟张绍重识于古金城　时年九十

题《傅青主处方册》

　　青主处方，传世极少。己丑（1949）初夏于琉璃厂宝古斋冯君湛如处见此，亟以善价收入小斋。先师龙友先生阅后，喜而为之署端。越十年，余调中研院，又请任应秋先生题识。"十年浩劫"，中研院某君将任跋强行撕去，幸其天良尚未尽丧，未伤及青主原件，亦不幸中大幸也。

题《仙方遗迹》摹本

　　槐塘程正道先生，术妙轩岐，功侔卢扁，兼工书法，其处方传世极少。古歙程锦雯氏，曾得先生处方手迹五十有七，精心钩摹，成《仙方遗迹》二卷。观其书法，老气横秋，殊为脱俗，洵不可多得之笔墨，现藏中医研究院。壬戌（1982）秋，余于役于中医古籍出版社时，得获见之，遂于公余之暇移录一过。越三年识于金城。

《方以类聚》残卷跋

　　《方以类聚》五十卷目录一卷，清张勇辑。勇字熊飞，陕西咸宁人，明季副将，顺治间降清，授游击，随征贵州、云南，以战功擢云南提督。知吴三桂将反，命子云翼，间道入都，首发其奸，圣祖亲解御袍赐之。封一等侯，卒谥襄壮。本书为其在军中所辑。康熙十六年（1677）丁巳自序刊本，原为先君瞻庐中故物，"文革"中先君藏书尽为祝融所噬。庚戌（1970）春至会宁，检点烬余，仅得残存十八册。乙丑（1985）至金城，元成郑君见之，假去复印，内部交流，回归后重装记之。

增莽绍重识于屯云精舍

书述古堂藏"北宋"刊本《圣散子方》后

　　《圣散子方》传出，盖于北宋元符间，东坡居士云其方不知所从出，苦求得之于眉山故人巢谷先生。元符三年（1100），谪居黄州，其地连年时疫，乃合药散发，活人无算，违诺将此方传之于蕲水医家庞安时。是年三月，豫章黄庭坚为安时《伤寒总病论》作序，此方与东坡《圣散子方叙》收录于该书卷四"时行寒疫治法"，则安时书刻印之时，当更后焉。

　　东坡赞赏此方，治疗时疫极佳，《圣散子方叙》谓："一切不问，凡阴阳二毒，男女相易，状至危急者，连饮数剂，即汗出气通。"另据《东坡文集》卷三十四《圣散子方后叙》，称："《圣散子》主疾，功效非一。去年春，杭之民病，得此药全活者，不可胜数。"本方因此，名敷而用广。因不分寒疫、温疫，一概施用，致死无数，适至南宋，本方即遭到医家和士人的抨击，如陈言之《三因极一病证方论》谓："此药以治寒疫。因东坡作序，天下通行。辛未年（1151）永嘉瘟疫，被害者不可胜数。"又如叶梦得《避暑录话》云："宣和（1119—1125）后，此药盛行于京师，太学诸生，信之尤笃，杀人无数。今医者悟，始废不用。"

明代亦有圣散方误人之记载，如俞弁《续医说》："弘治癸丑年
（1493），吴中疫疠大作，吴邑令孙磐令医人修合圣散子，遍施街
衢，并以其方刊行。病人服之，十无一生，率皆狂躁昏瞀而卒。"
究其根本，正如叶梦得认为："疾之毫厘不可差，无过于伤寒，
用药一失其度，则立死者皆是。安有不问证候而可用者乎？"东
坡之"一切不问"，既不明于医理，更不合于事理。今按：东坡
居士本意无疑是出于济世拯民的情怀，希望以一种普遍适用而速
效的方法，解除时疫流行的困厄，而且在黄州和杭州也确曾奏
效。但"一切不问"的告白，强调可以不加辨证地使用该方，则
害人匪浅。平心而论，圣散子方无误，宣和后也好，辛未年永嘉
也好，弘治癸丑也好，都是应用圣散子方不当之误，以一方而统
治所有瘟疫，一切具体证候、年龄体质不问，其不偾事者几希？
因此，此方元明方书罕载。

　　清初钱曾《读书敏求记》卷三"本草方书"条下记载：
"《圣散子方》一卷……惜其方世罕见之，郭五常得之于都宪袁
公，即为梓行于郧阳，附录华佗危病十方及经验三方。继得者复
刊为续录。"中国中医研究院图书馆藏清赵宗建、民国赵不骞家
族旧山楼珍藏"北宋孤本《圣散子方》一卷，附录、续录附，共
廿七叶，述古堂旧藏本"（赵不骞题记），该书附有"华佗危病
十方"及"经验三方"，续录刻有治疗痞疾、臁疮、心痛、绞肠
痧等病证的二十八首效方，与钱曾记述一致。考该书九十五枚藏
书章，收藏者最早不超过明万历，核对版刻风格，此书似即钱曾

记述线索，明嘉靖十年（1532）辛卯郧阳知府郭五常从郧阳都御史袁崇儒处得到《圣散子方》加"附录"刊刻，继得者加"续录"之复刊本。观此书后，民国藏书家常熟徐兆玮于民国十二年（1923）癸亥题记曰："……好事应推郭五常……谁知刊本出郧阳。《读书敏求记》云：郭五常得之于都宪袁公，即为梓行于郧阳。疑：也是翁所见，尚有后跋；而此本无之，不知何时残缺也。"大约明嘉靖后期《圣散子方》复刊后，此书再无人刊印，迄今天地间，仅存此孤本矣。

　　此书原为医史学家范行准前辈栖芬室中物。旧山楼赵不骞认定该书为北宋刻本，于民国十年（1921）辛酉孟春中浣重装该书为蝶装。此前藏家，具见书中钤印、题识，不复赘。1984年，范老将包括此书在内的约760种古医籍捐赠"中研"图书馆。

为李朝庆（忠効）所抄医籍后

《仙授理伤续断秘方》一卷，唐会昌年间蔺道人撰，为现存最早之中医伤科专著。书中包括伤科手术复位、牵引、扩创、固定等，尤其对开放性骨折处理，提出冲洗伤口必用"药水"，包破需用"绢片包之"且必不可"见风着水"，已具今日伤科、外科之无菌要求。所收处方，外敷内服皆备，不失为一部骨伤科的佳著。

《少林寺秘传内外损伤方》不分卷，著者佚名。为枝阳庄田夫亲家所藏。以一方为主，而附以加减方七十五则。少林武功，驰名于世，主方及加减运用乃自经验中得来，亦不可多得之中医伤科资料。

朝庆先生肱折斯道有年，见二书而喜之，嘱为录存。笔砚久荒，书不成字，塞责而已，知不免为识者所笑也。

癸亥新春识于枝阳之桃花山下

书摄影件《铜人徐氏针灸合刻》后

　　此明末三多斋刊本《铜人徐氏针灸合刻》写真页也，内计宋王惟一《铜人腧穴针灸图经》三卷，明徐凤《针灸大全》六卷。据相关著录，此本国内不足十部，且均在京津及江浙一带。甲子（1984）春，我院承担校勘《针灸大全》之役，元成馆长为访此本，自春徂夏，足迹几遍东南各省。始于浙江医科大学觅得，几经磋商，允为复制，遂摄影以归。共得四百三十页，耗资达二百余元。因系写真单页，不便装帧，为便于阅读计，故以写真夹贮之。装成记其颠末如上。

雷峰塔藏经残卷跋

此卷为五代十国之吴越国王钱俶所刻《一切如来心秘密全身舍利宝箧印陀罗尼经》残本。民国甲子（1924）秋，杭州雷峰塔倾，于砖空中发现。原卷长七尺六寸，高二寸五分，卷端题有"天下兵马大元帅吴越国王钱俶造此经八万四千卷舍入西关砖塔永充供养乙亥八月日记"卅七字。全卷共二百七十一行，行十字，纸凡四接。此卷仅存七十三行，恰是第三纸。因经卷系塞于空心砖中，年久受潮，首尾全具中无破损者少极。

按："乙亥"为宋太祖开宝八年（975），以时代论中原虽已入宋，而其时钱氏尚未纳土，称其北宋刊物可，视为五代刊物，又何尝不可耶！

戊午元日装成漫记。

残本《古文雅正》跋

本书为清雍正三年（1725）乙巳念修堂写刻本，系清代国子监藏书，后归藏北平国立图书馆，不知何时流出。顷与鉴庭同游海王邨，于中国书店内部开架书库中见之，惜缺最后二卷。因其刊刻精美，遂以三十元收之。异日有暇，当补抄足之。辛酉（1981）清和月增莽记于都门。

归来细阅，发现全帙虽为同一版刻，但存册似非一部，当是两部拼凑而成。若此，则缺卷亦不足怪矣。同日晚灯下记。

跋甘肃省图书馆藏张半园朝墉先生写经册

　　张朝墉先生（1860—1942），字北墙，一字伯翔，晚号半园居士。四川省奉节县人，生于清咸丰十年（1860）庚申，工诗善书，一言为艺林所重，生性旷达，不拘礼法，而治事敦谨。民国四年（1915）乙卯，先生年五十有六，曾属桐城姚巨农先生为之预书墓碑，盖姚公精于《天发神谶碑》，素为先生所喜。书成，先生自题《七绝》一首于碑之右侧："五十六年事事空，翻从塞外想天宫。我今但理坟前石，惭愧归庵七尺桐。"自注云："人生百年终归于死，死则死耳，又何必讳言哉？今得桐城姚巨农先生书碑，千万年后，掀土而出，片纸精拓，传播艺林，谓为死也可，谓为不死亦何尝不可？半园未死前自记。"拓印多幅，分赠老友。二十七年后壬午（1942），先生病逝于北京，其哲嗣廷锐君，即以预书之碑，刻先生生卒年于预书碑文之左侧，立于墓前，卜葬于香山万安公墓。

　　此《金刚经》册为先生逝世前四年（1938）戊寅所书，以七九高龄作楷，铁画银钩，一笔不苟，可宝也。

戊子仲冬增荠张绍重谨识

题《初兰阁诗存》后

　　初兰阁主人王星联女士（1919—1975），名录坤，字星联，一字存温，山东诸城人，为渔洋山人嫡裔。工诗词，存稿甚多，十年浩劫，尽付劫灰。精岐黄，与余同问业于吴门汪逢春先生，并从先君习书法。一日，先君持《初兰阁诗稿》示余曰："此汝星姐手录之诗稿也。诗固清新，书法亦颇可观。汝诗不如星联，可细玩之。"先君素不以虚美誉人，此语诚非虚赞也。犹忆星姐初从先君习书法时，先君曾赠以《七律》云：

　　　　故国平居有所思，追寻旧梦太离奇。
　　　　毕生心事随流水，当日眉痕枉入时。
　　　　学士惠然欣顾我，书生老去愧为师。
　　　　祇将钟法传衣钵，逸少家风尚不迟。

　　诗中称星姐为学士，且以逸少家风许之，期望甚殷也。
　　余于庚戌（1970）春，迁古凉州之会宁，乙卯夏至前自金陵返京，意可与星姐再作竟夕之谈；不意余至京约一周前，星姐竟因突发心疾而去，终未获一晤。挽以联曰："惟恨我归迟，学术文章忝知己；痛哭君去早，切磋攻错更何人。"

今者，麟嘉姐弟，缅怀慈母，酷思先人手泽，遂将所存星姐手书诗稿，稍加编排，名曰《初兰阁诗存》，计得诗七绝廿九首、七律五首、五律一首，词仅《生查子》一阕，共卅六首。星姐词胜于诗，而此稿中仅存一首，颇以为憾。另有《珍泉行》古风一篇，乃星姐手录其叔锡朋先生之作。计共得存稿十有四页。遂为之摄影，照片分付麟嘉、麟康姐妹，其原稿则付麟庄、阿军伉俪存之。

题俞昆上先生致沈经笙尺牍卷

　　俞焜，字昆上，浙江钱塘人。嘉庆二十五年（1820）庚辰科进士，改庶吉士，授翰林院编修。道光十三年（1833），迁御史。十七年（1837），授河南彰德府知府，以东河大工劳绩，擢永定河道，旋调衡永郴桂道，缘事降调。咸丰九年（1859），督办团练，操防勤奋，复道员。十年（1860），粤贼乱炽，焜商遣驻防军守独松关。李秀成犯杭，焜与侍郎戴熙登郭据守二十余日。城陷，巡抚罗遵殿殉之。焜凭栅堵御，与满城犄角，复相持五日。弹尽，栅毁，贼众，犹手刃数贼，矛洞胸，殁于阵。明日，张玉良援师入，将军瑞昌会击，贼却，而焜已死。论者谓满城之存，焜有力焉。赐谥文节，建专祠。

　　先生为沈经笙（桂芬）之岳丈。经笙，字小山，原籍江苏吴江，寄籍顺天宛平，道光二十七年（1847）丁未科进士，选庶吉士，授翰林院编修。咸丰七年（1857）升任内阁学士兼礼部侍郎。同治二年（1863），署山西巡抚。六年（1867），任军机大臣。八年（1869），升任都察院左都御史，奉命"在总理各国事务衙门大臣上行走"。九年（1870），迁兵部尚书。十一年

（1872），加太子少保。光绪元年（1875），加协办大学士衔。光绪五年（1879）进太子太保。光绪六年（1880）卒，追赠太子太傅，谥文定。

此卷为俞氏致经笙函，除其夫人致经笙之夫人函及礼单外，皆为俞氏手书。甲午（2014）夏，一书贾携来，遂以善价收入小斋，并志之如上。

题刘淑华自沪购归之《红楼梦》

　　《红楼梦》一书，自嘉、道以来脍炙人口，唯肆中所售苦无佳本，其为手民误植者屡见。余曩在北京大学图书馆善本室得睹脂砚斋批本，精美之至。中华人民共和国成立以来，文学名著均得校勘重印，此本乃据清乾隆壬子程伟元本校正重排者。乾隆刻本既不易得，此本洵可称佳本也。淑华五妹自沪携归，爰为志之如上。

狼牙山（剧本）

主要脚色

赵连长　副末

马宝玉　正生

胡德林　胡福才　二人副净

葛振林　武老生　能唱作之武生

宋学义　能做派之小生

侦察员　武丑

第一场　移　连

场上砌末设山景并蒙苔石凳数个

（杂扮副连长某引全连战士同上）（赵连长随上唱引子）

（赵立场前唱）[点绛唇] 平定中华，献身戎马，山巅跨，扼住狼牙，扫灭倭氛大。（众）（呼）

（赵坐中心石凳上）（白）束发从征未肯闲，一连战士各分班。拼将肝胆酬家国，且付身心卫河山。我赵某某乃中华人民革命军晋察冀第一军分区第一团七连连长，奉命扼守晋冀边区狼牙山，歼灭倭寇。因日寇"扫荡"，我连受命掩护党政机关、大部队和当地群众转移。任务完成，正待撤离，今午得到上级通令，探有倭寇分路来攻，已有三千五百人马向我山袭击。我也曾早埋地雷，毙敌无数，无奈倭贼还是猛攻上冲。众寡悬殊，必须保存实力；避免损失，不得不转移主力。（起身前站，回顾介）班长马宝玉听令。（马应：在）。命你带领本班，坚守山头阵地，掩护本连主力转移，不得有误！（马应，行军礼）听我道来——

（面众唱）[西皮摇板] 倭贼纷纷来抢山，寡不敌众免凋残。暂将主力来转移，若无掩护转移难。山头阵地须防险，坚心拒守赖尔班。（马接唱）同志们从来都勇敢，一心掩护敢辞难。纵然敌兵来猛战，定保主力得安全。（班众合唱）莫再迟延。（赵连长白）主力安全转移后，你班迅速撤离，设法与大部队人马会师——如此暂别了。（与马握手）（副连长某率众下）（赵回头向全班挥手致意）（马率全班向赵敬礼）（赵下）

（马转中场立白）我乃第六班班长马宝玉。适才连长命令本班坚守这狼牙山最高顶上，掩护全连主力转移。现在他们已整队撤退，我应与同志们迅速部署。好在战壕早已挖完，还需重新配备一下武器——全仗同志们齐心协力，阻击日寇，为主力安全转移，争取时间！（众应）（徐步同下）

此场须声势庄严，连众以人多为好。

第二场 肉 搏

本场为激烈战斗，两方均须有勇猛武行。马、葛等五角更需连番接战，方能精彩。场上设崎岖山景。此时一班中应不止马等五人，需添扮武行数人以备剧战。

（杂扮倭寇率众倭上场。作势绕场下）

（马于帘内唱）［西皮倒板］为国家哪顾及精力用尽，（班众上场）（马随上）［换原板唱］禀忠心与恶贼艰苦相争，似秋风吹劲草坚贞早定。众同志一个个身手机灵，葛同志宋同志［换快板］力粗气稳，掷榴弹杀敌众备显奇能，二胡兄持枪支小心防紧，我这里发机枪扫射纵横，端赖得众同志默契配合。［换摇板］哪怕他众贼子死命来争。（众倭上混战，倭接连倒毙）（众追下）（马、葛等再上）

（葛唱）［西皮摇板］适才战死众倭兵，贼人蚁众更蜂屯。如此顽敌须拼命，夜间防护要小心。

（倭兵又上苦战）（马等五人轮番奋战）（敌倒毙愈多，继上者更多）（众又追下）

（胡德林、胡福才脸上搓油当汗，与马等同上唱）［西皮摇板］三番五次毙敌兵，杀了一群又一群。看看子弹已用尽，空拳赤手怎能行？（马高调接唱）［西皮摇板］毁去枪支用白刃，（拔高声调）空拳肉搏把命拼！

（倭又上。马等苦战极厉）（混战追下）

本场须武行出色的角色担任。

第三场　投　崖

场上设崎岖山景。另以一小幅山景，中嵌一大圆玻璃，后用设电灯以当月亮为夜战景；第二天出场已天明，即将此小幅撤去。

（众作退状众上）（杂扮倭兵追上）（均短兵相接，或空拳肉搏，互有死亡）（我兵丧亡颇众，只剩马、葛等五人，仍与倭寇激烈肉搏。且战且退，追下）（倭兵一群作上山势，绕场下）（马、葛等五人头面浴血，呈疲惫状上）（少息）（旋鼓勇示壮烈气概）

（马唱）[反二黄]恨贼兵人众凶顽，我的全班丧尽，可叹我好兄弟抛撒青春！实指望拒强敌冲出险境，怎奈得枪弹用尽榴弹用完，失联络本营中无有救兵。一夜间杀敌人空拳白刃，血满山尸满地敌我难分。只剩得我五人忠当尽命，看起来万不能死里逃生。（众接唱）这一夜只杀得地暗天昏，月向西日升东天已向明。眼看着众贼人纷纷上追，倒一群又一群死力来拼。那敌尸如冰雹层层下滚，只可惜我营中消息断望不来救兵。（葛接唱）[改二黄摇板]眼望穿反觉得无益有损，倒不如殉节烈保全英名。（胡德林接唱）我党中从不肯失却威信，（胡福才接唱）到此时决不想一命生存。（众白）我等整夜死拼，出重围实在无可如何。我弟兄既不想生还，难道还要做贼人的俘虏吗？（马白）我们只有义无反顾投崖，方不辜负党和父老乡亲！但须将残留武器销毁，一并掷崖下，连碎铁都不让倭寇捡获。大家快快动手（全动手介），我们一齐朝延安中共中央致最后诚挚敬礼（同向场前望空敬礼介）。

（马唱）[西皮摇板] 最崇高礼，（用唢呐吹奏）（余四人每接一句）向延安致敬毛泽东，向总部致敬朱元戎，永别中央同志诸人众，并诀别本部众英雄。（此句同唱）恨我等无力尽余勇，碎骨崖前血染红。

（旋专场登山）（马唱前调。此时不用唢呐）高峰下望雾朦胧，仰头长虹挂远空。咬定牙关往下跳（马跳下）。（余四人合唱）好一似拔高飞仙驭长空（众跳下）。

（杂扮众倭兵数人作上山势。绕场下）

第四场　援　救

场后方设山景，场中铺杂色乱草及零乱石块。甫经复活之人不宜长久耐唱，但做派必须细致，方能动人怛恻。故侦查员在本场中亦算正角。

（武丑扮八路军侦查员用矮步及匍匐式各种技艺上，立场前白）（开场四句白，口边念边舞）白昼奔忙夜不收，平生武艺冠群流。献身保国休惜命，全靠心灵胆气优。俺八路军侦查员便是，奉了团部命令，探知赵连长第六班战士在狼牙山掩护本连转移，力战殉职。命俺细心找寻尸体。须索走一遭去（矮步绕场，翻跟斗下）。

（倭兵大群上，绕场）

趁倭未下时，葛、宋暗上，衣裤及头面血迹斑斑横卧地上，马、胡三尸则砌末装置于地上。俟倭兵绕场下后，观众始见此景。

（葛卧在场之中，宋躺在右方靠前。葛尸手足徐徐举动，用最低音唱）

[二黄倒板接摇板，俗称扒字调] 黑茫茫一丝丝残魂不散，睁不开模糊眼气微身寒。慢抬头揉一揉昏花双眼，脱离了鬼门关又见青天。曾记得我五人同时殉难，我我我，我一人独活急寻同伴。强翻身用目力寻察四面，乱尸中辨不出血肉粘连。（宋尸微动，并轻哼一声）（葛唱）那一旁又听得声音微颤（徐徐爬跌，摸马、胡等尸，最后摸到宋身）（接唱）宋同志胸尚暖气息奄奄，我这里抬痛手将他抚按。（宋呻吟介）哎哟哎哟，我痛楚得很，痛楚得很呦……身体疼痛，不能说话。（葛白）你继续躺好，等倭兵退远，你我慢慢爬回归队。（宋忽惊白）你听——不远似有脚步声响，你我快快躺下。

（侦察员轻步上，白）且喜倭寇远散去。这些敌我残骨，听说近村人民已在商量掩埋，我相约担架队前往查访。（葛、宋微动）那方似有声息。（发现葛、宋）哦呵，想不到你俩人还活着哪！担架兄弟们快来！（葛、宋慢慢坐起介）（同白）哎呀！难得见我的好同志呀！（后边担架队已有一架到来）

（葛唱）[二黄摇板，仍低调]我只道又来了倭贼搜查，却不料是大部队派人来救我归队。（宋唱前调）我二人身投崖肢体残废，怕怕怕，怕禁不住这路远颠簸抬。（侦察员及抬担架者同白）忍耐疼痛，放宽了心，待我们轻轻动手。（两人各担一架，扶葛、宋分别横坐架上，另一人在后扶住，使二人面对场前。二担架轮替往复，居于前场、后场，作行路式）（侦察员向四方侦视，用各种步伐身段）

（葛、宋之担架或前或后，凡唱者则处于前场）（葛唱前调）看巉崖如狼牙参差高险，（宋唱）望斜阳落西山红叶斑斑。（葛唱）只痛得筋骨断胸腹欲裂，（宋唱）到病院还只望性命保全。（葛唱）倘若是命不死身躯安健，（宋唱）仍准备回军中锻炼一番。（葛唱）坚持到抗战胜民主营建，（宋唱）为同胞为民族继做贡献。（葛唱）有劳了好兄弟稳把路赶，（宋唱）盼康复早工作告慰同班。

（二担架徐徐抬下）（侦察员则做各种武艺式下）

（剧终）

1962年初稿，1971年据残稿整理于会宁

（壬寅年门人邱浩修订）

增荐自订年谱

◎中华民国十九年（1930）庚午　　一岁

十月初十日（公历 11 月 29 日）生于北京。先君庶询公于绍重落生前三年曾任京兆尹，及全国处理官旗营产公署督办、大元帅府财政处处长、三四军团政务处处长等职。绍重落生之时又被委任张虎多关[1]监督，故为绍重命名"虎多"。

◎中华民国二十二年（1933）癸酉　　四岁

生母吴太夫人授以方名，是为识字之始。

先君手书《章太炎先生重订三字经》一册，令读。

◎中华民国二十三年（1934）甲戌　　五岁

始随先君读四子书，兼习书法。每日临帖，大楷颜真卿《多宝塔》，小楷文征明《千字文》。由此终身临池，至今不缀。

夏，患痢，几殆矣。蒙吴门汪逢春（原名凤椿，又名朝甲。悬壶北平时取名"逢春"行世）先生调治得瘥，遂拜先生为义父。先生为余取名绍重，盖先生有二子，长名绍楹（字孟涵），次名绍奎（字辰叔）故也。自是，遂将"虎多"二字不用，正式以"绍重"为名焉。

冬，庶母孙太夫人逝世，享年四十二岁 [生于清光绪十九年（1893）癸巳三月初七日]。

1　邱浩注：张虎多关，亦称"多虎张关"。即清代、北洋政府时期，张家口、杀虎口、多伦三处税关之统称。

◦ 中华民国二十四年（1935）乙亥　　六岁

与姐张志熊随家聘西席桐城汪子云（吟龙）先生读古文、诗词。在先君指导下坚持每日临帖，小楷宗钟繇《宣示表》、王羲之《乐毅论》。后喜欧阳询《九成宫醴泉铭》，终身书体由是奠基。

◦ 中华民国二十六年（1937）丁丑　　八岁

7月7日，日寇侵华，卢沟战起。先君闭门谢客，时与老友吴子玉（佩孚）、陈紫纶（云诰）、傅沅叔（增湘）、夏枝巢（仁虎）、萧龙友（方骏）等诗酒往还。因而得识诸老。

仍从汪子云先生读，始习音韵、属对。

◦ 中华民国二十七年至三十年（1938—1941）戊寅至辛巳九至十二岁

仍从汪先生读，开笔为文，并涉猎版本学。

◦ 中华民国三十一年（1942）壬午　　十三岁

是年，从吴闻诗（允曾，吴印臣先生外孙）先生习英语及数学，得暇即到石老娘胡同傅沅叔（增湘）先生之藏园浏览古籍，宋元善本逐一得睹，古籍版本目录之学由是入门。

◦ 中华民国三十二年（1943）癸未　　十四岁

仍从汪子云、吴闻诗二先生读。先君授清赵瓯北（名翼，字云崧）《廿二史札记》一部，令读。

◦ 中华民国三十三年（1944）甲申　　十五岁

仍随汪子云、吴闻诗二先生读。课余随大成拳宗师王芗斋先生习气功，唐宝森（玉书）先生习篆书，惜二者未能坚持，贻羞师门。

十月初五日，嫡母苏太夫人逝世，享年七十六岁 [生于清同治八年（1869）己巳九月十六日]。

◎ 中华民国三十四年（1945）乙酉　　　十六岁

仍随汪、吴二先生读。

元月，一日晨起，先君谓余曰："昨夜梦与苏夫人晤，并赠诗一首，醒后记忆犹新。"遂录以赐余，诗曰："久侍琼楼玉宇班，宿缘未尽谪尘寰。牵萝补屋原非想，乞药求丹未驻颜。旧梦醒时三月别，先机觉处一春阑。花花絮絮寻常事，幸有宁馨不等闲。"

二月，先君与广济寺方丈现明大和尚、菩提海上师及盟弟恽公孚（宝惠）等发起"乙酉息灾法会"，于北海南门团城玉佛殿诵经四十九天。绍重每日随先君到会礼佛，是为接触佛教之始。

8 月 15 日，日寇无条件投降。

◎ 中华民国三十五年（1946）丙戌　　　十七岁

仍随汪、吴二先生读。秋，经萧重华（琼）五姐之介，得识溥心畲（儒）先生，并从之学画。

◎ 中华民国三十六年（1947）丁亥　　　十八岁

汪、吴二先生相继辞馆。

除攻读文史外，于先君引导下，广泛浏览医籍，背诵《药性赋》《休宁汪讱庵先生汤头古方》（瞻庐老人手录），抄录李中梓《新著四言脉诀》等。受先君教诲，立志从汪逢春先生学医。

在小报上连续以"险韵"为题，发表介绍古人律诗的小文数篇。

◎ 中华民国三十七年（1948）戊子　　十九岁

随汪逢春先生侍诊，每日上午门诊抄方，下午攻读医籍。同学有刘明言、赵绍琴、谢子衡、秦厚生、岳龙璞、王录坤、冯仰曾等。

因跟诊无间，风雨无阻，常得到汪先生奖赐零花钱，以作鼓励。

◎ 1949 年 己丑　　二十岁

1 月 31 日，北平和平解放。此前，先君与章行严（士钊）、康同璧（康有为之女）先生等频繁与傅宜生（作义）将军进言，为和平解放北平奔走。时有"和平老人"之称。

坚持随汪逢春先生侍诊。

闰七月二十七日（9 月 19 日），汪逢春先生于早课打坐时，坐化于家中佛堂，享年六十六岁。一周后卜葬于北京西苑东北义园。

随萧龙友先生（先君清光绪丁酉科拔贡同）继续学医。每日上午侍诊，下午整理资料，后积攒病案若干。

10 月 1 日，中华人民共和国成立。

九月十三日（11 月 3 日）[1]，傅增湘太年丈逝世。挽以联曰：

1　邱浩注：藏园老人辞世确切日期（坊间传抄作 10 月 20 日，讹误已久），当以增荩恩师年谱为真。参见《许宝蘅日记》，许恪儒整理，中华书局 2010 年版；《邓之诚日记（外五种）》，邓瑞整理，北京图书馆出版社 2007 年版；《掌故·第五集》，徐俊主编，宋希於撰《傅增湘逝世的日期》，中华书局 2010 年版。

"得校勘书史之乐，占园林花木之胜，遂遨游山水之趣，奇福何多，生来有自；少年享科第之荣，中岁做教育之师，老境负文献之托，大名不朽，没世犹存。"

◎ 1950 年　庚寅　　二十一岁

每日上午随箫龙友先生侍诊，下午整编医案，先生为之题名曰《时方存真》。习医之余，兼为先生整理诗文稿。

老友郑魁山（针灸世家）已有三女，当年又得子俊江，京谚："孩等娘，越活命越长。"因余尚未婚，故认余为义父，冀其长年。

◎ 1951 年　辛卯　　二十二岁

仍上午侍诊，下午整理资料。将所整理诗稿交彭演苍兄为之誉录成册。

7 月 29 日，政务院中央文史研究馆成立，恩师龙友先生受聘为第一批馆员，余陪同前往。初谒周恩来总理、习仲勋秘书长、廖华（陈继周）主任及第一批受聘诸老。

8 月 22 日（农历七月二十日），先君受聘为中央文史研究馆第二批馆员。恰于闻聘之日因突发心疾而弃养，享年八十四岁[生于清同治七年（1868）戊辰三月初六日]。经周恩来总理批示，拨发治丧费伍佰万元（旧币），并派员协助处理后事。一周后卜葬于北京西苑东北义园。

◎ 1952 年　壬辰　　二十三岁

仍上午侍诊。穷一载之功，《不息翁诗集》全部由彭君抄成，记录恩师龙友先生自五十岁以后到到 1951 年所有诗作，共装成四十余册。遂与仲圭（萧璋）师兄商，解放前之作，由仲圭整编注解；解放后之作，则由余整编注解。

10 月，亚洲太平洋区域和平会议在京召开，印度、缅甸、锡兰、日本等国代表均为僧人，基于国际平等友好往来考虑，李任潮（济深）副主席礼请其皈依师虚云老和尚来京参会。虚老已届一百一十三岁高龄，长途跋涉，偶感风寒，牵发旧疾。任公请恩师龙友先生往诊，重陪同前往，得谒虚老。并识佛源、觉民诸师兄，因赠《七律》一首，首联为："我羡佛源与觉民，远随虚老最相亲。"

◎ 1953 年 癸巳　　二十四岁

春，接政务院办公厅人事处通知，到中央文史研究馆工作。盖因抚恤先君家属之故，经周总理批示，吸收绍重参加工作。

自是，步入工作岗位，入住北海北岸镜清斋（一名"静心斋"）中之抱素书屋，每周末返家省母（西城区崇善里）。

暑假，经挚友杨舒卿之介，得识其妻妹李允文之同学杜佩荣。

◎ 1954 年 甲午　　二十五岁

在中央文史馆工作，负责管理图书资料，得识陆和九、陈半丁、刘契园、李遽庐诸老，受益良多。

经李遽庐先生之介，得识张文秋及其女刘思齐、邵华姐妹。

◎ 1955 年 乙未　　二十六岁

1 月 21 日（甲午年腊月二十八日），与天津世医杜幼臣先生（京津"杜氏痔瘘科"第三代传人，祖父杜金峰、父杜绍臣均以擅治痔瘘闻名京津一带）之次女佩荣，在北京东安市场起士林西餐厅举行婚礼。为照顾两地分居，经中央政务院齐燕铭副秘书长指示，将佩荣调至政务院秘书厅人事处下属之"七联业余学校"任教员。婚后，偕佩荣往谒寿山郡主容龄[1]，郡主甚喜，并收佩荣为义女。

在文史馆工作，初识毛泽东主席秘书田家英，并为之代购《曾文正公全集》初刻本一部。《曾集》在当时为受批判之书，不能公开出售，只能通过熟人从书库中提书交易，因余与中国书店员工裴子英先生相识，故能购得也。

10 月 26 日（农历九月十一），长子承厚生。

◎ 1956 年 丙申　　二十七岁

上半年仍在中央文史馆工作。

1　邱浩注：谨按，增莽恩师家中有中央文史研究馆馆员（1955 年经周恩来总理提名受聘）、前清寿山郡主容龄女士相片一张，照片下有题记曰："寿山郡主容龄，生于光绪九年壬午五月二十六日，卒于一九七三年元月十六日，享年九十二岁，为荣之义母也。郡主曾任慈禧太后御前女官，为时三载。精通多国语言，为我国芭蕾舞之第一人。著有《清宫琐记》等。二零一八夏义女杜佩荣恭记。"又，据增莽恩师回忆"郡主属马"，则光绪壬午马年为光绪八年（1882），"九"字误，当作"光绪八年壬午。"考 1957 年北京出版社出版裕容龄著《清宫琐记》，书前照片简介有曰："本书作者裕容龄，现年七十四岁。"据此推算，裕容龄女士生年为 1883 年，则"光绪九年（1883）"之误或源于此。

秋，因"技术人员归队"，由文史馆转到北京中医学会，任秘书，负责学会日常工作。

◎ 1957 年 丁酉　二十八岁

夏，由董德懋、魏心清介绍，参加中国农工民主党。

3月1日（农历正月三十），次子承礼生。

◎ 1958 年 戊戌　二十九岁

在北京中医学会工作。因工作关系，得识王伯岳、耿鉴庭。并请其为学会之学术活动作报告。

是年，首次将萧龙友先生医案发表于《中医杂志》1958 年第 2 期。后被收入人民卫生出版社编《现代医案选》中（1960 年 10 月第一版）。

◎ 1959 年 己亥　三十岁

仍在学会工作，每周休沐日则往中央人民医院探视龙友先生。

◎ 1960 年 庚子　三十一岁

春，调中央卫生部中医研究院，在学术秘书处工作，与费开扬医师（程门雪先生之高足）同编《中医文摘》。

自然灾害，物资匮乏，偶得稀缺之物（如黄豆、白糖之类），除奉母外，即送往恽讷荞（宝惠）、张丛碧（伯驹）处。

10月20日（农历九月初一），恩师龙友先生病故于北京中央人民医院，享寿九十一岁。一周后，与师母饶夫人合葬于北京万安公墓。

◎ 1961 年　辛丑　　三十二岁

《中医文摘》停刊后，调中药研究所（以下简称"中药所"），参与编辑《全国中药成药处方集》。此书由人民卫生出版社于 1962 年 9 月出版，后被日本科学书院在日影印发行。

在中医研究院中药所参与编辑《中药炮炙经验集成》中的古代文献部分。

是年，院方成立"单秘验方整理研究小组"，隶属于中药所，命余为负责人。调集全国各地献方活动中出版的资料，进行分类制卡。

8 月 8 日，梅兰芳（名澜，又名鹤鸣，字畹华，号缀玉轩主人，1894—1961）先生逝世。在首都剧场参加梅兰芳先生追悼会，凭票入场，亦前所未有者。

11 月 15 日，中医研究院骨科老中医杜自明（1878—1961）先生逝世。周恩来总理以患者身份参加西城区厂桥嘉兴寺殡仪馆的追悼会，得以再次谒见。

◎ 1962 年　壬寅　　三十三岁

仍在中药所单秘验方组工作。《中药炮炙经验集成》脱稿。此书由人民卫生出版社于 1963 年 12 月出版。

每周结合科研专题，上门诊二次。

参加北京市政协双周座谈会。

中华医史学会为纪念丘长春真人（1148—1227），在北京白云观举行有关气功的学术活动。会上眼科专家张晓楼、毕华德教授，宣读了学习气功的心得体会文章，焦国瑞大夫表演了五禽戏。数日后，署名吴南星（吴晗）的作者在某杂志发表了一篇关于此次活动的报道，题目好像是《一次别开生面的学术活动》（大意如此，记不太清了）。

参加卫生部药典委员会中药专门委员会修订新版《中华人民共和国药典》审定会。

10月2日（农历九月初四），六姑张达瑞居士往生，享年八十一岁[生于清光绪八年（1882）壬午四月初九日]。

◎ 1963年 癸卯　　三十四岁

继续整理单秘验方，同时参加由陈馥馨主持的《中药成药制剂手册》编写，负责药品历史来源部分的工作。

1月29日（农历正月初五）张万新得女，佩荣为之命名张琪（后称"小琪"），并收为义女。

◎ 1964年 甲辰　　三十五岁

9月，《中药成药制剂手册》脱稿。此书由人民卫生出版社于1965年8月出版。

10月底，赴贵州省遵义县参加社会主义教育运动（简称"四清"）。

11月，到遵义县虾子区南坪公社湘江大队山塘小队。旋调至湘江大队团部，负责整理各小队上报之政治材料。兼为老乡诊病，以针灸为主，辅以方剂。

◦ 1965 年 乙巳　　三十六岁

仍在湘江大队整理材料，贵阳师范学院杜英、贵阳工学院任兴玲、胡永华、胡永仙四同学来协助工作。因每晚需到各小组听会，为安全起见，南坪团部发来"54 式"手枪一支。春节后调至新舟公社，遂将枪支交樊复哉同志。到新舟后，仍负责整理运动资料，又发左轮手枪一支。

5 月，"四清"工作结束，交清工作后，经四川省綦江县至重庆市。下三峡，经武汉与总政文工团刘进政委及王晓棠、萧慧琴等同志参观长江大桥后，返京。

返京后，仍在中医研究院中药研究所工作，与高晓山合作"中药药性理论研究"，余负责"产地采收"部分。

◦ 1966 年 丙午　　三十七岁

年初，仍在中药所进行药性理论研究工作。

5 月 16 日，"文化大革命"开始，终日学习文件，批判"三家村"及《燕山夜话》。造反派发现了前述的关于气功学术活动的文章，遂被定为"中医研究院的三家村——陈邦贤、耿鉴庭、张绍重"。因该项活动为陈老主持，余与鉴庭具体操办也，遭到批斗。

◦ 1967 年 丁未　　三十八岁

"文革"中，除接受批斗外，终日抄写大字报。

◦ 1968 年 戊申　　三十九岁

"文革"中，红卫兵破四旧，焚古籍，摔瓷器，撕字画。姐张志熊的单位——北京师范学院来崇善里住所抄家。

◎ 1969 年 己酉 四十岁

"抓革命、促生产"革委会重新组织单秘验方组，继续在中药所整理单秘验方。全组集体编成《常见病验方选编》一册。此书由人民卫生出版社于 1970 年 4 月出版。

为了落实毛主席"六·二六指示"，中研院抽调一批医务工作者支援大西北，通知余与叶应聪、唐梅堤、王桂珍、舒玉苓五家到甘肃省会宁县，明年初动身。

张万新在"文革"中被迫害致死，张琪即迁至余之户籍中，为我之女矣。

12 月，因余将离京，恽讷莽、张丛碧二老饯我于东安市场和平餐厅。丛碧叔赠我香港龙门书店出版之影宋本《淮海居士长短句》一册（此本原为香港龙门书店赠与叶公绰先生者）。

◎ 1970 年 庚戌 四十一岁

元宵节后，除姐张志熊及小琪外，全家（母、妻、子）搬迁到甘肃省定西地区之会宁县。临行前夕，耿鉴庭兄赠以联曰："壮岁西征，乃寻扁鹊游秦路；前途无量，犹如龙师出蜀时。"

抵会宁后，在会宁县人民医院（以下简称"县医院"）门诊应诊。春节后，组织医疗队到会宁北乡之土高公社巡回医疗。该公社共有六个大队，县医院共去六人，陈翠洁（妇科医师）、郭贵璋、叶应聪（均为外科医师）、王敏珍（西医内科医师）、张绍重（中医师）、吴米银（护士），每人包一个大队医疗工作。初识我所在大队的赤脚医生张金耀。下半年回县城。

◎ 1971 年 辛亥 四十二岁

仍在县医院门诊，新开一"新医疗法门诊"，除方剂外，兼做电针、埋线、穴位注射、气熏等。尤以砒霜气熏治疗瘰疬，疗效颇佳，故每日门诊病人颇多。

医院建立资料室及病案室，由余管理，王楠协助。

◎ 1972 年 壬子 四十三岁

参加"引黄"工程，在郭城公社黑虎岔大队，带领六个公社的赤脚医生组成医务室，终日巡回在水渠工地上。

◎ 1973 年 癸丑 四十四岁

与甘肃省 201 所合作，到刘寨公社进行"拔源"（拔除"鼠疫"之源）工作。在甜水井大队，与 201 所马晓俊医师等四人带领民工，找鼠洞，捉老鼠。

回县后，仍在门诊上班。

◎ 1974 年 甲寅 四十五岁

3 月 24 日，陕西省临潼县西杨村农民杨志发等人意外发现了秦始皇陵兵马俑坑，为考古界大事。

在县医院上班，除门诊外兼做资料室及病案室工作。

◎ 1975 年 乙卯 四十六岁

5 月，由县医院派往南京工人医院（即南京医学院附属二院）参观学习针刺麻醉。归来后与陈翠洁医师合作，做了大量针麻下输卵管结扎术，每一病例仅 3 ~ 5 分钟，且切口很小，颇得群众好评。此外还用针刺麻醉做过阑尾切除、肠梗阻、肝包虫等手术，效果颇佳。

◎ 1976 年 丙辰　　四十七岁

仍在县医院门诊上班，兼做针麻及资料、病案室工作。

11 月，参加定西地区举办的"胸穴指压疗法学习班"，为期三日。晚间为全院医务人员业务学习讲授中医基本知识及中药。

◎ 1977 年 丁巳　　四十八岁

仍在县医院"新医疗法"门诊室上班。兼会宁县文化馆顾问，并为之鉴定馆藏图书中之线装书，得珍善本数种。

◎ 1978 年 戊午　　四十九岁

每日上午在县医院门诊应诊。会宁县卫生局成立晋升办公室，负责全县医务人员晋升及农村赤脚医生考试发证工作。余任主任，每日下午在县卫生局工作。

参加中国工会，为会员。

◎ 1979 年 己未　　五十岁

在县医院门诊及卫生局晋升办公室连续上年工作。

晋升为主治中医师。

◎ 1980 年 庚申　　五十一岁

年初，应耿鉴庭函约到北京。由中医研究院向会宁借调至京，参与中医古籍出版社筹建工作，并在该社任编辑，负责选题，以影印珍稀古籍医书为主，兼及时贤医学著作。初识傅景华、刘晖桢等。

每休沐日，辄与恽霞表（葑）四兄，同去许骙若（宝骙）兄处小酌。得识茶叶专家吴觉农先生，并协助其校陆羽《茶经》。

五一节，次子承礼与张子刚（生强）之幼女亚伟在京旅行结婚。

◎ 1981 年　辛酉　　　五十二岁

仍在中医古籍出版社工作。

8 月 19 日（农历七月二十日），生母吴太夫人逝于会宁，享年八十四岁[生于清光绪二十四年（1898）戊戌八月十五日]。距先君逝世三十年后，同月同日而逝，亦奇矣。

在《新中医》杂志，发表《萧龙友先生学术思想及临床经验》一文，该刊连载两期；文章后被收入中国国际名人研究院、中国养生工程研究院编的《中国名医名论要览》中（中国国际广播出版社 1995 年 12 月第一版）。

◎ 1982 年　壬戌　　　五十三岁

仍在中医古籍出版社工作。

1 月 26 日（农历正月初二），孙女久瑛（承礼女儿）生。

◎ 1983 年　癸亥　　　五十四岁

1981 年初，中医研究院即向卫生部报告拟调余返京，后告以只能调余夫妇二人。因彼时老母尚在，且承厚、承礼均已在陇工作或成家，故回复无意返京，愿终老于陇上。遂于今年初返陇。在兰州小住，得识王凤岐、吴大真夫妇及陈守中医师。

在军事博物馆为会宁县文化馆征集到红军长征文物复制品数件。

3月，抵会宁，任县人民医院医务科主任，并参与县文化馆文史资料征集工作。

◎ 1984 年　甲子　　五十五岁

仍在县医院医务科工作。

7月，长子承厚与庄田夫（庄严）之幼女玉琳在会宁结婚。

年底，借调至甘肃中医学院，在图书馆古籍室工作。

被北京的中医古籍出版社聘为"特约编辑"，任期两年。

在《甘肃中医学院学报》发表《敦煌石室医药文献类萃》（与刘晖桢合作）。

◎ 1985 年　乙丑　　五十六岁

年底，正式调入甘肃中医学院（以下简称"学院"），任图书馆古籍室负责人。同时调学院者尚有杜佩荣、冉再、王洪聪、田义共五人。

为学院 1982 级、1983 级、1984 级中医医疗专业授文献检索选修课。与学院图书馆馆长郑元成同去福建、厦门、集美、鼓浪屿访书。

在《湖南中医学院学报》发表《明抄彩绘〈本草品汇精要〉残卷研究初探》（与高晓山合作）。

◎ 1986 年　丙寅　　五十七岁

仍在学院图书馆古籍室工作，任主任。

任学院"敦煌医学研究"课题组成员。

元月，甘肃省卫生厅下文，创办《甘肃中医》杂志，任常务编辑。

甘肃省电视台来学院图书馆拍关于图书"缩微"技术的新闻片，于元月25日晚播出。2月，又拍关于介绍中医古籍的新闻片。

2月，赴北京参加"古籍文献整理研讨会"。

参与全国中医院校"中医文献检索"课程《文献检索与利用》统编教材编写工作，辗转到杭州、沈阳等地召开研讨、审稿会。

为学院中医医疗专业开设"中医工具书"及"中医古籍基本知识"讲座。

参加中国农工民主党甘肃省委员会八零年基干培训工作会议，为期五日。

9月，参加甘肃省高校图书馆工作委员会评估会，兰州竣事后，赴张掖、武威、黄羊镇等地。

应邀参加兰州市七里河区政协举办之"百合药膳研讨会"，并为之提供药膳菜谱。

在甘肃省中医院为首届"中医科技研究方法与管理讲习班"授课。

10月20日，赴会宁县参加"甘肃省纪念红军三大主力会师五十周年暨会师塔落成典礼"，庆典展出余所书小楷一幅。

学院1981级毕业生田晓青到院图书馆古籍室工作，从余问业。省卫生厅下达编辑《兰州地区医疗卫生单位中医古籍联合目录》任务，由甘肃中医学院图书馆牵头，具体工作由余负责，田晓青协助。

中国中医药图书情报工作委员会，聘为《中医药图书情报》杂志编委。

光明中医函授大学甘肃省分校，聘为顾问。

12月，被评为"甘肃省各界人士为统一中国振兴中华做贡献先进个人"，在兰州的甘肃宁卧庄宾馆（以下简称"宁卧庄宾馆"）召开表彰大会，李子奇书记到会讲话，为期四日。

与郑元成同去南京、上海、杭州、绍兴访书，为期两周。返兰州后又同去武威。

整理《医学辨害》一书，拟复印。

在《甘肃药学》发表《珍本中药古籍〈质问本草〉简介》。

◎ 1987年 丁卯　　五十八岁

除图书馆日常工作外，仍兼学院选修课。

全国中医药图书情报工作协作委员会在兰召开年会，由我馆承办，余与田晓青负责会务工作。

北京《中医杂志》编辑部，聘为"特约编辑"。

全国中医药图书情报工作协作委员会，聘为《全国中医药科技文献三十五年累积索引》编委。

◎ 1988年 戊辰　　五十九岁

在学院第十教室为全院同学开设"浅谈《周易》与祖国医学"讲座，连续两个晚上，颇受欢迎，座无虚席。

在中华医学会甘肃分会举办的"西北五省（区）第四届药学

学术会议"上，交流了"《本草品汇精要》及（该书）明抄残卷研究（述要）"一文。

在甘肃省针灸学会举办的"针灸学会文献研究会第三次学术交流会议"上，交流了"《黄帝虾蟆经》版本考"一文。

《兰州地区医药卫生单位中医古籍联合目录》脱稿，排印成册，内部交流。

郑元成与周美梅去北京出差，由余主持馆务。

在《中医药研究》杂志发表《晋代针灸学家——皇甫谧生平及其著作》。

11 月 18 日（农历十月初十），孙女久珺（承厚女儿）生，恰与余同日。

◎ 1989 年 己巳　　六十岁

1 月 28 日，十世班禅额尔德尼·却吉坚赞活佛于西藏圆寂，法身后送至甘肃拉卜楞寺装塔。

晋升为副研究馆员。

为学院举办的"专业证书班"讲授"中医古籍版本鉴定和文献整理"课程，连续三次。

学院"敦煌医学研究委员会"成立，任命余为文献组组长，成员有：张正昭、郑元成、田晓青、张侬。

在甘肃省卫生厅参加"甘肃省《周易》研究会"成立大会。

农工民主党甘肃中医学院支部成立，任支部主任。

参加在兰州大学召开的"甘肃省图书情报工作委员会"图书

馆馆长会。

参加在天津召开的"第二届中医药文献检索与利用教学研讨会"。

11月14—18日，在甘肃中医学院参加由全国中医药图书情报委员会主办，学院图书馆承办的"第二届全国中医药科技情报工作研讨会"暨《中医药图书情报》杂志第二届编委会，聘为《中医药图书情报》杂志第二届编委。

侯春英、万忠兴到学院图书馆古籍室协助工作（短期）。

与田晓青到敦煌考察，为期两周，携归关友惠临摹之《得医图》一幅，归途在武威又购得复制之汉代医简等。返兰州筹建甘肃中医学院"敦煌医学展览室"，是为本院博物馆中"敦煌医学馆"前身。

编辑《敦煌中医药学集锦》，与贾毅、田晓青三人分别影抄敦煌医方。

编辑本馆刊物《图书情报工作》。

参加中国针灸学会，为会员。

郑元成自3月底，连续出差至山东泰安等处，6月中旬始归，仍由余主持馆务。

◎ 1990年 庚午　　六十一岁

为学院1986级中医本科班讲文献检索选修课。

参加在兰州军区军医学校召开的"兰州地区医学情报图书协作网"1989年年会。

《敦煌中医药学集锦》编成。影摹复印，宣纸线装，六册一函，内部交流。

兰州医学院职高班图书专业学生12人来馆实习，古籍室3人：李梅、袁玎、王文娟。

8月6—10日，首届"中国敦煌中医药学国际学术研讨会"在敦煌召开，澳大利亚黄仑教授等到会。余与王克勤、郭应晖等参加。

6月，小琪与陈竞新于北京结婚。

6月，参加省政协教文卫体委员会高校教书育人研讨会，并在会上作题为"必须加强青年教师和学生的思想教育"较长发言。

学院"集邮协会"成立，会长徐惠莲，副会长张绍重，秘书长王慎。

10月，旁听甘肃省第七届人民代表大会常委会第十七次会议。

中国农工民主党中央宣传部，聘为《前进》月刊特约撰稿人。

学院组织到苏州疗养，余与高岭二人前往。归途到无锡、太湖、鼋头渚等地浏览。

参加中国图书馆学会，为会员。

4月，郑元成去广州出差，10月，去北京出差。在此期间，仍由余主持馆务。

◦ 1991 年 辛未 六十二岁

元月份退休。

2 月，与佩荣同去深圳杜克义二弟处度岁。

5 月，与佩荣到广州访黎汉津，参观南越王墓博物馆后，返兰。在兰州陈守中夫人赵梅兰开设的新光药店坐堂应诊。

发表《注重中医教育的汪逢春》（与高熵合作）与《永做不息翁的一代宗师萧龙友》（与田晓青合作）二文，刊于《道德高尚的名医》一书中（洪兴国主编，河南人民出版社 1991 年 12 月第一版）。

皈依苏州灵岩山上明下学法师（中国佛学院灵岩分院院长），蒙赐法名慈印。

简历收入史宇广主编之《中国中医人名辞典》（中医古籍出版社 1991 年 2 月第一版）。

◦ 1992 年 壬申 六十三岁

2 月 25 日（农历正月二十二）小琪诞生一子，取名陈鼎奇。

在张学敏开设的"容宝斋天然珠宝公司"任办公室主任。秋，与包莎代表公司到广州参加"广交会"（中国进出口商品交易会）。

参加甘肃省科技学会、甘肃省宝玉石学会，均为会员。

参加陇风诗书画社，为社员。

◦ 1993 年 癸酉 六十四岁

参加甘肃省委在宁卧庄宾馆召集的"副地级离休干部和民主

党派负责人"会议，并在会上发言。

参加省教育工会举办的"纪念毛泽东同志诞辰百年书画工艺制作品"展览。送展书法获二等奖。

参加湖南长沙举办的"国际和平杯"书画大赛。

兰州中医药学会中华易医部，聘为顾问。

8月，日本富山医科药科大学"佛教医学调查研究"学术调查队难波恒雄教授，携其女弟子小松かつ子、刘玉萍来访，为其提供敦煌遗书中的佛学资料。

10月，偕包莎去广州，代表容宝斋天然珠宝公司参加第五届新技术新产品博览会。

◎ 1994年　甲戌　六十五岁

省卫生厅《甘肃中医》杂志编委会，聘为委员。

与张学敏、王芳去京，展销容宝斋天然珠宝公司制作之祖母绿等天然珠宝首饰，近两月始归。"三新"展销会在兰州大学召开，与包莎同往参加，连续十日。与包莎去广州参加"广交会"一周。

省电视台来拍《灸经图》录像。

3月，每周日下午听多识活佛在芳草园讲"《金刚经》要点"，连续一月。

简历收入异天、戈德主编之《中国名医列传当代卷》（中国国际广播出版社1994年12月第一版）。

◎ 1995 年 乙亥　　六十六岁

甘肃省政府，聘为甘肃省人民政府文史研究馆（以下简称"省文史馆"）馆员。在宁卧庄宾馆大礼堂，由洛桑灵智多杰副省长代表张吾乐省长颁发聘书，同时受聘者有杨志印、樊保良、林家英等。

3月，谒金席大师贡唐仓活佛于柏树巷之敦支尕察。

为甘肃教育学院图书馆鉴定馆藏古籍。

为张侬审阅其所辑《灸经图》，并为之作序。

5月底去京，6月中旬返兰。

◎ 1996 年 丙子　　六十七岁

为甘肃中医学院 1995 级护理班讲授美育课，苦无《讲义》，遂自编讲稿。学生张志红等 12 人从余习书法。

为学院 1994 级护理班讲授诗词格律基本知识。

学院组织赴平凉崆峒山参观考察。

2月，列席甘肃省第八届人民代表大会。

参加中国农工民主党甘肃省第二届委员会第七次全体（扩大）会议。

发表《萧龙友先生诗翰》于《上海中医药杂志》。

参加省文史馆在五泉山举行的笔会。

6月，赴京，于东北义园，由刘晖桢棣协助，为先君及苏、孙太夫人及义父汪逢春先生、义母顾坤仪太夫人拣骨。

12月，在省政协四楼会议室参加讨论中共中央、国务院

《关于卫生工作改革与发展的决定》（征求意见稿）。

◎ 1997 年 丁丑　　六十八岁

4 月，农工党甘肃中医学院支部改选，由王道坤同志任主任委员。

继续为学院 1996 级护理班授美育课。

参加省文史馆举办的香港回归书画展。

参加学院召开的"民主人士迎香港回归座谈会"。

作为嘉宾，应兰州市电视台李洋主持的"今天到您家"栏目组之邀，拍摄"怡然自得话藏扇"专题节目。

省文史馆组织赴庆阳、平凉考察——泾川王母宫、西峰北石窟寺及庆阳地区博物馆，周祖陵、崆峒山与平凉地区博物馆，为期八日。

6 月，参加农工民主党甘肃省第三次代表大会，为期三日。

10 月，陪同来兰参加会议的上海、辽宁等兄弟院校图书馆负责人到甘南夏河拉卜楞寺参观。

◎ 1998 年 戊寅　　六十九岁

继续为学院 1997 级护理班授美育课。

参加甘肃省第九届人民代表大会第一次会议闭幕式。

3 月 12 日（农历二月十四日），孙女久玥（承厚女儿）生。

6 月，省文史馆组织参观黄河啤酒厂。

9 月，省文史馆组织赴武威、张掖、金昌三地（市）考察。参观访问武威文庙、博物馆及雷台汉墓；张掖大佛寺、肃南马蹄寺石窟群、千佛洞，小康村及农业新科技、新成果展；金昌公司展览馆等，为期五日。

省文史馆组织编写《甘肃历史人物画传》，撰写提供其中人物《皇甫谧传》一篇。

中国农工民主党甘肃省委员会，聘为"农工甘肃省委妇女、三胞委员会委员"。

简历被收入异天、戈德主编之《中国当代医药界名人录（二）》（中华国际人物辞书出版社1998年10月第一版）。

◎ 1999年 己卯　　七十岁

应学院之请，在中车集团兰州七四三七工厂（借用空厂房）为本校中西医结合三个班授课。

中国中医药出版社约稿，与刘晖桢棣合作编写《中国百年百名临床家——汪逢春》，余担任小传及年谱二章的编写。

参加甘肃省第九届人民代表大会第二次会议开幕式。

省文史馆组织去兰州市石佛沟国家森林公园考察。

10月，应四川省文史馆之邀，甘肃省文史馆一行十余人，由马天彩副馆长带队，赴成都。在四川省文史馆隗馆长的欢迎会上，代表甘肃文史馆发言。次日起，由马志芬及四川馆的同志陪同，到峨眉山、青城山、武侯祠、杜甫草堂，及乐山、眉山，新都宝光寺、都江堰、熊猫基地参观考察，为期一周。

为赵敏所开设的"天益远红外专卖店"作技术顾问，并为其远红外产品在兰州市广播电台"空中交易厅"做关于罗布麻及远红外知识节目。

6 月中旬赴京，7 月上旬返兰。

李玉雯等陪同，在兰州市第二人民医院由北京来兰之眼科医师徐建江施行左眼白内障手术。

简历收入中共甘肃省委统战部编《甘肃省统一战线人名录》中。

◎ 2000 年　庚辰　　七十一岁

参加甘肃省第九届人民代表大会第三次会议开幕式。

仍在中车集团兰州七四三七工厂为学院中西医结合班授课。

省文史馆组织赴甘肃省临夏州永靖县刘家峡、炳灵寺及兰州碑林参观考察。

在"七四三七厂"为学院学生做书法示范。

简历收入《中国人才辞典》（中国人事出版社 2000 年 7 月第一版）。

◎ 2001 年　辛巳　　七十二岁

西北师范大学图书馆约请为其鉴定古籍版本，每周两次。

6 月 1 日，值"六一儿童节"，省文史馆组织到兰州东郊小学、兰州女子职业学校及田园山庄参观，并为东郊小学学生讲故事二则——《清代爱国将领朱贵的故事》及《热心家乡教育和公益事业的刘尔炘》。

省电视台"健康之友"栏目来录像。

9 月，老友陈钊（又名连桢）自青岛来访，陪其去青海塔尔寺礼佛。

◎ 2002 年 壬午   七十三岁

参加教育部老干部协会举办的首届"河南大学杯"全国高校华夏师表书画大展。送展临王羲之《兰亭序》一幅，获金奖。

5月，参加中国农工党甘肃省第四次代表大会，为期三日。省文史馆组织赴临洮县考察，为期二日。

8月，携孙女久瑛赴银川沙湖、西夏王陵及影视城参观游玩。

9月，学院组织赴兰州大学榆中新校区参观，并为同学做"古典文学中的祖国医学"讲座。

11月，又携孙女久瑛去咸阳秦始皇陵、兵马俑馆与西安碑林、华清池、玄奘地宫及大、小雁塔寺等处参观游玩。

经甘肃省"老科协"评定，晋升为研究馆员。

列席甘肃省第九届人民代表大会第五次会议。

《中国百年百名临床家——汪逢春》（与刘晖桢合作）脱稿，由中国中医药出版社出版。

甘肃省电视台来拍"好家的情怀"节目，于8月5日播出。

◎ 2003 年 癸未   七十四岁

参加甘肃省老龄委组织的"银龄行动"，第三批赴肃南裕固族自治县巡诊。由老龄委权益处李明远处长带队，余及杨培年医师带针灸系毕业生杨荣（礼县人）及在校学生杨高翔。在裕固族自治县老龄委杜瑜玲、顾秀华陪同下，到该县皇城、明华、马蹄三个区巡诊。为期两周。

列席甘肃省第十届人民代表大会第一次会议。

参加兰州市电视台"春暖花开——2003年春节文艺晚会"录像。

7月，参加在兰州宁卧庄宾馆举行的纪念省文史馆、参事室成立五十周年大会，并发言。

省文史馆组织去兰州石佛沟国家森林公园考察，徐家山国家森林公园登高。

为学院博物馆之敦煌医学馆复制敦煌资料藏、汉文医学卷子。

仍在赵敏开设的"天益远红外产品"专卖店备咨询。每周三个下午。

国庆节，琪儿等来兰，遂与佩荣携其到塔尔寺、青海湖、日月山等处游览。

为牛若平审阅其所著《穴名微释》，并为之作序。

简历收入中国社科院文献信息中心编辑《共和国专家成就博览》（人民画报出版社2003年7月第一版）。

仍请徐建江医师，施行右眼白内障手术。

◎ 2004年　甲申　　七十五岁

教育部老干部协会举办的"第二届邵阳医学院杯"华夏师表书画大展，送展书法作品获银奖。

学院图书馆聘为"古籍文献整理研究指导老师"。每周到校三个上午，郭华从余问业。

甘肃省中医学校刘颖约请为该校图书室鉴定古籍，近一个月。

省文史馆组织去甘肃省定西市渭源县考察——连峰山、霸陵桥，为期二日。

《甘肃日报》社记者韦小红、张琳来访关于"银龄行动"事，写成《晚照红霞尚满天》一文，刊于该报 2004 年 3 月 31 日第五版。

为西北师范大学 2003 级博士生班授版本课，每周二次，与郭华一同前往。

8 月，被甘肃省老龄委评为"银龄行动"优秀专家。省老龄委在金昌市召开表彰会，遂与王慎及兰州医学院王秋林、邓桂荣同往参加，并在大会代表获奖者发言。

5 月 18 日，国际博物馆日，与吴玲燕在兰州东方红广场备咨询。

到河南省南阳市谒医圣祠及诸葛草庐。

皈依甘肃省甘南州夏河县拉卜楞寺卡索活佛，赐法名曼那嘉。

◎ 2005 年 乙酉 七十六岁

元月初，姐张志熊病笃，遂与承厚赴京探望。22 日（农历甲申年十二月十三日），志熊姐在京逝世，享年九十岁 [生于民国五年（1916）丙辰八月二十日]。

仍每周到学院图书馆上班三个半天。

省文史馆组织到甘肃省定西市漳县金末蒙初汪世显墓园及贵

青山（峡）、遮阳山等处考察。

与王慎、牛孺子、郭华、金涛赴兰州甘草店甘肃省图书馆文溯阁《四库全书》藏书处参观。

"甘肃省文史研究馆庆贺文溯阁《四库全书》藏书馆开馆书画捐赠仪式"在兰州九州台文溯阁举行。省文史馆馆员当场作书画数十幅，余送小楷一幅，书两册。

学院团委举办第一届"墨彩杯"书画摄影大赛，任评委。

10月，送生母吴太夫骨灰至京，待与先君等一同奉安。郭华去京开会，会后，偕其同往承德避暑山庄参观。

应省博物馆之邀，与霍旭东兄一同为之鉴定古籍，为期两周。

◎ 2006 年 丙戌　　七十七岁

仍每周到学院图书馆三个半天。

省文史馆组织到甘肃省临夏州和政县及该县南松鸣岩风景区考察，为期两日。到兰州市榆中县青城镇及兰州市皋兰县什川镇考察，每次仅一日。

为省文史馆同仁做"中医保健"讲座。

8月，赴白银市会宁县参加会宁县人民医院成立六十周年院庆。午餐后与学院王安平副院长同车返兰。

北京中外民间文化艺术交流促进会举办"中韩书画名家作品交流展"，在北京及韩国首尔两地展出，送展小楷一幅，获银奖。

赠学院博物馆敦煌医学馆《敦煌中医药学集锦》（影摹复印本）一部，及周汨所制敦煌瓷刻造像二尊。

学院第二届"墨彩杯"书画摄影大赛，任评委。

孙女久珺赴菲律宾读书，送其到福州，与其同学郑真之父同访林则徐故居。

◎ 2007年 丁亥　　七十八岁

为落实中央全国古籍普查精神，甘肃省图书馆聘请到九州台文溯阁《四库全书》藏书馆，为之鉴定尘封多年之数十箱古籍。因时间紧迫，故将每周到学院图书馆三次改为两次，到文溯阁每周三整天。

为学院校园文化建设，写书法作品二十余幅。

省文史馆组织到甘肃省陇南市成县、陇南师专、西峡石刻及万象洞，陇南市文县天池、九寨沟、官鹅沟、宕昌哈达铺等处考察，为期一周。

甘肃省卫生厅转来人民来信，本省定西市岷县有人献书，遂与郭华、金涛到岷县访献书人。清点四千二百五十册书，仅有乾隆刊本四册，其余皆石印及排印本，但索价高达五百万，无法商议，遂归。

8月，在北京与萧承运同故宫博物院宣传教育部主任闫宏斌商议举办"萧龙友先生捐赠文物展"事，初步定为2010年举行。

与中国中医药出版社罗海鹰责编商议出版《北平四大名医医案选集》事，并着手编辑。

响应学院号召，捐书籍一百二十二种计一百六十二册。

在省电视台"收藏"栏目做有关古籍鉴定节目。

学院第三届"墨彩杯"书画摄影大赛，任评委。

○ 2008 年 戊子　　七十九岁

每周仍在文溯阁三整天，学院两个半天。

为省图书馆"周末名家讲坛"讲《漫谈药膳》，并整理成文，供其在《周末名家讲坛文集》中刊载。

在上海文史研究馆举办的"中医药与传统文化"论坛上，交流《传统文化中的祖国医学》一文，并在会上摘要发言。会后去浙江省嘉兴市嘉善县西塘古镇参观。归途到杭州访林乾良、吴国琳，到灵隐寺礼佛并参观雷峰塔、虎跑泉等。

甘肃省文化厅成立"甘肃省古籍保护专家委员会"，受聘为委员。

胡余锦明女士在甘肃中医学院建立助学基金，代表学院为书《百福图》一幅赠之。

中国中医科学院医史研究所柳长华所长、王凤兰博士来兰，陪其到文溯阁参观。

捐赠给甘肃中医学院医史博物馆萧龙友先生画像（周仲实[戈]先生绘）及民国瓷质小药瓶、古生物化石等十余件。

○ 2009 年 己丑　　八十岁

仍在文溯阁与学院上班。

编写《北平四大名医医案选集》中萧龙友医案部分及撰序言。

着手编写《善本图籍经眼录》。

参加学院离退休老同志"首届书法、绘画、摄影、手工制作展"。展出书法作品。

为《不息翁诗存》加注，郭华协助。

当代中医药发展研究中心编辑部主任元哲颖来电，约写《中华中医昆仑——萧龙友卷》。

为澳大利亚华裔中医师吴本豪审阅其所著《简明中医学》，耗时近三个月。并代他人为之作序一篇。

用小楷为虚云老和尚弟子灵意老和尚书"法眼宗"法卷一卷。

◎ 2010 年 庚寅　　八十一岁

仍在文溯阁及学院上班。

9 月，偕佩荣及小琪等参加在故宫景仁宫举办的"萧龙友先生捐献文物精品展"，并在开幕式上以萧公门人的身份发言。

《北平四大名医医案选集》由中国中医药出版社正式出版。

由中国藏语系高级佛学院副院长王长鱼陪同，偕佩荣参观黄寺班禅额尔德尼行宫。

九州台文溯阁之古籍鉴定完毕。下半年转到城内甘肃省图书馆八楼书库，继续整理其他古籍。

余藏北宋开宝八年（975）刊《一切如来心秘密全身舍利宝箧印陀罗尼经》（雷峰塔藏经）残卷，入选《甘肃省珍贵古籍名录》。原件由省图马箫箫及岳欣护送至首都国家图书馆参展。

国庆节，孙女久瑛与礼县苏峰亭在兰结婚。

○ 2011 年 辛卯　　八十二岁

仍在省图八楼及学院上班。

8 月，由省文史馆业务处王处机处长陪同，与中国中医药出版社罗海鹰同到甘肃庆阳，参加农耕文化节及中华中医药学会医史文献分会年会。

10 月，与黄红赴京，参加在人民大会堂举行的《中华中医昆仑》大型丛书首发式。

11 月，孙女久瑛在兰诞生一子，取名苏千益。

继续注释《不息翁诗存》。

开始由金涛（从余问业）协助编辑《时方存真》（萧龙友先生医案）。

全省民主党派庆祝中国共产党成立九十周年书画展，送展书法一幅，编入《同心集》中。

为澳大利亚华裔医师吴本豪审阅《简明针灸学》书稿，并为之作序。

○ 2012 年 壬辰　　八十三岁

仍在省图八楼及学院上班。

《不息翁诗存》注释完成，交北京语言文字出版社出版。

《善本图籍经眼录》初稿完成，续有发现，留作增补。

继续编写《时方存真》。

北京电视台委托兰州石化公司电视台来拍有关汪逢春先生资料。

省图书馆书画研究院成立，受聘为顾问。

老友陈彤云教授来电谓：北京中医药大学图书馆古籍室邱浩，拟从余问业。

邱桐老师介绍姬广武（中共甘肃兰州市委组织部党员管理处处长、作家）来谈关于当年"六·二六"事。长谈一日，并介绍其与田晓青联系撰稿事宜。

为金诚所著《拙斋文存》审阅部分章节，并为之作序。

12月12日，偕佩荣赴京，由晖桢棣、小琪、小彦、小锷，将先君及三位太夫人与志熊先姐之骨灰奉安于海淀区东北义园（今西静园公墓）地宫。

◎ 2013年 癸巳　八十四岁

自3月1日起，辞去省图职务。仅每周两次上午学院上班。

继续编辑《时方存真》。

农工党国庆书画展，送草书《秋兴八首》大幅及小楷《前赤壁赋》参展。

省文史馆建馆五十周年庆典及书画展，分别在宁卧庄宾馆及省博物馆举行，送榜书直幅参展。

省图书馆书画院成立，并举办书画展，被聘为顾问，送书法三幅参展。

省电视台任炜烽来接，至电视台为一武威来之观众鉴定古籍数种，无一可取者。

◎ 2014 年 甲午　　八十五岁

4月3日，甘肃省 2014 年古籍保护工作会议在兰州饭店召开，颁发《甘肃省珍贵古籍名录》入选证书，余藏雍正三年乙巳（1725）刊《慧眼山房评选古今文小品》入选。

省文史馆与庆阳市政府合办"传承华夏文明研发岐黄文化学术论坛"，送展中楷《素问·灵兰秘典论》大幅一。

6月9日，"中华文化四海行——走进甘肃"在兰州启动，于宁卧庄宾馆举行启动仪式，送展《兰亭序》大幅一。晚在兰州之黄河剧院参加联欢晚会。

《时方存真》杀青，更名《萧龙友医集》（因其中不仅为医案，并有医话及书序、书画题跋等），交中国中医药出版社罗海鹰编辑。

学院第十届"墨彩杯"书画摄影大赛，任评委。

国庆节，孙女久珺与曹阳在河南安阳举行婚礼。

11月，北京中医药大学校长徐安龙，经该校图书馆古籍室负责人及门邱浩（前年经北京陈彤云大姐介绍与余相识，电话问学。此次见面，正式从余问业，为之取字"浩然"）引荐来访，与其长谈半日。同行参观我校图书馆古籍室，为其讲解。当晚与王海燕书记等，共进晚餐。

是年，殷世鹏在古籍部工作，并从余问业。

◎ 2015 年 乙未　　八十六岁

北京中医药大学新校区碑廊征稿，为书小楷龙友先师《医范十条》一幅。

4月28日，教育部发函同意，甘肃中医学院更名为甘肃中医药大学。为书先师龙友先生《医范十条》志庆。

在甘肃中医学院更名为"甘肃中医药大学"庆祝晚会上，与周信有二人被授予甘肃中医药大学特殊贡献奖，并发给奖牌及奖金。

6月23日，甘肃省政府文史研究馆李学春馆长有《甘肃赋》之作，为书小楷三米长卷，刊于《甘肃文史》2015年第2期中。

8月，孙女久珺自菲律宾调至拉脱维亚。

10月，无偿捐赠本校图书馆善本古籍十二部。

影摹明崇祯刊本三十二篆体《金刚经》一部（次年方完成），书中佛像为蔚君女史南惠霞影摹。

◎ 2016年 丙申　　八十七岁

仍每周到甘肃中医药大学（以下简称"学校"）图书馆两次，由南惠霞、张爱娇、宋月英接送。

2月，因肺气肿入我校附院三楼老年病科，住院半月。住院期间，殷世鹏、南惠霞、黎斌宁轮流照顾，盛情可感。

4月，佩荣因贫血入校附院老年病科，住院18天。

7月，自杏苑小区移至大西洋城10号楼G座905室新居。

会宁县人民医院成立七十周年，该院院长周大勇偕会宁广电局记者来采访。赠其大幅贺词一幅。

捐赠给学校精、平装书籍四百一十七种计四百九十九册。

我校附院建立炮制资料室，捐赠有关药学的书籍三十种计三十四册。

国庆节，恽讷莠叔之八子恽阮夫妇及九子恽渟自京专程来访，小住数日，情殊可感。

11月，小琪术后自京来兰，小住三周返京。

12月，孙女久珺在美国洛杉矶生一子，取名曹致宸。

○ 2017年 丁酉　　八十八岁

仍每周二、五到学校图书馆。

3月，孙女久玥赴日求学。

4月，佩荣因贫血入学校附院住院检查十余日，未明确诊断出院。

4月，孙女久珺自拉脱维亚调动工作至马来西亚。

5月18至31日，佩荣因重度贫血，入兰州大学第一医院消化科住院检查，确诊为不完全性肠梗阻及结肠溃疡。遂转至外科，由姚南主任主刀做结肠梗阻手术，切除约20厘米结肠，前后住院一月余。

6月11—21日，6月25至7月4日，7月22—26日，佩荣三次入院复查。

9月，《不息翁诗存》由语文出版社出版，仿线装，计五卷六册一函。自上一丁酉（1957）开始搜集资料，至今年出版，整一甲子矣。由萧承运偨协助，分赠全国中医院校图书馆及国家级、省级图书馆。

12月，学校委托甘肃省电视台拍"古书之爱——张绍重生平侧记"资料片。

◎ 2018年 戊戌   八十九岁

自本年起，不到学校上班。

《萧龙友医集》（原名《时方存真》）由中国中医药出版社出版。至此，余手中之龙师诗作外遗稿，全部（包括医学文章及文物题跋等）收入该书中矣。

5月，甘肃中医药大学第三届中医药文化艺术节2018年经典医籍诵唱大赛，聘为评委，并参会点评。

8月22—27日，佩荣再次入院复查。

9月，北京市中医医院陈腾飞医师（北京中医药大学毕业生）来访，携来其搜集龙师之诗文，均为其在各种著作、刊物中所查询摘录者。并向余咨询有关先师生平往事，云：拟为萧先生写一传记性之书。

9月26日，于甘肃省美术馆参加省文史馆组织的"纪念改革开放四十周年文史论坛暨书画展开幕、'甘肃文史大讲堂'匾额揭牌"仪式，代表省文史馆馆员发言。

9月28日，应邀参加甘肃中医药大学建校四十周年（1978年4月正式成立）庆祝大会。

10月12—15日，佩荣再次入院复查。

◎ 2019年 己亥   九十岁

元月，学校宣传部、工会等单位举办"迎新春书画展"，送展书法二幅。

同月，应兰州中国邮政储蓄银行柳晓佳之邀，为之书写春联三场，计写春联 50 幅、大福字 20 个。

3 月 4—15 日，6 月 19 日至 7 月 2 日，佩荣两次入兰州大学第一医院住院复查。

经省残联直属甘肃听力语言康复中心张丽医师介绍，捐赠给榆中县王洒力哈（回族）之父（脉管炎患者，行动维艰）全新"威之林"电动轮椅一部。

4 月，陈腾飞君写成《息园医隐记》（暂定名），寄来初稿，为之审阅并提出修改意见。

5 月，审阅澳洲吴本豪、李凤荣及殷世鹏等校点之《青囊辑便》，并作序。

审阅李凤荣编著之《药性赋详注》，并作序。

审阅田永利居士编辑之《浊世尘不染——刘氏三代绘画书法摄影珍藏集》，并作序。

9 月 24 日，佩荣以"贫血"入住甘肃中医药大学第二附属医院老年病科，26 日（农历八月二十八日）病情突变，于下午 6 时 10 分逝世。六十四年夫妻，竟舍我而去。挽以联曰："六四年患难夫妻，齐眉偕老，子孝孙贤，眼前一齣剧未终，何竟舍我而先去；卅六月缠绵病榻，尾曳神龟，悲成孤雁，死后千行哭不转，相期来世再同衾。"三日后火化，暂存华林山骨灰堂，计划明春送其至京，奉安东北义园（今北京海淀区西静园公墓）

地宫。

除夕，集句七绝，成《悼亡诗》二十首。

◎ 2020 年 庚子　　九十一岁

自元月底起，新冠肺炎肆虐。据报导死亡率极高，兰州全市，街巷戒严，商店大部停业。余有《竹枝词》曰："新冠肺炎肆虐中，城市萧条市井空。昔日繁华王府井，门可罗雀客无踪。"

小区大都封闭，出入必须迂回，且须经过岗哨，凭出入证、测体温、戴口罩方能进出。至此，我即无法外出，加之久不下楼，两腿无力，只能在室内活动。

本年国庆、中秋恰在同一日，据云：本世纪内只有四年二节同在一日。10 月 4 日，琪儿偕小彦夫妇来兰。前一日晚，余如厕归至卧室，忽然仰跌，不能起身，至次日凌晨始经承厚召萧成志急来，将余扶至床上。至此体力不支，甚至不能起立。

10 月 5 日晨，由李晓霞同小琪等，送余至学校附院住院。7 日晚，小琪等返京。余住院期间，除接受院方之治疗外，黄旭东仁弟自江苏宜兴来兰，每日为余针灸、按摩，效果极佳，原来两臂肘不能弯曲，针、按三天后，竟能伸缩自如矣。

住院半月，请一昼夜服侍我之服务员照顾[1]。出院后，家有家

---

[1] 邱浩注：据一直照顾恩师起居的服务员史彩霞大姐回忆："2020 年 10 月 5 日至 13 日，由我表妹巧姐伺候老爷子。我是 10 月 14 日接替，在医院伺候几天。老爷子出院回家后，近几年一直由我在老爷子身边照应。"

儿、冢妇及服务员照顾饮食起居，京中小女则每日必有微信问候。人生如此，夫复何求？惟愿我佛慈悲加护。

10月，门人邱浩整理《瞻庐老人翰墨存珍》，于北京自国家图书馆查阅《光绪丁酉科明经通谱》，发来先君及龙友恩师《履历》。先君《履历》载："曾祖（余高祖）讳举（字凤千），原籍直隶衡水县，乾隆间迁奉；妣氏（余高祖母）葛。祖（余曾祖）讳希卿（字万选），例赠文林郎；妣氏（余曾祖母）冯、例赠孺人，刘、例赠孺人。父（余祖父）讳鸿儒（字席珍），例赠文林郎；母氏（余祖母）任、例赠孺人，杨、例赠孺人。胞叔（余叔祖）鸿绪、鸿烈。堂弟（余堂叔）鼎彝，字鲁尊，业儒。妻苏氏（余嫡母），岁贡生候选训导业师醖轩公（余嫡外祖父）长女。"

12月9日，承厚返会宁检查治疗。

○ 2021年 辛丑　九十二岁

元月5日，捐赠给学校图书馆元刊明递修本宋史残卷等善本古籍十一种，计十七册；普本十三种，计五十一册，由副校长王新华及图书馆馆长宋志靖等接收。

同月11日，学校前副院长王安平及校档案馆吕薇等同志咨询有关校史的一些情况。

由吕文瑞女弟协助编录之《善本图籍经眼录》，交国家图书馆出版社。应该社要求，邱浩仁弟据四部分类法、中医地支分类法重新分类，并按古籍成书时序编排，核书校讹，增补拾遗，更名《善本医籍经眼录》。该社承诺一定高质量出版。

为庆祝中国共产党百年华诞，送书法两幅参展。

5月4日，在刘晖桢师弟见证下，北京中医药大学图书馆古籍室邱浩补行拜师仪式。自2012年陈彤云老友介绍后，函电往来，邱即以师称我。

5月中旬，应学校中西医结合学院之请，为书中楷《医学三字经》一部，计共三十五幅。

12月，门人邱浩发心排版、出资影印余于丙申年（2016）影摹明崇祯刻本《三十二篆体金刚经》，"愿以印经流通功德回向杜佩荣师母"云云。河北邢台华宝古籍印刷有限公司孙廷江经理、姚维青女士大力协助，该书于壬寅年（2022）春节前印出，庄严大气，古香古色，雍容华贵，善哉善哉！

◎ 2022年　壬寅　　九十三岁

饱食终日，无可用心。偶以书法自遣。承厚及小琪，每日必有微信问候，甚慰！

"新冠"肆虐依然，省文史馆有"以艺抗疫"网上书画展之举，为书毛主席《和郭沫若同志》七律一首，"一从大地起风雷……玉宇澄清万里埃"参展，借伟人之笔以驱瘟魔。

指导门人袁健重习小楷，颇有进步，甚慰老眼。

嘱门人邱浩将《覆瓿集》重新编排订补、校核引文，《善本医籍经眼录》再核原书影，以使更加完善。邱生受命之后，用功甚勤，完成上述工作。《覆瓿集》又补入余所撰《不息翁诗存》序、跋等数篇文章；《经眼录》撰写跋语，介绍余家世、师承暨邱生与吾之巧合善缘。究一载之功，二书粗具规模矣，亦甚慰吾心！

附

录

附录一：《历史深处》第二部"高山仰止"篇节录

　　1988 年夏日的某一天，是甘肃中医学院一个可以铭记的光荣时刻。

　　甘肃中医学院的古典医籍整理工作以其在古籍挖掘、抢救、整理方面的丰硕成果，受到了国家卫生部的高度重视，也吸引了诸多关注的目光：由中国中医研究院主办的"全国中医院校古典医籍整理工作会议"在兰州召开，与会代表兴致勃勃地参观了中医学院的古籍文献室，为他们所取得的成就惊叹不已。从此，甘肃中医药典籍的保护、挖掘、抢救工作走向了全国。这一成果的取得，是张绍重研究馆员长期积累、孜孜以求的结果。

　　张绍重，父籍辽宁铁岭，1930 年生于北京，是一位学富五车的大学问家。博学、谦逊，人未说话先带笑，典型的老北京作派。他自幼随父读经史及辞赋，兼习书法，后师从"北京四大名医"汪逢春、萧龙友两先生习岐黄，兼攻医史文献。1953 年，分配到前政务院中央文史研究馆任办事员。1956 年，在技术人员归队的号召下，任北京中医学会秘书，次年参加中国农工民主党。1960年调卫生部中医研究院工作。1970年元月，张绍重和在国家机关事务管理局"七联业余学校"当老师的妻子杜佩荣下放甘肃省会宁县。张绍重在县医院当大夫，妻子改行做了供销社的会计。在会宁，张绍重"无科研可搞，就拾起老行当，搞新医疗法"。所谓的新医疗法，就是自己创新祖国医药，摸索出的简便有效的治疗方法。当地许多农民患瘰疬，就是脖子上长了一串疙瘩，俗名鼠疮，溃破后不易好，很难治。他就尝试用砒霜，进行气熏，效果非常好。为了培训赤脚医生，开展计划生育，他跑遍了会宁的全部20个公社，服务上门。1980年，他借调到中国中医研究院，协助筹建中医古籍出版社并任编辑。1985年正式调到甘肃中医学院任教，主讲文献检索及美育课程，同时负责文献整理研究工作，任图书馆古籍文献室主任、研究馆员，为中国农工民主党中医学院支部主任。在此期间，曾影摹《敦煌中医药学集锦》，主编《兰州地区医药卫生单位中医古籍联合目录》，参与编审《全国高等院校文献检索与利用课系列教材——中医文献检索与利用》，并担任两届全国图工委《中医药图书情报工作》杂志编委，《全国中医药科技文献三十五年累积索引》编委。1995年冬，被聘为甘肃省文史研究馆馆员，并受甘肃省图书馆之聘，为该馆旧藏古籍进行鉴定分编，并受聘为甘肃省古籍保护专家委员会委员。

田晓青，《中国医学论坛报》高级记者，是甘肃中医学院1986届毕业生。毕业留校后，分配到院图书馆，在张绍重身边工作 5 年时间，亲眼见证了张绍重老师为甘肃古典医籍的整理、挖掘、抢救事业，和建立甘肃中医学院古籍文献室作出的巨大贡献。张绍重来到中医学院任教后，立即把敏锐的目光投向了甘肃古典医籍的整理、挖掘、抢救事业，他说："敦煌医学应该进一步挖掘。敦煌在甘肃，中医学院应该有所贡献。"为此，他申请了卫生厅的课题，并于 1989 年 9 月带着助手田晓青前往敦煌。在敦煌研究院，他们得到了段文杰院长的大力支持，"把打开的可以让游人参观的洞和不能参观的和医学有关的洞都逐个地看了，并用 135 相机拍摄了下来"。在敦煌，他们每天就是看洞，在资料室找文献，还在市场上买了一些敦煌遗书里与医学有关的影印件，收获非常大。随后，张绍重又来到武威，在文庙找了些东汉墓出土的东西，其中有与养生相关的木简和陶制的仿制品。从敦煌回来以后，张绍重就将搜集到的资料编辑制作成了影摹本《敦煌中医药学集锦》，并很快创建了"敦煌陈列室"（敦煌馆前身）。当时，他已是快 60 岁的人了，但他那种治学的精神给人们留下了深刻的印象，让大家十分钦佩。田晓青说："真后悔跟他的时间太短了。他在古籍、文物鉴定方面，不论是文史知识还是医学知识的造诣都非常高，当时甘肃能与他相比的人风毛麟角。"

张绍重 80 年代初时就有非常好的古籍保护意识，那些线装书，有的是木版印刷，有的是石版印刷，还有活字印刷，大都经过了几百年历史，许多已破损得厉害。他就扑下身子，在做好鉴定、挖掘整理的同时，亲自动手做最基础的古籍的修补工作。正因为有了张绍重，流散在全省图书馆、医院、民间的大量的古典医籍被陆续收集到甘肃中医学院，对整个甘肃中医事业来说，功莫大焉！

田晓青说："这一切都是老师从小积累下来的，并非凭借主观的印象。尽管他的造诣和学术地位非常高，但他不会说：'我说怎样就怎样。'那些年，跟他在一起，确实学了很多东西，有很多是受益终身的。张老师让我从登录工作开始做起，再学版本的鉴定和科研。那些年，他收来的典籍在20多平方米的大房子里摆了两屋子半，有上千册之多。我一本一本地考察，登录了两年多还没有登完。"

张绍重既是一个很有文化底蕴的老专家，同时又是一个能够接受新事物的学者，如购置缩微设备，在当时走在了全国高校的前列。他一方面到北京、上海等地的书店和民间购买、收集典籍，有限的经费下仅线装的善本就购有十几部。另一方面申请学院经费购买了一套缩微设备，把这些善本做成胶卷，让人们去阅读。为了搜集更多古医籍资料，他走遍了兰州各高校的图书馆。由于他的学识让很多人佩服，大家都很配合他的工作。他做事特别的细致，自己有拿不准的地方，都要一一记下来，四处求证。有一次调研，他在北京中医研究院就待了半个月，努力寻找是否为相同善本的依据，翻过来调过去，从刻工、版式、墨色、纸张、装订的风格等蛛丝马迹中找寻，求证古籍是否同一年代同一版本。

夏日的一天，我在张绍重的寓所，见到了这位令人尊敬的老人。他虽然满头银发，身子微微有些佝偻，但却精神矍铄，充满活力。作为甘肃省文史研究馆馆员、甘肃中医学院研究馆员、甘肃省古籍保护专家委员会委员，他现在每个星期还要去学院图书馆工作两个上午，指导古籍保护工作。

我不绩感慨万端，肃然起敬：大师也！

原载《历史深处》——"六·二六"医疗队在陇原 姬广武著
甘肃科技出版社 2013 年第 1 版

附录二：中医古籍"活字典"

——记甘肃中医药大学特殊贡献奖获得者张绍重

在甘肃中医药大学图书馆古籍部，每周二、周四上午都能看到一位老人的身影。在散发着书香的古籍室中，他和年轻人一同研究、讨论问题，精神矍铄、声音洪亮，一点也不像86岁的老人。

他叫张绍重，甘肃中医药大学研究馆员。虽然他调入甘肃中医学院（甘肃中医药大学前身）时，已年过五旬，但是他为甘肃中医药大学中医古籍研究与保护做出的贡献有目共睹。

他是甘肃中医药大学颁发的两位"特殊贡献奖"获得者之一，学校给他的颁奖词中这样写道：

幼承庭训，家学深厚；师出名门，医儒并修；

五岁执笔，工于小楷，字体圆润，神骨兼备；

辨识古籍，独具慧眼；披经阅典，手不释卷；

游艺国学，阐发幽微；秉性谦和，嘉惠后学。

幼承庭训 师出名门

1930 年，张绍重出生在北京，幼年时就跟随当时"北京四大名医"之一的汪逢春先生读书、学医。

张绍重小时侯，家中有很多父亲的藏书，这些书，是他童年最好的"伙伴"。

13 岁那年，张绍重来到了父亲的朋友、现当代著名藏书家傅增湘的家里。傅增湘拥有海量的藏书，其中有很多是珍贵的宋元善本，这让本来就爱读书的张绍重眼界大开，他流连在书海中，自此与古籍结缘。

在跟随汪逢春学习期间，张绍重每天上午跟随老师门诊，下午攻读医籍。张绍重 20 岁那年，汪逢春先生去世。张绍重继续师从父亲的老友"北京四大名医"之首的萧龙友先生学医，每天跟随萧老门诊、整理医案，一晃就是四五年。

幼年酷爱读书的习惯，让张绍重与文献研究结缘。而跟随二位名医学习的经历，也让"医"与"书"两个字成为了张绍重一生的重心。

24 岁那年，张绍重进入中央文史研究馆工作，负责管理图书资料。后来，他又调入中国中医研究院，从事中医药研究和古籍整理。

1970 年，响应毛泽东主席"六·二六指示"的号召，张绍重与中医研究院的另外 4 名医生来到了甘肃省的会宁县，成为了会宁县医院的一名中医医生。

在会宁，由于条件所限，医籍研究和整理工作无法正常开展，张绍重就潜心为当地群众看病。在会宁县人民医院门诊，张绍重新开了"新疗法门诊"，除正常的中医开方外，他还兼做电针、埋线、穴位注射、气熏等，每天患者络绎不绝。

在上门诊之外，张绍重不忘"老本行"，他主持建立了医院的资料室及病案室，为医院的资料收集和病案分析奠定了基础。

1984年，当时建校不久的甘肃中医学院急需医学古籍方面的研究人才，张绍重被借调到了学院古籍室。

这一年，张绍重54岁，他与古籍研究再续前缘。

辨识古籍　独具慧眼

1984年，甘肃中医学院建校仅6年，不要说古籍室，就连图书馆也只是一间屋子、一圈架子。

就在这简陋的一间屋子里，张绍重一眼就看到了自己眼中的"珍宝"——中医古籍。

由于原来的图书馆老师不太懂得古籍管理，一些本该放置在一起的古籍丛书分了家，这样一来，不仅借阅不方便，也增加了管理和研究的难度。

在北京中国中医研究院工作期间，张绍重就接触过图书管理，整理这些古籍工作他干起来得心应手。他把原来分了家的丛书放到了一起，还对医学古籍进行了"中医地支法"分类。

规范管理后，书架上整齐了，但是却越发显得藏书少了。经学院领导的同意，张绍重开始和同事一起到上海、杭州、北京等地的古籍书店"访书"。

医学古籍对于医学类院校来说，具有很高的教学、研究和收藏价值，特别是珍贵的善本图书，更是教学研究的一笔"财富"。在张绍重的奔走下，一批具有很高价值的古代善本图书被收入了当时的甘肃中医学院古籍室。其中一部元代刻本的《闻人氏痘疹论》，更是整个古籍部的"镇馆之宝"。

张绍重说："善本图书比普通版本图书内容更加完整，刻版更为精美，所以有很高的研究和学术价值。"他举例说：古代有一故事，在一部翻刻版《伤寒论》中，将小建中汤方中放的"餳"字刻成了"錫"字，造成"餳錫不辨"的笑话，就是翻刻过程校勘不精造成的错误。

在张绍重的努力下，甘肃中医学院的古籍室变成了如今的古籍部，藏书也从最初的寥寥无几，发展成为今天的颇具规模。

在丰富馆藏的同时，张绍重还与同事联合开展研究，并编辑整理了《兰州地区医疗卫生单位中医古籍联合目录》及《敦煌中医药学集锦》等书。

医儒并修　嘉惠后学

在从事古籍研究整理工作的同时，张绍重还经常为学生开设内容多样的课程，将自己的知识传递给年轻人。

张绍重笑称自己是"杂家"，从他为学生开设的课程中，也可以看出一二：美育课、诗词格律基本知识、文献检索、《周易》与祖国医学，以及药膳学等等。课堂上，他把自己积累多年的知识，毫无保留地传授给了听课的学生。

1991 年，61 岁的他从甘肃中医学院退休，但是他给学生们开设的这些讲座、课程，并没有间断。

2005 年，由于学院图书馆古籍室的需要，76 岁的他又回到了曾经工作过的地方，每周 3 次为古籍室的年轻教师提供指导。

这一坚持，又是 10 年。虽然 10 年后，他到图书馆的次数从 3 次减少到了 2 次，但是每周如果没有特殊的事情，他都会准时出现在古籍部里。

说起现在的工作，张绍重笑着说自己是"被咨询"。在古籍整理和研究中，有拿不准或是不知道的问题，古籍部的老师都会留下来等张老来了解答。丰富的古籍研究、鉴定的经验，让他成为甘肃中医药大学古籍研究的"活字典"。

2015 年，甘肃中医学院更名甘肃中医药大学，这让张绍重激动而兴奋。对于学校的发展，他很有信心，对于中医学生的培养，他也有自己的看法。

他说："对于学中医的学生来说，文学和医学不分家，中医学生应当注重自己文学修养的提升。"

张绍重还建议，中医学生应该注重书法练习——书法是一个中医大夫的"门面"，应当重视起来。

如今，86岁的他依然在做自己喜欢的事，研究、编书、写字、指导青年教师，一样都没落下。

而他做的所有这些事，都与"医""书"二字密不可分。因为，这是从事几十年的事业，也是他最钟爱的事业。

原载2016年1月22日《中国中医药报》第7版　李欣瑶　殷世鹏撰

附录三：北京中医药大学徐安龙校长访谈录

中医本色之传承，中华传统文化底蕴是保障——张绍重老师

访谈时间： 2014 年 11 月 1 日下午 14:42 至 15:07

访谈地点： 甘肃省兰州市甘肃中医学院家属院

    ——杏苑小区——张绍重先生寓所

访 谈 者： 北京中医药大学校长徐安龙教授（简称徐）。

访谈对象： 张绍重（简称张老），字千里，号增葊。祖辈籍贯直隶
    衡水，乾隆间迁居奉天铁岭。民国十九年（1930）庚
    午生于北京。甘肃中医药大学研究馆员，甘肃省文史
    研究馆馆员。北京四大名医萧龙友弟子、汪逢春义子
    暨传人。其父张鼎铭为清光绪二十三年（1877）丁酉
    科拔贡，北洋政府浙江省代理省长、最后一任京兆尹，
    中华人民共和国中央文史研究馆馆员。

访谈主要参与者（以出现先后排序）：

  北京中医药大学图书馆古籍室邱浩（简称邱）

  张老老伴杜佩荣师母（简称杜师母）

  甘肃中医学院时任党委书记王海燕教授（简称王书记）

张老：听说徐校长是江西人？

徐：对，我是江西老表。

张老：我刚才跟邱浩说，我父亲跟江西还有关系。我父亲是光绪丁酉科（1897）拔贡，戊戌年（1898）朝考奉天府（盛京将军辖区）二等第一名，当年奉天一等就一个人，因此他是奉天府排名第二。清朝乾隆七年（1742）壬戌定的规矩，逢"酉"年每十二年各省选一次拔贡。有这么一说：名次一、三、五单数的做七品小京官，二、四、六双数的外放知县，级别一样[1]。萧龙友先生是光绪二十三年四川省选拔萃科第一名，但次年保和殿朝考，因戊戌变法，"制科初改经义"，没能中式，因此在国子监学习一段儿，"功课录叙优等"，派充到正蓝旗作官学教习。我父亲跟他同年，朝考以后就分到江西。

徐：在江西哪个地方呢？

张老：分发到江西省，一开始都是做"候补知县"，哪有缺补哪。听老爷子说，做过上饶、新喻、南丰三个县的县太爷。

徐：我家是饶州府下的鄱阳县，鄱阳湖边上那个江西最大的县，现在 170 万人口。

张老：那非常大了。

徐：鄱阳湖是因为鄱阳镇而得名嘛，先有鄱阳镇再有鄱阳湖

1　邱浩注：据《清史稿·选举志一》及商藻亭（衍鎏，1875—1963，清光绪三十年甲辰科探花）先生《清代科举考试述录》载，当作：拔贡朝考一等者派任七品小京官，二等者外放知县，三等者充教职。更下者罢归，谓之废贡。

之名。

张老：鄱阳县属饶州府辖。

徐：我们那里历史上出过一些人物，颜真卿在我们那里做过督学使，范仲淹在那里做过饶州府知府。陶侃就是我们县的，他是陶渊明的曾祖父；陶侃的母亲，陶母是中国历史上四大贤母之一。

张老：陶侃运甓。

徐：对！运甓磨炼自己的意志。还有陶母"教子惜阴""截发易肴""送子三土""退鲊责儿"的故事也在民间广为流传。

张老：很有名的贤母。

徐：我们那里有著名的饶屯古道，江西饶州府经徽州婺源到安徽屯溪，饶屯古道上出了很多大儒。包括宋代的二程一朱，程颐、程颢、朱熹，都是出生在那条古道上。我母亲就姓程，她是二程之后。我的家就是饶屯古道的起点，屯溪是终点。那天我到徽州歙县拜见李济仁李老的时候，我跟他讲我是一个外行，我是美国留美派来执掌北中医，觉得诚惶诚恐，不知道做不做得好。他说你来中医界就对了，饶屯古道上自古是出大医的地方，新安医学派很多人出在这里。

张老：新安医学派是有名的。

徐：所以我来了北中医以后，一直多方问计中医教育出路。正好这次来兰州在甘肃中医学院开校友会，邱浩说起您老，我说一定要来拜访。上午开完会，下午校友交流，我就请假过来了。

上午在会上都讲了，第一个就是我们人才教育体制有问题，没有培养出足够多的能够真正用中医看病的新生力量，这是第一大问题。我们中医人要拿出勇气来改变过去，既得利益者——就是在现代教学体制里面有许多既得利益者，舍不得把自己的课程砍掉，总觉得自己的课最重要，而不考虑是否有利于学生的成长。我说我们该还中医于本原的，我们要毫不迟疑干这件事情，比如说该讲经典，早上临床，让学生尽早接触原典、感受中医的疗效。今天我是在公开场合第一次讲，在甘肃中医学院，我在北中医校内已经悄悄讲了。我们准备在今年12月份正式启动，把院校教育体系逐步改变，怎么变呢？第一，大幅度约减那些对中医无用的所谓的公式课、基础课，什么高等数学、计算机、英语……对中医学习没有促进，讲来讲去空对空，学生们讲是空对空嘛。

张老：中医根植于中华传统文化。另外，有句俗话说："熟读王叔和，不如临证多。"

徐：您讲得太对了！我想新生入学第一年就开设中医经典课。我首先要同学们背经典，童子功背，就从《黄帝内经》、从《伤寒论》开始讲，一边讲一边让他背，听不懂让他背，慢慢讲，天天背，把经典基础打下去。而且更重要的一点呢，同时让他们尽早接触临床，动手做。教他们针灸、推拿，先把这个学了，把三百多个穴位搞清楚，把经络走行、奇经八脉先搞清楚，尝试着扎针，逐步体会针刺、推拿手法。

张老：这是掌握起来最简捷、疗效立竿见影的东西。我在会宁县基层医院干过，尝到不少甜头。

徐：最有临床疗效。

张老：尤其是咱们现在有时候下乡医疗，你不能在那常住，调方抓药不方便，老百姓最喜欢针灸、推拿、拔火罐……

徐：多好！简便验廉。

张老：简便验廉。中医的优势就在这里。

徐：教了这个针灸、推拿，一边教一点最基础的经典，他年轻，从中学来头脑中对中医一片空白，给他灌输，把这个"早临床"落实，夯他个两年基础。一边教一边背，四部经典学了，中医临床也感觉了，这样的话中医的屁股——朱良春朱老讲的——屁股坐对位置了。

张老：坐对了。

徐：他就不会坐歪是吧。不要你这里讲中医基础理论，那里给他讲解剖学，过两天又给他讲病理学……搞得他不知道要学什么。你这里给他讲西医解剖的脾，那里讲中医气化的脾，这个"脾"到底是哪个脾？这里讲解剖的心，那里讲中医的心，中医"心主神明"，跟西医那个解剖学心脏是不一样的。学生究竟听谁的？

张老：两回事。无所适从。

徐：两回事，总不能让学生课下去"中西理论搞结合"嘛！所以第一是教学要改变，第二是学术研究怎么走。我觉得中医的学术研究应该是围绕核心理论，诠释它，阐述它，发展它。中医根据时代不同它在发展，从《黄帝内经》到《伤寒论》到后面的金元四家、明清医派，每一个时代要解决的医学主题不一样。一代一代的各家学者都会有他们的切身体会来诠释我们中医的经典，每个时代医学都在发展。温病怎么出现的？温病学说的出现也是因为时代发展了，人口多了、交通频繁了，新种类的传染病层出不穷地出现，临床需求来了，所以自然而然温病这个学说产生了。类似的种种，现在时代发展到今天，一定会有适应这个时代的医学理论出现，比如说古代没有手机，而现在有个病叫手机病，你划手机这个指、腕筋骨痛，你低着头看后脖子这里痛。

张老：手机病、电脑病这是新玩意。

徐：全出来了，类似于这些疾病古代没有，你要研究。所以第二个，古代的中医理论怎么去适应今天的临床需求？科学研究、学术研究怎么做？首先要把我们祖先的东西搞明白他讲什么。《黄帝内经》一百遍读不明白，似是而非，或者以讹传讹，张冠李戴，学术研究要把古代的版本、训诂搞清楚；科学研究要把内在机理揭示出来。否则的话……

张老：弄的学生是……

徐：一头雾水。

张老：不少学了很多年的、号称"中医"，对中医经典很多论述还莫名其妙，别说学生了。

徐：是呀！就是他背下来了那些经典，他也不一定搞得清楚说的什么。我也是遍访我们学校临床好的医生，我们有一个在东直门医院看肿瘤非常好的李忠大夫，他的临床效果非常好。为什么好呢？他说：这个经典真是有用！许多我这个年纪的人不晓得有用，但我在临床用得很好，别人就不可想象。他举一个例子，当时上学的时候是听王洪图教授讲《黄帝内经》，讲案例看一个男科病，王教授说不要只考虑肾脏、膀胱、前列腺，说要从肝论治。为什么从肝论治？《灵枢·经脉》云："厥阴者，肝脉也。肝者，筋之合也。筋者，聚于阴器。"这个男科病案王老从肝论治，临床疗效奇佳。他说为什么我觉得《内经》有道理呢？因为古人讲这个东西不是瞎说的，经典的理论是基于不知多少代的临床实践凝练出来的。我自己在治肿瘤的时候，往往从厥阴证考虑，用乌梅丸加减治疗，效果就极好！他认为厥阴证根据描述应该是阴转阳过程中气机不畅通了，这个杂病就出来了；癌症就像那个厥阴证，阴不能转阳，癌细胞不能发育转化为正常细胞；所以厥阴证一出现他就用乌梅丸，疗效特别好。

张老：这个他是用活了。

徐：用活了，所以学术研究干的是这种事。

张老：中医就不能够一成不变的，用现在的话说是与时俱进的。

徐：要与时俱进。毕竟时代变化了，今天病人讲的病情有很多都是现代的诊断，我们得用现代的科学语言来阐述我们中医为什么有效，我们中医为什么能治病，利用现代科学帮助我们提高、完善中医自己的诊断。比如说我现在做的一个科学研究，一个脾虚证的系统研究，我怎么做呢？用到所有可能用到的现代手段来阐发这个脾虚证致病机理。中医脾虚不是指解剖的脾脏，涉及解剖的胃、胰腺，还包括肝脏、胆囊。

张老：见肝之病，知肝传脾。

徐：对！脾虚证还跟情绪有关，肝气郁结，肝木克脾土嘛——这一套西医的消化系统都属于脾胃中焦。古代没有那么多技术手段，我这个人是懂得世界科技最先进的手段，能不能利用这些手段，搞一个脾虚证"治未病"的临床诊断参考。比如说把脾胃中焦这一套系统追踪观察哪个器官出现了什么问题、发生了什么改变——从还没有得病之前的脾虚，现在时髦的一句话亚健康，到后来脾虚，甚至不断地恶化最后到肿瘤，这个过程每个阶段脾胃中焦的病理变化照片子在那里，就像中医有脉象在那里，有望闻问切在那里。好了，我们还可以补充一个，病理变化的片子可以作为一个供临床参考的微观指标，因为望闻问切都是整体的宏观指标。当然，更微观的指标可以把他的血象，血里基因的变化，包括免疫细胞的改变，都可以分阶段记录下来，作为判断病势预后、辅助辨证论治的参考。因为脾是后天之本，脾虚证很多症状提示它跟免疫力有关，我就利用高科技手段采集脾虚证患者体内产生免疫力的地方有哪些微小的指标发生了变化，我做得越精细、越微观，我就越会知道这个脾虚证病人原来的体质状况，包括经过治疗是变好？还是变坏？最终整理出哪些微观指标是判断脾虚证病情变化最主要的标志。我来做一个航标灯，就是未来年轻人学医不要再完全自己去盲目摸，你的病人吃了你开了方子，就去做检查，你可以参照我们的研究经验而制定的参考范围表，你就可以告诉患者某个指标好转了，就可以作为一项参考给病人调方，那么你就比病人还要准确、客观、提前捕捉到信息，你的方子究竟有没有效，客观上疗效是否有进展。中医干这种科研就是对的，就是帮助中医。你要是拿耗子来，在它身上做一个脾虚证，那就是蒙的。您说是不是？当然，你不能说中医看病给他搞一个唯一标准看一个病，那不可能，辨证是灵活的。我只是举例，中医的学术研究做什么、可以怎么做。

第三，附属医院中医怎么样在临床上坚守自己的阵地。我到东直门附属医院去调研，一个年轻的实习医生告诉我：校长，我家里祖祖辈辈是搞中医的，我看发热很多小方子退烧很厉害。有一天晚上我当班，来了一个发烧病人，我就开那个小方，马上到药房里抓了药给患者煎汤喝了，第二天一早患者烧就退了。但是我们科主任查房过来问了：小王，昨晚怎么样？科里来了一个什么样的病人？这个年轻医生就说来了一个发烧病人。主任说你怎么处理的？我就给他开一个小方子。你为什么不给他打吊针挂盐水呢？！到时候你要负医疗事故责任的！狠狠把他批了一通。这件事我听了，心里郁闷透了。我说咱们是中医院，中医大学的教学医院，首先西医退烧肯定没那么快；其次即使烧当时退下来，还会反弹，抗生素用多了会有副作用；再次不该让病人花那么多钱。中医不是不能治急病，不是不能治大病，只是你自己没有信心、没有本事治这个病。

张老：没有钻进去。

徐：没有钻进去。所以这医、教、研整整的三个方面都面临危机，我就说这是个大问题，需要逐步扭转被动局面。

张老：动不动打吊针，那不是个事！从前汪逢春先生治疗湿温发热，当时的西医束手无策，汪先生一两副中药就退烧。萧龙友先生诊治疑难病的疗效，连德国的医学博士狄博尔都称赞不已。

徐：所以我跟他们说，你们这样做，只会把中医的临证能力越来越下降，你见到西医就退，西医就说你没本事。你就逐渐退出临床的主战场。

张老：我有一个师兄叫秦厚生……

邱：汪逢春先生的弟子，参编过汪先生《泊庐医案》。

张老：对。他是北京市中医医院搞肿瘤的，早去世了，他的儿子前两年也去世了。他儿子当年对我说：他现在去看中医，看看大夫桌子上放不放血压器，放了就不合适，他就认为你中医水平不高。我说你也不能那么绝对。他说中医就得从望闻问切入手。不是中医自己的东西不行，是你不知道，或者没掌握。

徐：是你学得不精。比如说号脉，我就亲身接触过很多民间中医大家，有些真有本事的大夫上来把手一搭，将我的病情讲得清清楚楚，就像 X 光扫过一样的。但是有些没本事的，号我脉怎么也号也讲不出什么来。现在有这种号脉能力的人越来越少。看来要把这个脉法传下去，也面临很多问题。

张老：不是老祖宗的东西不行，是你没学进去。当年萧龙友先生诊断袁世凯为尿毒症需静养、孙中山为肝癌不治之症、梁启超肾脏无恙不当切除，四诊合参，脉诊确实发挥了很大作用。记得萧先生在重刻清代周学霆《三指禅》序中谈到过："此编以男女异尺而别阴阳，显合《周易》乾坤咸恒之义，所以古人有以卦喻脉者。所喻者何？纯阳脉则为乾之象，纯阴脉则为坤之象。他如芤脉中空，有离中虚之象焉；革脉浮大，中候、沉候皆不见，有艮覆碗之象焉；牢脉沉大，浮候、沉候皆不见，有震仰盂之象焉；又有中候独见，浮、沉皆不见者，其象若坎中满，则抟土之象，为败脉矣；又有浮候不见，而中候、沉候并见者，其象若兑上缺，则鱼游、虾戏之形，亦败脉也；又有中候、浮候皆见，而沉候不见者，其象若巽下断，则阴阳两尽，为绝脉矣。"关键看会不会用。

徐：我就跟他们说：中医这个东西，我来到中医界，发现有一个最大的问题，首先是传承面临断档。所以当务之急是发掘继承，首要的是把祖先的东西，中医最宝贵的东西，把它原原本本地保留下来，完完整整告诉我们的后人。至于怎么创新，要后人根据需要再来做，这个可以从实际出发慢慢研究。如果连古代的那些原著解释得都不是原汁原味的，四部经典你都理解不透，你怎么去创新呢？

张老：现在很多东西都很难说。你比如说药，过去那个野生药……

徐：这又牵涉另外一个话题，中药是一整套问题，一系列问题。

张老：野生药——我小的时候走到药铺门口还没进去，多远就闻到了中药味。现在你走到药铺门口，有时候就是进去你都闻不到这个冲鼻子中药味。

徐：这个药材的道地性到底在哪里？

张老：对，道地性在哪儿？

徐：所以药这也是一个大问题。

张老：现在咱们提倡不了当年萧先生说的"司岁备物"，按五运六气推算，干支纪年，六十花甲，阴年采阴药，阳年采阳药，没有那么多本事，也没有那么多资源。但是你规规矩矩按古法炮制做，也很好。

徐：搞传统中药也面临后继乏人。咱们北京中医药大学中药学院一大批研究天然药物的，把当归拿来提取出来一个一个单体，然后看它的药理作用，当然这也是中药学应该研究的一个部分。但是传统中药炮制基本没什么人做。我说道地药材这是搞好中药最关键的一个环节，不仅是种植要道地，同时炮制也要讲究。

张老：炮制应该讲究，你不讲究也有问题。当年汪逢春先生用药，都标上炮制方法，比如：杭白芍（真伽南香同炒或同酒炒），肥玉竹（米炒），黑芝麻（桑叶或经霜桑叶同炒），鲜金斛（家苏子同打或同炒或苏子霜同炒），等等。过去老中医用药，炮制极其讲究，方法丰富极了。

徐：我说中医中药是唇齿相依，好的医生没有好的药，你的水平显不出来，疗效不到位的。所以道地药材、传统炮制这个问题也是中医面临的一个很大的瓶颈。我在想中医药规范化是否能在这里规范化，可以搞药材道地性的规范化种植，做这个可以把很多现代科技拿过来，让他规范种植，追踪它某些成分的原子、分子，就是现代科技手段可以从土壤里面一直追踪到病人的肚子里面，微细变化都可以追踪得出来。

张老：所谓道地药材主要还是一个土壤、水质、日照、气候的问题。

徐：是的，主要是这个问题，水土以及阳光的照射长短、季节的温度变化、空气干湿度以及风力、风向、空气流动等问题。最重要的是土壤，因为道地的"地"就是土。

张老：中草药就是生在土里的，同一个地方，有时候隔一道沟、隔一垄岗，同一科属的药材道地性都不一样。同样一个专区，邻县可能就不产这种药材；同样一个县，出了这一圈地，种的同样品种的药材，刨出来个头、颜色、香味、药力可能都不一样。"橘过江而为枳"，就是这个意思。

邱：补充一下，金世元金老就举过这方面的例子。他说甘肃定西专区岷县产当归，但只有岷县梅川区、西寨区几个地方产的当归是道地药材；还有广东茂名地区化州产橘红，但只有化州赖家园产的最道地。

张老：中药采摘也讲究季节时令。过去汪先生跟艾步蟾艾老学医，苏派风格，擅用鲜药，鲜花、鲜叶、鲜根。鲜药采摘往往根据植物生长特性分早、中、晚采，都不一样，极其讲究的。然后就是炮制问题，为什么炒枣仁能安眠，生枣仁能治嗜睡呢？生地黄凉血，熟地黄温肾填精呢？就是炮制问题，你不去讲究这个尊法炮制不行！

徐：所以中医、中药都面临严峻的传承问题。

张老：传统的东西基本都面临这个传承问题，现在国家也逐步意识到了，比方在抓古籍方面的保护。我们俩（指邱浩）搞的都是这一行。国家从 2007 年开始古籍普查、登记保护。老实说，有点晚了。

徐：晚了——但是不管怎么样，亡羊补牢嘛！现在不开始做——你总要开始做。

张老：我刚才跟他（指邱浩）说的，1964 年我去遵义搞"四清"，1965 年回京，中国书店办了一个善本书的展销。上（20）世纪 60 年代初我在中医研究院中药研究所参与编写《全国中药成药处方集》《中药炮灸经验集成》《中药成药制剂手册》，正好是拿了几百块钱的稿费，我参观书展的时候，就把这个稿费投进去了。主要买了 3 部书：一个明经厂本的《医要集览》，这么厚的 6 本，蓝绫子护面，上下包角，开本大，白绵纸，字大清晰，行格疏朗，赏心悦目，品相相当好。另外一部学术价值大的就是明杨继洲《针灸大成》的稿本，有杨继洲自己的批注；我跟现在的《针灸大成》比了一下，里头有不一样的地方，这个稿本你现在找不到的。还有一部善本书……"文革"时全被烧掉了。

徐：全都烧掉了？

张老："文革"的时候烧掉了。

徐：无法挽回的损失！

张老：损失不堪回首！我小的时候读史，曾经写过一些随笔，当年叫窗课，其中有一篇就叫作《诛戮功臣》。历史上政治动荡，毁的东西太多了！有一个老前辈，虽然并没有跟他学什么，因为我父亲的关系，我叫他老师，就是陈云诰。

徐：陈寅恪吧？

张老：不是，他叫陈云诰，字紫纶，又字子纶、璜子，号蛰庐，学界称之为陈紫老[1]。他祖上为明初武将，随燕王扫北而上，定居北直隶易州。他是清光绪二十九年进士，癸卯科翰林，散馆授翰林院编修，中华人民共和国成立后是中央文史馆馆员。宣统时候曾经给宣统进过讲，他家里有很多书是进宫从宣统那里磕一个头捧出来的。"文革"的话，他家变成一个大杂院，家人住在北房三间，有一间堆的全部是书——给他堆在院子里浇上煤油，烧。

1　邱浩注：陈紫老为清光绪二十九年（1903）癸卯补行辛丑、壬寅恩正并科殿试二甲进士出身第八十三名，当年选庶吉士，故称"癸卯科翰林"。

徐：啧啧！我现在有点……

杜师母：他父亲 63 岁才有的他，所以才留下了这么一个最接近清朝的人。了解清末民国的事，他最熟悉。张学良就是他父亲的学生。

张老：我父亲张济新，原名鼎铭，字庶询，号瞻庐，同治七年戊辰、公历 1868 年生，比萧龙友先生大 2 岁。我们家老祖是冀州直隶州衡水人，乾隆年间我高祖一辈就已迁居奉天府铁岭县了。清朝那会儿相当于今天的辽宁省称"盛京将军辖区"，光绪三十三年（1907）丁未改奉天省；奉天府相当于今天沈阳市。我们家老爷子做过张作霖沈阳大帅府总务处长，是张学良的老师。曾任北洋政府浙江省代理省长、最后一任京兆尹。40 年代末为北平和平解放作出努力，中华人民共和国成立后被称为"和平老人"。1951 年被聘为中央文史研究馆第二批馆员。当年去世，老爷子的丧事，是周总理委托章士钊给办的。

杜师母：他父亲书法、诗词都好着呢！北京西城旧刑部街"奉天会馆"、西郊"东北义园"匾额都是我老公公写的。

张老："皇姑屯事件"我们老爷子跟张作霖坐一趟火车，张作霖怕被人刺杀，就让他坐自己的那节车厢。结果张作霖还是被日本人炸死了。我们老爷子头磕在一只皮箱上，流了一地血，但是活下来了。直到去世，他头上伤疤那块也一直也没长头发。"九一八"事变之后，老爷子在北平德胜门内筹办东北难民营，遇有家乡难民求助，就赠送书法，让其变卖置换银圆使用。西四南缸瓦市东侧有一条胡同，叫"义达里"，虽然只是个普通的死胡同，但胡同口有一过街门楼，门楼上镶有一块汉白玉刻的匾额——北京胡同越来越少了，这过街门楼恐怕极为稀罕了。匾额上"义达里"三个字就是我们老爷子于民国二十五年（1936）丙子题写的。原来胡同口两边还刻有他写的一副对子，上下联为："义达里宝地福田境由心造，缸瓦市忠言笃行道在人为。"中华人民共和国成立后胡同改建，对联据说"文革"期间被砌在了砖墙里边，可能现在要恢复还能恢复。

徐：这个我可以跟全国政协西城的熟人呼吁，帮忙恢复。这也是北京文化一景嘛。

张老：北京的西城区政协办了一个《西城文苑》，你看过吗？

徐：没有。

张老：最近他们给我寄了一本。为什么寄了一本呢？因为里面有两篇关于萧先生的东西。这个杂志有一个副主编叫金诚，论辈分算我一个亲戚孙子[1]，他是最后一任顺承郡王的族侄，抗战胜利 1945 年生人，我们老爷子给他起名"复兴"。老根是清宗室大贝勒代善那支儿的。

杜师母：金诚他妈还活着，是他的表侄女。

---

1 邱浩注：金诚先生为增葬恩师尊翁瞻庐老人原配苏夫人之二弟苏公方城先生之曾外孙。下文"表侄女"，指苏公方城先生孙女苏慧清女士。

张老：我这个表侄女比我大3岁，今年已经88了。我们这个表侄女婿啊，就是这个金诚的父亲，是最后一任顺承郡王的堂弟。

徐：真正是有传承了。

杜师母：他这个人不图名不图利，自己不会给自己宣传，实际上像他这样的人大概就没有了。因为他是最接近清朝的一代人，现在这个格格、那个格格，都是什么孙子、重孙子那么一辈的。他是萧龙友的弟子，汪逢春是他的义父。可是他自己根本不宣传，只有北京有一些人还知道，在兰州基本都是不知道。也不为名也不为利，反正随我的意，退休以后，邮票啊、古币啊、玉器啊、古籍啊……什么都玩，我怎么样高兴怎么来。

徐：经历过那么多，什么都看开了，自得其乐。

张老：我刚才和邱浩说：甘肃文史馆要搞"馆员文库"，我就玩了咱们这一行，写了一个《善本图籍经眼录》，分成了宋元篇、明代篇、清代篇、域外篇。有文字说明，配了不少古籍书影。

这个《宋元篇》哪——我见得比较多，十三四岁就往傅增湘太年长[1]家里面跑。傅先生是四川江安县人，和萧先生是四川同乡。我十三四岁就往傅先生家里跑，他家里面的宋元古籍我全看

---

1 邱浩注：因息园太夫子之尊翁萧公端澍，字雨根，号水卿，著有《赏松石斋诗存》，与傅增湘先生为同年，同登清光绪十四年（1888）戊子科顺天府秋闱举人榜。故此息园太夫子称傅先生年丈，增莽恩师称傅先生太年丈。

了，有些时候就随便记一点什么、抄一点什么。这些就是从我十几岁记录玩意里面没被烧光的，整理出来这么点东西。

徐：太珍贵了！

邱：傅增湘先生的书后来是捐到北京图书馆？

张老：嗯，全捐了。1949 年傅先生去世以后，他儿子傅忠谟我们叫世叔，五十年代全给捐了。他说捐的时候对北京图书馆说：书我全部捐了。要是日后活不下去的时候，我还有什么东西，你们收购点就行了。呵呵呵。

徐：呵呵呵。最近我到了国外，在俄罗斯圣彼得堡的东方艺术研究院发现有五种古版的《本草纲目》。他们最早的是《本草纲目》的第二版，清初江西版。

张老：明万历金陵版是第一版。

徐：金陵版是第一版。他们那最早是江西版，还有后面的几版，一共是五种，每一种都是完整的。我已经跟圣彼得堡的州长请求复制一套、两套给我，他口头答应了。

张老：中研院有一部金陵版，那部金陵版是 1981 年我跟薛清录收集来的。薛清录我们是 50 年代末 60 年代初的同事，那时候整天价在一块，我们把她叫作薛大姐，她说你比我大还叫我大姐。后来响应毛主席"六二六"指示"把医疗卫生工作的重点放到农村去"，1970 年我到甘肃会宁县，本来说在那里是搞科研，到会宁县结果无科研可搞，老老实实给人家上了十年的临床。耿鉴庭我们是老朋友，倡议要成立中医古籍出版社，给我写封信说你来帮我跑一跑，因为王冶秋我们都挺熟的，1980年我就回去（回北京）了，跟老耿跑了跑这个（筹建中医古籍出版社）。回去了，那天薛清录说有一部金陵版《本草纲目》你看看，我赶紧就跑去鉴定了——咱们中研院当时还没有金陵版——这次收集到了。我忘了是谁了，有一部彩绘的《本草》，忘了是谁让我们去看，当时还是我跟老耿我们俩去看的。那是内府的东西，彩色的药物图，书品那么大。最后那部东西落在谁手里头了不知道。

邱：是《食物本草》吗？

张老：不是。记不得了[1]……赵燏黄赵药农先生也作古了，他那个女儿、我那个小师妹原来在中医研究院中药所做什么实验员。现在恐怕也退休了，她手里有《吕巖岩本草》。

徐：所以今天过来，也想跟张老请教一下，特别是中医古籍

1　邱浩注：增荂恩师与高晓山先生合作《明抄彩绘〈本草品汇精要〉残卷初步研究》（《湖南中医学院学报》1985年第1期）载："1964年，中国书店送售给中医研究院中药研究所一部残缺不全的《本草品汇精要》彩绘抄本。"增荂恩师《〈本草品汇精要〉及（该书）明抄残卷研究（述要）》——1988年西北五省/区第四届药学学术会议发言稿载："1964年笔者供职于中医研究院中药研究所时，中国书店裴子英同志送来一部残缺不全的抄本《本草品汇精要》。"后据恩师回忆：在中医古籍出版社工作期间，受高晓山先生之约，鉴定过"明抄彩绘《本草品汇精要》残卷"。"文革"前，与耿鉴庭先生鉴定过一部"内府彩绘《本草》"，但与上述古籍肯定不是一种书，今已难忆其详。考上海图书馆藏有明万历十五年（1587）内府刻本《重修政和经史证类备用本草》，文字部分为雕版印刷，书中插图进行了纸本设色，即是另外一部典型宫廷彩绘、图文并茂的本草图书。由此可知，"内府彩绘《本草》"，曾有多种多部；从而可见，增荂恩师曾经眼之古籍种类繁多。

的整理传承，我愿意为中医凭着我个人在这个社会的人脉资源来资助。他（指邱浩）知道我来了北中医已经募集了一个多亿的钱为建新校区，新校区去年九月份开建到现在盖了四五栋楼。我从教育部拿了十个亿回来，教育部很支持我，因为是新校长、也是全球公选的，我去要钱他们很给我面子。但是关于收集古籍，需要资金的话我会找另外一些资源。现在需要您老第一给我们指明一些方向，第二您告诉我们有哪些具体工作该做什么。因为我不是这个专业，邱老师也会给我一点建议，如果您再给我们一些建议的话，我们就按照这个思路进一步实施。

张老：古籍的收购可遇不可求。现在北京很多拍卖公司经常有一些好书上市，这要看机缘……邱浩他们在做近代中医学派的梳理工作，将一些老中医未发表的医案、医话、医论整理出来，或者多年未刊的医书点校再版，这也很有意义。邱浩拜到我门下，就是他帮着陈彤云大姐整理北中医建院时候的史料，彤云大姐介绍他认识我的。

他（指邱浩）这次给我带了一些力老的资料。因为我母亲与汪逢春汪先生是同乡，我小时候有病都请汪先生看，就拜了汪先生作义父。汪先生的两个老师，一个启蒙老师苏州吴县（现吴中区和相城区）艾步蟾艾老，一个是福建永泰后来到了北京的力轩举力老。

你（指邱浩）把那本书拿来给徐校长看看。我手里力老的东西只有这么一点了。

徐：力老？

邱：这是增荐老师收藏的力轩举先生医案及抄录的书。力先生名钧，字轩举，号医隐，福建省福州市永泰县人。黄帝臣子力牧的后人。生于清咸丰六年（1856）丙辰四月二十八日，恰逢传说中药王爷圣诞。力先生为晚清著名医学家、学者、藏书家和教育家。据力钧研究学者中国医学科学院图书馆王宗欣先生考证：力钧是一位典型的"儒医"，在中医经典、医史、本草研究，医书访求、医籍考佚、中西医临证汇通以及经学、小学研究诸方面均有造诣。我带给增荐师的资料上记载力先生的主要著述有：膏肓考、皿虫为蛊说、阳物阴时解、和缓考、诗经药物考、尔雅药物考、伤寒论问答（与郭永淦合作）。经查考，他还有以下著作：铜人图正误、历代医官沿革考、福建药物考、庚寅医案、警录、内经难经今释、伤寒论辑本、辛丑医案、难经经释补注、病榻杂记、槟城医话、释温、释瘟、乙（一）代医籍存佚考、王公大臣治验录、崇陵病案、历代钟鼎款识考异、文选读、毛诗释例、郑学类求、巫来由方言、新加坡故、满剌加考古、柔佛小志、吉隆游记、槟榔屿志略、南游杂录、槟城故事录、槟城异闻录、槟城佳话录、槟城医话等。力轩举先生是北京四大名医汪逢春先生在北京的老师，他曾与陆润庠[清同治十三年（1874）甲戌科状元]一起进宫给西太后、光绪皇帝请脉调理。

张老：主要是给光绪看病，附带给慈禧看病，《崇陵病案》

上有记载。你把这个书给徐校长介绍一下。

邱：这是增荈老师收藏的《芹溇医学》，力先生的稿本。《芹溇医学》应该有好多种，此书的稿本首都图书馆、中医科学院图书馆都有。力先生于民国十四年（1925）去世后，他的藏书大部分于民国二十九年（1940）被北京协和医学院图书馆收购了。

这三册书是早年散落民间，经汪逢春先生收藏过的。第一册封面题《庚寅医案》，翻开第一页题作《芹溇医案》，是力先生清光绪十六年庚寅——1890年的医案记录。第二册《芹溇验方钞》，是他抄录的有效的一些古代单验方。第三册《眼科验方辑本》，是力先生从历代的医书，如从《肘后方》《太平圣惠方》《圣济总录》《仁斋直指方》《卫生家宝方》《普济方》《本草纲目》……里面摘录的一些眼科的效用验方。

徐：喔，这个字写得真漂亮！

邱：这三册书合装一个蓝布函套。书函题笺"芹溇医案"，是汪逢春先生亲笔写的。题笺右侧副笺是增荈老师为表示纪念加的："此笺乃（空格）泊庐夫子遗墨，可不宝诸。"

这一册《芹溇医案》最后有增荈老师购书三年后追记的跋语，说明了收藏此书的缘起。您看先生的这个小楷，中锋圆润，笔力遒劲，工整隽秀，赏心悦目，真是"晋唐"的法度。

徐：我中午在甘肃中医学院博物馆"敦煌医学馆"已经看到张老师的字了。那里很多您的墨宝在上面。

杜师母：他五岁就在他父亲指导下习字了。

徐：童子功，不得了！

邱："《芹溽医学》三册乃（空格）泊庐夫子故物也。重侍学玄斋时尝获见之。辛卯（1951）春，以五千金得于京师琉璃厂书肆，如获至宝。细审笺题，犹是（另起行顶格）先师遗迹，墨瀋尤新。追忆执经授业时，恍如昨日，而（空格）夫子归道山于兹五载矣！今瞻遗墨，不知涕泗之何从。甲午（1954）暮春之初静坐展玩偶识。"上押"铁岭"朱文长方章，下钤"张""绍重"两枚正方印。

徐：您说这个泊庐夫子就是……

张老：汪逢春汪先生，"泊庐"是他的书斋名。他那个书房里还有一块匾，叫作"玄珠青简之斋"。

徐：我听说过"赤水玄珠"。怎么讲？

邱：这是《庄子》里面的典故。《庄子·天地》篇里说："黄帝游乎赤水之北，登乎昆仑之丘而南望，还归，遗其玄珠焉。使知索之而不得，使离朱索之而不得，使吃诟索之而不得也。乃使象罔，象罔得之。黄帝曰：异哉！象罔乃可以得之乎？"无智、无视、无闻，虚心淡漠无为，方能契合大道，参悟玄妙。所以汪先生每天均打坐习静。"青简"代称古书，表明体道参玄之余，他爱好读书。

张老：是这讲。这函书是 1951 年春，我在琉璃厂一个旧书店花 5000 元买的。

徐：5000 元？

张老：旧币，现在 5 毛钱。

邱：书函题笺是汪先生亲笔，您当时真是"如获至宝"啊！

张老：就是啊！汪先生 1949 年辞世，这段跋语是甲午年——1954 年我追忆写的，距 1949 年已然 5 年了。

徐：今年也是甲午年，正好是 60 年周年，您这个字都写 60 年了！

张老：我这个字都写 60 年了。

邱：今年正好也是汪逢春汪先生诞辰 130 周年。汪先生生于清光绪十年甲申，公历 1884 年。

张老：对，清光绪十年（1884）甲申五月二十日生人。我记事时知道汪先生名朝甲（原名凤椿），于北京悬壶时取名"逢春"行世。

徐：有没有搞一个什么活动，我们可以帮您一起来策划一下。

张老：不搞了，提起来伤心！存下来的资料太少了……从前汪先生每天门诊的那个医案大约有这么（一人）高两堆，他每天清晨五点就起床，回忆前一天看的疑难病，整理病案、追记日记，稿本将近百册。保存在"泊庐"他大儿子汪孟涵（绍楹）手中的亲笔资料，"文革"全给毁了。临证底簿谁拿去整理呢？我们有一个师哥叫岳龙璞，这个人是光绪末四川总督锡良的孙子，蒙古镶蓝旗人，巴岳特氏，取"岳"为姓。"文革"期间把他的东西都给烧了，所以汪先生的资料流传下来很少。现在我手里面只有民国三十年（1941）出版的线装铅印本《泊庐医案》，还有当年我跟诊时，戊子年（1948）底、己丑年（1949）初，汪先生临床用的《丸散膏方底簿》，就是患者吃汤药一段时间后，不便继续煎药，病情改善或向愈，改用丸、散、膏方巩固治疗或培本固元。我手里这一册是刘明言、岳龙璞跟诊抄的，刘明言是北京复泰堂参茸庄东家刘镜秋的儿子。这个就是汪先生临去世那一年，我们给他整理医案，这部分正好分到我给他整理，所以在我手里面留下了。我和中医古籍出版社的刘晖桢整理过《中国百年百名中医临床家丛书——汪逢春》卷，对汪先生的生平学术做过一些介绍，那里面收录了。

邱：这本书我读了。我们对汪先生生平事迹、医学造诣……能有一个比较清晰的了解。

张老：因为汪先生去世早，己丑年的七月二十七日，就是1949年9月19日就去世了。他的亲传弟子大多不在了，因为"文革"，再传弟子也不多。所以现在知道他的人少。

杜师母：佛堂里面打坐，坐化了，虚岁66。

张老：我那个《汪逢春小传》上面写了……

邱：我看到了。敲门敲不开，里面门插上了……

张老：哎，谢子衡从窗户跳进去的。比那个红凳子稍微矮一点的木头墩，就是打坐的那个禅凳，他就在上面打坐。打坐，就——就走了。

邱：嗯。

张老：那天早上7点钟啊，我从家里到他那，和平门外西河沿一九一号。到他那个书房，就是所谓"玄珠青简之斋"的那个书房。主房是两明一暗，暗间在东是卧室，套的耳房作卫生间；中间客厅与西边书房是明间，书房套的耳房是个佛堂。书房中间是一个书桌，后面有一个过去所谓的香妃榻，这边都是书架子，我们爷俩就在那儿聊天。因为他和我母亲是同乡，经常出诊回来没事就到我们家，跟我父亲喝上点绍兴酒，用他自己的话"搓搓小麻雀"（苏州方言）——所以他跟我很随便。那天讲了一点儿家长里短，讲到八点钟，他说："我做功课去了。你随便在外面转转。他们来了叫我。"那天周一，正好是休息，逢周一就停诊一天。干什么叫学生们都来呢？用现在话来说就是病案讨论，上一周有几个重病人，诊断、治疗上有什么感悟、认识，大家来说说，老先生给讲讲，交流个两三个钟头。九点钟师兄弟们来了，就叫门，里面给插住了。打电话给挂号的任桂华，说："你来看看，六爷在里面，门插上了叫不开。"他那个书房四边都是空的，在院当中间[1]。任桂华转到后窗看了说："他坐在那儿怎么

---

[1] 邱浩注：余曾到北京前门外西河沿原一九一号泊庐太夫子故居考察。故居原为"苏太谊园"（苏州府、太仓州两地在京为官者，以潘世恩等为首捐资，创议于清道光二十五年，建成于道光二十八年，为客死京城无力归葬故土的两籍人士提供的暂厝墓地，原在永定门外十里庄）附属的一所闲置院落，汪逢春先生曾出资修缮。大门开在西北角，由北向南三进院落。最南端原为一小花园，早先砌有山石，杂植花卉。进大门左手最北一排房，原为挂号室、诊室、候诊室。泊庐太夫子原居大院正中主房，四周无遮挡，东边为卧室带耳房卫生间，中间为客厅，西边为书房带耳房佛堂。主房坐北朝南，南侧原为庭院，东西侧原为甬道，北侧与北部院中的东西各一排厢房隔有甬道。

不动啊？"结果谢子衡从后窗户跳进去，开门以后，大家发现已经坐化了。

邱：真是，不经历不知道，人必须实践后才能感受深刻，光是看书体会不了那么深刻。

徐：张老啊，像您老能到今天，可真是很不容易了！

张老：熬过"文革"就不错了。

（沉默）

徐：这封信是写谁的？

张老：这是我的一个师哥朱格一，北京的一个大夫，我请他到首图帮我去查《崇陵病案》原稿，里面有轩老给光绪、慈禧诊治的脉案。这是他看了以后1956年初给我写了一封信回来。

徐：这上面写着有汪逢春先生、赵树屏先生……

张老：这是说《崇陵病案》有汪先生序和树屏的引言。其实首图这个本少一个序，还应当有萧先生的一个序，我刚才给邱浩看了。

徐：哦。"一、序，汪逢春先生。二、引言，赵树屏先生。"

邱：赵树屏先生是萧先生的学生，中华人民共和国成立初做过卫生部中医司副司长。他父亲赵云卿是清宫太医。赵树屏先生算张老的师兄。

张老：对。

徐："吾敬德宗……"，这是谁呢？

张老：就是光绪啊。"三、德宗景皇帝暑热夹积方案，四、德宗景皇帝血虚气弱肝胃并郁方案，五、附录一慈禧皇太后感寒化热方案，六、附录二记事，七、附录三禀牍，八、附录四王公大臣治验录。序及引言不录，录一二病案。"抄了两个病案给我。"直到九月"，这是朱格一的话了，"直到九月也是四、五味药，病重药轻，太医院与轩老复意见相左，轩老即辞去。《记事》栏内有与唐侍郎及答林琴南先生书，可作历史观也……"唐侍郎是唐文治，江苏太仓人，光绪十八年（1892）壬辰科进士，光绪二十九年（1903）商部（成立后曾任）左侍郎，光绪三十三年（1907）就任邮传部上海高等实业学堂（民国建元更名交通部上海工业专门学校，今上海交通大学和西安交通大学前身）监督（即校长），著名教育家、工学先驱、国学大师。林琴南是林纾，琴南是他的字，福建闽县人，光绪八年（1882）壬午科福建乡试举人，近代文学家、翻译家，用文言翻译过二百多种西洋小说。后来我到国子监，那时候首图占用孔庙旁边国子监的房子，亲自把《崇陵病案》誊抄了一遍，实际《复唐侍郎》与《寄林畏庐笺》在《禀牍》末尾，不在《记事》之中。"格一敬礼。壹、二十。"这个人是一个满人，姓朱叫朱格一。信是1956年1月20日写的。

徐：也是一个医生？

张老：也是一个医生，写这个信的时候他就有50多了。

徐：假如活到今天也100多岁了。你看老一辈的字写得多棒！我们今天的字——真是遗憾没把毛笔字练好，遗憾！

张老：你（指邱浩）把那一摞拿来。——这个序是萧先生为《崇陵病案》准备正式出版写的，但不是他的字，是他弟弟[1]给他抄的。

徐：这个字也真好，这个隶书写得真漂亮！

张老：《崇陵病案》民国时没有正式出版，所以萧先生这个序首图跟中研院都没有，只有我这里有。首图藏的《崇陵病案》1998年、2001年学苑出版社影印出版过——陈可冀他们也出版了一部《清宫医案研究》，里面还有一些力先生给光绪诊治的脉案，首图藏的《崇陵病案》没收，我打算用小楷抄出来，将来和萧先生这个序、《崇陵病案》收在一块出出来。

徐：要是这样的话可以给您做影印出版。

张老：以后再说吧。2008年我整理过一个《北平四大名医医案选集》，你们学校的李云老师也参加校点了。封面题签是欧阳中石写的，一分钱没花，原件还在我这。和他什么关系呢？萧先生的侄女婿、山东文史馆的馆员叫左次修，我们叫他四哥。他出身安徽桐城诗书望族，二十年代定居济南，"海右此亭古，济南名士多"。"七七"事变后，蓄须明志，不与日本合作，大约1941年开过同康药房，聘萧先生为顾问，制过"六一油"等成

1　邱浩注：据增荪恩师回忆："《崇陵病案·萧序》）文是萧老的，字是他十一弟萧庆恩写的。"萧氏族人印证：萧龙友太夫子同辈族人大排行，十一弟名方骙，字石逸，号庆恩。

药，施药活人。1945 年抗战胜利，任教齐鲁大学。左先生特别对甲骨文有研究，编著过《甲骨文汇编》，没来得及印，"文革"也搞没有了。他还擅长书画篆刻，是欧阳中石的老师。这么个关系，我所以请的中石。

徐：真好！这个书把京城四大名医医案都收集齐了。萧龙友、孔伯华、施今墨、汪逢春，每一个人都有照片、有介绍，还有亲笔墨迹……类似这些东西，应该进一步收集，京城四大名医学术的源流脉络梳理，这个对传承中医非常有好处，所以把这个做起来……

张老：也是一件事。

徐：一件事一件事地做，这是对中医事业有功德的事情。

张老：要做的事情太多了！

徐：所以我就想听听您的，您可以给我开一个能想到的或您想做哪些事的单子，一二三四排个序给我，我在工作之余把这个事推动起来。不是我亲力亲为去做，而是我可以组织这个事，让年轻人去做，比方邱浩他们……

（此时甘肃中医学院党委王海燕书记进门看望张老，相互问候，略）

徐：我们跟张老聊中医传承这件事情，请教张老该怎么做，正谈到京城四大名医。——这是咱们学校图书馆的老师邱浩，年轻的"老夫子"，什么意思呢？他对经典的传承做得非常好。

张老：跟老耿（耿鉴庭）是同乡（扬州人）。我们是同行，都是玩古籍的。

徐：这是甘肃中医学院党委书记王海燕——自己是甘肃中医学院毕业的，现在在母校当领导。

张老：她是我们1978年招的第一届高才生。

徐：今天我们参加甘肃中医学院北中医校友会刚认识的，她对中医事业非常有激情，有气度、有气魄来把甘肃中医学院做起来。我说我发挥在京城小小的优势，一定支持她！

张老：刚才我们说到《北平四大名医医案选集》，这里面《萧龙友医案》是我挑选了萧先生的部分脉案，第一次正式出版。原始稿本是当年我跟着萧先生抄方，抄录到一个本子上，先生高兴就亲笔在上头给我赐名《时方存真》这四个字。为与诸老各案统一，2010年出版时易名《萧龙友医案》。这本书末后《碎金录——手迹集锦》，收的是四大名医本人的真迹。这是萧先生《整理中国医药学意见书》的手稿，这是孔伯华先生的一张题词，这是施今墨先生给我写的一张字，这是施先生写给他夫人张培英的……这是汪先生给萧先生写的一封信，这封信谈什么内容呢？就谈《崇陵病案》出版问题。所以我刚才跟邱浩说首图藏的《崇陵病案》汪先生的序不是他本人写的，他的字是这样的。

邱：不了解汪先生字的人都认为是汪先生亲笔写的。

张老：绝对不是，他的字就是这样的。

邱：一比就出来了。

张老：这是亲笔字。汪先生字比较"干"；首图藏《崇陵病案》汪序这个字比较丰腴，一看是欧底赵面——这个汪序与引言都是树屏的字。

杜师母：他管汪先生叫干爹。汪先生走后不几年，他父亲也走了（1951）。所以始终跟着萧先生，直到老爷子最后（1960年）……

徐：所以您是兼着萧、汪两门。

张老：不能说了，踮句文言叫作"贻师门羞"。

徐：您太谦虚了，我在甘肃中医学院博物馆"敦煌医学馆"中看到张老写的字真是好，确实是翰墨雅韵、大家手笔！甘肃中医学院有您这个老先生在就是辉煌，厚重的底蕴就在这里。

王书记：那绝对是！

张老：四位老先生医案都收集了。每个人前面都有一张照片，萧先生的这个像是当选第一届全国人民代表大会委员以后，不是都要有一个标准像嘛，新华社记者郑景康给他照的。

我手里这张照片是萧先生七十七岁时照的，背面还自题了一首诗："平生愿铸黄金像，纸上翻呈白玉姿。须鬓苍苍混不老，胸怀荡荡了无私。世情历尽方知我，家事常担肯付谁？七十七年一弹指，固穷学道只凭医。玄玄老人。"

邱：还有一方朱印："玄玄老人。"应该是出自老子《道德经》第一章："玄之又玄，众妙之门"。中医的宇宙观、养生观与道家最契合。

张老：对！萧先生早年学儒，中年后隐于医，还自称"医隐""息翁""息园老人""蛰蛰公"，他道家养生修养很高。

另外，很少有人知道萧先生信佛，是在家居士。我有一个很好的因缘，我见过虚云老和尚。1952年10月，亚洲及太平洋区域和平会议在北京召开，日本、印度、缅甸、锡兰——现在斯里兰卡……这些国家来的代表都是和尚。为了促进各国平等友好往来，李任公（李济深、字任潮，被尊称"任公"）把他的皈依师父虚云老和尚从广东云门山[1]接到北京开会。那天正好我在萧家，挂号的那个刘二爷让我接一个电话，对方说："我是李济深先生的秘书，有一个病人想请萧老看。"我说那就哪天上午来，萧老岁数大了不出诊。他说这个人岁数还大，一百多岁了，就跟我说是虚云长老。我说你等着我，我去问问萧老。萧老也是佛教徒，说："我去我去我去。"那个时候他是全国人大代表，要了一个车带他去了，在广济寺。老和尚一米八几的大个子，瘦的很，去给他看过几次病，不久就好了。有一次留我

1　邱浩注：1951年初，广东省韶关市乳源县云门山云门寺春戒期间，发生"云门事变"。虚云老和尚传法弟子云门宗传人佛源法师赴京通风报信，时任中华人民共和国副主席的李济深先生请周恩来总理安排调解。次年（1952）春，北京电粤，中央人民政府邀请虚云老和尚赴京商讨成立中国佛教协会相关事宜。农历四月初四（5月9日），虚云先生至广东韶关大鉴禅寺。四月初十（5月15日），北上湖北武昌，于三佛寺养伤。七月二十八日（8月30日），虚老乘火车赴京，参加"亚洲及太平洋区域会议"（1952年10月2日—10月12日）与"中国佛教协会发起人会议"（1952年11月4日—11月5日），先驻锡北京什刹海广化寺，后以参谒人多，移住西城西四广济寺大刹。

们爷俩在那儿吃素面。嘿！我真没有想到，一百一十三岁的老和尚吃这么一大碗（用手比画钵有小盆大），我二十几岁小伙子都吃不完那么一大碗。

邱：是真身罗汉啊！

张老：不得了！最后亚洲及太平洋区域会议闭幕，外国和尚到广济寺看他。跟着他的两个徒弟，一个叫佛源，一个叫觉民，打电话给我，说："这些外国和尚代表都来，萧老有没有兴趣来？"我们都去了，一块照过一个照片，"文革"给我烧了。前些日子一个居士朋友来看我，谈起这个故事，说我手机上有一张照片，你看看。我一看就是这张，翻拍出来不太清楚。这是虚老，这是萧先生，最后一排这个戴贝雷帽，现在脸看不大清楚，我说那个就是"区区小子"——2009 年佛源在广东云门山大觉禅寺圆寂了。我当年有两首七绝送他们，前两句就是"我羡佛源与觉民，远随虚老最相亲"，"文革"稿子也没有了。

徐：这个诗是萧老写的吗？

张老：我写的，底下我记不住了。只记得当年萧先生给虚云老和尚诊病，主张老少治法不同，不同对象就要采取不同的治疗措施，立法主方，因人而异。尤其须分别同中有异，异中有同。萧先生曾说："三春草旱，得雨即荣；残腊枯枝，虽灌而弗泽。"对于治老人病，曾作譬喻："衣料之质地原坚，惜用之太久，虽用者加倍爱护，终以久经风日，饱历霜雪，其脆朽也必然。若仅见其表面之污垢，而忘其穿着之太久，乃以碱水浸之，木板搓之，未有不立时破碎者。若仔细周密，以清水小掇清浣，宿垢虽不必尽去，但晾干之后，能使人有出新之感，由此可使其寿命增长，其质地非为无损，且益加坚。"这一番比喻，简单扼要地说明了治老人病的要领。萧先生在临床中，遇到老年患者，多不加攻伐，避免汗、吐、下，而以调理清养立法，每每获得理想效果。张镜源主编的《中华中医昆仑·萧龙友卷》，最初我用文言写的，结果被他们改了多少次，成了唯一一卷半文半白。那里面也收录了给虚老诊治的全部脉案。

徐：真正的大医都是根植中华传统文化，想不到萧老儒、道、佛修养齐备！

杜师母：萧先生写诗、作画、书法都好极了！能用手指作画，每天早晨5点钟就起床练毛笔字，他的书法还被刻成碑呢！

张老：清光绪三十一年（1905）乙巳山东嘉祥重修县龙王庙，萧先生亲自撰文书丹，请人摹勒上石，立碑于庙内，拓片今天还有流传。

王书记：萧老真是传统中医的典范，怪不得被尊为"北京四大名医之首"！

张老：你把那本《西城文苑》拿来，上头有张像是蒋兆和给他贺八十大寿画的……

邱：在这呢。"《息园居士像赞》。岁己丑正月十四日为夫己氏八十生辰，天清地宁，家和人寿，兆和贤倩为我写真以为纪念。画既成，笑容可掬，众皆曰：'神似神似，真寿者相也！'

女儿重华复添画松石，俨成一幅行乐图矣。对之极喜，因作赞以题于上：方其瞳神清扬，圆其面色老苍。是寿者相，类大医王。生于蜀国，长于江乡。现宰官身于齐鲁，为济世兮学岐黄。饱经患难，几历沧桑。戴天履地，明阴洞阳。不夷不惠，非狷非狂。老称曰居士，化乃入寂光。愿栖心于净土，留此像而恒张。冀他年之合会兮，纪今日之称觞。众皆曰此实录也，乃书于画像之上方。息园自题。"

张老： 萧先生原配安夫人，早逝，生一子世琛、字元献。继配饶夫人，湖南长沙人，1954年（12月2日）农历甲午年十一月初八逝于北京。生二子，长萧瑾、字伯瑜，铁道部第三设计院总工程师；次萧璋、字仲珪，北京师范大学中文系教授，你们学校的萧承悰就是他的女儿。四女，长世珠，适谢国栋，谢是著名明清史学专家、清华学校国学研究院首届毕业生谢国桢的弟弟；次秭华，适黄念祖，黄为佛教界知名大居士；三重华（萧琼），画国画拜师齐白石老人，为北京市著名书法家、北京市文史研究馆馆员，适蒋兆和；四农华，北京39中学教师，适涂宗祁，涂为北京市文史研究馆馆员。

邱： 黄念祖老居士我知道，他从小跟舅父梅光羲居士学佛，后来皈依虚云老和尚学禅。曾得到诺那上师弟子王家齐上师藏传红教及贡噶上师藏传白教密法亲传及认可。最终皈心净土，他是净土宗大德夏莲居老居士入室弟子——萧先生一家都很了不起啊！

张老：是啊！这张照片是 1955 年的一期《人民画报》上边的。与萧先生谈话这个人你知道吗？

徐校长、王书记：真不知道。

张老：钟惠澜。

徐：喔，著名西医。是很有名的内科学家，对热带病学和医学寄生虫学，比如回归热、斑疹伤寒、黑热病、肺吸虫病、钩端螺旋体病等相当有研究。

张老：嗯，相当有名——这个是萧先生 1960 年去世前最后一张照片，在中央人民医院四楼高干病房照的。这个是他二儿媳妇楼慧、萧瑾的夫人，我们叫六嫂；这个是他三儿媳妇赵玉龙、萧璋的夫人，我们叫七嫂；这个就是我老伴。

徐校长、王书记：这个太珍贵了，别处还真没见到过。

张老：20 世纪 50 年代，我把萧先生的诗稿整理了一下。他那个诗稿子不像人家写诗有一个本子往上面写，东一张西一张，收集一大堆，找了一个朋友（彭演苍）帮我抄了一下，誊了这么一摞，大概从他五十几岁到八十几岁 30 年左右的诗。我跟我七哥萧璋说：解放后这几年我拿去给他整理了一下，做个注解；前面这部分许多人我不很清楚，你可能还知道一些，给你留下。这下坏了！我要是都拿来就没事了，"文革"，赵玉龙——萧璋的老婆是云南人，出身是当地土司一类的，抄家时把诗稿全烧掉了！最后我手里边就剩下 1948—1951 年这 4 年的，整理成《戊子集》《己丑集》《庚寅集》《辛卯集》，另外零篇断简我又收集了一些，不在这四年之内的，叫《拾遗集》，一共5集。北京现在有一个语言文字出版社，那个主编姓王，是萧老的儿子萧璋的学生，前一段通过萧老的侄孙萧承运联系，这个王主编把萧先生诗集拿去，准备繁体排版做成仿线装出版。

再一个，目前我正着手把《时方存真》中萧先生医案全部整理出来，就叫《时方存真》出版。还有你像《整理中医药学意见书》《医学史纲要序》《中国药学大辞典序》《医范十条》……包括《息园医隐记》等小文章，以及他在老杂志上发表过的文章，他的书画手迹、收藏东西的题跋，他的赠言题字，等等这些，只要能收集到的老头儿文字材料（诗稿之外资料），全部给他汇集到一块，将来做一个《萧龙友医文集》。

徐：这才是真正的师承！做出来对中医传承功德无量！您如果需要经费，我可以想办法支持您。

杜师母：他父亲跟萧老师关系最好。萧老师管他叫"幺儿子"（四川话），谁都不敢跟他老师（坐一块）吃饭，就他敢跟他老师（坐一块）吃饭。

张老：萧先生1914年从山东济南奉调入京，后来最终选中西四兵马司胡同22号（旧门牌），就是他起名的"息园"，住了三十多年。他那个宅子有东西两院，原来住在西院后院北房，1956年西院出售，住东院北房。三间上房，中间一间是祖先堂，西边这间是老太太住，东边是老爷子住。吃饭就在老太太这间，靠窗摆一个方桌，老两口子一边一个，在屋里单吃，什么弟媳妇、侄儿侄女、儿子媳妇都在外面吃。我有一个特殊待遇,我可以坐在桌子这,老爷子坐这儿,老太太坐那儿,跟着他们二老吃饭。

萧先生祖籍江西省吉安府泰和县,清朝乾隆年间祖上迁居四川省潼川府三台县落板桥镇(亦作鲁班桥镇)。同治九年庚午正月十四(1870年2月13日)生于四川省潼川府雅安县学署,生的时候,他的曾祖韵镬公还在,是雅安县学的教谕,四世同堂。萧先生七十大寿的时候写过一个排律,大概有一百多韵,"文革"也没了,"我生同治岁庚午,四世同堂乐事多",现在我就记得这么两句。

杜师母:2010年9月9号故宫博物院举办"萧龙友先生捐献文物精品展",开幕式上他有一个发言,结果讲着讲着他哭开了,想他老师——搞得全场情绪都很激动。

张老:那是在故宫景仁宫办的展,正好纪念萧先生140周年诞辰。1961年,萧先生子女遵其遗嘱,将他藏的字画、碑帖、瓷器、古墨、文玩等最精华部分,大约140件、套,捐赠给了故宫博物院。我说那天我是王爷的待遇,怎么说呢?接我们的汽车可以直接开进紫禁城,我说叫作"紫禁城乘舆";然后故宫博物院的院长单霁翔招待我们在御膳房吃饭,我说这是"御膳房赐宴"。这不是王爷的待遇吗?

徐校长、王书记:您真是太幽默了!

张老:我这个人不喜欢客套,我喜欢自在,随便。我父亲当过两任会稽道、一任钱塘道道尹，任钱塘道道尹期间，在杭州署理浙江省省长，原浙江中医学院院长何任的父亲何公旦是民国时期的名医，他是我们老爷子的保健医。所以我手里有张何任父亲何公旦的处方。浙江中医药大学的林乾良，他搞了一本《中国古今名医处方真迹集珍》——就是这本——我把何公旦先生处方扫描件提供给他，原件我给了何任，我说这是你们老爷子的东西。还给林乾良提供了萧先生、施先生、汪先生的处方，孔先生处方我手里没有。"文革"后我刻过一方图章："劫灰外物。"这几张处方就是"劫灰外物"。

徐：这些医案、处方太珍贵了！

王书记：这些老前辈的字写得多漂亮！

张老：我这儿有个故事，孔伯华先生的书斋名叫"不龟手庐"，"不龟手"是出自《庄子·逍遥游》的典故，"宋人有善为不龟手之药者，世世以洴澼絖为事"，有一次跟老先生闲聊，老先生说我用的是《庄子》的上半句，你把下半句用上吧。我就奉命用这个，哈哈哈。

徐：所以您的书斋名"洴澼絖斋"（以手指张老家书斋名镜框）。

张老：就这么来的。

徐：不好意思我要请教"洴澼絖"是什么意思？

张老：书面上讲就是漂洗丝絮，絖同纩，《说文》："纩，絮也。"在这儿借指捣鼓药。

邱：制药是谦辞。《庄子·内篇·逍遥游》里这个故事是这样的：庄子给惠子讲了一个故事：说宋国有个善于制作防护手害冻疮药的人，他们家世世代代都做漂洗丝絮的职业，平时一年挣不了多少钱，有一次把这个防冻疮药的配方卖给一个客人，一下子得了百金，兴奋得不不得了。哪知这个客人游说吴王，恰逢越国犯难，吴王就派这个人去平定，冬天跟越国人打水仗，刚好，士兵用了这个防冻疮的药手不皲裂，结果打了胜仗，吴王"裂地而封之"。庄子说："能不龟手，一也。或以封，或不免于洴澼絖，则所用之异也。"同样防止手冻裂的药，小用只在漂洗丝絮，大用可得到裂地封疆，所以一件事物关键看你用在哪，怎么用。古人说："不为良相，当为良医。""洴澼絖斋"谦虚的意思：我做不了良相啦，也就是学医捣鼓点药，换两个漂洗丝絮的钱养养家罢了。但我感到深层次的含义是：我家中有"不龟手"的秘方，如果有谁知道它的价值来求助于我，这是可以有"裂土封疆"大用处的啊！

王书记：你是研究什么的？讲得真好！

张老：他也是我这行，玩古籍的。

徐：我们大学图书馆古籍室的。我在学校饭堂吃早饭发现的人才。

张老：那就看你校长的了，如何把这颗明珠从土里刨出来。

徐：是的，我正准备把他刨出来，让他这颗明珠放光。这句话的意思是要把他放到他最合适的位置上去，让他游刃有余，真正传承中医。

王书记：像他这样有传统文化功底的年轻人确实很难得！真应该给他创造更好的条件，把中医传承做得更深入、更到位。现在天天电脑打字，年轻人都不会写字了，很多人毛笔字都没碰过，也很少有时间读古文。

杜师母：邱浩这个人学问还是比较渊博的。

徐：学问很厉害。

张老：我跟你说，我们两个人是"神交已久"，2012 年通过北京中医医院陈彤云大姐介绍认识。我们两个之前是电话上联系，今天叫"一见如故"。

邱：陈彤云陈老 1956 年协助其丈夫北京中医进修学校哈玉民校长组建北京中医学院，任当时北京中医学院教务主任。王永炎、晁恩祥、王沛、钱文燕、吕仁和、李士懋、吕景山、王世民、石国璧等老前辈都是她招收的北京中医学院第一批学生。

徐：从张老身上，以及刚才谈到的萧先生、汪先生，都可以看出来，学中医必须要有传统文化功底，所以中医大学教育，古文、书法、中国哲学经典的课程必须要加强！现在习总书记对中国传统文化十分重视，对中医药工作也非常支持。

杜师母：这说回来了，实际萧老师一些秘方都传给他了，他按照那个方子自己做药，很多人的疑难病都是他给治好的。比方治鼻炎，很简单的，几味药一研以后光闻就行，就像以前老年间那个鼻烟末，随时随地掏出来吸一点就管用；说我这是化脓性的鼻炎，他又是一种药。有的口疮不收口，搽口疮药就好了；女孩子的痛经，痛得死去活来，（四诊后）就给人家（开）药，人家用上就好了……他根本不宣传，也不要一分钱诊金，就是义务看病。自己做药，朋友来，朋友介绍朋友来，不要任何人一分钱，尽量做好事吧。

徐：这就是大医精神。

王书记：真是大医精神，这是大师的精神做事。

徐：我拜访过几位国医大师，我请教他们成为一个大医，医德和医术各占多少比例？是五五呢？还是六四呢？贺普仁贺老说是九一，医德占90%，医术占10%。我说为什么？他给我讲了两个道理，我觉得很在理。第一，没有高尚的医德，你怎么得到高超医术的传承呢？师傅教都不会教你；第二，没有高尚的医德，你怎么会去普救天下含灵之苦？正像施今墨施老的女婿祝谌予先生讲的，你看的病人少，你的医术也提高不了——你天天就围在那些当官的、有钱的人身边看病，但他们的病就那么几种，你见不到更多种类的、更复杂的病，你怎么成为一个大医呢？所以没有高尚的医德，你永远成不了大医！我把这个话反复讲给我们的学生，这学期开学典礼我又讲了，我说同学们，彰显大医精神不仅仅是为的患者，也为了你自己的医术。只有沉下心来博极医源、深入钻研，精心、耐心、细心为患者奉献爱心，只耕耘不问收获，老师才会把绝活教给你，你才能从患者身上学到更多东西。过去学医做学徒，洗脚水、尿壶都得倒，什么意思？其实老先生不一定是要难为你，主要是考验你。

我不知道张老认识不认识周仰贤？他是宋朝周敦颐的第32代后人，与周恩来同辈，比鲁迅低一辈。他是我来中医界之前就认识的一位中医老师。南京的徐仰浩是民国时期的一个大医家，解放初周老师被安排在徐仰浩身边，整理继承他的学术。徐仰浩收徒首先望相，看有没有德行？有没有福寿？有没有智慧？如果不是学医的料，我不要！其次是用各种手段考验学生，有没有恒心、毅力，是否勤奋、耐得住清苦？最后觉得周老师值得教，就传授给他很多东西。周老师在中国中医研究医院工作过，后来"文革"期间回杭州去了。他的夫人是古琴大师管平湖的学生，今年6月国家搞一个继承非物质文化遗产的活动，我就把他们夫妇从杭州请来北京。

张老：周仰贤，熟得不能再熟了。60年代我在府右街那边住——一个四合院，他经常上我家去弹琴、舞剑……

徐：当年我要公选北中医校长的时候，请教周老师：讲一句什么话能让大家知道我对中医有一定基础呢？他说："熟知阴阳，无须共谋（邱浩：原话出自《素问·阴阳别论》："谨熟阴阳，无与众谋。"）。把这句话讲上去，他们就知道你对中医有一点了解。"

张老：哈哈——厉害厉害，实在是高，周仰贤厉害！

徐：您比他大？

张老：我比他大不了几岁。

邱：他1932年生人，属猴，您1930年生，属马。周老留着长胡子，这么长（手比画到腹部），就像画里的老神仙。今年6月18号徐校长请周老来我们学校"国学国医大讲堂"作报告，题目是《略说易与医之关系》，他说："易与医的关系，相当于哲学与科学，易是中华传统文化总纲，医是易思维指导下治病救人的运用。"您可以给周老打个电话——

张老：你先不要告诉他我是谁。

徐：周老师，我是安龙。这里有一个您的老朋友，不让我告诉您他是谁，考考您。您等一下。

张老：哎——仰贤兄啊。你说我是谁啊？我现在想，当年我们烧一根香、弹琴的情景啊。你想起我是谁没有？在我家里点一炉香，弹古琴——在北京府右街那个院子里——对啰，我是张绍重。多年不见了，几十年啰！我不是1970年"六二六"到的西北甘肃会宁吗？对对，现在在兰州呢。我听说你是美髯公啊，长髯及腹。哈哈——对对，喝一点酒，吃几碟菜，周易中医，诗词歌赋，琴棋书剑，谈古论今，都想起来了——你这个高足啊，徐校长到我们这啦。你现在在杭州啊？好的，有机会我到杭州，或者你来兰州，我们再叙——你等着——

（徐校长与周老问候，略）

徐：现在收购古籍不容易了，确实应该坚持把古籍修复做好！古籍数字化、影印再造工作也相当重要。这些年我了解到，中国有些宝贝流散到国外，法国就聚集了海量的相当珍贵的中国艺术品，卢浮宫专门有藏亚洲古物的展厅，还有大英博物馆，纽约大都会博物馆，俄罗斯冬宫，包括日本……我都去看过，流失海外的中国古籍也相当惊人。我正在想办法，最好能把古籍从海外逐步复制回来，可以先从复制中医古籍做起。日本很早仿制我们中国的古籍，高清摄影、印出来逼真得像真的一样，做成这样才行！

张老：日本古籍仿真下手早，观念先一步——图书馆古籍收藏目的不仅仅是保护，还要为更多人能阅读服务——日本汉文古籍数字化做的早，扫描的数量很多，网上基本都能检索查看，影印出来的古籍质量也好。国内在李岚清支持下国图牵头搞了一个《中华再造善本》工程，影印出版了不少珍稀古籍。国图藏的文津阁本《四库全书》最近在扬州那边做了原大影印，原样装帧，古色古香，学术研究、展示欣赏都方便了。

王书记：现在科技发达，古籍的复制再造好办到，但中医人才的培养可不那么容易呀！

张老：是这么回事！当年萧先生、孔先生创办"北平国医学院"，施今墨先生创办"华北国医学院"，汪先生也办过"国医讲习会""北京中药讲习所"，老先生们都有共识：现代社会，中医人才培养关键在兴校办学，所以中医教育理念至关重要。

邱：徐校长，您把您那个八个字、六个"学"，给张老讲一讲。

　　徐：其实上午校友会我已经讲了，我的中医办学理念就这八个字："人心向学，传承创新。"人心向学有六个"学"，是我琢磨出来的。我说办好中医教育就像中医治病一样，我到北中医调研后深切感到，所有积弊，攻心为上；前途出路，心齐第一。先把广大师生的心给抓住，大家劲往一块使，效率就高，事就好办。怎么抓？办大学，人心就要集中到一个"学"字上，具体讲就是六个"学"：第一是心怀学生，第二是尊重学者，第三个学是崇尚学术，以学术尊严为学校最高的利益，不是说他做了什么官位就要得到什么相应的学术利益，看的是什么呢？是他真正的本事。中国自古讲尊重有学问的人，当年清华、北大学者是最尊贵的人，坐在台上，校领导是坐在下面的；现在全给反过来了，是不是？这个目前我们没办法改，但是至少我们在行政待遇上要尊重学术，崇尚学术，谁的学问大，业内自有公认，老百姓自有口碑。这个人学问高，我们恭敬之，仰慕之，学校应当给予恰当的推崇、表彰，提供相应的便利。我在中山大学时听说过一个佳话，说当年陶铸到广州中山大学看望我们著名的国学大师陈寅恪先生，看他的时候陈寅恪眼睛不好，是快瞎的。陶铸当时是广东的一把手，就问他说我能帮你做什么呢？家里人谁都没有说什么，陈寅恪就说呢：我想清晨、傍晚的时候散散步，但不敢走出去。回去后陶铸了解到苏联有一种水泥是白色，可能陈先生沿着这个白水泥路散步就没问题，于是都没有给中山大学下命令，就派人把这件事给做了。之后呢，陈先生清晨、傍晚就能摸索着散步了。直到现在中山大学陈寅恪的故居门前那个白水泥路还留着呢。尊重学者就是尊重学术，崇尚学术，学者就会多起来。第四个学是学科建设，要有顶层设计；第五个学是端正学风，学风要好。我到北中医来的第一件事就是受我们教育部副部长王立英委托，撤掉附属东直门医院一个书记，现在已经公告了，挪用科研经费腐败的案子，必须整肃学风，整肃科研风气，防止弄虚作假。最后一个是感恩学校，我说北中医任何一个教职工心里都要装着学校，不要把个人利益凌驾学校之上；校友心里要装着母校，不要总想揩母校的油、而不想着给母校贡献，一棵大树谁都揩它的油，再大的树也会倒掉。上任以后我走到哪里都讲这六个"学"。"传承创新"我们一见面就讲了，先传承再创新，没有传承的创新是无源之水，无本之木，很多老先生跟我反复强调，根植中华传统文化，保持中医本色，教学、科研始终为中医临床服务，在传承的基础上创新才能做得久、做的大。人心向学、传承创新，这八个字是我的办学理念。

张老：这个理念符合中医学术自身的规律。补充一点，民间中医藏龙卧虎，现在用人是唯文凭论……过去陈垣先生就没有唯文凭论，在他手里把启功给提起来了，启功只是中学生。

徐：您这个讲得太重要了！您看华罗庚也是中学生，梁漱溟也是中学毕业，陈寅恪也没有学历，也没有学位，但是他学得懂十八国语言，有些是中古时代盛行、现在早已不使用的西域各民族古文字，季羡林就是他当年在清华的学生。我现在正在酝酿聘请全国各地，乃至海外有真才实学的中医业内人士，来北中医为我们学生做临床带教老师，不唯学历，只唯医德、医术，以"海纳百川"的胸襟、"不拘一格降人才"的气魄，为北中医临床带教充实新鲜血液，同时也为天下中医英才提供展示才华的更高平台。一个学校如果上上下下始终以学者学术的风范为最高崇尚，人才培养就有希望！不分体制内还是民间，不论在理论上还是临床上，不管是经典传承做得好还是科研创新做得好，只要有中医真本事，我们都给你提供施展的机会。我想这样，用不了几年，北中医一定能培养出一批又一批合格的中医接班人，乃至孕育未来的"国医大师"，再现北中医 50 年代刚办学时中医群星璀璨的辉煌！

张老：您这个不是学中医出身的大学校长，比那个学中医的想的还透！

徐：不是我想的透，而是倾听像您这样的大师们的心声多了。每个中医大师给我一点启迪，所以集合起来就是像海洋一样的智慧。为什么我搞中医教育改革不怕呢？因为你们这些老先生都告诉我了：你放心去做，你的路是对的！每一个中医大师的谈话对我都是一次加持，对我信心的增加！我做这个事情，发愿就会更加的强烈。我知道以后会遇到困难，无论遇到什么困难，对我来说无所谓！我会挺过去的，我会坚持走中医传承创新的路，不管被人批评，被人非议，都不怕！我坚持走下去，不要紧，因为有你们这样中医大师的鼓励。"故天将降大任于是人也，必先苦其心志，劳其筋骨，饿其体肤，空乏其身，行拂乱其所为，所以动心忍性，增益其所不能。"我感觉会这样的，以后会碰到这种经历的。但是我觉得只要自己做的是一个弘扬大道、振兴中医的事，就一定坚定地去做，义无反顾，最终成功！这也是我自己为什么这么充满信心的原因。

张老："士不可不弘毅，任重而道远！"

徐：有些涉及国家政策的事我们做不到，但心里要明白。要造就大师，首先要亲近大师。这点我做到了。要引领学者，首先自己是学者。他们看我行政上做了好多事情，但是自己的学问却没有耽误，就问为什么？对学术不好的事，我坚决不去做。不需要我做的事情，我坚决不做。所以我有精力，也有时间做学问。再有就是我的效率特别高，小时候养成的习惯，家里穷，做什么事都想着要比别人抢先多付出一些。

我这个人就是这样，得失荣辱不放在心上，喜怒哀乐都挂在脸上。绝不做小人的事，不去议论别人的事。工作中谁犯了错误，我背后不讲，当面就给你指出，只要涉及学术上的事、工作中原则性的事，我对谁都不客气，不管你当官不当官。

张老：喜怒哀乐都在脸上就对了！你不要说是我现在对你非常恭维，背后去开骂，那就不对了。——今天就聊到这吧，徐校长，想不想上我们图书馆那个古籍图书室看看？

　　徐：如果有机会那当然想看看！我们践行习总书记的群众路线。

　　张老、王书记：好，我们一块过去。

原载徐安龙．大音希声：与名老中医对话．北京：人民卫生出版社，
2022：497-522.

附录四：汪子云先生小传

汪吟龙（1898—1961），又名大龙，字子云、衣云、运之，号铁砚斋（先生旧藏古铁砚，梁任公、黄季刚先生曾为题署斋名）主人，别署江南汪大。安徽省安庆府桐城县东乡陈家洲（今枞阳县汤沟镇桂家坝）汪家大院人。

桐城古地，儒学昌盛，民风质朴，崇文尚读。有清桐城古文派即发祥于此。先生幼承庭训，且从舅父徐伯勋（1882—1948，名方平。出身桐城望族，幼请益父执不仕清廷宿儒张公衡甫。辛亥革命佐黄陂幕府，管理金融颇效。後鬻文北平，诗酒自娱，息隐不仕）先生学。吴子馨（其昌）先生于民国十六年（1927）夏刊《清华学校研究院同学录》，撰《汪吟龙（简介）》曰："桐城汪衣云……生长于赣，卒业于中学。十八岁辗转由沪至京师，即蜚声，任文某报馆。后返皖，任省立二中教员、安徽某县科长、《安徽通志》局纂修。游津，某将军致之，寄其幕。复来京，入及清华。"据《实学》月刊载先生早年诗词，知其曾宿皖地青阳、游历采石矶等名胜，徜徉山水，陶然自乐。

民国十四年（1925）春，清华学校成立（国学）研究院，欲培养"经、史、小学有根底"的学生成为整理国故高级专门人才。7月，在北京、上海、武昌、广州等地同时招生，经极为严格筛选[1]，7月底确定录取名单。9月，先生以清华学校（国学）研究院首届正式录取研究生入学，王静庵（国维）、梁任公（启超）、赵宣仲（元任）、陈鹤寿（寅恪）四先生先后入校担任导师，李济之（济）等先生任讲师。入学申报专门研究题目《左传之研究》，指导教授梁任公先生。当年8月，致函应和章行严（士钊）先生，针砭白话时弊，提倡科举改良，为"后期甲寅派"成员。民国十五年（1926）4月，与刘盼遂、吴其昌、闻惕等同学创办《实学》月刊杂志（因经费等因素仅出版七期，次年停刊），该刊得到柯凤荪（劭忞）、王晋卿（树枏）、马通伯（其昶）、江叔海（瀚）诸宿儒交口称誉；托人持刊就正章太炎（炳麟）、陈伯严（三立）、唐蔚芝（文治）诸前辈，亦受赞许。同年6月底，清华学校（国学）研究院毕业，研究成果《文中子考信录》《左传田邑移转表》。《文中子考信录》，旁搜远绍，补缺正误，俾文中子之学拨云见日。先后蒙王晋卿（树枏）、姚茫父（华）、吴子馨（其昌）等先生作序，胡改庵（朝宗）题辞，江叔

1　邱浩注：王元化主编《学术集林·卷三》介绍："在与王国维函商后，梁启超提出了严密而科学的考试方法：兼顾广博与专深，重理解力而不偏废记忆力；初试复试结合，笔试口试并举，既有开卷又有闭卷。为了解考生的研究能力，考生还须递交'旧作'，即已有的学术成果。所有这些措施，都是为了达到搜罗优秀人才之目的，尽量避免'幸中'与'遗珠'……为免作弊，还采用了科举制的'糊名法'，做到录取与否全凭分数。被录取者的名单，即使院中教授亦仅在张榜前一日知道。"

海（瀚）、王铁珊（瑚）、梁任公（启超）、吴北江（闿生）、郭允叔（象升）、徐伯勋（方平）等先生题跋，1931年于商务印书馆正式出版。

吴子馨先生《汪吟龙（简介）》称其"卒业后，至豫，赴某司令之召。豫事变，折回京，又应河朔某都统聘"，民国十六年（1927）春"参军于绥远，长其僚"。民国十八年（1929），安徽省立大学任国文讲师、文书股主任，教授预科国文诗词，兼任安徽省（私立）成德中学校长，《安徽省立大学一览总纲》载其履历：曾任北京《实学》月刊社经理、北京新民大学教授、山西陆军第一军秘书长、北方国民革命军左路总指挥部秘书长等职。民国十九年（1930），执教山西省立教育学院，与郭允叔（象升）等提倡传统教育，教授文赋诗词。是年，阎百川（锡山）掌控华北，任命山西乔子青（万选）接管清华校长，7月，乔委托先生等游说校方冯芝生（友兰）先生，未果。民国二十年（1931）春，羁栖辽左，讲学冯庸大学。秋，为冯庸大学筹募捐款，去燕适晋，念乱伤时，长歌当哭。

民国二十一年至二十二年（1932—1933），隐居故乡桐城浮山，深研儒学，名讲肆之场为"中华儒学研究会"（汪吟龙《中华儒学研究会缘起》）；访浮山会圣古刹，题大门楹联"会心不远，圣域同登"（鹤顶嵌名格）。民国二十二至二十四年（1933—1935），河南大学文学院任教授。民国二十三年（1934）11月10日，与方子和（家永）、陈慎登（朝爵）、徐伯勋方平等先生共同发起，于上海成立中华儒学研究会，倡"儒学"研究，儒家思想救国，撰《中华儒学研究会组织理由书、工作计划书》，曰："真正中国之文明，殆非儒家学说莫属矣。"次年，研究会获民国政府内政部、教育部批准。民国二十四年（1935）2月，访黄任之（炎培）先生，倡议成立"曲阜研究院"（黄炎培《黄炎培日记》）。4月，以河南大学教授身份代表中华儒学研究会，出席日本东京汤岛圣堂——日本元禄三年（1690）德川幕府移建，孔庙与书院一体，1923年毁于地震——重建落成典礼。5月，联合孔子后裔孔德成、国学大师章太炎等名人，发起筹组"国立曲阜研究院"，曰："施政大本，教民为先……根本大计，尤在阐扬中华固有儒学，树立社会思想重心。庶几士气可伸，国基永奠"。7月，竺藕舫（可桢）先生致函时任教育部部长王雪艇（世杰）先生，介荐"河南大学教授汪子云先生趋前，候商国立曲阜研究院事"（竺可桢《竺可桢全集》），后不知下文。

约三十年代上半叶，结识瞻庐老人，受邀张府任西席（登门授课时间随意），增荐恩师忆曰："子云先生始则教我胞姐（志熊）。吾六岁（1935）时，方到书房随先生读书。自《古文观止》始，穿插背诵指定诗词，习音韵、属对，继而诵读《昭明文选》等。先生教授吟诵，要求熟读至能背诵，故吾至今仍能通篇背诵《滕王阁序》等文。跟学几年后，开笔作文，学作诗填词，每周至少交一篇，先生圈阅；惜当年窗课稿，文革悉付一炬。吾随学先生，直至十八岁（1947）。先生淹博，讲书多种，如《诗经》

全部、《周易》大部——余学《四子书》则由先君传授——除发蒙使用固定课本，以后教授，则'杂学旁搜'，随阅某书，遂即兴讲授某书。先生但凡在京之际，几乎日日来家，授课时间长短不一，鼓励举一反三。后期教学强调自学为主，安排功课后，即去先君书房品茗、下围棋。"

民国二十五至二十六年（1936—1937），服务南京中央大学文学院（《清华同学录》国立清华大学校长办公处 1937 年版）。民国二十六年（1937）春，陪同金静庵（毓黻）、周荫棠（汉南）探访南京牛首山方望溪（苞）先生墓（汪吟龙《访方望溪先生墓记·附记》）。

民国二十七年（1938）7 月，安徽省维新政府成立（省会设蚌埠，治所怀远县），因念"方今之世，民生穷矣，民之所讬者国，国之所施者政，政之所受者教，教之所因者学；故学穷则教穷，教穷则政穷，政穷则国与民并穷矣！其将变而通乎？变而至于道乎"（自撰《通穷篇》），以恢复家乡教育为怀，当年 12 月受邀任安徽省教育厅厅长。旋感事与愿违，民国二十八年（1939）7 月挂冠，辞职呈称："本省教育经费自上年十月至本年六月，共节余三万零六百八十九元六角，请令饬安徽省政府尽数拨发，专供各种教育事业之用，以免巨款虚悬"（《教育公报》1939 年8 月）。在皖期间，曾应桐城名医汤士衡先生之请，于家乡浮山陆子岩成立"浮山学社"，宣讲儒学，同行汪翰西于陆子岩岩壁题刻"讲学洞"三字，以志其事。后仍回北平张府就馆。民国二十九年（1940），朝鲜京城（汉城）谒吴武壮公（长庆，清儒将，安徽庐江人）祠堂；同年农历八月，曲阜拜谒孔庙、孔林，纪念孔子圣诞。民国三十年（1941），农历六月十九，应陈寥士（道量）、张次溪（涵锐）先生之邀，与柱尊（陈柱）、历生、无染（段庆成）、裕京、希乾诸君雅集南京玄武湖。

民国三十五年（1946）秋，过江苏镇江，有"危时忍念煎箕豆，劫后何堪斗触蛮"（《金焦什咏·金山》）、"人间净域何方觅，欲向焦山结草庐"（《金焦什咏·焦山》）等句。民国三十六年（1947）春，试笔安徽泗县，有"此日升堂容我辈，以时习礼谢前贤。搴裳洙泗情深往，讲学江淮意旧便"（《泗县试笔四首》）等句。当年，新疆学院（今新疆大学）包尔汉院长聘先生为教授，遂辞馆张府。民国三十七年（1948），执教迪化（乌鲁木齐），有诗作若干，如本年5月作《检察院长于公（右任）七秩，寿诗五言十韵，都凡百字，藉祝百龄》，有句云："太平如可致，铁砚欲磨穿。"（《辛亥月刊》1948年"国庆特刊"）

中华人民共和国成立（1949年10月1日）后，任职山西师范学院（当年9月由山西大学文学院改建，1961年7月与新恢复之山西大学合并，仍称山西大学）。增莽恩师回忆："先生辞馆后，很少联系，后听说到了山西，曾有信件往来。1951年，先君去世，先生自山西邮来挽诗（五言排律，文长不记其详，原件毁于文革）；吾回复先生长信一封（约有五页左右，原稿亦毁于文革）。以后再无消息。"1957年，被错划为"极右分子"。1961

年，病逝山西太原狱中。

1978年，山西大学姚奠中（1913—2013）教授代表"九三学社"撰挽子云先生联曰："沧海桑田综其所道乃可道，博闻强识以之为师是良师。"1979年12月，经中共山西省委文教部批准，山西大学予子云先生平反，摘"右派分子"帽。

先生一生推崇儒学，精研国粹，传承国学，唤醒国魂，倡导儒家修身治世。于隋代文中子（王通，字仲淹，王勃祖父）之说心有戚戚焉，以儒为本，统贯百家，昌明王道，推行仁政。学深识博，工古文，善骈赋，诗词格律严谨、意境高古，精书法篆刻。坚守中华本位文化，贫困颠簸，特立独行，绝不逢迎媚世，阿谀买官。吴子馨先生《汪吟龙（简介）》谓："君性直，往往面行折过。心有不安不苟同，必断辩至同而后已。不能作颂语……久而知其遇人之忠诚不可及……欲求能刚直而忠厚如君之为人者，恐不易复得……君为学，亦喜研理思。"著有《文中子考信录》《子云文笔》《汉赋考》《子云诗词》等。据增莽恩师回忆：上世纪五十年代，辑所见子云先生稿为《汪子云先生诗文集》一册，其《故上将军巢县冯公诔》作于冯玉祥将军黑海遇难第二年（1949年），记忆尤深。曾将《诗文集》刻蜡板油印，惜文革中焚毁殆尽。纂辑《碑文三范》（1935年版）等。

娶安徽桐城陈瑶湖高桥村周玉华女士为妻。后人今居海外。

增莽弟子邱浩撰

附录五：吴闻诗先生小传

　　吴允曾先生，字闻诗，生于 1918 年 4 月 4 日，卒于 1987 年 5 月 21 日，隶籍浙江省杭州府仁和县。著名数理逻辑学家、计算机科学家。其尊人原出浙江海宁陈氏，入赘吴印臣（昌绶）先生家。母名蕊圆，工词善书。先生出生后从吴姓，印臣先生感而赋诗："灯窗日课庞灵照，诗未成篇有别才。戏拓娥碑摹好字，居然抱得外孙来。"早年失祜，孑孑孤身，由祖父印臣先生抚育，诗词文赋，深受熏陶。中学时受教于孙翼郑（著声，长于经学、文学）先生，多年得益于世交长辈傅沅叔（增湘，号藏园，长于目录、版本）先生倾心指导。与薛成业、王会庵（息园老人恩师王晋卿先生孙）、康奉等在藏园老人指导下，协助藏园老人"遍检史乘、总集、石刻、方志，以及稗记、类书，得三百八十余人，录文二千一百余首"（傅增湘《藏园居士六十自述》），共同完成《全蜀两宋文钞》一百卷等书校勘工作。

　　民国二十六年（1937）毕业于北京八中，民国二十九年（1940）秋就读燕京大学哲学系，民国三十年（1941）末因贫辍学。民国三十一年（1942）经程雪楼（德全，清奉天、江苏巡抚，民国江苏都督）先生长女（吴先生中学大学同学、著名数学家李欧先生之嫂）介绍，就馆张府（之前，吴先生住在李家，教导李欧之侄李宗宝），传授增荐恩师数学与英语。曾供职国立北京图书馆、北海松坡图书馆等。抗战胜利后，于燕京大学哲学系复学，旋毕业。恋爱屡遭波折，据增荐恩师回忆：听说曾追求燕大校友孙以芳，即孙道临（原名以亮）之妹，未果。后终身未婚。

爱祖国、追求真理，得益于翁独健教授引导；逻辑学与哲学研讨，得益于金岳霖、张东荪教授指导；数理逻辑与计算机科学结合，得益于王宪钧、胡世华等教授指点。1951—1952 年在燕京大学任哲学系助教，1952—1979 年先后在北京大学哲学系、数学系和计算机专业任助教和讲师，1979 年任北京大学计算机科学技术系教授。改革开放初至去世前，不顾体病年增，扶掖后学，诲人不倦，为国育才；且频频接待外国学者，多次应邀出国讲学，参加重要国际学术会议及学术活动，结交海外卓有成就的科学专家，为促进我国与国际计算机界的学术交流和科技合作，殚诚敬业，鞠躬尽瘁。

据增荐恩师回忆：吴先生家学渊源，文采横溢，记有《七律》一首曰：

> 无端柳絮落樽前，又是蔷薇四月天。
>
> 物我静观原契合，人天冥会本无间。
>
> 识空境灭情何在，燕逐莺啼事可怜。
>
> 香炷一炉经一卷，悠悠从此送华年。

　　另：吴先生早年在燕园写过一首《南歌子》（约 1940 年晚秋）：

　　　　寂寞梧桐子，萧疏燕市秋。

　　　　一缄将寄又还休，自分此生长是怅离愁。

　　　　旧事从头忆，韶华去不留。

　　　　前尘影事泛心头，又是三更斜月下西楼。

又一首《浣溪沙》（约 1941 年春）：

　　天际晴云杂雨云，楼台倒影入湖明，晚钟犹是一声声。

　　隔岸柳丝经雨绿，满池春水共愁生，倚栏无语又黄昏。

另一首《七律》（1942 年或 1943 年秋）：

　　　　岭表难传寸缣书，闽江新月夜潮时。

　　　　谈玄剪烛成追忆，旧学商量渺故知。

　　　　凄绝三更帘外雨，伤心一阕绮怀词。

　　　　凯歌久盼知何日，契阔重逢慰梦思。

增莽弟子邱浩撰

附录六：吴印臣先生小传

吴印臣，生于清同治七年（1868）戊辰，卒于中华民国十三年（1924）甲子，名昌绶，字伯宛，号印臣、印丞，别署甘遯村萌，晚号松邻。浙江仁和人，清代著名藏书家钱塘绣谷老人吴焯（1676—1733）裔孙。

光绪二十三年（1897）丁酉科顺天府乡试举人，次年赴礼部试，援例得内阁中书。少时随父宦侨寓吴中，为黄子寿（彭年）奇赏。曾佐幕吕镜宇（海寰）、吴仲饴（重熹），任陇海铁路局詹眘诚（天佑）总文案多年。及居京师，傍万松老人塔，食字自给，未尝干谒权贵。读书贯穿今古，精目录、金石、版本之学，诗词笺奏，涉笔即工，文辞洁雅朴厚，毫无浮华轻靡之习。善篆刻、书法。尤喜影刻刊印古书，居称"双照楼"，藏古籍甚丰，宋本《东京梦华录》为最善，后归袁寒云（克文）。

辛亥易鼎，究心掌故，仿明谈孺木（迁）《国榷》例，辑成《四考》。辑刻《双照楼景刊宋元本词》（摹刻精审，逼真原貌，"以绝精之奏摺纸、最上之御制墨印之"）、《松邻丛书》甲乙二编、《十六家墨说》《万年少墨表》《劳氏碎金》等。撰有《宋金元词集见存卷目》一卷、《双照楼所收宋金元人词目》一卷、《（龚）定庵先生年谱》一卷、《吴郡通典备稿》十卷等。据艺风老人（缪荃孙）之原创，重拟体例，邀请傅沅叔（增湘）先生参订，补辑吴兴刘氏《嘉业堂藏书志》。重修顾炎武祠，躬亲其事。殁后葬京师西山大觉寺塔院。

友人章式之（钰）、傅沅叔（增湘）辑《松邻遗集》十卷（前四卷为文，次四卷为诗，末二卷为词。多言群书版本及校词之事，题跋最多且极精），叶揆初（景葵）赞助，玉成刻梓；好友张彦云（祖廉）出资刊印《松邻书札》（影印吴氏寄张氏书劄手迹百余通）一卷、《城东唱和词》（二人年少时在苏州唱和词）一卷。与缪筱珊（荃孙）、傅沅叔（增湘）、朱古微（祖谋）、郑小坡（文焯）、董授经（康）、罗叔蕴（振玉）、王静庵（国维）、张彦云（祖廉）、章式之（钰）、劳季言（格）等商榷切磋最密。

妇陈展仪，钱塘人，工填词，有《双照楼词》行世，精古籍鉴赏、版本鉴定。女蕊圆，适海宁陈氏，并娴词翰，曾辑录其父词作刊入《松邻遗集》。

增莘恩师回忆：松邻老人与先君、先师均有往来。文革前家中有数种松邻老人签名赠先君著作，文革中均被焚。息园老人藏有一册《万年少墨表》，封面息公亲笔题签："吴松邻重摹黄荛圃本。甲子九月既望松邻手赠。蛰蛰公藏。"今不知下落。

松邻老人生平，可参见弢斋老人（徐世昌）辑退耕堂刊本《晚晴簃诗汇》卷一八二。

增莽弟子邱浩撰

附录七：左次修先生小传

左次修（1889—1962），名熙，字次修，以字行，别署熙庆，号修髯、桐城修髯、燹赦翁修髯、六无老人，斋名厨梳书庐。诗人，书画篆刻家。安徽桐城诗书世家子，明末左忠毅公（光斗）后人。

早年随父宦游齐鲁，就学济南杆石桥山东高等学堂。民国初年，经同学孙念希（松龄，河北蠡县人）援引，入北京市府做文员。20世纪20年代客居津门，与创办《北洋画报》之冯武越（启缪，广东番禺人）等往还甚密。后辗转定居济南，家贫，曾应画家关友声（际颐，山东济南人）之邀，携家暂住关氏嘤园。"七七"事变爆发，与友人共同发起筹办张自忠学校和工厂。济南沦陷期间，蓄须明志，更名修髯，拒不从日。在伯丈人萧龙友（方骏，四川三台人）先生帮助下开设同康药房，制"六一油""婴儿安""避瘟散"等药，博施济贫。抗战胜利后，任教齐鲁大学，主教文化史、诗词等课程。

中华人民共和国成立后，被聘山东省文史研究馆一级馆员、山东省政协第二届会议特邀委员、中国史学会济南分会理事等。

晚年居济南大明湖畔，陋室吟咏，怡然自乐。1952 年与孙念希、秦文炳（原名道恬，山东历城人）、辛铸九（葆鼎，山东章丘人）、楼辛木（兆梓，浙江仁和人）等诸老结成"偕老会"民间诗社，游湖玩景，淡茶浊酒，诗文唱和。20 世纪 60 年代初，终老泉城。

左氏诗词篆刻、书画琴棋，样样精通，发明漆雕术，懂梵文，晓中医。传世文作以词为主（尚婉约，似李易安，类柳耆卿），诗次之，杂记散文等又次之。书法临钟（繇）王（羲之）小楷起家，诸体均擅，大篆尤佳，善书甲骨文。画究工巧，意蕴悠长，精山水人物翎毛，晚年以工笔花卉为主，清雅明丽。宗法秦玺汉印，并以甲骨契刻、殷周金文法度入印。辑有《古印集拓》一卷，出版长篇小说《帘卷西风记》，领衔编写《甲骨文汇编》等。其侄孙女左孝辉教授辑有《左次修先生文集》稿本。

妇萧少瑜（世瑚），萧持先（方骥，号典铨，萧龙友太夫子二弟）公女，萧希韩（世宝）公姊。

增莘弟子邱浩撰

跋

　　《覆瓿集》，为恩师张绍重先生自选可找寻文稿之汇编。绍重老师，字千里，号增莽，生于民国十九年（1930）庚午。斋名洴澼絖、屯云精舍等。甘肃中医药大学图书馆研究馆员、甘肃省文史研究馆馆员。北京四大名医萧龙友先生弟子、汪逢春先生义子暨传人。

　　幼承庭训，父传书法、《四书》、史部书。其父张庶询（原名鼎铭，更名济新，1868—1951）为清光绪二十三年（1897）丁酉科奉天府拔贡，钦用江西省知县，宣统末年简放江宁盐法道。民国初年，两任浙江省会稽道道尹、一任钱塘道道尹、代理浙江省省长，后简任京兆尹（最后一任）、署理河南省省长，简任财政部张虎多关监督、山西省政府委员兼财政厅厅长等职。戊子、己丑之交（1948年底至1949年初），为和平解放北平而奔走，时有"和平老人"之称。1951年被聘中央人民政府政务院中央文史研究馆第二批馆员。擅书法，工诗文。

　　随汪子云（名吟龙，清华学校国学研究院首届毕业生，导师梁启超先生）先生学小学、五经、诗词歌赋、子部书。随吴闻诗（名允曾，著名数理逻辑学家、计算机科学家，古籍目录、版本、刻印学者吴印臣先生外孙）先生学数学、英语。早年，古籍版本学受教于傅沅叔（名增湘，号藏园，著名版本、目录、校勘学家）先生，曾于溥心畬（名爱新觉罗·溥儒，著名国画家）先生门下学国画，王芗斋（名政和，形意拳大师郭云深弟子）先生门下习练大成拳。

自牙牙学语，即随义父汪逢春（原名凤椿，又名朝甲，1884—1949）先生接触中医，1947—1949年，侍诊汪先生。1949—1954年，侍诊萧龙友（名方骏，号息园，1870—1960）先生，追随学习中医至1960年秋。1953—1956年，入政务院中央文史研究馆工作。1956年秋，调北京中医学会任秘书，后发表《萧龙友医案》等论文。1960年春，转卫生部中医研究院学术秘书处，旋入中研院中药研究所，参与编辑《全国中药成药处方集》《中药炮炙经验集成》《中药成药制剂手册》《常见病验方选编》等医著。1970年春，奉檄支边甘肃省会宁县，于会宁县人民医院工作。

1980年借调北京，协助创建中医古籍出版社。发表《萧龙友先生的学术思想及临床经验》等论文。1983年返会宁原单位。1984年底，借调甘肃中医学院；次年底，正式调入。奠基、营建、主持该校图书馆古籍部工作，多次捐赠该单位善本古籍，前后计百余部。参与编撰《兰州地区医疗卫生单位中医古籍联合目录》《敦煌中医药学集锦》等书。2007—2013年，协助甘肃省图书馆整理该馆九州台文溯阁及老馆所藏古籍。

古稀之年以来，整理出版《萧龙友医集》《不息翁诗存》《中华中医昆仑——萧龙友》《中国百年百名中医临床家——汪逢春》（与刘晖桢合作）《北平四大名医医案选集》（编纂萧龙友、汪逢春卷）《洴澼絖斋经眼善本古籍》《金刚经三十二篆体》等著作。于中医中药、古籍版本、书法、诗词造诣颇深。

己丑（2009）年，余收集北京中医药大学建院史料，访问北京中医药大学建院元老（1956 年北京中医学院建院时任教务主任）、北京中医医院著名老中医（2022 年当选第四届国医大师）陈彤云教授，后经陈老引荐，壬辰（2012）年中秋与增荐恩师结缘，之后时常电话请益。甲午（2014）年冬，陪同北京中医药大学校长徐安龙教授登门拜访恩师。辛丑（2021）年立夏，经中国中医科学院研究员刘晖桢（女）师叔见证，补行正式拜师仪式。

先生曰："及门二三子辑录旧稿若干，吾命名《覆瓿集》。汝为我编类校注之。"领命后，焚膏继晷，不敢稍懈。先生学识广博，上下五千年，纵横十万里，经史子集，诗词书画，古籍名胜，国医国药……《覆瓿集》编次、校核、出注、查考、勘正之艰辛，惟亲历方知。① 添加恩师有代表性书法作品 32 幅，如《补题艾步蟾先生故居"诒德堂"匾额》《泊庐夫子藏力轩举先生〈芹澡医学〉三种题识》《录力轩举先生〈崇陵病案〉之息园老人序》等。② 补苴阙收，如《萧龙友医案》论文，《不息翁诗存》之二序、一跋，《瞻庐老人翰墨存真序》等文。③ 编次章节篇目，如《诗文序跋》先按体裁归类，各小类提炼、查考、核实原作时间信息，按时间先后排序等。④ 补充完善、修订润色讲稿，如《传统文化中的祖国医学》《中国版刻书的源流》《美育课讲义稿》等初稿。⑤ 因原文系发言稿或讲稿提纲，讲演或授课时多做即兴发挥，恩师称台上讲演绘声绘色，台下听着如痴如醉，故原稿正式出版面向学界，尚需在发言稿或提纲基础上厘定层次，补充材料，考订论证，润色修辞，校核凭记忆录载之古书引文等。⑥ 撰写恩师从学背景文章，如撰写《汪吟龙先生小传》《吴闻诗先生小传》《左次修先生小传》等。⑦ 校核原文史实，如《增荇自订年谱》原记录：庚戌（1970）岁元宵节后，奉檄举家迁陇上枝阳，文曰："曹执中（秉信）表兄（余四姑之子）赠以联曰：壮岁西征，乃寻扁鹊游秦路；前途无量，犹如龙师出蜀时。"据恩师长子承厚大哥回忆："我的曹大爷在我们离京前两年就去世了。此联是我耿大爷——扬州耿鉴庭先生临别前赠我父亲。耿大爷和蔼亲切，笑容可掬，每次见面都称我'小同志'，所以我记忆犹新。"故据以更正。⑧ 订补萧龙友、汪逢春二老年谱。

以上协助整理过程，即是难得跟师学习过程，鲐背老人，微信往还，或凭记忆，或翻资料，有问必答，令人感动不已！

衷心感谢增荇恩师多年来倾囊赐教，凡有新作，必寄赠令读，传授京城国医、中医古籍传统学术。衷心感恩并怀念杜佩荣师母慈爱关怀！由衷感谢陈彤云老师引荐恩师、刘晖桢师叔见证拜师！感谢国医大师金世元老先生、三代中药世家高殿荣老先生，回忆当年汪逢春太夫子主持"北京中药讲习所"，聘请瞿文楼、杨叔澄、安干青等京城中医耆宿授课情景。

感谢张承厚大哥，金诚、萧承运、萧承义、艾仁、靳肇樑、谢浡、耿刘同、恽淳、戴恩来、孔令谦、索钧诸位先生，章怡女士等，追忆往事、提供材料、核正史实！感谢甘肃中医药大学图书馆古籍部殷世鹏、黎斌宁等同门先期辑录原稿！中华医学会北京分会张纲主任医师、中国医学科学院图书馆王宗欣研究员、北京中医医院陈腾飞大夫、中国中医科学院王体先生等提供相关学术线索；北京市中医管理局屠志涛局长、江南处长，提供研究萧龙友、汪逢春二位太夫子生平治学、医道医术、家世师承课题机会；北京中医药大学校长徐安龙教授鼎力资助《覆瓿集》出版；中国中医科学院中医古籍出版社社长李淳先生、责编吴頔女士为出版本书倾力付出，以上一并致谢！

时近三载，终于完成增荠恩师委托《覆瓿集》编校任务。我的家人，协助我完成恩师心愿，默默做出很多奉献，《覆瓿集》正式出版，报恩老师，亦是对家人的回报！

增荠恩师整理古籍，传承医脉，授课育人，笔耕不辍，敬祝先生健康平安、长寿吉祥！祝福国学国医，学脉绵长，尊师重道，传学互助；国学修身，国医寿世，自利利他，德合无疆。

增荠门人受业邱浩撰

癸卯菊月于京华大壶书屋